Ingfried Zimmermann

Pharmazeutische Technologie

Springer
*Berlin
Heidelberg
New York
Barcelona
Budapest
Hongkong
London
Mailand
Paris
Santa Clara
Singapur
Tokio*

Ingfried Zimmermann

Pharmazeutische Technologie

Industrielle Herstellung und Entwicklung von Arzneimitteln

Mit 150 Abbildungen und 37 Tabellen

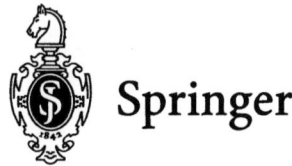 Springer

Professor Dr. Ingfried Zimmermann
Pharmazeutische Technologie
Universität Würzburg
Am Hubland
97074 Würzburg

ISBN-13:978-3-642-72091-8

Die Deutsche Bibliothek - CIP-Einheitsaufnahme
Zimmermann, Ingfried: Pharmazeutische Technologie: Industrielle Herstellung und Entwicklung von Arzneimitteln / Ingfried Zimmermann. - Berlin; Heidelberg; New York; Barcelona; Budapest; Hongkong; London; Mailand; Paris; Santa Clara; Singapur; Tokio: Springer, 1998
    ISBN-13:978-3-642-72091-8   e-ISBN-13:978-3-642-72090-1
    DOI: 10.1007/978-3-642-72090-1

Dieses Werk ist urheberrechtlich geschützt. Die dadurch begründeten Rechte, insbesondere die der Übersetzung, des Nachdrucks, des Vortrags, der Entnahme von Abbildungen und Tabellen, der Funksendung, der Mikroverfilmung oder der Vervielfältigung auf anderen Wegen und der Speicherung in Datenverarbeitungsanlagen, bleiben, auch bei nur auszugsweiser Verwertung, vorbehalten. Eine Vervielfältigung dieses Werkes oder von Teilen dieses Werkes ist auch im Einzelfall nur in den Grenzen der gesetzlichen Bestimmungen des Urheberrechtsgesetzes der Bundesrepublik Deutschland vom 9. September 1965 in der jeweils geltenden Fassung zulässig. Sie ist grundsätzlich vergütungspflichtig. Zuwiderhandlungen unterliegen den Strafbestimmungen des Urheberrechtsgesetzes.

© Springer-Verlag Berlin Heidelberg 1998
Softcover reprint of the hardcover 1st edition 1998

Die Wiedergabe von Gebrauchsnamen, Handelsnamen, Warenbezeichnungen usw. in diesem Werk berechtigt auch ohne besondere Kennzeichnung nicht zu der Annahme, daß solche Namen im Sinn der Warenzeichen- und Markenschutzgesetzgebung als frei zu betrachten wären und daher von jedermann benutzt werden dürften.

Produkthaftung: Für Angaben über Dosierungsanweisungen und Applikationsformen kann vom Verlag keine Gewähr übernommen werden. Derartige Angaben müssen vom jeweiligen Anwender im Einzelfall anhand anderer Literaturstellen auf ihre Richtigkeit überprüft werden.

Einbandgestaltung: design & production GmbH, Heidelberg
Satz: Reproduktionsfertige Vorlage vom Autor
SPIN: 10548246   14/3133 – 5 4 3 3 1 0 – Gedruckt auf säurefreiem Papier

Vorwort

In der Entwicklung und Herstellung von Arzneimitteln hat sich in den letzten Jahrzehnten ein tiefgreifender Wandel vollzogen. Die rezepturmäßige Herstellung von Arzneimitteln in Apotheken wurde nahezu vollständig durch die industrielle Fertigung ersetzt. An die Stelle der Galenik trat die pharmazeutische Technologie.

Noch vor dreißig Jahren gab es in pharmazeutischen Unternehmen z. B. Dragiermeister, die ihre Kunst zelebrierten und ihr Wissen sorgsam hüteten. Dragieren erfolgt heute, sofern diese Technik noch angewandt wird, in weitgehend automatisierten Apparaturen. Die Arzneiform wurde zunächst als eine indifferente „Verpackung" für den Wirkstoff gesehen, die seine Stabilität gewährleisten und seine Anwendung erleichtern sollte. Erst die Biopharmazie, die sich in den letzten 25 Jahren eindrucksvoll entwickelt hat, konnte aufzeigen, welche bedeutende Rolle der Arzneiform im Hinblick auf die Wirkung eines Arzneistoffes zukommt. Ihre Eigenschaften entscheiden, ob ein potenter Arzneistoff seine Wirkung entfalten kann oder nicht. Es ist Aufgabe des pharmazeutischen Technologen, die im Zuge der klinischen Entwicklung erarbeiteten Kenntnisse bezüglich des Ausmaßes und der Geschwindigkeit der Arzneistofffreisetzung, die zur Erzielung eines optimalen Therapieerfolges erforderlich sind (Software), in reproduzierbare Eigenschaften der Arzneiform (Hardware) zu übersetzen.

Die Entwicklung von Arzneimitteln erfolgt heute in einem extrem stark kompetitiven Umfeld. Dies bedeutet unter anderem, daß die für die Entwicklung einer Arzneiform sowie der zu deren Herstellung erforderlichen Prozesse zur Verfügung stehende Zeit auf das technisch machbare Minimum begrenzt werden muß. Dieser Anforderung kann der pharmazeutische Technologe nur nachkommen, wenn er über solide physikalische und physikalisch-chemische Grundkenntnisse verfügt, um die bei der Konzeption und Entwicklung einer Arzneiform auftretenden Probleme erkennen, analysieren und lösen zu können. Er muß die zur Herstellung einsetzbaren Techniken kennen und beherrschen, um sichere, d. h. vor allem reproduzierbare, und kostengünstige Prozesse entwickeln zu können. Er muß schließlich über Kenntnisse verfügen, die es ihm erlauben, seine Experimente so zu planen und durchzuführen, daß mit minimalem Aufwand ein Maximum an relevanter Information gewonnen werden kann. Die Wissenschaft hat die Stelle der Kunst bei der Arzneiformentwicklung eingenommen. Dieses Buch, das noch nicht vollständig ist, soll dazu beitragen, diesen Prozeß zu beschleunigen und zu intensivieren.

Danken möchte ich an dieser Stelle Frau Dr. Silke Decker für das Korrekturlesen sowie zahlreiche Anregungen. Weitere fachliche Anregungen erhielt ich von Herrn Dr. Hermann Walz sowie von Frau Apothekerin Ulrike Sindel, denen ich ebenfalls herzlich danken möchte. Diskussionen mit Studierenden haben zum Erkennen einiger didaktischer Schwierigkeiten beigetragen. Auch bei ihnen möchte ich mich bedanken. Last but not least möchte ich meiner Familie danken, ohne deren Verständnis nicht so viel Zeit diesem Buch hätte gewidmet werden können.

Ein weiteres Wort des Dankes geht an den Springer-Verlag und seine Mitarbeiter für die gute Zusammenarbeit.

Prof. Dr. Ingfried Zimmermann
Würzburg
März 1998

Inhaltsverzeichnis

Teil 1: Allgemeine Grundlagen zur pharmazeutischen Technologie

Kapitel 1: Biopharmazeutische Grundlagen 5

1.1	LADME-Konzept	5
1.2	Grundzüge der Pharmakokinetik	6
1.2.1	Kompartimentmodelle	9
1.2.1.1	Das Ein-Kompartiment-Modell für die i.v.-Applikation	9
1.2.1.2	Das Ein-Kompartiment-Modell für die perorale Applikation	11
1.2.1.3	Das Zwei-Kompartiment-Modell	12
1.2.2	Der Dostsche Flächensatz	15
1.2.3	Wirkdauer und therapeutische Breite	13
1.2.4	Mehrfachapplikation und Kumulation	17
1.2.5	First-pass-Effekt	18
1.3	Orte zur Applikation von Arzneistoffen – Gesichtspunkte zu ihrer Auswahl	19
1.3.1	Mundhöhle	19
1.3.2	Gastrointestinaltrakt	20
1.3.2.1	Dünndarm	20
1.3.3.2	Rektum	21
1.3.3	Haut	21
1.3.4	Atemwege	22
1.3.5	Vagina	22
1.3.6	Parenterale Applikation	23

Kapitel 2: Planung der Qualität einer Arzneiform 24

2.1	Pharmazeutisch-technologische Aspekte bei der Wirkstoffauswahl	25
2.2	Qualität eines Arzneimittels – Pflichtenheft	26
2.2.1	Qualitätsmerkmale eines Arzneimittels	27
2.2.1.1	Allgemeine Qualitätsmerkmale	27
2.2.1.2	Spezifische Qualitätsmerkmale	27

Kapitel 3: Versuchsplanung und Auswertung 30

3.1	Allgemeine Vorgehensweise bei wissenschaftlichem Arbeiten	30
3.2	Versuchsplanung	33
3.2.1	Grundprinzipien der Versuchsplanung	34
3.2.2	Datenanalyse	35
3.3	Statistische Grundlagen	36
3.3.1	Grundbegriffe der Wahrscheinlichkeitsrechnung	37
3.3.1.1	Relative Häufigkeit/Eintrittswahrscheinlichkeit eines Ereignisses	37
3.3.1.2	Zufallsvariable/diskrete Zufallsvariable	38
3.3.1.3	Unabhängige Ereignisse/Wahrscheinlichkeit für deren gleichzeitiges Eintreten	41
3.3.1.4	Verteilungsfunktion einer diskreten Zufallsvariablen	41
3.3.1.5	Erwartungswert einer diskreten Zufallsvariablen	42
3.3.1.6	Eigenschaften des Erwartungswertes bei diskreten Zufallsvariablen	44
3.3.1.7	Varianz einer diskreten Zufallsvariablen	45
3.3.1.8	Eigenschaften der Varianz bei diskreten Zufallsvariablen	47
3.3.1.9	Standardisierte Zufallsvariable	48
3.3.1.10	Paare diskreter Zufallsvariabler/Randverteilungen	49
3.3.1.11	Gemeinsame Verteilung des Zufallsvektors (X, Y)	51
3.3.1.12	Verteilungsfunktion des Zufallsvektors (X, Y)	52
3.3.1.13	Summen und Produkte diskreter Zufallsvariabler	53
3.3.1.14	Stetige Zufallsvariable	55
3.3.1.15	Erwartungswert und Varianz einer stetigen Zufallsvariablen	57
3.3.1.16	Die Normalverteilung	58
3.3.1.17	Eigenschaften der standardisierten Normalverteilung	59
3.3.2	Angewandte mathematische Statistik	63
3.3.2.1	Stichprobenfunktion/Schätzfunktion	63
3.3.2.2	Varianz des Mittelwertes $\bar{X}$ einer Stichprobe	64
3.3.2.3	Schätzwert für die Varianz σ^2 der Grundgesamtheit	65
3.3.2.4	Vertrauensgrenzen und Testen von Hypothesen	66
3.3.2.4.1	Fall 1: Mittelwert und Standardabweichung der Grundgesamtheit sind bekannt	67
3.3.2.4.2	Fall 2: Die Streuung der Grundgesamtheit ist unbekannt	72
3.3.2.5	Test zweier Mittelwerte aus normalverteilten Grundgesamtheiten	74

3.3.3	Varianzanalyse	76
3.3.3.1	Modell mit festen Effekten (Modell 1); einfache Klassifikation	77
3.3.3.2	Parameterschätzung für Modell 1 aus Stichprobenwerten	79
3.3.3.3	Erwartungstreue Schätzfunktion für das Gesamtmittel	80
3.3.3.4	Tests zur Prüfung der Nullhypothese	83
3.3.3.5	Signifikanzprüfung von Unterschieden zwischen Gruppenmitteln	85
3.3.4	Response-Surface-Technik zur Optimierung	88
3.3.4.1	Die Response-Surface	89
3.3.4.2	Approximation der Response-Surface	89
3.3.4.3	Die lineare Regression	90
3.3.4.4	Genauigkeit der Regression	95
3.3.4.5	Vertrauensbereich für die Steigung	97
3.3.4.6	Vertrauensbereich für den Ordinatenabschnitt	100
3.3.4.7	Vertrauensbereich für die Regressionsgerade	102
3.3.4.8	Mehrere Einflußgrößen/Verallgemeinerung der Methode	104
3.3.4.9	Größe der Standardabweichung in Abhängigkeit von den Werten der Einflußgrößen	106
3.3.4.10	Verfahren zur Ermittlung geeigneter Modellfunktionen	106
3.3.4.11	Hinweise zur Konstruktion von Modellfunktionen	107
3.3.5	Fehlerrechnung	108
3.3.5.1	Fehlerarten	108
3.3.5.2	Charakterisierung von Meßwerten und ihren Fehlern	109
3.3.5.3	Fehlerfortpflanzung	111
3.3.5.3.1	Fortpflanzung des Fehlers einer Einzelmessung	111
3.3.5.3.2	Fortpflanzung des mittleren Fehlers	112

Kapitel 3 Thermodynamische Grundlagen   118

4.1	Extensive und intensive Eigenschaften	118
4.2	Grundbegriffe der Thermodynamik	120
4.2.1	Temperatur, nullter Hauptsatz der Thermodynamik	120
4.2.2	Temperaturmessung, absoluter Nullpunkt	120
4.2.3	Wärme, Wärmekapazität	122
4.2.4	Wärmeeinheit	123
4.3	Ideale und reale Gase	124

4.3.1	Das ideale Gasgesetz	125
4.3.2	Charakteristika idealer Gase	126
4.3.3	Korrektur für reale Gase	127
4.3.3.1	Bedeutung des Kovolumens	128
4.3.4	Molekulare Deutung von Druck und Temperatur	129
4.4	Der erste Hauptsatz der Thermodynamik	132
4.4.1	Innere Energie und Wärme	132
4.4.2	Wärmeaustausch bei konstantem Druck, Enthalpie	135
4.4.3	Klassifizierung von Systemen	137
4.4.4	Formulierung des ersten Hauptsatzes der Thermodynamik	137
4.5	Innere Energie und Enthalpie als Zustandsgrößen	138
4.6	Differentiation von Funktionen mehrerer Variabler	140
4.6.1	Eigenschaften von Zustandsfunktionen	141
4.6.2	Integration von Funktionen mehrerer Variabler	143
4.6.3	Bedeutung und Anwendung von innerer Energie und Enthalpie	146
4.6.3.1	Bedeutung der partiellen Ableitungen von U und H	146
4.6.3.2	Reaktionswärme bei konstantem Volumen	149
4.6.3.3	Reaktionswärme bei konstantem Druck	150
4.6.3.4	Bildungsenthalpie	151
4.6.3.5	Der Hess'sche Satz	152
4.6.4	Der zweite Hauptsatz der Thermodynamik	154
4.6.4.1	Die Triebkraft einer chemischen Reaktion und ihre Messung	154
4.6.4.2	Spontane Prozesse und reversible Ersatzprozesse	158
4.6.4.3	Formulierung des zweiten Hauptsatzes der Thermodynamik	159
4.6.5	Die Helmholtz-Energie (freie Energie)	160
4.6.6	Die Gibbs-Energie (freie Enthalpie)	162
4.6.7	Triebkräfte bei Phasenübergängen	164
4.6.7.1	Triebkraft der Verdampfung einer Flüssigkeit	164
4.6.7.2	Triebkraft eines beliebigen Phasenüberganges	166
4.6.7.3	Verallgemeinerungen	166
4.6.7.3.1	Verdampfung einer Flüssigkeit bei beliebigen Drücken	166
4.6.7.3.2	Phase I ist eine kondensierte Phase	167
4.6.7.3.3	Phasenübergang zwischen zwei kondensierten Phasen	167
4.6.8	Das chemische Potential eines Stoffes	168

4.7	Das Massenwirkungsgesetz	170
4.7.1	Abhängigkeit des Lösungsmitteldampfdruckes von der Zusammensetzung der Lösung	173
4.7.2	Osmose	176
4.7.2.1	Berechnung des osmotischen Druckes	177
4.7.3	Das chemische Potential eines gelösten Stoffes	179
4.7.4	Das Massenwirkungsgesetz für heterogene Systeme	181
4.8	Entropie	182
4.8.1	Molekulare Ursachen der Triebkraft	182
4.8.1.1	Verdampfung und Kondensation	183
4.8.1.2	Die „reversible" Wärme	184
4.8.1.3	Temperaturabhängigkeit der „reversiblen" Wärme	184
4.8.2	Entropie als Zustandsfunktion	185
4.8.3	Experimentelle Bestimmung der Entropie	186
4.8.4	Entropieänderung bei einer Phasenumwandlung	187
4.8.5	Entropie und der zweite Hauptsatz der Thermodynamik	187
4.8.6	Zusammenfassung der Entropieberechnung	190
4.8.7	Entropie und der dritte Hauptsatz der Thermodynamik	191
4.8.7.1	Expansion eines idealen Gases	191
4.8.8	Festlegung des Entropienullpunktes	193
4.8.8.1	Bestimmung der molaren Standardentropie	194
4.9	Die Gibbs-Fundamentalgleichungen	195
4.10	Phasengleichgewicht gasförmig/flüssig	196

Kapitel 5: Dimensionsanalyse und Maßstabsvergrößerung 199

5.1	Einheitensysteme – Basiseinheiten	199
5.1.1	Abgeleitete Einheiten, kohärentes Einheitensystem	199
5.1.2	Übergang auf andere Maßsysteme	200
5.1.3	Dimensionslose Darstellung von Gleichungen	200
5.2	Barometrische Höhenformel	202
5.3	Druckabfall in einem senkrecht stehenden, gleichmäßig durchströmten Rohr	204
5.4	Dimensionsanalyse	207
5.5	Formale Durchführung der Dimensionsanalyse	208
5.5.1	Durchführung anhand eines bekannten Sachverhaltes	208

5.5.2	Verallgemeinete Durchführung	209
5.5.3	Aussage des π-Theorems	212
5.6	Anwendung der Dimensionsanalyse auf das Beispiel „Druckabfall im senkrecht stehenden Rohr"	213
5.7	Diskussion der Dimensionsanalyse	217
5.7.1	Gründe für die Herleitung dimensionsloser Gruppen	218
5.8	Maßstabsvergrößerung – Scale up	219
5.8.1	Ähnlichkeit und Modelltheorie	220
5.8.1.1	Ähnlichkeiten und Ähnlichkeitskriterien	220
5.8.2	Modelle und Kriterien für die Ähnlichkeit zweier Systeme	221
5.8.3	Anwendungsbeispiele	222
5.8.3.1	Pulvermischer	222
5.8.3.2	Ermittlung der Umdrehungszahl eines Rührers	224

Teil 2: Feste Arzneiformen - Allgemeine Qualitätsmerkmale, Grundoperationen

Kapitel 6: Allgemeine Qualitätsmerkmale fester Arzneiformen

6.1	Gängige Arten fester Arzneiformen	229
6.1.1	Pulver	229
6.1.1.1	Pulver zur Inhalation	230
6.1.1.2	Pulver zur Herstellung von Parenteralia	231
6.1.1.3	Pulver zur lokalen Anwendung (Puder)	231
6.1.2	Granulate	232
6.1.2.1	Granulate als eigenständige Arzneiform	233
6.1.2.2	Brausegranulate	233
6.1.3	Tabletten	233
6.1.3.1	Einfache, nicht weiterbehandelte Tabletten	235
6.1.3.2	Filmtabletten	235
6.1.3.3	Mehrschichttabletten	235
6.1.3.4	Manteltabletten	236
6.1.3.5	Lutsch-, Kau- und Sublingual- bzw. Bukkaltabletten	236
6.1.3.6	Vaginaltabletten	236
6.1.3.7	Brausetabletten	236

6.1.4	Hart- und Weichgelatinekapseln	237
6.1.4.1	Hartgelatinekapseln	237
6.1.4.1.1	Herstellung von Hartgelatinekapseln	237
6.1.4.2	Weichgelatinekapseln	240
6.1.5	Grundoperationen zur Herstellung fester Arzneiformen	242
6.2	Allgemeine Qualitätsmerkmale fester Arzneiformen – Anforderungen der Arzneibücher	242
6.2.1	Generelle Anmerkungen zur Prüfung von Arzneiformen	243
6.2.1.1	Prüfungen an festen Arzneiformen	244

Kapitel 7: Teilchengrößenanalyse

7.1	Charakterisierung von Einzelpartikeln	245
7.1.1	Länge	245
7.1.1.1	Siebanalyse	246
7.1.1.2	Direkt abbildende optische Meßverfahren	246
7.1.2	Äquivalentdurchmesser	249
7.1.2.1	Geometrische Äquivalentdurchmesser	249
7.1.2.2	Physikalische Äquivalentdurchmesser	251
7.1.3	Spezifische Oberflächen	253
7.1.4	Formfaktoren	253
7.1.4.1	Häufig gebrauchte Formfaktoren	254
7.1.4.2	Sauter-Durchmesser	255
7.1.4.3	Sphärizitätsdiagramme	256
7.2	Charakterisierung von Schüttgütern	257
7.2.1	Packungsstruktur, Porosität und Schüttdichte	258
7.2.1.1	Flächenporosität	259
7.2.1.2	Schüttdichte	260
7.2.2	Ermittlung von Partikelgrößenverteilungen	261
7.2.2.1	Siebanalyse	262
7.2.2.1.1	Auswertung einer Siebanalyse	263
7.2.2.1.2	Faktoren, die das Ergebnis einer Siebanalyse beeinflußen	266
7.2.2.2	Siebdauer	268
7.2.2.3	Gewinnung weiterer Informationen aus der Siebanalyse	269
7.2.2.4	Abschätzung der Teilchenanzahl auf einem Siebboden	271
7.2.3	Beschreibung von Teilchengrößenverteilungen	272

7.2.3.1	Allgemeine Maßzahlen	273
7.2.3.1.1	Angaben laut Arzneibuch	273
7.2.3.1.2	Statistische Maßzahlen	273
7.2.3.2	Parameter mathematischer Funktionen	275
7.2.4	Das Meßprinzip des Coulter-Counter	278
7.2.5	Mischen von Partikeln, die durch unterschiedliche Verteilungen beschrieben werden	279
7.2.6	Umrechnen auf ein anderes Feinheitsmerkmal innerhalb der gleichen Mengenart	281
7.2.6.1	Umrechnung einer Teilchengröße auf eine andere Mengenart	282
7.2.6.2	Verallgemeinerung der Umrechnung einer Teilchengrößenverteilung auf eine andere Mengenart	285
7.2.7	Oberflächenbestimmung bei feinkörnigen Schüttgütern	289
7.2.7.1	Gasadsorptionsverfahren	290
7.2.1.1	Die Adsorptionsisotherme	291
7.2.7.1.2	Die BET-Methode	291
7.2.7.1.3	Die BET-Einpunkt-Methode	297
7.2.7.2	Gaspermeation: Blaine-Methode	299

Kapitel 8: Charakteristische Eigenschaften von Schüttgütern

8.1	Kräfte und Spannungen	301
8.2	Sonderstellung der Schüttgüter	306
8.2.1	Die Janssen-Gleichung	307
8.2.2	Fließfähigkeit von Schüttgütern	311
8.2.3	Mohrsche Spannungskreise	317
8.2.3.1	Auswertung von Fließorten mit Hilfe der Mohrschen Spannungskreise	320
8.3	Haftkräfte in (trockenen) Schüttgütern	321
8.4	Festigkeit bei Kornverteilungen	324

Kapitel 9: Zerkleinern

9.1	Bruchmechanik/Materialeigenschaften	329
9.1.1	Bruchverhalten	333
9.1.1.1	Rißausbreitung	335
9.1.1.2	Bruchverläufe bei verschiedenen Materialien in Abhängigkeit von der Beanspruchungsart	337

9.1.1.3 Beanspruchungsarten im Hinblick auf die Zahl der gleichzeitig beanspruchten Partikel 339
9.1.2 Zerkleinerungstechnische Kennwerte 341
9.1.3 Pharmazeutisch übliche Mühlen 343
9.1.3.1 Mühlen für die Beanpruchungsart I(Beanspruchung zwischen zwei Werkzeugflächen) 344
9.1.3.2 Mühlen für die Beanspruchungsart II (Prallmühlen) 348

Kapitel 10: Trennverfahren

10.1 Reale Trennung 356
10.1.1 Fehlausträge, Normalaustrag 358
10.1.2 Trennschärfe 359
10.1.3 Praktische Ermittlung von Trennfunktionen 360
10.2 Klassiergeräte 362
10.2.1 Siebtürme 362
10.2.1.1 Trenngradkurve bei Reihenschaltung von Klassierern 363
10.2.2 Luftstrahlsiebe 365
10.2.3 Windsichter 366

Kapitel 11: Mischen

11.1 Elementarvorgänge beim Mischen; Grundbegriffe 367
11.2 Statistische Beschreibung von Mischungen 368
11.2.1 Zusammenhang zwischen Teilchenhäufigkeit und Wahrscheinlichkeiten in einer idealen Mischung 369
11.2.2 Wahrscheinlichkeiten bei kleinen Stichproben 369
11.2.3 Wahrscheinlichkeiten bei sehr großem Stichprobenumfang 375
11.3 Wahrscheinlichkeiten bei realen Mischungen 376
11.3.1 Die Partikel der Mischungskomponenten haben gleiches Volumen 378
11.3.2 Die Partikel der Mischungskomponenten haben verschiedene Volumina 379
11.4 Bestimmung und Beurteilung der Mischgüte 381
11.4.1 Mischgüte 381
11.4.2 Vertrauensbereich für die theoretische Mischgüte 383
11.4.3 Mindestprobenzahl zur Ermittlung der Mischgüte 384
11.4.4 Erforderliche Stichprobengröße 385

11.4.5	Zeitlicher Verlauf der Mischgüte; Bestimmung der Mischzeit	386
11.4.5.1	Kritische Anmerkung zur Mischzeit	387
11.5	Pharmazeutisch gebräuchliche Mischer	388

Kapitel 12: Verfahrenstechnische Grundlagen des Granulierens

12.1	Eigenschaften von Granulaten	390
12.1.1	Porosität	390
12.1.2	Festigkeit	392
12.2	Interpartikuläre Kräfte	392
12.2.1	Im trockenen Zustand wirksame Kräfte – Feststoffbrücken	392
12.2.1.1	Sinterung	393
12.2.1.2	Schmelzhaftung	393
12.2.1.3	Erhärtende Bindemittel	394
12.2.1.4	Kristallisation gelöster Stoffe	394
12.2.2	Im feuchten Zustand wirksame Kräfte – Flüssigkeitsbindung	395
12.2.2.1	Oberflächenspannung von Flüssigkeiten	395
12.2.2.1.1	Benetzung/Kapillardruck	399
12.2.2.2	Anwendung auf Pulverbetten	402
12.2.2.3	Flüssigkeitsbindungen in Granulaten	405
12.2.2.3.1	Bereiche unterschiedlicher Flüssigkeitsbindungen in Schüttgütern	405
12.2.2.3.2	Flüssigkeitsbrücken/Brückenbereich	406
12.2.2.3.3	Kapillardruckbereich	407
12.2.2.4	Energieverbrauch beim Granulieren als Maß für die auftretenden Bindungskräfte	408
12.2.2.5	Zusammenfassender Überblick über die interpartikulären Kräfte	409
12.3	Geräte zur aufbauenden Granulation	409
12.3.1	Funktionsprinzip des Granuliertellers	410
12.3.2	Funktionsprinzip einer Granuliertrommel	412
12.3.3	Funktionsprinzip eines Wirbelschichtgranulierverfahrens	413

Kapitel 14: Trocknen **415**

13.1	Grundbegriffe	418
13.1.1	Phasendiagramm eines Luft/Wasser-Gemisches	420

		XVII
13.1.2	Bestimmung des Wassergehaltes von Luft	422
13.1.2.1	Bestimmung der relativen Feuchte mit Hilfe eines Psychrometers	423
13.1.3	Energetik des Trocknungsvorganges	423
13.1.4	Aufbau und Anwendung des Mollier-Diagramms	425
13.1.5	Wärme- und Stoffübergänge bei Konvektionstrocknung	429
13.2	Verlauf der Trocknung	431
13.2.1	Der erste Trocknungsabschnitt	431
13.2.2	Der zweite Trocknungsabschnitt	432
13.2.3	Der dritte Trocknungsabschnitt	433
13.3	Trocknungsarten	433
13.3.1	Strahlungstrocknung	433
13.3.2	Dielektrische Trocknung (Mikrowellen)	434
13.3.3	Zerstäubungstrocknung (Sprühtrocknung)	434
13.3.4	Wirbelschichttrockner	435
13.3.4.1	Bedingungen für die Bildung einer Wirbelschicht	435
13.3.4.2	Energie- und Stoffbilanz bei der Wirbelschichttrocknung	438
13.3.5	Gefriertrockner	439
13.3.5.1	Wärme- und Stoffübergänge bei der Gefriertrocknung	441
13.3.5.2	Trocknungszeit beim Gefriertrocknen	443

Kapitel 14: Tablettieren **445**

14.1	Preßmassen	445
14.2	Tablettenpressen	446
14.2.1	Exzenterpressen	446
14.2.2	Rundläuferpressen	447
14.3	Preßkraft/Wegdiagramme	448
14.4	Theorie der Pulverkompression	450
14.4.1	Kompressionsverhalten/Kompressibilität von Preßmassen	450
14.4.2	Komprimierbarkeit – Ansatz nach Leuenberger	452
14.4.2.1	Komprimierbarkeit reiner Stoffe	452
14.4.2.2	Komprimierbarkeit bei binären Mischungen	456
14.4.3	Hinweise zur Auswahl von Hilfsstoffen	456

Teil 3: Flüssige Arzneiformen – Allgemeine Qualitätsmerkmale, Grundoperationen

Kapitel 15: Flüssige Arzneiformen 460

15.1	Allgemeine Qualitätsanforderungen an flüssige Arzneiformen	460
15.2	Grundoperationen bei der Herstellung flüssiger Arzneiformen	460
15.3	Eigenschaften von Flüssigkeiten	460
15.3.1	Einwirken von Zugspannungen/Oberflächenspannung	461
15.3.2	Einwirkung von Schubspannungen/Zähigkeit bzw. Viskosität	462
15.3.3	Grenzschichtdicke	464
15.3.4	Strömungsprofile, laminar und turbulent	465
15.3.4.1	Laminare Strömung zwischen zwei Platten	465
15.3.4.2	Laminare Strömung durch Rohre	467
15.3.4.3	Die Hagen-Poiseuille-Gleichung	468
15.3.4.4	Übergang von laminarer zu turbulenter Strömung	468

Kapitel 16: Filtrieren 470

16.1	Filtrationsarten	470
16.1.1	Kuchenbildende Filtration	471
16.1.2	Tiefenfiltration	471
16.2	Vorgehensweisen beim Filtrieren	472
16.2.1	Filtration im Schwerefeld bei abnehmendem Flüssigkeitsüberstand	473
16.2.2	Filtration bei konstantem Volumenstrom	475
16.2.2.1	Lösung der Filtergleichung	479
16.2.3	Empirische Bestimmung der Filtrationskonstanten bei Δp = const.	481

Kapitel 17: Rühren 484

17.1	Rührertypen	485
17.2	Rührerformen und -einsatzbereiche	486
17.3	Leistungsbedarf von Rührern	488
17.4	Bestimmung der Rührerdrehzahl bzw. der Mischzeit	494
17.5	Rührerauswahl	498

Kapitel 18: Kinetik und Sterilisationsverfahren   **500**

18.1	Grundgleichungen der Kinetik	500
18.1.1	Bestimmung der Geschwindigkeitskonstanten	505
18.1.2	Temperaturabhängigkeit der Geschwindigkeitskonstanten	506
18.2	Anwendung der Grundgleichungen der Kinetik auf Sterilisationsverfahren	507
18.2.1	Dezimalreduktionszeit	508
18.2.2	z-Wert	509
18.2.3	Vergleich der Sterilisation in gespanntem Wasserdampf vs. trockener Hitzsterilisation	512
18.2.4	Strahlensterilisation	515

Teil 4: Disperse Arzneiformen   **517**

Kapitel 19: Pharmazeutisch übliche disperse Arzneiformen   **520**

19.1	Halbfeste Arzneiformen	520
19.2	Suspensionen	521

Kapitel 20: Eigenschaften der Komponenten disperser Systeme   **522**

20.1	Eigenschaften der flüssigen Komponenten	522
20.1.1	Oberflächenspannung	522
20.1.2	Grenzflächenspannung	524
20.1.3	Spreitung	526
20.2	Tenside	528
20.2.1	Grenzflächenspannung an Mischphasen; Adsorption	528
20.2.1.1	Bestimmung der maximalen Belegungsdichte der Grenzfläche	533
20.3	Diskussion von Emulgatoreigenschaften	536
20.3.1	Traube-Regel	536
20.3.2	Bancroft-Regel	537
20.3.3	Das HLB-System	538
20.3.4	Die Phaseninversionstemperaturmethode	543
20.3.5	Diskusion von Emulgatoreigenschaften auf thermodynamischer Grundlage	545
20.3.6	Leistungsfähigkeit verschiedener Emulgatoren	551
20.4	Assoziate von Tensidmolekülen	552
20.4.1	Dreieckskoordinaten	557

Kapitel 21: Stabilisierung disperser Systeme   561

21.1	Stabilität disperser Systeme bei verschiedenen Potentialverläufen	561
21.2	Die anziehenden Wechselwirkungen	562
21.2.1	Wechselwirkungen zwischen einem Paar isolierter Moleküle	562
21.2.2	Die Van-der-Waals-Anziehung	565
21.3	Interpartikuläre Wechselwirkung	568
21.3.1	Wechselwirkung zwischen makroskopischen Körpern	570
21.3.2	Einfluß der kontinuierlichen Phase auf die Van-der-Waals-Anziehung zwischen dispersen Teilchen	575
21.4	Abstoßende Wechselwirkungen	579
21.4.1	Die elektrische Doppelschicht	579
21.4.2	Das Coulomb-Gesetz, das elektrische Feld und sein Potential	581
21.4.3	Materie im elektrischen Feld	587
21.4.4	Die diffuse Doppelschicht	593
21.4.4.1	Die Debye-Hückel-Näherung	593
21.4.4.1.1	Eigenschaften der Debye-Länge	596
21.4.4.2	Die Gouy-Chapman-Näherung	599
21.4.5	Interpartikuläre Abstoßung durch überlappende Doppelschichten	602
21.5	Gesamtpotential bei dispersen Systemen; DLVO-Theorie	606
21.6	Sterische Stabilisierung	608
21.6.1	Sterische Stabilisierung durch adsorbierte Moleküle	608
21.6.2	Sterische Stabilisierung durch nichtadsorbierte Moleküle	609

Kapitel 22: Kinetik der Agglomeration bzw. Koagulation   611

22.1	Kinetik der raschen Agglomeration	611
21.2	Kinetik der langsamen Agglomeration infolge von Potentialbarrieren	614

Kapitel 23: Emulgierung   619

23.1	Emulgier- und Homogenisiermaschinen	620
23.2	Tropfenzerkleinerung	622
23.2.1	Tropfendeformation und -zerkleinerung in laminarer Strömung	624

Teil 1:

**Allgemeine Grundlagen
zur Pharmazeutischen Technologie**

Einleitung

Die Pharmazeutische Technologie wendet die Methoden und Ergebnisse einer Vielzahl anderer Disziplinen an, um aus Arznei- und Hilfsstoffen Darreichungsformen zu entwickeln, die
- den Anforderungen der jeweiligen Therapie bezüglich des Ausmaßes und der Geschwindigkeit der Wirkstofffreisetzung optimal entsprechen,
- eine möglichst lange Stabilität sowohl des Arzneistoffes wie auch der Qualität der Darreichungsform selbst gewährleisten,
- für den Patienten einfach und bequem anzuwenden sind,
- den behördlichen Anforderungen für die Zulassung als Arzneimittel genügen.

In den nachfolgenden Kapiteln sollen Grundkenntnisse in einem solchen Umfang vermittelt werden, daß die bei der Entwicklung und Herstellung von Arzneiformen anfallenden Probleme erkannt und analysiert werden können, um dann Lösungen gezielt angehen zu können.

Es wird aufgezeigt, daß Qualität eines Arzneimittels nur durch systematische Qualitätsplanung vor Aufnahme der Entwicklung erzielbar ist. Die Umsetzung des so definierten Qualitätszieles setzt voraus, daß die im Verlauf der Entwicklung ausgewählten Hilfsstoffe sowie die eingesetzten Verfahren eng aufeinander abgestimmt sind, und daß vor allem die Prozesse einwandfrei beherrscht werden. Für die Auswahl von Hilfsstoffen wie auch von Geräten werden keine Patentrezepte angegeben. Ist die dargelegte Theorie verstanden, so ist auch erkennbar, wie im Einzelfall diese Auswahl zu erfolgen hat.

Die systematische Anwendung der nachfolgend behandelten Methoden ist Voraussetzung, um die Entwicklung von Arzneimitteln wissenschaftlich solide durchführen zu können.

Kapitel 1: Biopharmazeutische Grundlagen

Traditionell standen bei der Arzneiformentwicklung folgende Aspekte im Vordergrund: Gewährleistung der chemischen und physikalischen Stabilität von Wirkstoff und Arzneiform, Gehaltseinheitlichkeit, Bequemlichkeit der Anwendung sowie eventuell das Kaschieren von unangenehmem Geschmack oder Geruch. Mit dem weiteren Vordringen der Biopharmazie in den 70er Jahren wurde deutlich, daß eine Arzneiform nicht nur eine „Verpackung" für Wirkstoffe darstellt, sondern daß sie in hohem Maße den Therapieerfolg beeinflußt. Es gibt zahlreiche Beispiele für potente Wirkstoffe, die wegen ungeeigneter Arzneiformen nahezu unwirksame Arzneimittel wurden.

Nach dem heutigen Stand der Wissenschaft ist es unabdingbar, vor der Entscheidung für eine bestimmte Arzneiform in einer eigenständigen Arzneiformdefinitionsphase festzulegen, welche biopharmazeutischen Eigenschaften die Arzneiform aufweisen muß, um das Erreichen des therapeutischen Zieles sicherzustellen.

Es sollen deshalb nachfolgend Grundlagen der Biopharmazie behandelt werden. Allerdings ist die Behandlung auf den Umfang begrenzt, der zur Konzeption therapiegerechter Arzneiformen erforderlich ist. Für eingehendere Betrachtungen sei auf entsprechende Lehrbücher verwiesen [1, 2].

1.1 LADME-Konzept

Damit ein Arzneistoff seine Wirkung entfalten kann, ist es notwendig, daß er in hinreichend hoher Konzentration am Wirkort verfügbar ist und nach einer bestimmten Zeit auch wieder aus dem Körper eliminiert wird. Die Summe der Untersuchungen, die sich mit dem Schicksal eines Wirkstoffes von dessen Applikation bis zur Ausscheidung aus dem Organismus befassen, bezeichnet man als *Pharmakokinetik*. Die Gliederung dieser Studien erfolgt nach dem sogenannten (L)-DME-Konzept.

- L – Liberation: Es wird untersucht, wie schnell und in welchem Ausmaß ein Wirkstoff aus einer Arzneiform freigesetzt wird. Ferner wird ermittelt wie welche Faktoren die Freisetzung beeinflussen. Die Untersuchungen werden in vitro und in vivo durchgeführt.

- **A** – Absorption des Wirkstoffes: Hier wird festgestellt, wo, wie schnell und in welchem Ausmaß ein Wirkstoff absorbiert wird. In diese Untersuchungen werden auch unterschiedliche Applikationsorte einbezogen.
- **D** – Distribution des Wirkstoffes im Organismus: Nach seiner Absorption verteilt sich der Wirkstoff im Organismus. Im Rahmen der Studien zur Distribution wird festgestellt, wie diese Verteilung erfolgt. Dabei interessiert vor allem, ob und in welchem Ausmaß sich der Wirkstoff in besonderen Organen oder Geweben anreichert und wie schnell einzelne Verteilungsschritte erfolgen.
- **M** – Metabolismus des Wirkstoffes: Wirkstoffe werden in der Regel im Organismus chemisch verändert. In den Metabolismusstudien wird untersucht, in welchem Ausmaß ein gegebener Wirkstoff chemisch verändert wird, welche Stoffwechselprodukte dabei entstehen sowie wann und wo die Umwandlungsreaktionen erfolgen. Besonders wichtig ist dabei die Frage, ob und in welchem Ausmaß eine Metabolisierung bereits bei der ersten Leberpassage (First-pass-Effekt) erfolgt.
- **E** – Elimination des Wirkstoffes aus dem Organismus: Die Verweildauer der Wirkstoffe in Geweben und Organen ist begrenzt. In den Eliminationsstudien wird untersucht, wie schnell ein Wirkstoff die einzelnen Verteilungsräume (Kompartimenten) verläßt und auf welchem Weg und in welchen Formen er schließlich aus dem Organismus ausgeschieden wird.

1.2 Grundzüge der Pharmakokinetik

Damit ein Wirkstoff den von ihm erwarteten therapeutischen Effekt erbringen kann, muß er in ausreichender Konzentration am Wirkort verfügbar sein. Nur in wenigen Fällen besteht tatsächlich die Möglichkeit, die Konzentration des Wirkstoffes direkt am Wirkort zu bestimmen. Die Verteilung von Wirkstoffen im Organismus erfolgt immer über das Blut. Es wird angenommen, daß die Konzentration eines Wirkstoffes am Wirkort immer gleich seiner Konzentration in der Blutbahn ist. Es wird daher zur Bestimmung der Kinetik eines Wirkstoffes immer dessen Konzentrationsverlauf im Blutplasma, der sogenannte **Plasmaspiegel**, bestimmt. Von Dost wurden die Geschwindigkeit und das Ausmaß der Anflutung eines Wirkstoffes im Plasma als dessen **Bioverfügbarkeit** bezeichnet.

Kapitel 1: Biopharmazeutische Grundlagen

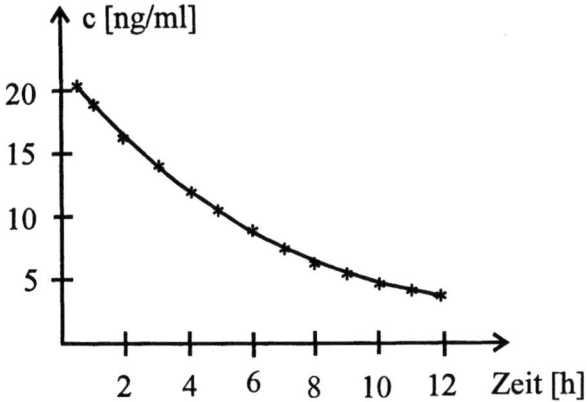

Abb. 1.1: Plasmaspiegelverlauf nach einer i.v.- Applikation

Wird ein Arzneistoff als Lösung intravenös appliziert, so steht die gesamte Wirkstoffmenge schlagartig zur Verfügung. Der Wirkstoff weist dementsprechend seine maximale Bioverfügbarkeit auf, die gleich 100 % gesetzt wird. Nimmt man an, daß die Verteilung des Wirkstoffes im gesamten Organismus gleichmäßig und sehr rasch erfolgt, so kann aus dem Verlauf der Wirkstoffkonzentration im Plasma dessen Eliminationskinetik ermittelt werden.

Bezeichnet man die zum Zeitpunkt t im Plasma gemessene Wirkstoffkonzentration mit c = c(t), so kann versucht werden, die Abnahme der Wirkstoffkonzentration durch eine Reaktion erster Ordnung zu beschreiben.

$$-\frac{dc}{dt} = k_{el} c \qquad (1.1)$$

Die auftretende Geschwindigkeitskonstante k_{el} wird als Eliminationskonstante bezeichnet. Zur Integration dieser Gleichung werden zunächst die Variablen getrennt. Unter Berücksichtigung der Anfangsbedingung $c(t=0) = c_0$ erhält man

$$\frac{dc}{c} = -k_{el} dt \qquad (1.2)$$

Daraus folgt durch bestimmte Integration

$$\ln c(t) = -k_{el} t + \ln c_0 \qquad (1.3)$$

Wie unmittelbar zu erkennen ist, weist diese Gleichung Geradenform auf. Trägt man also die Logarithmen der zu den Zeitpunkten t im Plasma gemessenen Wirkstoffkonzentrationen über der Zeit auf, s. Abb. 1.2, so entspricht die Steigung der Geraden der Eliminationskonstanten k_{el}. Der Ordinatenabschnitt, d. h. der Logarithmus der Wirkstoffkonzentration zum Zeitpunkt t = 0, ent-

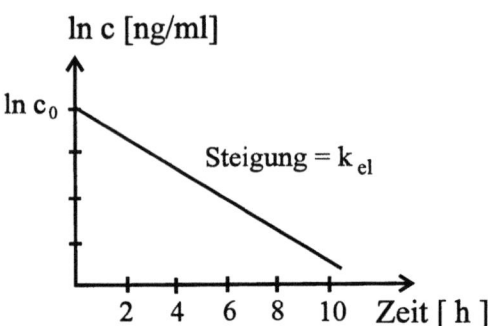

Abb. 1.2: Graphische Bestimmung der Eliminationskonstanten sowie der Anfangskonzentration

spricht der Anfangsbedingung. Die Konzentration c_0 zu Beginn des Versuches entspricht gerade der applizierten Dosis D, bezogen auf das Verteilungsvolumen V.

$$c_0 = c(t = 0) = \frac{D}{V} \qquad (1.4)$$

Die so ermittelten Verteilungsvolumina können das Körpergewicht des jeweiligen Probanden um Vielfache überschreiten. Es wird somit deutlich, daß es sich beim Verteilungsvolumen nicht um ein reales Volumen, sondern um einen Bereich handelt, in dem sich der Wirkstoff einheitlich verteilt. Derartige Räume werden in der Pharmakokinetik als **Kompartiment** bezeichnet.

Diejenige Zeitspanne, innerhalb der die Wirkstoffkonzentration im Plasma gerade auf die Hälfte der zu Beginn der Spanne vorliegenden Konzentration abgesunken ist, wird als **Eliminationshalbwertszeit $t_{1/2}$** bezeichnet. Wie aus Abb. 1.3 zu erkennen ist, kann auch diese Größe graphisch bestimmt werden, indem die zum Zeitpunkt t vorliegende Wirkstoffkonzentration logarithmisch über der Zeit aufgetragen wird. Auf der Abszisse wird dann die Zeit abgelesen, innerhalb der die Konzentration um die Hälfte

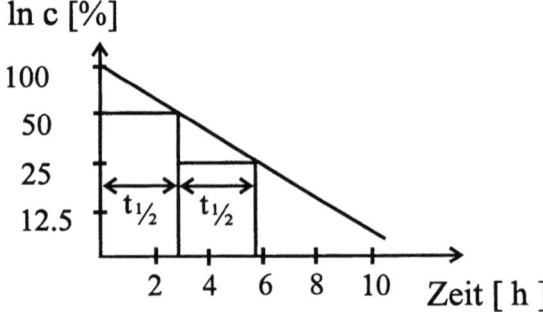

Abb. 1.3: Graphische Bestimmung der Eliminationshalbwertszeit

des jeweiligen Bezugswertes abgenommen hat.

Umfassendere Auswertungen der experimentellen Daten sind mit Hilfe sogenannter Kompartimentmodelle möglich. Dabei werden Differentialgleichungen erstellt, welche die Konzentrationsverläufe in den verschiedenen Kompartimenten beschreiben. Je nach der Zahl der zur korrekten Beschreibung der Konzentrationsverläufe erforderlichen Kompartimente unterscheidet man zwischen Ein-, Zwei-oder allgemein Mehrkompartimentmodellen. Die Auswertung der experimentellen Daten erfolgt so, daß die Parameter verschiedener Modelle so angepaßt werden, daß die Abweichungen zwischen den durch das Modell beschriebenen Konzentrationsverläufen und den experimentell ermittelten Daten minimal werden. Es wird dann angenommen, daß jenes Modell, das zur besten Übereinstimmung mit den Experimentaldaten führt, den jeweils vorliegenden Sachverhalt am korrektesten beschreibt.

1.2.1 Kompartimentmodelle

1.2.1.1 Das Ein-Kompartiment-Modell für die i.v.-Applikation

Eines der einfachsten Kompartimentmodelle der Pharmakokinetik ist das in Abb. 1.4 dargestellte Ein-Kompartiment-Modell für die i.v.-Applikation. Zum Zeitpunkt t = 0 wird die Wirkstoffdosis D intravenös appliziert. Zu weiteren Zeitpunkten wird die Wirkstoffkonzentration in Plasma, dem zentralen Kompartiment, ermittelt. Die Elimination des Wirkstoffes wird durch eine Kinetik erster Ordnung beschrieben, s. Gln. 1.1–1.4. Durch Entlogarithmieren von Gl. 1.3 und unter Berücksichtigung der Definition der fiktiven Anfangskonzentration, Gl. 1.4, erhält man für die Wirkstoffkonzentration im zentralen Kompartiment zum Zeitpunkt t

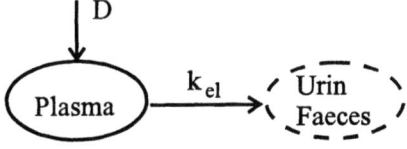

Abb. 1.4: Ein-Kompartiment-Modell für die i.v.-Applikation

$$c(t) = \frac{D}{V} \cdot \exp(-k_{el}t) \quad (1.5)$$

Die Eliminationskonstante k_{el} sowie das Verteilungsvolumen V sind die anzupassenden Modellparameter.

Wird in Gl. 1.5 für die Konzentration c gerade die Hälfte der Anfangskonzentration c_0 eingesetzt, so erhält man für die Eliminationshalbwertszeit $t_{1/2}$

$$t_{1/2} = \frac{\ln 2}{k_{el}} \qquad (1.6)$$

In Tabelle 1.1 sind für einige willkürlich ausgewählte Analgetika die Eliminationshalbwertszeiten wiedergegeben. Wie man sieht, können sich diese sehr stark unterscheiden.

Tabelle 1.1: Eliminationshalbwertszeiten für einige ausgewählte Wirkstoffe

Wirkstoff	$t_{1/2}$
Acetylsalicylsäure	0.2 h
Paracetamol	2 h
Phenylbutazon	72 h

Integriert man Gl. 1.5, die den Verlauf der Wirkstoffkonzentration im Plasma in Abhängigkeit von der Zeit beschreibt, so stellt der erhaltene Wert gerade die Fläche unter der Plasmaspiegelkurve dar, *area under the curve*, AUC.

$$AUC = \int_0^\infty c(t)dt \qquad (1.7)$$

Die AUC stellt ein Maß für die Bioverfügbarkeit eines Wirkstoffes dar. Die für die i.v.-Applikation ermittelte Fläche definiert eine vollständige Bioverfügbarkeit. Ihr Wert wird gleich 100 % gesetzt.

Durch Integration von Gl. 1.5 erhält man

$$AUC = DV^{-1}\int_0^\infty \exp(-k_{el}t) = -\frac{D}{k_{el}V}\left(\exp(-k_{el}\infty) - \exp(-k_{el}0)\right) \qquad (1.8)$$

Daraus folgt

$$AUC = \frac{D}{k_{el}V} \qquad (1.9)$$

Hinweis zur Integration: allgemeines Integral $\quad \int(e^{-uv}dv) = -\dfrac{1}{u}e^{-uv}$

1.2.1.2 Ein-Kompartiment-Modell: Perorale Applikation

Zur pharmakokinetischen Betrachtung der peroralen Applikation von Wirkstoffen schaltet man dem zentralen Kompartiment den Magen-Darm-Trakt als Pseudokompartiment vor. In dieses wird der Wirkstoff in der Dosis D appliziert. Die Resorption in das Blut erfolgt nach einer Kinetik erster Ordnung mit der Invasionskonstanten k_{in} als charakteristischer Geschwindigkeitskonstanten. Der Verlauf der Wirkstoffkonzentration wird im zentralen Kompartiment verfolgt.

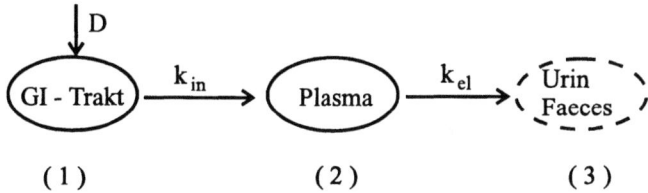

Abb. 1.5: Ein-Kompartiment-Modell für die perorale Applikation

Die mathematische Behandlung dieses Modells führt zu einem System von Differentialgleichungen (die Indizes 1, 2 und 3 nehmen Bezug auf die Abb. 1.5 und kennzeichnen die entsprechenden Kompartimente)

$$\frac{dc_1}{dt} = -k_{in}c_1 \qquad (1.10)$$

$$\frac{dc_2}{dt} = k_{in}c_1 - k_{el}c_2 \qquad (1.11)$$

$$\frac{dc_3}{dt} = k_{el}c_2 \qquad (1.12)$$

mit den Anfangsbedingungen $c_1(t=0) = D/V$, $c_2(t=0) = 0$ und $c_3(t=0) = 0$. Durch Integration erhält man

$$c_1(t) = \frac{D}{V} \cdot e^{-k_{in}t} \qquad (1.13)$$

$$c_2(t) = \frac{D \cdot k_{in}}{V(k_{in} - k_{el})} (e^{-k_{el}t} - e^{-k_{in}t}) \qquad (1.14)$$

$$\boxed{c_2(t) = \frac{D \cdot k_{in}}{V(k_{el} - k_{in})} (e^{-k_{in}t} - e^{-k_{el}t})} \qquad (1.15)$$

$$c_3(t) = \frac{D \cdot k_{in} \cdot k_{el}}{V(k_{el} - k_{in})} \left\{ \frac{1}{k_{in}} (1 - e^{-k_{in}t}) - \frac{1}{k_{el}} (1 - e^{-k_{el}t}) \right\} \qquad (1.16)$$

Die Gleichung 1.15 wird als **Bateman-Funktion** bezeichnet. Sie spielt eine zentrale Rolle in der Pharmakokinetik, da sie geeignet ist, die Konzentrationsverläufe im zentralen Kompartiment für sehr viele Wirkstoffe korrekt zu beschreiben. Diese drei Gleichungen beschreiben die Verläufe der Wirkstoffkonzentration in den drei oben dargestellten Kompartimenten, dem GI-Trakt, dem zentralen Kompartiment sowie in dem Pseudokompartiment Urin/Faeces. Von besonderem Interesse sind die Verläufe der Wirkstoffkonzentration $c_2(t)$ im zentralen Kompartiment.

Durch Anpassung des Modells, d. h. der Gl. 1.15, an die experimentell ermittelten Plasmaspiegel lassen sich mit Hilfe des Ein-Kompartiment-Modells für die perorale Applikation die folgenden Größen ermitteln:
- die Invasionskonstante k_{in}
- das Verhältnis von k_{in} zu k_{el}
- sowie die relative Bioverfügbarkeit der peroralen Applikation in bezug auf die i.v.-Injektion durch Integration von Gl. 1.15.

1.2.1.3 Das Zwei-Kompartiment-Modell

Für eine Reihe von Arzneistoffen weist die halblogarithmische Auftragung der im zentralen Kompartiment gemessenen Arzneistoffkonzentration über der Zeit einen von Abb. 1.2 abweichenden Verlauf auf, s. Abb. 1.6. Die Anfangs- und die Endphase können durch Geraden mit unterschiedlicher Steigung dargestellt werden. Die diesen linearen Abschnitten entsprechenden Zeiten werden als α- und β- Phase bezeichnet.

Beim Ein-Kompartiment-Modell wurde angenommen, daß die Verteilung des Arzneistoffes in seinem Verteilungsvolumen außerordentlich rasch erfolgt. Infolgedessen ist der Konzentrationsabfall im zentralen Kompartiment nur durch die Elimination bedingt.

Die α-Phase in Abb. 1.6 kommt durch eine nicht mehr vernachlässigbare Dauer der Verteilung des Wirkstoffes zwischen dem zentralen und einem weiteren Kompartiment zustande. Die beiden Kompartimente stehen miteinander im Gleichgewicht. Der Sachverhalt sei der Einfachheit halber am Zwei-Kompartiment-Modell für die i.v.-Applikation dargestellt, s. Abb. 1.7.

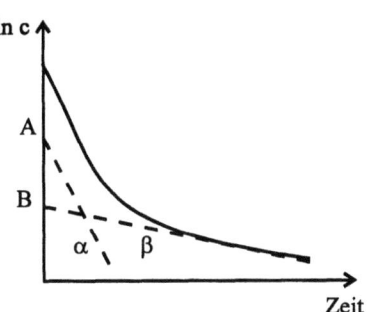

Abb.1.6: Verlauf der Wirkstoffkonzentration im zentralen Kompartiment bei Vorliegen eines tiefen Kompartimentes

Das zweite Kompartiment, das mit dem zentralen Kompartiment in einem Verteilungsgleichgewicht steht, wird als **tiefes Kompartiment** bezeichnet. Der Auf- und Abbau der Arzneistoffkonzentration in diesem Kompartiment kann nur über das zentrale Kompartiment erfolgen.

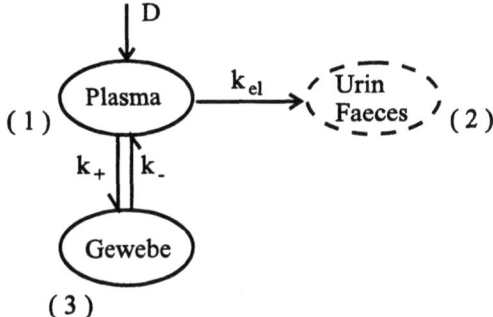

Abb. 1.7: Zwei-Kompartiment-Modell für die i.v.-Applikation

Auch das tiefe Kompartiment ist ein fiktiver Verteilungsraum. Für Nikotin ist er weitgehend mit dem Fettgewebe gleichzusetzen. Therapeutisch sind tiefe Kompartimente bei der Behandlung z. B. von Nagelmykosen [3] oder bei sehr langwirksamen β-Sympathomimetika bedeutsam. Bei der letztgenannten Substanzklasse stellen die Rezeptoren das tiefe Kompartiment dar. Es liegt dort noch gebundener Wirkstoff vor, wenn dessen Konzentration im Plasma kaum noch nachzuweisen ist.

Die Differentialgleichungen für das in Abb. 1.7 dargestellte Zwei-Kompartiment-Modell lauten

$$\frac{dc_1}{dt} = -(k_+ - k_{el})c_1 + k_- c_3 \qquad (1.17)$$

$$\frac{dc_2}{dt} = k_{el} c_1 \qquad (1.18)$$

und

$$\frac{dc_3}{dt} = k_+ c_1 - k_- c_3 \qquad (1.19)$$

Für die Kompartimente i = 2,3 lautet die Anfangsbedingung $c_{i,0} = c_i(t=0) = 0$. Für c_1 gilt: $c_1(t=0) = D/V$.
Von den Lösungen dieses Gleichungssystems sei nur jene angegeben, die den Konzentrationsverlauf im zentralen Kompartiment beschreibt. Sie lautet

$$c_1(t) = \frac{D}{V(\alpha - \beta)} \left[(\alpha - k_-) \exp(-\alpha t) + (k_- - \beta) \exp(-\beta t) \right] \qquad (1.20)$$

α und β werden als Dispositionskonstanten bezeichnet. Zwischen ihnen bestehen die Beziehungen

$$\alpha \cdot \beta = k_{el} k_- \qquad (1.21)$$

sowie

$$\alpha + \beta = k_- + k_+ + k_{el} \qquad (1.22)$$

Multipliziert man die Gleichung 1.21 aus und faßt die vor den Exponentialausdrücken stehenden Faktoren mit A bzw. B zusammen, so ergibt sich die Gl. 1.23.

$$c_1(t) = A \cdot \exp(-\alpha t) + B \cdot \exp(-\beta t) \qquad (1.23)$$

mit

$$A = \frac{D(k_- - \beta)}{V(\alpha - \beta)} \qquad (1.24)$$

und

$$B = \frac{D(\alpha - k_-)}{V(\alpha - \beta)} \qquad (1.25)$$

Wie aus Abb. 1.7 erkennbar ist, können diese Vorfaktoren graphisch ermittelt werden. Für weitere Details sei auf [1] verwiesen.

1.2.2 Dostscher Flächensatz

Die Integration der Bateman-Funktion, Gl. 1.15 führt wiederum zur Fläche unter der Kurve. Das Ergebnis der Integration ist bemerkenswert. Zur Integration sei Gl. 1.15 wie folgt umformuliert

$$c_2(t) = Ae^{-k_{in}t} - Ae^{-k_{el}t} \tag{1.26}$$

mit

$$A = \frac{D \cdot k_{in}}{V(k_{el} - k_{in})} \tag{1.27}$$

Damit folgt

$$AUC = \int_0^\infty c_2(t)dt = A\int_0^\infty \exp(-k_{in}t)dt - A\int_0^\infty \exp(-k_{el}t)dt \tag{1.28}$$

Daraus erhält man durch bestimmte Integration

$$AUC = -\frac{A}{k_{in}}(-1) + \frac{A}{k_{el}}(-1) \tag{1.29}$$

bzw.

$$AUC = A(\frac{1}{k_{in}} - \frac{1}{k_{el}}) = \frac{A(k_{el} - k_{in})}{k_{in} \cdot k_{el}} \tag{1.30}$$

Daraus folgt unter Berücksichtigung von Gl. 1.27

$$\boxed{AUC = \frac{D}{k_{el}V}} \tag{1.31}$$

Wie man sieht, ist die Fläche unter der Plasmaspiegelkurve, die ein Maß für die Bioverfügbarkeit darstellt, unabhängig von der Invasionskonstanten und nur durch die Elimination bestimmt. Dieser Sachverhalt ist unabhängig von der Art des jeweils gewählten Kompartimentmodells. Er wurde von Dost erstmalig festgestellt und wird deshalb als Dostscher Flächensatz bezeichnet.

Durch pharmazeutisch-technologische Maßnahmen kann die Invasionskonstante beeinflußt werden. Nach dem Dostschen Flächensatz hat dies jedoch keinen Einfluß auf die Bioverfügbarkeit.

Die Fläche unter der Kurve ist also ein Maß für die Bioverfügbarkeit eines Arzneistoffes bei beliebiger Applikation. Sie kann zum Vergleich der Verfügbarkeit des Wirkstoffes bei unterschiedlichen Applikationsarten oder auch bei unterschiedlichen Formulierungen benutzt werden. Referenz ist jeweils der aus der i.v.-Kinetik ermittelte Maximalwert.

Die auf die AUC nach i.v.-Applikation eines Arzneistoffes bezogene AUC des gleichen Wirkstoffes bei einer anderen Applikationsart wird als **relative Bioverfügbarkeit** bezeichnet.

1.2.3 Wirkdauer und therapeutische Breite

Anhand des Plasmaspiegels können einige biopharmazeutisch wichtige Begriffe erläutert werden, s. Abb. 1.8. Jene Wirkstoffkonzentration, die im Plasma mindestens erreicht werden muß, um eine beobachtbare pharmakologische Wirkung hervorzurufen, wird als **m**inimal **e**rforderliche **K**onzentration MEK bezeichnet. Die Wirkung eines Arzneistoffes setzt ein, wenn die MEK überschritten wird. Sie bleibt entsprechend solange erhalten, bis der Plasmaspiegel wieder unter die MEK abfällt. Der Zeitraum, innerhalb dessen der Plasmaspiegel oberhalb der MEK liegt, definiert demnach die **Wirkdauer** des Arzneistoffes. Jene Wirkstoffkonzentration im Plasma, deren Überschreiten zu nicht mehr vertretbaren Nebenwirkungen führt, bezeichnet man als **m**aximal **a**kzeptierbare **K**onzentration MAK (nicht zu verwechseln mit der maximalen Arbeitsplatzkonzentration, die ebenso abgekürzt wird). Derje-

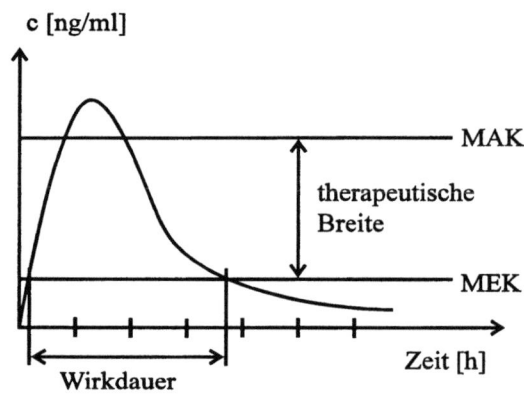

Abb.1.8: Für die Definition einer Arzneiform wichtige Begriffe

nige Konzentrationsbereich des Arzneistoffes, der oberhalb der MEK, aber unterhalb der MAK liegt, wird als **therapeutische Breite** des Arzneistoffes bezeichnet.

1.2.4 Mehrfachapplikation und Kumulation

Die Einmalapplikation von Wirkstoffen ist eher als Ausnahme zu betrachten. Es stellt sich die Frage, welche Plasmaspiegel sich bei Mehrfachapplikation eines Wirkstoffes in einer bestimmten Arzneiform ergeben.

Bei Mehrfachapplikationen bezeichnet man die erste Dosis als **Initialdosis**, während die nachfolgend applizierten Dosierungen als **Erhaltungsdosierungen** bezeichnet werden. Initialdosis und Erhaltungsdosierungen müssen nicht gleich sein.

Die Zeit zwischen zwei Arzneimittelapplikationen bezeichnet man als **Dosierintervall** τ. Bezieht man das Dosierintervall auf die Eliminationshalbwertszeit, so erhält man das **relative Dosierintervall** ε, mit

$$\varepsilon = \frac{\tau}{t_{1/2}} \qquad (1.32)$$

Ist das Dosierintervall groß im Vergleich zur Eliminationshalbwertszeit, d. h. für relative Dosierintervalle mit $\varepsilon > 2$, so ist jede Applikation als Einzelapplikation zu betrachten. Die Plasmaspiegel der einzelnen Applikationen beeinflussen sich gegenseitig nicht mehr merklich oder gar nicht.

Bei relativen Dosierintervallen im Bereich $\varepsilon < 1.5$ liegen bei einer erneuten Applikation noch deutliche Wirkstoffkonzentrationen von der vorangehenden Applikation vor, s. Abb. 1.9. Die Wirkstoffkonzentrationen der beiden Applikationen überlagern sich. Bei Dosierintervallen mit $\varepsilon < 1$ tritt aufgrund der Überlagerung eine **Kumulation** auf, d. h. die Plasmaspiegel steigen anfangs von Applikation zu Applikation an. Da aber die Elimination der jeweils vorhandenen Wirkstoffkonzentration proportional ist, findet gleichzeitig wiederum eine erhöhte Elimination statt. Dies führt dazu, daß sich nach etwa 4 Applikationen ein neues Fließgleichgewicht, *steady state*, allerdings auf einem deutlich höheren Niveau einstellt. Solange dieses Niveau unterhalb der MAK verbleibt, ist die beobachtete Kumulation unproblematisch. Wird dieser Wert aber überschritten, so muß entweder das Dosierintervall vergrößert (Sägezahnprofile), oder bei einer höheren Initialdosis die Dosierung bei den Folgeapplikationen gesenkt werden.

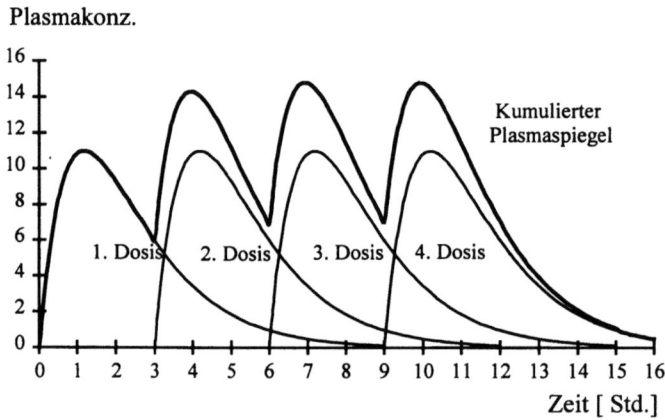

Abb. 1.9: Kumulation bei Mehrfachapplikation

Man bezeichnet Wirkstoffe, bei denen bei 1- bis 2maliger Dosierung pro Tag ein Anstieg der Plasmaspiegel stattfindet, als stark kumulierend. Stark kumulierende Substanzen sind z. B. Bleisalze, Chlorphenotan (DDT), Digitoxin, viele Benzodiazepine.

1.2.5 First-pass-Effekt

Im Gastrointestinaltrakt resorbierte Stoffe werden mit dem Blut des Pfortadersystems zuerst in die Leber transportiert, ehe sie von dort in den Körperkreislauf gelangen. Wird ein Wirkstoff nach peroraler Applikation bereits bei der ersten Leberpassage des Blutes zu einem hohen Prozentsatz metabolisiert, so daß nur ein kleiner Teil des resorbierten Wirkstoffes den Großkreislauf intakt erreicht, so sagt man, der Wirkstoff zeige einen hohen First-pass-Effekt. Unter diesen Bedingungen kann ein Wirkstoff trotz nahezu vollständiger Absorption nur eine schlechte relative Bioverfügbarkeit aufweisen. Das Ausmaß eines First-pass-Effektes kann durch Vergleich der Bioverfügbarkeiten bei i.v.- bzw. bei oraler Applikation abgeschätzt werden. Substanzen mit hohem First-pass-Effekt sind z. B. β-Blocker wie Alprenolol, Propranolol, Oxprenolol, Pindolol, natürliche Östrogene und Gestagene. Bei den letztgenannten Stoffen lassen sich metabolisch stabilere und damit oral wirksame Verbindungen dadurch erzielen, daß man in die 17-Stellung des Steroidgerüstes z. B. eine Ethylgruppe einführt.

1.3 Applikationsorte von Arzneistoffen – Gesichtspunkte zu ihrer Wahl

Die Auswahl eines für einen Arzneistoff geeigneten Applikationsortes muß unter Berücksichtigung von dessen Absorptionskapazität, der Geschwindigkeit der Absorption des Wirkstoffes an diesem Ort, des Ausmaßes der dabei erfolgenden Metabolisierung sowie der therapeutischen Breite des Wirkstoffes erfolgen.

Applikationsorte, die starke interindividuelle Schwankungen aufweisen oder bei denen die Verfügbarkeit des Wirkstoffes in größerem Maß von der Geschicklichkeit des Patienten abhängt, sind nur für Wirkstoffe mit großer therapeutischer Breite geeignet (Analogie zur Dosierung mit einem Löffel bei Sirupen).

1.3.1 Mundhöhle

Betrachtet man die Mundhöhle als Absorptionsort, so lassen sich zwei Applikationsarten unterscheiden, die **bukkale** und die **sublinguale Applikation**. Beide Applikationsarten erfolgen an gut durchbluteten Schleimhautarealen. Die Dicke der Schleimhäute ist sehr gering. Gleichzeitig weisen sie nur einen kleinen Diffusionswiderstand auf, so daß die Kürze des Resorptionsweges und die hohe Permeabilität der Schleimhäute zu einer schnellen Verfügbarkeit der Arzneistoffe führen. Im Vergleich zum Bukkalbereich liegen sublingual größere abführende Blutgefäße vor, so daß dort eine noch rascherer Abtransport der absorbierten Wirkstoffe erfolgen kann. In der Regel ist eine gute Absorption für wasser- und leicht lipidlösliche Wirkstoffe gegeben. Da die Wirkstoffe bei bukkaler Applikation den großen Kreislauf vor einer Leberpassage erreichen, kann auf diesem Weg der First-pass-Effekt umgangen werden. Da das Ausmaß der Absorption stark von der Kontrolle der Verweilzeit des Arzneimittels am Applikationsort durch den Patienten sowie vom Ausmaß der Speichelproduktion abhängt, wird bei diesen Applikationsarten eine starke interindividuelle Schwankung beobachtet. Diese Applikationsart setzt damit voraus, daß die Wirkstoffe eine große therapeutische Breite aufweisen.

Eine bukkale oder sublinguale Applikation ist dann angezeigt, wenn der Arzneistoff sehr schnell wirksam sein soll oder wenn der Arzneistoff einen hohen First-pass-Effekt aufweist. Der nicht bukkal resorbierte und abgeschluckte Wirkstoff unterliegt dann allerdings einer Metabolisierung.

Beispiel: Organische Nitroverbindungen, die einen hohen First-pass-Effekt aufweisen, werden bei Angina-pectoris-Anfällen zur Erzielung eines raschen Wirkeintrittes sublingual appliziert.

1.3.2 Gastrointestinaltrakt

Der **Magen** ist kein besonderer Absorptionsort, da die Oberfläche sehr klein ist und der Magen stets einen Schleim produziert, der verhindern soll, daß im Magenlumen gelöste aggressive Substanzen, wie Verdauungsenzyme und Säuren, die Magenwand erreichen können. Dies trifft auch für Wirkstoffe zu.

1.3.2.1 Dünndarm mit den Abschnitten *Duodenum, Jejunum und Ileum*

Der Dünndarm hat eine Gesamtlänge von 3-5 m. Davon entfallen etwa 20 cm auf das Duodenum, etwa 2/5 der verbleibenden Länge entfallen auf das Jejunum (Leerdarm) und der Rest auf das Ileum (Krummdarm). Im Dünndarm findet durch starke und mehrfache Faltenbildung eine erhebliche Vergrößerung der zur Resorption befähigten Oberfläche statt, s. Abb. 1.10.

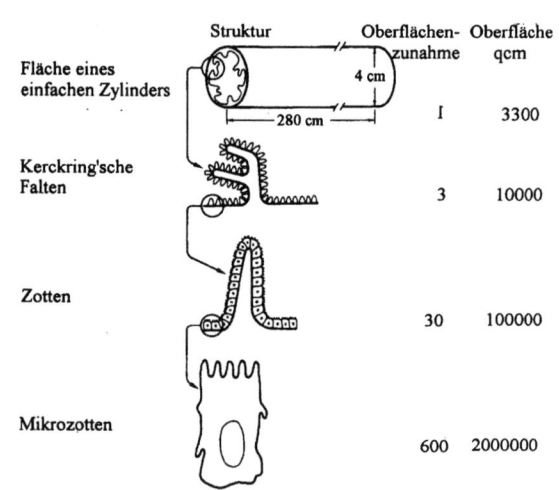

Abb. 1.10: Strukturelle Beiträge zur Vergrößerung der Resorptionsfläche im oberen Dünndarm (nach [4])

Die Kerckring-Falten vergrößern die resorbierende Oberfläche um den Faktor 3, die jeweils nur 0,5-1,5 mm langen Darmzotten bewirken eine Oberflächenvergrößerung um einen Faktor 10. Die Mikrozotten mit einer Länge von etwa 1 µm führen zu einer erheblichen Oberflächenvergrößerung, Faktor 20. Daraus resultiert eine Gesamtoberfläche von rund 200 m^2.

1.3.2.2 Rektum

Die Länge des Rektums beträgt etwa 15 cm, d. h. die potentielle Resorptionsfläche ist relativ klein. Das Flüssigkeitsangebot zur Auflösung von Wirkstoffen ist sehr begrenzt. Das Rektum ist primär venös durchblutet. Daraus ergibt sich, daß nur sehr gut in Wasser lösliche Substanzen rektal applizierbar sind. Der Firstpass-Effekt kann nur teilweise umgangen werden.

Bei rektaler Applikation von Wirkstoffen wird vom Molekulargewicht der Substanzen abhängige lymphatische Resorption beobachtet, d.h. die Substanzen werden in die Lymphe aufgenommen und gelangen durch den Ductus thoracicus in den Blutkreislauf. Diese lymphatische Resorption scheint insbesondere für Proteine mit Molekulargewichten über 9000 relevant zu sein.

Rektal appliziert werden Indomethacin, Diazepam. Antibiotika, die in Form ihrer Salze gegeben werden, z. B. Linomycin·HCl, Penicillin G - Na, zeigen im Vergleich zur peroralen Gabe eine deutlich verringerte Bioverfügbarkeit.

Der Kolon, Dickdarm, wurde bewußt in der Besprechung ausgelassen, da bis heute eine gezielte Applikation von Wirkstoffen in diesen Darmabschnitt nicht möglich ist.

1.3.3 Haut

Traditionell wurden Arzneistoffe nur zur Behandlung von Hauterkrankungen auf die Haut aufgetragen. Applikations- und Wirkort waren mehr oder weniger identisch.
- transdermal - systemisch:

Um über den transdermalen Weg eine systemische Wirkung zu erzielen, können die Arzneistoffe entweder in streichfähigen Zubereitungen oder eingearbeitet in therapeutische Systeme appliziert werden. Je nach Auftragungsort wird eine unterschiedlich gute Permeation beobachtet. Hohe Permeation ergibt sich an den Innenseiten der Oberarme, im Oberkörperbereich und an der Innenseite der Oberschenkel. Eine besonders hohe Permeation wird bei Applikation hinter dem Ohr sowie auf der Skrotalhaut beobachtet.

Beispiele: Nitroglycerin bei Angina pectoris, Estradiol beim Klimakterium.

1.3.4 Atemwege

Im Respirationstrakt muß ebenfalls zwischen einer Applikation zur topischen Behandlung sowie einer Applikation zu systemischer Applikation unterschieden werden. Als Applikationsorte sind die Nase sowie die Lunge anzusprechen.

Bei nasaler Applikation ist zu unterscheiden wie der Arzneistoff zugeführt werden soll, in flüssiger oder in trockener, pulveriger Form. Untersuchungen zeigen, daß sich aufgrund der kleinen Applikationsfläche erhebliche interindividuelle Schwankungen ergeben. Ferner ist die Verfügbarkeit sehr stark vom Schleimhautstatus abhängig. Gerade bei Entzündungserkrankungen ist eine außerordentlich hohe ziliäre Clearance zu beobachten, so daß die Verweilzeit des Arzneimittels auf der Nasenschleimhaut sehr kurz werden kann.

Bislang wird die Lunge primär als Applikationsort bei Erkrankungen der Lunge selbst, also zu topischer Therapie angesprochen, wobei topisch auch Wirkung in der etwas weiteren Umgebung umfaßt. Die Lunge selbst besitzt Vorrichtungen, die ein Eindringen von Fremdsubstanzen verhindern sollen. Dazu zählt nicht zuletzt die Geometrie der oberen Atemwege, welche die Funktion eines „Windsichters" wahrnehmen und Partikel mit Abmessungen von mehr als 5.8 µm am Eindringen in die Lunge hindern. Weiterhin werden Partikel mit Abmessungen von weniger als 1 µm wieder mit der Atemluft nach aussen transportiert, da sie in der eingeatmeten Luft in Schwebe bleiben. Fremdstoffe, die dennoch in die Lunge gelangt sind, unterliegen der zellulären Abwehr, wenn die Partikel groß genug sind und/oder sich nicht schnell genug auflösen können. Dies gilt insbesondere für größere Proteine. Niedermolekulare Wirkstoffe, die sich rasch auflösen, werden durch die Schleimhäuten der Alveolen rasch resorbiert und durch die in hohem Maß vorhandenen Blutkapillaren abtransportiert. Die Arzneistoffe gelangen dabei direkt in den großen Körperkreislauf, so daß sich auch hier ein First-pass-Effekt umgehen läßt.

1.3.5 Vagina

Die vaginale Applikation wird zur Behandlung der Vagina selbst oder anderen frauenspezifischen Therapien gewählt. Anzusprechen sind z. B. die Hormonsubstitution nach dem Klimakterium, die Applikation von Prostaglandinen im Zusammenhang mit der Abortinduktion oder von Antimykotika bei der Behandlung von Pilzinfektionen und schließlich die mechanische und/oder hormonelle Kontrazeption. Generell ist festzuhalten, daß durch die Vaginalschleimhaut eine sehr ausgeprägte Resorption erfolgt. Es werden jedoch starke interindividuelle und zyklusabhängige Schwankungen beobachtet. Vaginal applizierte Wirkstoffe erreichen ebenfalls unmittelbar den Körperkreislauf und unterliegen daher nur in geringem Ausmaß dem First-pass-Effekt.

1.3.6 Parenterale Applikation

Die parenterale Applikation weist per definitionem vollständige Bioverfügbarkeit auf. Gleichzeitig besteht bei dieser Applikationsform kein First-pass-Effekt. Mit Ausnahme einiger weniger Erkrankungen ist die parenterale Applikation keine Form der Selbstapplikation von Arzneimitteln. Parenterale Arzneiformen werden daher primär für stationäre Behandlungen oder klinische Prüfzwecke entwickelt. Proteine, die als Arzneistoffe eingesetzt werden, müssen gegenwärtig noch parenteral appliziert werden.

Kapitel 2: Planung der Qualität eines Arzneimittels

Die Entwicklung eines Arzneimittels läßt sich in zwei große Abschnitte unterteilen:
- die Forschungsphase und
- die Entwicklungsphase.

In der Forschungsphase erfolgt das Auffinden neuer Arzneistoffe sowie deren erste toxikologische, pharmakokinetische und physikalisch-chemische Charakterisierung. Die Entscheidung, eine Substanz als neuen Arzneistoff zu entwickeln, erfolgt im wesentlichen auf Grundlage chemischer und pharmakologischer Befunde. Fragen der pharmazeutisch-technologischen Entwickelbarkeit werden nur im Ausnahmefall diskutiert.

Die Entwicklungsphase ist durch die klinische Prüfung des neuen Wirkstoffes bestimmt. In dieser Phase erfolgt ferner die abschließende toxikologische und pharmakokinetische Charakterisierung des Wirkstoffes sowie die pharmazeutisch-technologische Entwicklung der Arzneiformen. Wesentliche Gesichtspunkte bei der Entwicklung der Arzneiformen sind Fragen der Stabilität von Wirkstoff und Arzneiform sowie der vollständigen Freisetzung des Wirkstoffes aus der Arzneiform. Gegebenenfalls werden vom Marketing noch Vorgaben hinsichtlich der Form oder der Farbe des Arzneimittels gemacht.

Dieser Ablauf entspricht der traditionellen Vorgehensweise, bei der biopharmazeutische Erwägungen noch nicht systematisch in die Auswahl des Wirkstoffes und in die Definition der Arzneiform eingehen. Da ein Pharmazeutischer Technologe bei der Entwicklung eines Arzneimittels den Wirkstoff chemisch nicht mehr verändern darf, ist sein methodisches Repertoire begrenzt. Entwicklungsrelevante Aspekte, die bei der Auswahl des Arzneistoffes nicht berücksichtigt werden, können später kaum noch berücksichtigt werden und führen neben einer Verlängerung der Entwicklungszeit häufig auch zu deren Abbruch. Die systematische Planung der Qualität eines Arzneimittels muß daher bereits bei der Auswahl des Wirkstoffes beginnen.

2.1 Pharmazeutisch-technologische Aspekte bei der Wirkstoffauswahl

Die Wirksamkeit eines Arzneimittels hängt nach heutigem Verständnis vom Ausmaß, der Spezifität und der Stärke seiner Bindung an Rezeptoren ab, die durch Aktivierung oder durch Hemmung von Stoffwechselvorgängen die Erkrankung lindern oder gar heilen können. Gute Bioverfügbarkeit des Arzneistoffes ist aber elementare Grundvoraussetzung für seine Bindung an Rezeptoren. Somit ist zu prüfen, ob der potentielle Arzneistoff in wäßrigen Medien so gut löslich ist, daß damit Plasmaspiegel erzielt werden können, die die Wirksamkeit nicht limitieren. Bestehen Möglichkeiten, dem Wirkstoff ausreichende Bioverfügbarkeit zu verleihen? Bei ionogenen Wirkstoffen sollte in Abhängigkeit von den Säure- bzw. Basenkonstanten (pK-Werten) stets geprüft werden, ob es unter den Gesichtspunkten der Stabilität, der Verarbeitbarkeit und der Löslichkeit unter physiologischen Bedingungen sinnvoller erscheint, den Arzneistoff als freie Säure bzw. Base oder aber als Salz einzusetzen. Bei der Entscheidung, den Arzneistoff als Salz einzusetzen, stellt sich ferner die Frage nach dem Gegenion. Auch hier sollten die Stabilität und Verarbeitbarkeit des Arzneistoffes ausschlaggebend sein.

Die perorale Applikation von Arzneimitteln stellt sowohl für den Patienten als auch für den Arzt den bequemsten und flexibelsten Weg der Arzneimittelanwendung dar. Darüber hinaus können Arzneimittel zur peroralen Applikation in der Regel auch kostengünstig hergestellt werden. Es ist daher zu prüfen, ob der potentielle Arzneistoff ohne großen Aufwand in einer peroral applizierbaren Form entwickelt werden kann. Hierbei spielen insbesondere Fragen nach der mechanischen Verarbeitbarkeit des Wirkstoffes sowie nach seiner Polymorphie eine entscheidende Rolle. Es muß sichergestellt sein, daß sich durch die Verarbeitung keine Enantiotropieprobleme ergeben, die sich sowohl auf die physikalischen Eigenschaften der Arzneiform als auch auf die Löslichkeit des Arzneistoffes auswirken können.

Nicht zuletzt sollte geprüft werden, ob der Arzneistoff auch in größerem Maßstab mit der gleichen Qualität, d.h. insbesondere mit dem gleichen Spektrum an Begleitstoffen, produziert werden kann, das während der Entwicklungsphase gegeben ist.

In einer möglichst frühen Phase, in jedem Fall vor der endgültigen Entscheidung über die Entwicklungsaufnahme, sollten schließlich erste Prüfungen zur Kompatibilität von Wirkstoff- und Hilfsstoffen durchgeführt werden.

2.2 Qualität eines Arzneimittels – Pflichtenheft

Heute wird die Summe der Anforderungen, die ein Arzneimittel zu erfüllen hat, mit dem oft gebrauchten Begriff „Qualität" umschrieben.

Es ist geradezu trivial, zu wiederholen, daß die Qualität eines Arzneimittels nicht durch nachträgliche Prüfung erzielt werden kann, sondern daß sie geplant und produziert werden muß. Die pharmazeutische Industrie hat dementsprechend in den letzten Jahren ihre Produktionseinheiten um Qualitätssicherungseinheiten ergänzt. Logischerweise müßte die Qualitätsplanung aber bereits in der Entwicklungsphase eines Arzneimittels erfolgen. Denn die Produktion kann nur in dem Rahmen Qualität produzieren, der bei der Entwicklung des Arzneimittels festgelegt wurde. In der Regel besteht bei dem Beschluß, eine bestimmte Arzneiform zu entwickeln, erheblicher Zeitdruck. Außerdem baut die Entwicklung auf schon bestehenden Befunden über Wirk- und Hilfsstoffe auf, so daß der Entwicklungsbeginn kein scharf definierter Punkt ist. Dadurch unterbleibt oft eine systematische Qualitätsplanung für die zu entwickelnde Arzneiform.

Die Einführung von Projektmanagement in die Arzneimittelentwicklung hat in jüngster Zeit dazu geführt, daß auch für Arzneiformen in verstärktem Maß Qualitätsplanung in frühen Entwicklungsphasen erfolgt. Doch ist hier noch sehr viel Raum für Verbesserungen. Die nachfolgenden Überlegungen sollen dazu dienen, einige relativ allgemeine Aspekte aufzuzeigen, die in die Planung der Qualität eines Arzneimittels einfließen können. Eine Vollständigkeit aller die Qualität beeinflussenden Faktoren kann hier nicht erzielt werden. Sie ist an das jeweils zu lösende Entwicklungsprojekt gebunden.

Die Qualität eines Arzneimittels ist keine absolute Größe, sie ist vielmehr relativ und für jedes Produkt neu zu definieren. Es ist dabei hilfreich, zwischen Qualität und Qualitätsmerkmal zu differenzieren. Mit Hilfe dieser Differenzierung kann die Qualität eines Arzneimittels durch den Grad der Erfüllung seiner Qualitätsmerkmale gemessen werden. Der erste Schritt der Qualitätsplanung eines Arzneimittels besteht demnach in der Festlegung der Qualitätsmerkmale, die es zu erfüllen hat (Erstellen eines Pflichtenheftes).

Bezogen auf ein Arzneimittel kann zwischen allgemeinen und spezifischen Qualitätsmerkmalen unterschieden werden.

2.2.1 Qualitätsmerkmale eines Arzneimittels

2.2.1.1 Allgemeine Qualitätsmerkmale

Allgemeine Qualitätsmerkmale eines Arzneimittels bestehen z. B. in den Anforderungen der Arzneibücher oder der Prüfrichtlinien, die den Zulassungsverfahren für Arzneimittel zugrunde liegen. Es seien beispielhaft genannt:
- die Wirksamkeit,
- die Unbedenklichkeit,
- die Reproduzierbarkeit der Herstellung von Wirkstoff und Arzneiform,
- die Einheitlichkeit des Wirkstoffgehaltes bei einzeldosierten Arzneiformen,
- die Einheitlichkeit der Sollmenge und
- die Stabilität des Wirkstoffes und der Arzneiform.

2.2.1.2 Spezifische Qualitätsmerkmale

Zu den allgemeinen Qualitätsmerkmalen kommen die spezifischen Qualitätsmerkmale, die aus dem angestrebten therapeutischen Ziel abgeleitet werden. Neben dem Wirkstoff bestimmen sie den spezifischen Charakter eines Therapeutikums. Damit wird deutlich, daß die Definition der spezifischen Qualitätsmerkmale **am Anfang** jeder Arzneimittelentwicklung stehen muß.

Die Definition von spezifischen Qualitätsmerkmalen kann durch die nachfolgende Reihe von Fragen etwas erleichtert werden.
- *Bei welcher Therapieart soll das Arzneimittel eingesetzt werden? Was ist das therapeutische Ziel?*

Mit Hilfe dieser Fragen soll ermittelt werden, wie schnell die Wirkung eintreten und wie lange diese anhalten soll. Ferner soll geklärt werden, ob bezüglich der Applikation des Wirkstoffes aus der Therapie resultierende Begrenzungen bestehen. Zu klären ist weiterhin, ob bei der gegebenen Therapie besondere physiologische Aspekte, z. B. zirkadiane Rhythmen, zu berücksichtigen sind. Im Hinblick auf den Patienten ist die Frage zu stellen, ob mit einer hohen oder einer eher geringen Mitarbeit des Patienten bei der Durchführung der Therapie,

z. B. die regelmäßige Einnahme des Arzneimittels, zu rechnen ist (Compliance). Hilfreich ist es auch zu wissen, ob ein bestimmtes Organ Ziel der Therapie ist oder ob der Wirkstoff im ganzen Körper gleichmäßig verteilt sein muß. Ferner sollte geprüft werden, welche Nachteile die Arzneimittel aufweisen, die gegenwärtig zur Behandlung der gegebenen Erkrankung eingesetzt werden.
- *Wie sieht die Patientengruppe aus, die das Arzneimittel anwenden soll?*

Es ist zu prüfen, ob die Therapie ambulant oder stationär erfolgt, denn bei ambulanter Behandlung scheiden parenteral zu applizierende Arzneiformen weitestgehend aus. Nur wenige Patientengruppen sind gewillt und geübt, sich selbst zu spritzen. Bilden überwiegend ältere Menschen die Patientengruppe, so kann z. B. die Teilbarkeit von Tabletten ein Problem darstellen. Häufig führen diese Patienten auch Mehrfachtherapien durch, so daß eine leichte und eindeutige Unterscheidbarkeit der verschiedenen Arzneimittel möglich sein soll. Schließlich muß das Arzneimittel der Verpackung relativ leicht entnehmbar sein.

Bei Kleinkindern kann durch entsprechende Aromatisierung die Einnahme des Arzneimittels erleichtert werden. Ferner ist zu prüfen, welche Arzneiform besonders für Kleinkinder geeignet ist.
- *Wie/wo soll das Arzneimittel angewandt werden?*

Die perorale Applikation stellt in der Regel die einfachste Applikationsart dar. Es muß dann überprüft werden, ob der Wirkstoff auch in saurem Milieu ausreichend stabil ist. Daraus ergibt sich, ob gegebenenfalls durch einen Filmüberzug Magensaftresistenz zu erzielen ist. Wird für den Wirkstoff ein deutlicher „First-pass-Effekt" beobachtet, so stellt sich die Frage nach dem geeignetsten Applikationsort. Können alternativ durch perkutane oder inhalative Applikation ausreichend hohe Bioverfügbarkeiten erzielt werden?

Die Beantwortung aller dieser Fragen führt zur Festlegung von Spezifikationen, durch die Art und Wertebereich der Qualitätsmerkmale des zu entwickelnden Arzneimittels beschrieben und gemessen werden. Die Festlegung von Spezifikationen ist im Zuge einer Präparateentwicklung eine der wichtigsten Aufgaben des Pharmazeutischen Technologen.

Im weiteren Verlauf der Arzneiformentwicklung ist durch sinnvolles Kombinieren von Grundoperationen, durch die Auswahl von geeigneten Maschinen und die Festlegung von Prozeßhilfsstoffen nach Art und Menge ein Herstellprozeß zu definieren. Dieser Auswahlprozeß setzt eine genaue quantitative Beschreibung des Entwicklungszieles, fundierte Kenntnisse der Grundoperationen und der zu ihrer Umsetzung geeigneten Maschinen sowie der Eigenschaften der

Prozeßhilfsstoffe voraus. Um eine Grundoperation optimal und reproduzierbar anwenden zu können, ist die Kenntnis aller physikalischen Parameter erforderlich, welche die Führung und das Ergebnis der Grundoperation beeinflussen. Maschinen sind dann als geeignet zu bezeichnen, wenn sie auf jedem Maßstab eine kontrollierte Umsetzung der jeweiligen Grundoperation ermöglichen.

Hilfsstoffe sind Prozeßhilfsstoffe, d. h. sie beeinflussen aufgrund ihrer Eigenschaften die Führung und das Ergebnis der Grundoperationen. Entscheidend für die Art und Menge der Hilfsstoffe ist daher das Kriterium der sicheren und damit reproduzierbaren Erreichung des Prozeßzieles. Grundoperation und Hilfsstoff bedingen sich wechselseitig.

Die vorangehenden Überlegungen sind als Leitfaden für eine Qualitätsplanung bei der Entwicklung eines Arzneimittels zu verstehen. Qualitätsplanung bei der Entwicklung bedeutet so, den sicheren Ausschluß von zufälligen Ereignissen bei der Produktion sowohl des Arzneistoffes wie auch der Arzneiform. Sie ermöglicht so eine umfassendere Sicherung der Qualität, als es eine Validierung je kann.

Kapitel 3: Versuchsplanung und Auswertung

Die Entwicklung von Arzneiformen – wenn sie systematisch betrieben wird – ist ein außerordentlich komplexer Vorgang, der die sichere Beherrschung der Methoden wissenschaftlichen Arbeitens voraussetzt. In der Regel muß eine Darreichungsform mehreren Anforderungen gleichzeitig entsprechen. Darüber hinaus bestehen Formulierungen immer aus mehreren Komponenten, von denen im Extremfall jede auf irgendeine Weise die Eigenschaften der Arzneiform beeinflussen kann. Es ist daher unbedingt erforderlich, sich mit den Grundlagen der naturwissenschaftlicher Problemlösung näher auseinanderzusetzen.

3.1 Allgemeine Vorgehensweise bei wissenschaftlichem Arbeiten

Es ist Ziel naturwissenschaftlicher Untersuchungen, über Gegenstände oder Vorgänge in der Natur Informationen zu erhalten, um diese Gegenstände oder Vorgänge verstehen und um sie gegebenenfalls in unserem Sinne beeinflussen zu können. Die grundlegende Schwierigkeit bei diesem Prozeß des Erkennens und Verstehens besteht in der begrenzten Dialogfähigkeit zwischen dem untersuchenden Menschen und dem Untersuchungsgegenstand. Die „Natur" gibt Erkenntnisse nur auf Fragen preis. Die Frage besteht in der Durchführung eines wohl geplanten Experiments. Die Antworten der „Natur" sind immer nur die Alternativen richtig oder falsch bzw. ja/nein. Die grundsätzliche Vorgehensweise sei anhand des nachfolgenden Schemas, Abb. 3.1, erläutert:

Am Anfang jeder Untersuchung steht eine mehr oder weniger komplexe Fragestellung. Um von der „Natur" durch ein Experiment eine verwertbare Antwort zu bekommen, muß diese Fragestellung in eine Reihe von Einzelproblemen zerlegt werden, die mit einer Ja/nein-Antwort zu lösen sind. Jede Lösung eines Einzelproblems muß die Möglichkeit eröffnen, eine weitere Eingrenzung des Problems vorzunehmen, bis schließlich nach mehreren Problemlösungszyklen die Antwort auf die Ausgangsfragestellung vorliegt.

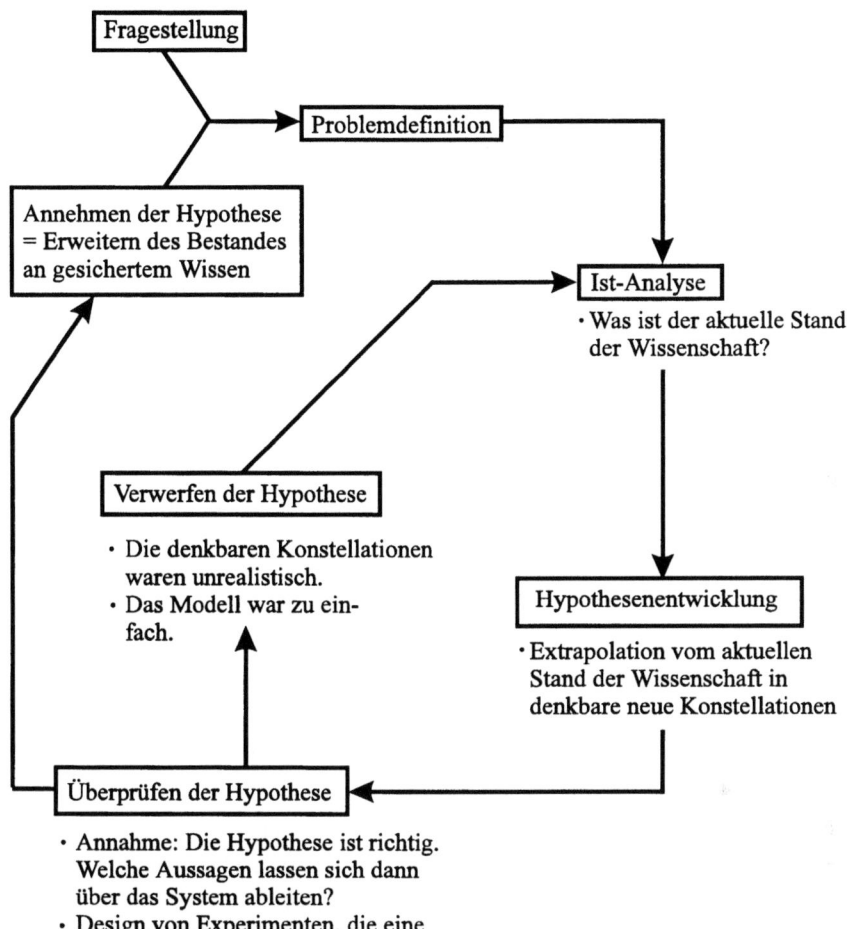

Abb. 3.1: Allgemeine Vorgehensweise beim wissenschaftlichen Arbeiten

Bei der Entwicklung eines Arzneimittels kann eine Fragestellung im obigen Sinn z. B. in der Aufgabe bestehen, ein sicheres, langwirksames Depotkontrazeptivum mit konstanter Wirkstofffreigabe zu entwickeln. Diese komplexe Fragestellung muß nun in Teilprobleme aufgegliedert werden, so daß die Lösung der Einzelprobleme zu einer Lösung der Aufgabenstellung führt. Eines dieser Einzelprobleme könnte so z. B. lauten: Was sind die Voraussetzungen für eine konstante Wirkstofffreigabe?

Entscheidend für den Erfolg eines Problemlösezyklus ist ein möglichst genaues Erkennen und Beschreiben des Problems. Für die Problembeschreibung dürfen nur Begriffe benutzt werden, die eindeutig meßbar und überprüfbar sind. Das heißt insbesondere, daß Begriffe, die eine scheinbare Erklärung beinhalten, die aber nicht meß- oder überprüfbar sind, nicht verwendet werden dürfen. Die Verwendung solcher Begriffe, die scheinbare Erklärungen beinhalten, kann den Zugang zu einer Problemlösung erschweren oder im Extremfall verhindern. Dies sei an einem Beispiel erläutert: Der Effekt von Fließregulierungsmitteln wird sehr häufig als ein „Kugellagereffekt" [1] beschrieben. Diese Beschreibung liefert eine scheinbare und anschauliche Erklärung für die Verbesserung der Fließeigenschaften eines Schüttgutes, aber sie verhindert z. B. die erfolgreiche Suche nach weiteren Fließregulierungsmitteln, da sie auf die wirklich relevanten Eigenschaften gar nicht eingeht.

Die genaue Problembeschreibung ermöglicht eine Analyse des aktuellen Standes der Wissenschaft, des gesicherten Wissens, im Hinblick auf das zu lösende Problem. Problembeschreibung und Analyse des gesicherten Wissensbestandes erlauben die Entwicklung eines Modells des zu untersuchenden Gegenstandes oder Vorganges. Aus dem Modell lassen sich dann weitere, allerdings nicht abgesicherte Aussagen über Eigenschaften des Untersuchungsgegenstandes ableiten. Bildlich gesprochen wird eine Extrapolation aus dem Bereich des gesicherten Wissens hinaus vorgenommen. Diese Extrapolation in den Bereich ungesicherten Wissens hinaus bezeichnet man als **Hypothesenbildung**. Diese erfolgt unter der Annahme, daß die bereits bekannten Gesetzmäßigkeiten auch in dem noch nicht abgesicherten Bereich gültig sind.

Der nächste Schritt besteht in der Überprüfung der Hypothese durch ein oder mehrere Experimente. Es wird zunächst angenommen, die Hypothese sei richtig. Dann lassen sich aufgrund der Gültigkeit der bekannten Gesetze Aussagen über Eigenschaften des Untersuchungsgegenstandes ableiten. Die Experimente dienen jetzt dazu, diese Eigenschaften des Untersuchungsgegenstandes zu erfassen, zu messen. Das Experiment ist so zu planen, daß das Ergebnis eine Ja/nein-Antwort ist. Wenn z. B. die Hypothese eine Aussage über die Stabilität eines Wirkstoffes in einer bestimmten Formulierung darstellt, so muß geprüft werden, wie genau das angewandte Prüfverfahren arbeitet. Angenommen, das Analysenverfahren arbeitet mit einer Standardabweichung von 2 %, so ist eine Ja-Antwort dann gegeben, wenn die Zersetzung des Wirkstoffes nicht signifikant außerhalb dieses Ungenauigkeitsbereiches liegt. Im andern Fall liegt eine

Nein-Antwort vor. Es ist also außerordentlich wichtig, daß vor Beginn des Versuches eindeutig festgelegt ist, welche Kriterien eine Ja- und welche eine Nein-Antwort definieren.

Liefert das Experiment eine Ja-Antwort, so wird die Hypothese angenommen, der Bestand an gesichertem Wissen ist um die in der Hypothese formulierte Aussage erweitert. Entspricht das Ergebnis des Experimentes jedoch einer Nein-Antwort, so ist die Hypothese zu verwerfen. Es ist dann zu prüfen, ob das zur Hypothesenbildung benutzte Modell zu einfach oder gar falsch war. Der Problemlösezyklus führt noch einmal zur Ist-Analyse und zur erneuten Modellbildung zurück. Dabei ist dann insbesondere zu überprüfen, ob sich aus der Nein-Antwort wichtige Hinweise auf die Eigenschaften des Untersuchungsgegenstandes ableiten lassen.

3.2 Versuchsplanung

Versuche werden durchgeführt, um mehr Informationen über den Gegenstand der Untersuchung, z. B. eine Tablettenrezeptur für einen gegebenen Wirkstoff, zu erhalten. Jedes Experiment ist somit eine Frage an das Testsystem, ob es sich so verhält, wie aufgrund der Kenntnis über dieses System angenommen wird. Der Test oder das Experiment, das zur Prüfung der Hypothese durchgeführt wird, besteht dann in einer kontrollierten Veränderung derjenigen Faktoren, die als Ursache für ein bestimmtes Verhaltens des Testsystems vermutet werden. Faktoren, die die Eigenschaften eines Testsystems beeinflussen, werden als **Einflußgrößen** oder auch einfach als **Faktoren** bezeichnet. Nicht in allen Fällen sind alle Faktoren, die das Verhalten eines Testsystems beeinflussen, auch vollständig kontrollierbar. Es muß daher zwischen den **kontrollierbaren Einflußfaktoren** $x_1, x_2, ..., x_p$ und den **nicht kontrollierbaren Einflußgrößen** $z_1, z_2, ..., z_q$ unterschieden werden. Die Größe, an der die Veränderung des Testsystems gemessen wird, das Versuchsergebnis, wird als **Zielgröße** bezeichnet. Sie wird üblicherweise mit y bezeichnet. Das heißt, bei der Durchführung eines Experimentes werden die gemäß der Hypothese relevanten Einflußgrößen in definierter Weise beeinflußt. Je nachdem, ob das Testsystem eine Rezeptur oder ein Prozeß ist, können die Einflußgrößen z. B. Mengenverhältnisse, weitere Rezepturbestandteile, Geräteeinstellungen oder auch alles gleichzeitig sein.

Ziele der gesamten Versuche im Rahmen einer Präparateentwicklung können nach [2] z. B. die folgenden Aspekte sein:

- herauszufinden, welche Einflußgrößen x_i die Zielgröße am stärksten beeinflussen;
- festzustellen, welche Werte die Einflußgrößen x_i annehmen müssen, damit die Zielgröße y im angestrebten Zielbereich liegt;
- jenen Wertebereich der Einflußgrößen x_i zu ermitteln, der zur geringsten Variabilität der Zielgröße y führt;
- jenen Bereich der Einflußgrößen x_i zu finden, in dem der Einfluß der nicht kontrollierbaren Einflußfaktoren z_k den geringsten Effekt auf die Zielgröße y hat. Ziel ist es dann, einen robusten Prozeß oder eine robuste Rezeptur zu entwickeln.

3.2.1 Grundprinzipien der Versuchsplanung

Da experimentelle Daten immer mit einem Fehler behaftet sind, kann eine sinnvolle Bewertung und Auswertung nur mit Hilfe statistischer Methoden erfolgen. Für jeden Versuch stellen sich somit zwei eng miteinander verknüpfte Aufgaben, die Versuchsplanung sowie die Versuchsauswertung. Die Art, wie ein Versuch ausgewertet werden kann, hängt direkt vom Versuchsplan (Design) ab. Es gibt im wesentlichen drei Arten, Versuche durchzuführen:

- das mehrfache Wiederholen von Versuchen (Replikation);
- das Durchführen von Versuchen, bei denen die verschiedenen Werte, die die einzelnen Einflußgrößen annehmen können oder die Reihenfolge, in der verschiedene Kombinationen der Einflußgrößen durchgeführt werden, durch Zufallszahlen bestimmt werden (Randomisierung);
- die Blockbildung: Bei dieser Art der Versuchsdurchführung werden die Werte der Einflußgrößen in einem bestimmten Bereich in sehr viel kleineren Abständen variiert als im übrigen Versuchsraum.

Die **Replikation** von Versuchen wird durchgeführt, um eine Information über den experimentellen Fehler zu erhalten. Dadurch wird es möglich, zu entscheiden, ob eine bestimmte Differenz zwischen zwei Mittelwerten der Zielgröße statistisch signifikant oder rein zufällig ist.

Die **Randomisierung** dient dazu, sicherzustellen, daß auch die Zufälligkeit der experimentellen Fehler möglichst groß ist sowie daß die Meßwerte nach Möglichkeit keine eingeschlichenen systematischen Fehler enthalten.

Ziel der **Blockbildung** ist es, einen für die weitere Problemlösung besonders relevanten Bereich entweder der Einfluß- oder der Zielgrößen mit erhöhter Genauigkeit erfassen zu können, ohne den gleichen Aufwand für das ganze Experiment treiben zu müssen.

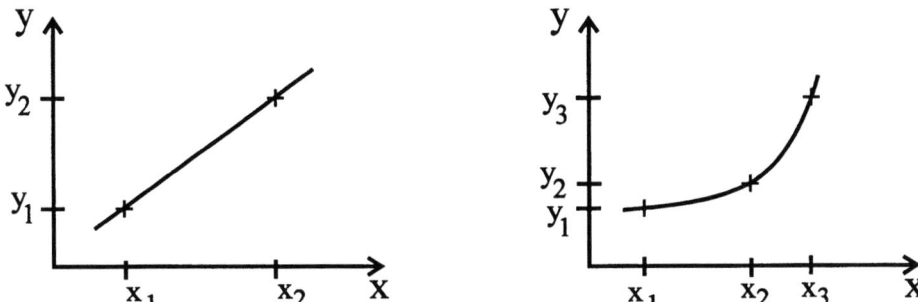

Abb. 3.2: Erkennbarkeit funktionaler Zusammenhänge in Abhängigkeit von der Zahl der Niveaus; bei zwei Niveaus können nur lineare Zusammenhänge, bei mindestens drei Niveaus jedoch auch komplexere Zusammenhänge erkannt werden.

Generell ist es nicht sehr sinnvoll, Einflußgrößen beliebig zu variieren, da dadurch das Erkennen von Zusammenhängen sehr erschwert werden kann. Es empfiehlt sich vielmehr, die Faktoren in vorher festgelegten Stufen, sogenannten **Niveaus**, zu variieren. Dabei ist allerdings zu beachten, daß der betreffende Faktor **auf mindestens drei Niveaus** variiert wird, da eine Variation auf nur zwei Niveaus immer zu linearen Zusammenhängen führt, da zwei Punkte nur eine Gerade definieren können.

3.2.2 Datenanalyse

Grundsätzlich sollten Daten aus Experimenten statistisch ausgewertet werden, um von einer subjektiven Bewertung zu einer meßbaren und damit quantitativen Beurteilung zu gelangen. Dies setzt voraus, daß der Experimentator **vor** Durchführung des Experimentes überprüft, welches statistische Verfahren zur Analyse der zu erarbeitenden Daten geeignet ist. Daraus ergibt sich dann, wie umfangreich der Stichprobenumfang sein muß, um die angestrebte Auswertemethodik auch richtig anwenden zu können. Welche Auswertemethode jeweils zur Anwendung kommt, ist durch die Art des zu lösenden Problems bestimmt. Es sollen nachfolgend drei für den pharmazeutischen Bereich besonders wichtige Auswerteverfahren an Beispielen erläutert werden.
- Der t-Test zum Vergleich von Mittelwerten,

- die Varianzanalyse und
- die Response-Surface-Methode mittels linearer Regression.

3.3 Statistische Grundlagen

Innerhalb der Statistik wird zwischen zwei Methoden der Behandlung zufälliger Ereignisse unterschieden, nämlich
- der Wahrscheinlichkeitsrechnung und
- der angewandten mathematischen Statistik.

Die Wahrscheinlichkeitsrechnung ist in der Lage auf der Grundlage von Axiomen exakte Aussagen über Zufallsexperimente zu machen. Die Gesamtheit aller möglichen Ereignisse ω eines Experiments bilden die **Grundgesamtheit** Ω. Ihre Eigenschaften sind genau bekannt und werden durch eine Wahrscheinlichkeitsdichte (Dichtefunktion) beschrieben.

Die angewandte mathematische Statistik beschäftigt sich mit Teilmengen von Grundgesamtheiten von Zufallsexperimenten, die auch als **Stichproben** bezeichnet werden. Solche Stichproben können z. B. das Ergebnis eines naturwissenschaftlichen Experimentes sein. Die angewandte mathematische Statistik stellt ein Instrumentarium zur Verfügung, um von den Eigenschaften der Stichproben Rückschlüsse auf die Eigenschaften der zugehörigen Grundgesamtheit ziehen zu können. Gleichzeitig liefert sie Methoden zur Abschätzung der Zuverlässigkeit der gemachten Rückschlüsse.

Die Ergebnisse eines naturwissenschaftlichen Experiments stellen in der Regel nur eine mehr oder weniger große Stichprobe der dem Untersuchungsgegenstand zugehörigen Grundgesamtheit dar. Insofern greift man bei der statistischen Analyse und Auswertung von experimentell erhobenen Daten auf Methoden der angewandten mathematischen Statistik zurück, zu denen auch die drei oben genannten Auswerteverfahren gehören.

Die Anwendung der Methoden der angewandten mathematischen Statistik baut auf Begriffen der Wahrscheinlichkeitsrechnung auf. Diese seien daher kurz wiederholt. Im übrigen sei auf einschlägige Lehrbücher verwiesen [3].

Bei der Behandlung der Wahrscheinlichkeitsrechnung wird eine Reihe von Beispielen behandelt, die keinen unmittelbaren Bezug zur pharmazeutischen Technologie haben. Sie wurden trotzdem aufgenommen, da sie sehr zum Verständnis der erläuterten Begriffe und damit später zu deren richtigen Anwendung beitragen.

3.3.1 Grundbegriffe der Wahrscheinlichkeitsrechnung

Gegenstand statistischer Betrachtungen sind **zufällige Ereignisse** (oder auch kurz *Ereignisse*). Man versteht darunter einen Versuchsausgang, der bei der Durchführung eines Zufallsexperiments eintreten kann, aber nicht unbedingt eintreten muß. Es muß lediglich nach der Versuchsdurchführung feststellbar sein, ob es eingetreten ist oder nicht.

Ereignisse bezeichnet man mit lateinischen Buchstaben, z. B. A, B, C,... oder A_1, A_2, A_3,... Das Ereignis, das bei jedem Versuch eintritt, heißt das **sichere Ereignis**. Es wird mit Ω bezeichnet. Es besteht somit aus der Gesamtheit aller möglichen Versuchsergebnisse. Das sichere Ereignis wird auch als Ereignisraum des Experiments bezeichnet. Die Elemente des Ereignisraumes Ω werden als Elementarereignisse ω bezeichnet. Ein Ereignis, das bei einem gegebenen Experiment nie eintreten kann, heißt das **unmögliche Ereignis**. Es wird mit $\emptyset$ bezeichnet.

Beispiel: Werfen eines Würfels

Versuchsergebnisse sind die Augenzahlen 1, 2, 3, 4, 5, 6

Sicheres Ereignis ≡ Ereignisraum des Experiments: Ω = { 1, 2, 3, 4, 5, 6 }

Elementarereignisse ω: {1}, {2}, {3}, {4}, {5}, {6}

Ereignis „gerade Augenzahl": G = { 2, 4, 6 }

Ereignis „ungerade Augenzahl": U = { 1, 3, 5 }

Unmögliches Ereignis: $\emptyset$ = { 7 } oder $\emptyset$ = { 0 }

Das Werfen einer Münze ist ein weiteres Beispiel für ein Zufallsexperiment. Ereignisse bei diesem Experiment sind die beiden Ansichten Kopf und Zahl. Wie an den Ereignissen „gerade bzw. ungerade Augenzahl" erkennbar ist, können Zufallsexperimente auch mehrere Elementarereignisse umfassen.

3.3.1.1 Relative Häufigkeit / Wahrscheinlichkeit für das Eintreten eines Ereignisses

Führt man ein Zufallsexperiment n-mal unter gleichen Bedingungen durch und sei A ein beliebiges zufälliges Ergebnis, so bezeichnet man die Anzahl der Versuche, bei denen das Ereignis A eintritt, als **absolute Häufigkeit** $h_n(A)$. Der Quotient

$$r_n(A) = \frac{h_n(A)}{n} \quad (3.1)$$

wird als **relative Häufigkeit** von A bezeichnet. Strebt die Zahl n der Wiederholungen des Zufallsexperimentes gegen unendlich, so strebt die relative Häufigkeit gegen einen Grenzwert, den man nach Mises als Wahrscheinlichkeit P(A) für das Eintreten des Ereignisses A bezeichnet.

$$P(A) = \lim_{n \to \infty} r_n \quad (3.2)$$

3.3.1.2 Zufallsvariable / diskrete Zufallsvariable

In der Regel wird jedem Ereignis $\omega \in \Omega$ des Zufallsexperiments durch eine eindeutige Vorschrift X eine reelle Zahl $X(\omega) \in R$ zugeordnet.

Beispiel: Werfen einer Münze

Ereignisse:	Zufallsvariable
Kopf	1
Zahl	2

Nach jeder Durchführung des Zufallsexperimentes ist somit auch die reelle Zahl $X(\omega)$ festgelegt. Wie das Ereignis ω hängt damit auch $X(\omega)$ vom Zufall ab. X ist somit eine über dem Ereignisraum des Experimentes definierte reellwertige Funktion. Die Werte X dieser Funktion hängen somit ebenfalls vom Zufall ab. Man bezeichnet daher diese Funktion als **Zufallsvariable**.

Da jedem Ereignis A eines Zufallsexperimentes durch den Grenzwert seiner relativen Häufigkeit eine Wahrscheinlichkeit P(A) zugeordnet ist, gilt die Zuordnung der gleichen Wahrscheinlichkeit auch für die Zufallsvariablen. Zur Berechnung der Wahrscheinlichkeit, mit der eine Zufallsvariable X einen bestimmten Wert $x \in R$ annimmt, betrachtet man alle Versuchergebnisse ω, die durch die Funktion X auf den reellen Zahlenwert x abgebildet werden. Die Gesamtheit dieser Versuchsergebnisse sei mit A_x bezeichnet. Es gilt also

$$A_x = \{\omega \in \Omega / X(\omega) = x\}; \quad x \in \Re \quad (3.3)$$

Mit andern Worten: Bei der Durchführung des Experimentes nimmt die Zufallsvariable X genau dann den Zahlenwert x an, wenn das Ereignis A_x eintritt. Für die Wahrscheinlichkeit P(X=x), daß die Zufallsvariable X den Wert x annimmt, gilt dann

$$\boxed{P(X = x) = P(A_x) = P(\{\omega \in \Omega \,/\, X(\omega) = x\}) = f(x)} \qquad (3.4)$$

Die Menge aller Zahlen, die eine Zufallsvariable X als Werte annehmen kann, bezeichnet man als Wertevorrat W = W(X) der Zufallsvariablen.

Eine Zufallsvariable X, deren Wertevorrat W nur endlich viele oder abzählbar unendlich viele Werte anehmen kann, heißt **diskret**. Um den etwas abstrakten Begriff der „Zufallsvariablen" besser verständlich zu machen, seien einige Beispiele gegeben.

Beispiel: Diskrete Zufallsvariable

Beim Werfen eines Würfels sind die sechs Elementarereignisse {1}, {2}, {3}, {4}, {5}, {6} möglich. Jedes Ereignis kann nur aus einem dieser ganzzahligen und somit diskreten Werten bestehen.

Zufallsexperimente können auch mehrere Elementarereignisse umfassen.

Beispiel: Würfeln einer Augenzahl kleiner, gleich 3

Das Ereignis tritt dann ein, wenn eine 1, 2 oder 3 gewürfelt werden.

A = {1, 2, 3}

Die Zufallsvariable kann also Werte aus dem Intervall [1, 3] annehmen. Da das Ereignis dann eintritt, wenn die Augenzahl 1, 2 oder 3 gewürfelt wird, ist die Wahrscheinlichkeit für das Eintreffen dieses Ereignisses gegeben durch

$$P(1 \le x \le 3) = P(\{\omega \in \Omega \,/\, 1 \le x \le 3\}) = \sum_{1 \le x_i \le 3} f(x_i)$$

Beispiel: Experiment: Messen der Körperlänge eines Studenten

Zufallsvariable: X_1 Körperlänge in Zentimetern

Zufallsvariable : X_2 Körperlänge in Fuß

Beispiel: Experiment: Messen des Luftdrucks

Zufallsvariable: X_1 Luftdruck in mm Hg

Zufallsvariable: X_2 Höhe über dem Meeresspiegel

Die Gesamtheit aller Wertepaare $(x_i, P(X=x_i) = f(x_i))$, $x_i \in W$ heißt **Verteilung der diskreten Zufallsvariablen X**.

Es gilt: $\sum_i f(x_i) = 1$, da dies dem sicheren Ereignis entspricht.

Beispiel zur Verdeutlichung der Begriffe: Zufallsexperiment „Augensumme zweier idealer Würfel"

Tabelle 3.1: Augensumme zweier idealer Würfel; mögliche Ereignisse und deren Häufigkeit

X=x: Augensumme	Ereignisse A	absol. Häufigkeit	$P(X=x_i) = f(x_i)$
2	(1,1)	1	1 / 36
3	(2,1) ; (1,2)	2	2 / 36
4	(3,1) ; (2,2) ; (1,3)	3	3 / 36
5	(4,1), (3,2); (2,3); (1,4)	4	4 / 36
6	(5,1); (4,2); (3,3); (2,4); (1,5)	5	5 / 36
7	(6,1); (5,2); (4,3); (3,4); (2,5); (1,6)	6	6 / 36
8	(6,2); (5,3); (4,4); (3,5); (2,6)	5	5 / 36
9	(6,3); (5,4); (4,5); (3,6)	4	4 / 36
10	(6,4); (5,5); (4,6)	3	3 / 36
11	(6,5); (5,6)	2	2 / 36
12	(6,6)	1	1 / 36

Elementarereignisse ω: {1}, {2}, {3}, {4}, {5}, {6}

X – Zufallsvariable

W(X) = { 2, 3, 4, 5, 6, 7, 8, 9, 10, 11, 12 }

Tabelle 3.2: Verteilung der diskreten Zufallsvariablen X

x_i	2	3	4	5	6	7	8	9	10	11	12
$P(X=x_i)=f(x_i)$	1/36	2/36	3/36	4/36	5/36	6/36	5/36	4/36	3/36	2/36	1/36

3.3.1.3 Unabhängige Ereignisse / Wahrscheinlichkeit für deren gleichzeitiges Eintreten

Zwei Ereignisse A und B bezeichnet man als **unabhängig**, wenn das Eintreten des Ereignisses A durch das Eintreten des Ereignisses B nicht beeinflußt wird.

Beispiel: Würfeln mit einem idealen Würfel

Ereignis A: „Es wird eine Fläche mit gerader Augenzahl gewürfelt"

Ereignis B: „Es wird eine Fläche mit einer durch 3 teilbaren Augenzahl gewürfelt"

A = { 2, 4, 6 } ; P(A) = 1 / 2

B = { 3, 6 } ; P(B) = 1 / 3

A ∩ B = { 6 } ; P(A ∩ B) = 1 / 6

Die beiden Ereignisse sind unabhängig.

Bei unabhängigen Ereignissen ist die Wahrscheinlichkeit für das gleichzeitige Eintreten beider Ereignisse P(A ∩ B) durch das Produkt der Einzelwahrscheinlichkeiten P(A), P(B) gegeben:

$$P(A \cap B) = P(A) * P(B) \quad (3.5)$$

3.3.1.4 Verteilungsfunktion einer diskreten Zufallsvariablen

Die Wahrscheinlichkeit, daß eine Zufallsvariable X Werte annimmt, die nicht größer sind als ein vorgegebener Wert x, d.h. $P(X \leq x)$ ist gegeben durch

$$\boxed{P(X \leq x) = \sum_{x_i \leq x} P(X = x_i) = \sum_{x_i \leq x} f(x_i) = F(x)} \quad (3.6)$$

Diese durch die Zufallsvariable X bestimmte Funktion F(x) heißt die **Verteilungsfunktion von X**.

Es gilt insbesondere

$$\sum_i P(X = x_i) = \sum_i f(x_i) = 1 \quad (3.7)$$

Diese Summe stellt die Wahrscheinlichkeit für das Eintreten des sicheren Ereignisses dar.

Die Verteilungsfunktionen diskreter Zufallsvariabler X sind Treppenfunktionen F, die nur an den Stellen x_i aus dem Wertebereich W(X) Sprünge der Höhe $P(X = x_i)$ besitzen.

Beispiel: Augensumme beim Würfeln

Die Zufallsvariable ist durch die Augenzahl gegeben. Die Verteilung von X lautet: (x_i, 1/6), i=1..6.

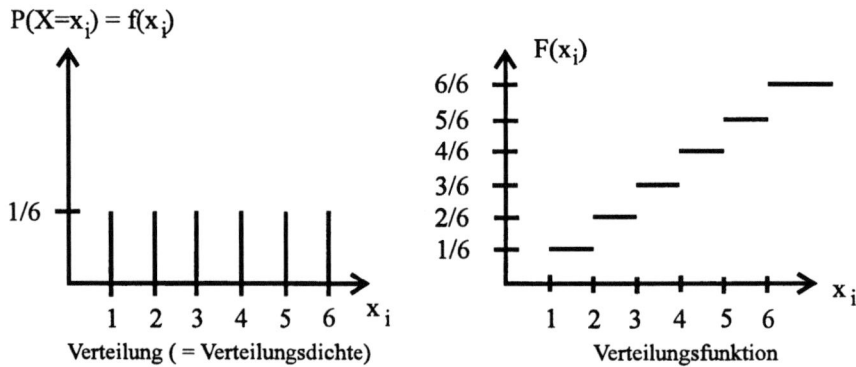

Verteilung (= Verteilungsdichte) Verteilungsfunktion

Ist F die Verteilungsfunktion einer diskreten Zufallsvariablen X, so gelten die folgenden Gleichungen:
- $P(a < X \leq b) = F(b) - F(a)$ (3.8)
- $P(a \leq X \leq b) = F(b) - F(a-0)$ (3.9)

F(a-0) ist der linksseitige Grenzwert der Funktion F(x) an der Stelle a.

Bew.: $P(a \leq X \leq b) = P(X=a) + P(a < X \leq b)$
$= P(X=a) + F(b) - F(a)$
$= F(b) - [F(a) - P(X=a)]$
$= F(b) - F(a-0)$

- $P(X > a) = 1 - F(a)$ (3.10)

3.3.1.5 Erwartungswert einer diskreten Zufallsvariablen

Die Bedeutung des Erwartungswertes soll anhand des nachfolgenden Beispiels erläutert werden:

Kapitel 3: Versuchsplanung und Auswertung

Beispiel: Glücksspiel auf dem Jahrmarkt

Auf einem Jahrmarkt wird folgendes Spiel angeboten: Bei einem Einsatz von 1 DM erhält ein Spieler beim Werfen zweier idealer Würfel einen Gewinn von 5 DM, wenn beide Würfel eine 6 zeigen. Wenn genau ein Würfel eine 6 zeigt, erhält er einen Gewinn von 2 DM. Bei allen anderen Ergebnissen wird kein Gewinn ausgezahlt.

Wie groß ist der pro Spiel im Durchschnitt ausgezahlte Gewinn x, wenn das Spiel insgesamt n-mal gespielt wird?

Die Zufallsvariable X beschreibt den Gewinn eines Spielers. Es ergibt sich dann folgende Zuordnung:

$A_5 = \{(6,6)\}$ X: $\to$ 5;

$A_2 = \{(6,1), (6,2), (6,3), (6,4), (6,5), (5,6), (4,6), (3,6), (2,6), (1,6)\}$ X: $\to$ 2;

$A_0 = \Omega \setminus (A_5 \cup A_2)$ X: $\to$ 0;

Daraus ermittelt man die folgenden Wahrscheinlichkeiten:

$P(X = 5) = 1/36$

$P(X = 2) = 10/36$

$P(X = 0) = 25/36$

wobei gilt: $P(X = 5) + P(X=2) + P(X=0) = 1$

Bei n Spielen werde mit der Häufigkeit h_5 der Gewinn 5 DM, h_2-mal der Gewinn 2 DM und $h_0 = n - h_5 - h_2$ mal kein Gewinn ausgezahlt. Für den ausgezahlten Gesamtgewinn x gilt dann:

$$x = 5 h_5 + 2 h_2 + 0 h_0$$

Division des Gesamtgewinns durch die Zahl n der Spiele ergibt den pro Spiel ausgezahlten Durchschnittsgewinn $\bar{x}$:

$$\bar{x} = \frac{x}{n} = 5\frac{h_5}{n} + 2\frac{h_2}{n} + 0\frac{h_0}{n}$$

oder unter Verwendung der relativen Häufigkeiten r_i:

$$\bar{x} = 5 r_5 + 2 r_2 + 0 r_0$$

Wird das Spiel sehr oft wiederholt, so daß n sehr groß wird, so gehen die relativen Häufigkeiten r_i in die entsprechenden Wahrscheinlichkeiten über:

$$\tilde{x} \approx 5 P(X = 5) + 2 P(X = 2) + 0 P(X = 0)$$

Wie man sieht, ist die rechte Seite der obigen Gleichung nur noch von der Verteilung der Zufallsvariablen X bestimmt, nicht aber vom einzelnen Spielausgang.

Die mittlere Gewinnausschüttung (= Durchschnittsgewinn pro Spiel) liegt mit großer Wahrscheinlichkeit in der Nähe des so ermittelten Zahlenwertes. Er wird daher als Erwartungswert $E(X) = \mu$ der Zufallsvariablen X bezeichnet.

Für das obige Zahlenbeispiel gilt: $E(X) = 5 (1/36) + 2 (10/36) = 25/36 \cong 0.694..$

Definition des Erwartungswertes E(X)

Ist X eine diskrete Zufallsvariable mit der Verteilung $(x_i, P(X = x_i))$, $i = 1,..$ und ist $\sum_i |x_i| P(X = x_i)$ endlich, so heißt der Grenzwert

$$\boxed{E(X) = \mu = \sum_i x_i \, P(X = x_i) = \sum_i x_i f(x_i)} \qquad (3.11)$$

der **Erwartungswert der diskreten Zufallsvariablen X**.

3.3.1.6 Eigenschaften des Erwartungswertes bei diskreten Zufallsvariablen

Nimmt eine Zufallsvariable X nur einen Wert c an, so ist X eine Konstante. Diese wird mit c bezeichnet. Ihr Erwartungswert ist $E(X) = E(c) = c$.

Gegeben sei eine Zufallsvariable X mit der Verteilung $(x_i, P(X=x_i))$, $i = 1,2,..$ und dem Erwartungswert E(X). Für die Zufallsvariable $aX + b$ mit $a,b \in R$ gilt dann:

$$\boxed{E(aX + b) = a E(X) + b} \qquad (3.12)$$

Zum Beweis dieser Aussage muß eine Fallunterscheidung vorgenommen werden:

a) $a = 0$: $\qquad E(aX+b) = E(b) = b$

b) $a \neq 0$: Die diskrete Zufallsvariable $aX + b$ besitzt dann die Verteilung $(ax_i + b, P(X=x_i))$, $\quad i = 1,2,...$ Daraus folgt

$$E(aX + b) = \sum_i (ax_i + b) P(X = x_i)$$

$$= a \sum_i x_i \, P(X = x_i) + b \sum_i P(X = x_i)$$

$$= a \, E(X) + b$$

3.3.1.7 Varianz einer diskreten Zufallsvariablen

Ist μ der Erwartungswert einer diskreten Zufallsvariablen X, so heißt im Falle seiner Existenz der Zahlenwert

$$\boxed{\sigma^2 = D^2(X) = E([X - \mu]^2) = \sum_i (x_i - \mu)^2 \, P(X = x_i)} \qquad (3.13)$$

die **Varianz von X**. Ihre positive Quadratwurzel $\sigma = D(X)$ wird als **Standardabweichung** oder **Streuung von X** bezeichnet.

Die Varianz ist ein Maß für die Streuung der Zufallsereignisse um ihren Mittelwert (= Erwartungswert). Je größer die Varianz, desto stärker streuen die Zufallsereignisse.

Zur Berechnung der Varianz σ^2 einer Zufallsvariablen X benutzt man die folgende Beziehung:

$$\boxed{\sigma^2 = \sum_i x_i^2 \, P(X = x_i) - \mu^2 = E(X^2) - \mu^2} \qquad (3.14)$$

Beweis:

$$\sigma^2 = E([X - \mu]^2) = \sum_i (x_i - \mu)^2 \, P(X = x_i)$$

$$= \sum_i (x_i^2 - 2\mu x_i + \mu^2) \, P(X = x_i)$$

$$= \sum_i x_i^2 \, P(X = x_i) - 2\mu \sum_i x_i \, P(X = x_i) + \mu^2 \sum_i P(X = x_i)$$

$$= E(X^2) - 2\mu \cdot \mu + \mu^2 \cdot 1 = E(X^2) - \mu^2$$

Die Bedeutung der Varianz soll anhand eines weiteren Beispiels veranschaulicht werden:

Beispiel: Bedeutung der Varianz

Auf dem gleichen Jahrmarkt wie im obigen Beispiel bietet ein weiterer Budenbesitzer ebenfalls ein Spiel mit zwei Würfeln an. Auch bei ihm beträgt der Einsatz pro Spiel 1 DM. Wiederum entscheidet die Augensumme über die Höhe des Gewinns. Zeigen beide Würfel die 6, so wird ein Gewinn von DM 5 ausbezahlt. Ist die Augensumme ungleich 12 und durch 3 teilbar, so beträgt der Gewinn DM 1.50. Zusätzlich kann man dann, wenn die Augensumme durch 5 teilbar ist, 1 DM gewinnen.

Welches der beiden Spielangebote ist attraktiver, welches weist einen höheren mittleren Gewinn, welches das geringere Risiko auf?

Das Risiko eines Spieles ist um so größer, je stärker die Zufallsereignisse um den Erwartungswert streuen.

Zur Berechnung der Varianz werde die Formel

$$\sigma^2 = \sum_i x_i^2 \, P(X = x_i) - \mu^2$$

benutzt.

Beim Spiel 1 errechnet sich folgende Varianz bzw. Streuung

$$\sigma_1^2 = (5^2)\frac{1}{36} + (2^2)\frac{10}{36} + (0^2)\frac{25}{36} - \left(\frac{25}{36}\right)^2 = 1.323$$

Damit beträgt die Streuung

$$\sigma_1 = 1.150$$

Spiel 2:

Die Zufallsvariable X beschreibe wieder den Gewinn eines Spielers. Hier ergibt sich folgende Zuordnung:

$A_5 = \{(6,6)\}$ $X: \to 5$;

$A_{1.5} = \{(2,1), (1,2), (5,1), (4,2), (3,3), (2,4), (1,5), (5,4), (4,5), (6,3), (3,6)\}$ $X: \to 1.5$;

$A_1 = \{(4,1), (3,2), (2,3), (1,4), (6,4), (5,5), (4,6)\}$ $X: \to 1$;

$A_0 = \Omega \backslash (A_5 \cup A_{1.5} \cup A_1)$

Man ermittelt folgende Wahrscheinlichkeiten für die Ereignisse A_i

Kapitel 3: Versuchsplanung und Auswertung

$P(X = 5) = 1/36$

$P(X = 1.5) = 11/36$

$P(X = 1) = 7/36$

$P(X = 0) = 17/36$

Damit ermittelt man für den Erwartungswert E(X)

$$E(X) = (5)\frac{1}{36} + (1.5)\frac{11}{36} + (1)\frac{7}{36} + (0)\frac{17}{36} = 0.792$$

Für die Varianz ergibt sich

$$\sigma_2^2 = (5^2)\frac{1}{36} + (1.5^2)\frac{11}{36} + (1^2)\frac{7}{36} + (0^2)\frac{17}{36} - (0.792)^2 = 0.949$$

Die Streuung beträgt dementsprechend

$$\sigma_2 = 0.974$$

Der Vergleich der Mittelwerte und der Streuungen der beiden Spiele zeigt, daß der mittlere Gewinn pro Spiel (= Erwartungswert von X) beim zweiten Spiel mit E(X) = 0.79 höher ist als im ersten Spiel mit 0.69, außerdem ist dort die Streuung mit $\sigma_1 = 1.150$ größer als im zweiten Spiel. Damit weist das zweite Spiel bei größerem Gewinn gleichzeitig das geringere Risiko auf.

3.3.1.8 Eigenschaften der Varianz bei diskreten Zufallsvariablen

Sei X eine Zufallsvariable mit der Varianz $D^2(X)$, so gilt für beliebige reelle Zahlen a,b

$$\boxed{D^2(aX + b) = a^2 D^2(X)} \qquad (3.15)$$

Beweis:

Aus $E(aX + b) = a E(X) + b = a\mu + b$ folgt

$$D^2(aX + b) = E([aX + b - E(aX + b)]^2) = E([aX + b - aE(X) - b]^2) =$$

$$E([aX - aE(X)]^2) = E(a^2 \cdot [X - \mu]^2) = a^2 E([X - \mu]^2) = a^2 D^2(X)$$

Aus dieser Beziehung folgt für a = 1:

$$\boxed{D^2(X+b) = D^2(X)} \qquad (3.16)$$

Wird also zu einer Zufallsvariablen jeweils ein konstanter Wert addiert, so ändert sich dadurch die Varianz der Zufallsvariablen nicht. Dies ist unmittelbar einsichtig, da die Addition eines konstanten Wertes zu einer Zufallsvariablen deren Verteilung lediglich um den Wert b verschiebt. Die Werte der Zufallsvariablen aX + b streuen um den Erwartungswert E(X) + b genauso wie die Werte von X um E(X).

Für b = 0 ergibt sich

$$\boxed{D^2(aX) = a^2\, D^2(X)} \qquad (3.17)$$

bzw.

$$D(aX) = a\, D(X) = a\, \sigma \qquad (3.18)$$

Multiplikation der Zufallsvariablen mit einer Zahl a bewirkt also die Multiplikation der Varianz $D^2(X)$ mit a^2 und die Multiplikation der Streuung mit $|a|$.

3.3.1.9 Standardisierte Zufallsvariable

Ist X eine diskrete Zufallsvariable mit dem Erwartungswert µ und der Standardabweichung $\sigma > 0$, so heißt die daraus durch Transformation abgeleitete Zufallsvariable

$$\boxed{X^* = \frac{X-\mu}{\sigma}} \qquad (3.19)$$

die standardisierte Zufallsvariable von X. Die entsprechende lineare Transformation wird als **Standardisierung** bezeichnet.

Die standardisierte Zufallsvariable hat die folgenden besonderen Eigenschaften

$$E(X^*) = \frac{1}{\sigma} E(X-\mu) = \frac{1}{\sigma}(E(X)-\mu) = \frac{1}{\sigma}(\mu-\mu) = 0 \qquad (3.20)$$

sowie

Kapitel 3: Versuchsplanung und Auswertung 49

$$D^2(X^*) = D^2(\frac{1}{\sigma}[X - \mu]) = \frac{1}{\sigma^2} D^2(X - \mu) = \frac{1}{\sigma^2} \cdot \sigma^2 = 1 \qquad (3.21)$$

Die standardisierte Zufallsvariable X^* hat also den Erwartungswert 0 und die Varianz und Streuung 1.

3.3.1.10 Paare diskreter Zufallsvariabler / Randverteilungen

Zur Erläuterung diene wiederum ein Beispiel.

Beispiel: Paare diskreter Zufallsvariabler

Bei einem Spiel werde gleichzeitig mit zwei Münzen geworfen und mit einem „falschen" Würfel gewürfelt, bei dem die 5 durch eine 2 und die 6 durch eine 3 ersetzt ist. Wir definieren die Zufallsvariablen

X = Augenzahl beim Würfeln mit dem „falschen" Würfel

Y = Anzahl der „Wappen" beim Werfen der beiden Münzen

X kann also die Werte W(X) = {1, 2, 3, 4} und Y die Werte W(Y) = {0, 1, 2} annehmen. Die zugehörigen Verteilungen (=Wahrscheinlichkeitsdichten=Wahrscheinlichkeitsfunktionen) seien mit f_x und f_y bezeichnet. Für ihre Werte ergeben sich die beiden Tabellen 3.3 und 3.4:

Tabelle 3.3

X	1	2	3	4
f_x	1/6	2/6	2/6	1/6

und **Tabelle 3.4**

Y	0	1	2
f_y	1/4	2/4	1/4

Wie groß ist die Wahrscheinlichkeit, daß X den Wert x_i und gleichzeitig Y den Wert y_j annimmt, gesucht ist also $P(X = x_i \wedge Y = y_j)$. Man sagt hierfür auch: Gesucht ist die Wahrscheinlichkeit $P(X = x_i \wedge Y = y_j)$, daß der „Zufallsvektor (X, Y)" das Wertepaar $(x_i, y_j) \in W(x) \times W(y)$ annimmt. Derartige Ereignisse werden oft abgekürzt geschrieben als

$$X = x_i, Y = y_j$$

Das logische „∧" wird durch ein Komma ersetzt. Dementsprechend schreibt man für die Wahrscheinlichkeit, daß dieses Ereignis eintritt:

$$P(X = x_i, Y = y_j)$$

Da in unserem Beispiel „Würfeln" und „Werfen der Münzen" voneinander unabhängig sind, gilt (s. Gl. 3.5):

$$P(X = x_i, Y = y_j) = P(X = x_i)P(Y = y_j)$$

Für die zwölf Wertepaare des obigen Beispiels ergibt sich die folgende Tabelle

Tabelle 3.5

X\Y	0	1	2	f_x
1	1/24	2/24	1/24	1/6
2	2/24	4/24	2/24	2/6
3	2/24	4/24	2/24	2/6
4	1/24	2/24	1/24	1/6
f_y	1/4	2/4	1/4	1

3.3.1.11 Gemeinsame Verteilung des Zufallsvektors (X, Y)

Die Gesamtheit $(x_i, y_j, P(X = x_i, Y = y_j) = f(x_i, y_j))$, $i = 1, 2,..., j = 1, 2,...$ heißt **gemeinsame Verteilung** des Zufallsvektors (X, Y). Es gilt: $\sum_i \sum_j f(x_i, y_j) = 1$.

Sind die beiden Zufallsvariablen X und Y nicht unabhängig, so kann die gemeinsame Verteilung des Zufallsvektors (X, Y) nicht durch Multiplikation der Einzelwahrscheinlichkeiten berechnet werden. In diesem Fall müssen die Wahrscheinlichkeiten einzeln ermittelt werden, z. B. über die Betrachtung der relativen Häufigkeiten.

Die gemeinsame Verteilung des Zufallsvektors (X, Y) zu obiger Tabelle führt zu einer dreidimensionalen Darstellung, bei der in der x, y-Ebene die Wertepare (x_i, y_j) liegen, über denen dann in z-Richtung die jeweilige Wahrscheinlichkeit $f(x_i, y_j)$ aufgetragen ist, Abb. 3.3.

Bildet man in der Tabelle 3.5 Zeilensummen, so ergibt sich am rechten Rand die Verteilung f_x. Analog ergibt sich bei Bildung der Spaltensummen am unteren Rand der Tabelle die Verteilung f_y. Dieser Sachverhalt ist leicht einzusehen:

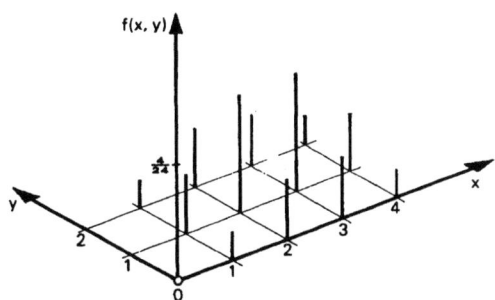

Abb.: 3.3: Graph der gemeinsamen Verteilung des Zufallsvektors (X, Y)

Bei der Bildung der Zeilensumme $\sum_j f(x_i, y_j)$ für ein bestimmtes x_i berechnet man

$$P[(X = x_i, Y = y_1) \vee (X = x_i, Y = y_2) \vee \ldots]$$

oder vereinfacht

$$P[X = x_i \wedge (Y = y_1 \vee Y = y_2 \vee \ldots)]$$

d. h. man berechnet die Wahrscheinlichkeit für das Ereignis „X nimmt den Wert x_i und Y einen beliebigen Wert aus W(Y) an". „Y beliebig" ist aber das sichere Ereignis S_Y, es ist stets unabhängig. Es gilt daher

$$P(X = x_i \wedge S_Y) = P(X = x_i) \cdot P(S_Y) = P(X = x_i)$$

Somit bedeutet die Bildung der Zeilensumme

$$\sum_j f(x_i, y_j) = P(X = x_i \wedge S_Y) = P(X = x_i) = f_x(x_i)$$

Analog gilt bei der Bildung der Spaltensumme bei einem bestimmtem y_j.

$$P((X = x_1 \vee X = x_2 \vee \ldots) \wedge Y = y_j) = \sum_i f(x_i, y_j) = f_y(y_j)$$

Da die Verteilungen f_x und f_y als Zeilen- bzw. als Spaltensummen am Rand der Tabelle der gemeinsamen Verteilung des Zufallsvektors (X, Y) auftreten, bezeichnet man f_x und f_y auch als **Randverteilungen** des Zufallsvektors (X, Y).

3.3.1.12 Verteilungsfunktion des Zufallsvektors (X, Y)

Sind X und Y diskrete Zufallsvariable, so heißt die Funktion

$$F(x,y) = P(X \leq x, Y \leq y) = \sum_{x_i \leq x} \sum_{y_j \leq y} f(x_i, y_j) \qquad (3.22)$$

Verteilungsfunktion des Zufallsvektors (X, Y).

Die Verteilungsfunktion F(x, y) des Zufallsvektors (X, Y) gibt die Wahrscheinlichkeit an, mit der das Wertepaar (x, y) in ein bestimmtes Gebiet der x, y-Ebene fällt.

Der Graph der Verteilungsfunktion F(x, y) des diskreten Zufallsvektors (X, Y) ist eine zweidimensionale „Treppe", Abb. 3.4.

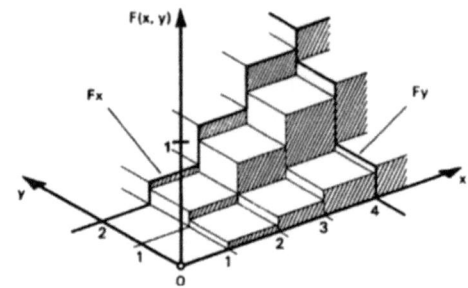

Abb.3.4: Verteilungsfunktion F(x,y) des diskreten Zufallsvektors (x,y)

3.3.1.13 Summen und Produkte diskreter Zufallsvariabler

Das nachfolgende Beispiel zeigt die Bildung der Summe von diskreten Zufallsvariablen:

Beispiel: Summenbildung von diskreten Zufallsvariablen

X = Augenzahl beim Würfeln mit einem idealen Würfel

$E(X) = 3,5$ $\qquad D^2(X) = 35 / 12$

$Y = X_1 + X_2$ = Augensumme bei zwei idealen Würfeln

$E(Y) = 7$ $\qquad D^2(Y) = 35 / 6$

Sind X und Y Zufallvariable mit den Mittelwerten E(X) und E(Y), so gilt

$$E(X+Y) = \sum_i \sum_j (x_i + y_j) f(x_i, y_j)$$

Kapitel 3: Versuchsplanung und Auswertung

$$= \sum_i \sum_j x_i \, f(x_i, y_j) + \sum_i \sum_j y_j \, f(x_i, y_j)$$

Wegen $\sum_j f(x_i, y_j) = f_x(x_i)$ sowie $\sum_i f(x_i, y_j) = f_y(y_j)$ gilt

$$E(X + Y) = \sum_i x_i \, f_x(x_i) + \sum_j y_j \, f_y(y_j)$$

Daraus folgt unter Berücksichtigung von Gl. 3.11

$$\boxed{E(X + Y) = E(X) + E(Y)} \tag{3.23}$$

d. h. der Erwartungswert der Summe der Zufallsvariablen X und Y ist gleich der Summe der Erwartungswerte E(X) und E(Y) dieser Zufallsvariablen.

Diese für zwei Zufallsvariablen gezeigte Eigenschaft läßt sich auf die Summe aus n Zufallsvariablen verallgemeinern.

$$\boxed{E\left(\sum_i X_i\right) = \sum_i E(X_i)} \tag{3.24}$$

Sind X und Y unabhängige Zufallsvariablen mit den Erwartungswerten E(X) und E(Y), so gilt

$$E(X \cdot Y) = \sum_i \sum_j x_i y_j \, f(x_i, y_j)$$

Wegen der Unabhängigkeit von X und Y gilt

$$f(x_i, y_j) = f_x(x_i) \cdot f_y(y_j)$$

Somit folgt

$$E(X \cdot Y) = \sum_i \sum_j x_i y_j \, f_x(x_i) \, f_y(y_j)$$

$$= \sum_i x_i \, f(x_i) \sum_j y_j \, f_y(y_j)$$

$$\boxed{E(X \cdot Y) = E(X) \cdot E(Y)} \qquad (3.25)$$

Auch diese nur für zwei unabhängige Zufallsvariablen X, Y gezeigte Eigenschaft läßt sich auf mehrere unabhängige Zufallsvariablen verallgemeinern

$$\boxed{E(\prod_i X_i) = \prod_i E(X_i)} \qquad (3.26)$$

Sind X und Y unabhängige Zufallsvariablen mit den Erwartungswerten E(X) und E(Y), so gilt

$$D^2(X+Y) = E(X^2 + 2XY + Y^2) - (E(X) + E(Y))^2$$

$$= E(X^2) + 2E(X \cdot Y) + E(Y^2) - ((E(X))^2 + 2E(X)E(Y) + (E(Y))^2)$$

$$= E(X^2) - (E(X))^2 + E(Y^2) - (E(Y))^2 + 2(E(X \cdot Y) - E(X)E(Y))$$

$$= D^2(X) + D^2(Y) + 2(E(X \cdot Y) - E(X)E(Y))$$

Der in der Klammer auftretende Ausdruck

$$E(X \cdot Y) - E(X)E(Y) \qquad (3.27)$$

wird als **Kovarianz** bezeichnet. Diese wird gelegentlich auch durch

$$E((X - E(X)) \cdot (Y - E(Y)))$$

definiert. Beide Ausdrücke sind identisch. Die Kovarianz ist nur dann von Null verschieden, wenn die Zufallsvariablen X und Y nicht unabhängig sind.

Da Unabhängigkeit vorausgesetzt wurde, ist die Kovarianz Null und es gilt

$$\boxed{D^2(X+Y) = D^2(X) + D^2(Y)} \qquad (3.28)$$

Dieser für zwei Zufallsvariablen abgeleitete Sachverhalt läßt sich auf mehr als zwei unabhängige Zufallsvariablen verallgemeinern

$$\boxed{D^2(\sum_i X_i) = \sum_i D^2(X_i)} \qquad (3.29)$$

3.3.1.14 Stetige Zufallsvariable

Eine Zufallsvariable heißt **stetig**, wenn sich ihre **Verteilungsfunktion** F(x) = P(X≤x) darstellen läßt durch

$$F(x) = \int_{-\infty}^{x} f(x)dx \qquad (3.30)$$

Der Integrand f(x) heißt **Verteilung oder Dichte der Zufallsvariablen X**.

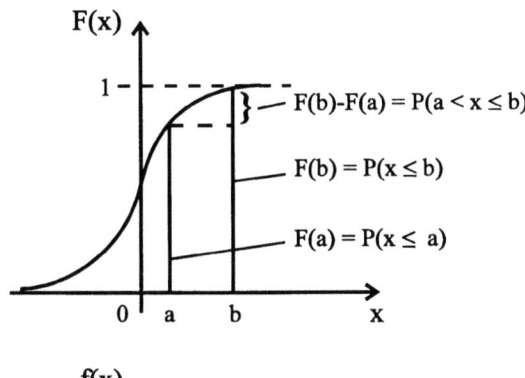

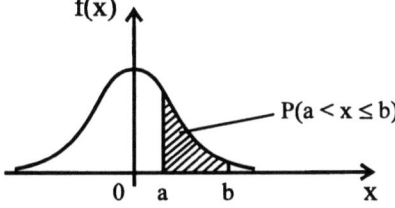

Abb. 3.5: Verteilungsfunktion F(x) und Verteilung f(x) der Zufallsvariablen X

Analog zu den diskreten Zufallsvariablen gilt für das sichere Ereignis

$$\int_{-\infty}^{\infty} f(x)dx = 1 \qquad (3.31)$$

Für das Ereignis, daß die Zufallsvariable X mit der Verteilung f(x) einen Wert größer als a annimmt, gilt entsprechend

$$P(X>a) = 1 - F(a) = \int_{a}^{\infty} f(x)dx \qquad (3.32)$$

da

$$1-F(a) = \int_{-\infty}^{\infty} f(x)dx - \int_{-\infty}^{a} f(x)dx = \int_{-\infty}^{a} f(x)dx + \int_{a}^{\infty} f(x)dx - \int_{-\infty}^{a} f(x)dx = \int_{a}^{\infty} f(x)dx$$

Für das Ereignis A = { X=x | a≤ x ≤ b } gilt

$$P(a \leq X \leq b) = F(b) - F(a) = \int_{-\infty}^{a} f(x)dx + \int_{a}^{b} f(x)dx - \int_{-\infty}^{a} f(x)dx = \int_{a}^{b} f(x)dx$$

3.3.1.15 Erwartungswert und Varianz einer stetigen Zufallsvariablen

Ist X eine stetige Zufallsvariable mit der Verteilung f(x) und existiert das uneigentliche Integral $\int_{-\infty}^{\infty} |x f(x)| dx$, so heißt die reelle Zahl

$$\boxed{E(X) = \int_{-\infty}^{\infty} x f(x) dx} \qquad (3.33)$$

Erwartungswert (= Mittelwert) der Zufallsvariablen X.

Ist g eine für alle Werte der Zufallsvariablen X mit der Verteilung f(x) definierte reellwertige Funktion und existiert das uneigentliche Integral $\int_{-\infty}^{\infty} g(x) f(x) dx$, so heißt die Zahl

$$\boxed{E(g(X)) = \int_{-\infty}^{\infty} g(x) f(x) dx} \qquad (3.34)$$

Erwartungswert der Funktion g(X).

Beispiel: Erwartungswert einer Funktion

Die Funktion g(x) beschreibt das Volumen eines kugelförmigen Teilchens mit dem Radius x.

$$g(x) = \frac{4}{3}\pi x^3$$

Der Erwartungswert der Funktion g(x) beschreibt dann das mittlere Volumen der Teilchen.

Ist X eine Zufallsvariable mit der Verteilung f(x) und dem Erwartungswert $E(X) = \mu$, so heißt die durch Gl. 3.35 definierte reelle Zahl

$$D^2(X) = E((X-\mu)^2) = \int_{-\infty}^{\infty} (x-\mu)^2 f(x)\,dx \qquad (3.35)$$

Varianz von X.

Für den Mittelwert sowie die Varianz gelten ebenfalls die für die diskreten Zufallsvariablen aufgezeigten Eigenschaften:
- der Addition der Erwartungswerte (s. Gl. 3.24):

$$E(\sum_i X_i) = \sum_i E(X_i) \qquad (3.36)$$

- das Produkt der Erwartungswerte (s. Gl. 3.26)

$$E(\prod_i X_i) = \prod_i E(X_i) \qquad (3.37)$$

- die lineare Transformation

$$E(aX+b) = a\,E(X)+b \qquad (3.38)$$

- die Addition der Varianzen (bei unabhängigen Zufallsvariablen)

$$D^2(\sum_i X_i) = \sum_i D^2(X_i) \qquad (3.39)$$

3.3.1.16 Die Normalverteilung

Eine Zufallsvariable X mit dem Erwartungswert μ und der Standardabweichung σ heißt **normalverteilt**, wenn ihre Verteilung durch

$$f(x) = \frac{1}{\sigma\sqrt{2\pi}} \exp\left[-\frac{1}{2}\left(\frac{x-\mu}{\sigma}\right)^2\right] \qquad (3.40)$$

und ihre Verteilungsfunktion durch

$$F(x) = \frac{1}{\sigma\sqrt{2\pi}} \int_{-\infty}^{x} \exp\left[-\frac{1}{2}\left(\frac{u-\mu}{\sigma}\right)^2\right] du \qquad (3.41)$$

gegeben sind.

Eine **standardisierte Zufallsvariable Z** mit dem Mittelwert 0 und der Varianz 1 heißt **standardnormalverteilt**, wenn ihre Verteilung durch

$$\varphi(z) = \frac{1}{\sqrt{2\pi}} \exp\left(-\frac{1}{2}z^2\right) \qquad (3.42)$$

und ihre Verteilungsfunktion durch

$$\Phi(z) = \frac{1}{\sqrt{2\pi}} \int_{-\infty}^{z} \exp(-\frac{1}{2}v^2) dv \qquad (3.43)$$

gegeben sind.

Da sich jede Zufallsvariable X mit einem Mittelwert µ und einer Standardabweichung σ standardisieren läßt, können alle normalverteilten Zufallsvariablen X nach erfolgter Standardisierung durch die Standardnormalverteilung beschrieben werden. Man hat daher die Standardnormalverteilung und ihre Verteilungsfunktion tabelliert (z. B. in [4], S.260,261).

Wie aus den Definitionen der Verteilung f(x) der normalverteilten Zufallsvariablen X und der Verteilung φ(z) der standardisierten Zufallsvariablen Z hervorgeht, besteht zwischen den beiden Verteilungen die Beziehung

$$\varphi(z) = \sigma\, f(x) \qquad (3.44)$$

3.3.1.17 Eigenschaften der standardisierten Normalverteilung

Die standardisierte Normalverteilung ist symmetrisch zum Mittelwert 0. Es ist stets, s. Abb. 3.6

$$\Phi(-z) = 1 - \Phi(z) \qquad (3.45)$$

Also gilt

$$P(Z \leq -z) = P(Z \geq z) = 1 - \Phi(z) \qquad (3.46)$$

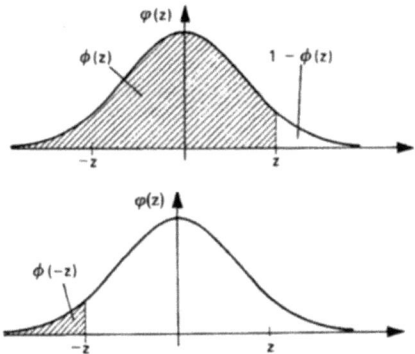

Abb. 3.6: Eigenschaften der standardisierten Normalverteilung

<u>Hinweis:</u> Wegen der Stetigkeit der Verteilung gilt: $P(Z < z) = P(Z \leq z)$.
Für $|z| > 0$ gilt dann

$$P(-z \leq Z \leq z) = \Phi(z) - \Phi(-z) = \Phi(z) - (1 - \Phi(z))$$

$$P(-z \leq Z \leq z) = 2\Phi(z) - 1 \qquad (3.47)$$

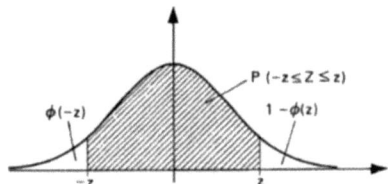

Abb. 3.7: Wahrscheinlichkeit für das Eintreten des Ereignisses $(-z \leq Z \leq z)$

Anwendungsbeispiel:

Eine Tablettenpresse ist mit einer Sortierwaage versehen, die so eingestellt ist, daß alle Tabletten aussortiert werden, deren Gewichte nicht im Toleranzbereich liegen (= Mittelwert ± 10%).

Die Fließeigenschaften der Pressmasse erlauben, das Sollgewicht der Tabletten von 60 mg nur mit einer Standardabweichung von $\sigma = 3{,}5$ mg zu reproduzieren. Wieviel Prozent der produzierten Tabletten müssen verworfen werden?

Unter der Voraussetzung, daß bei der Pressung kein systematischer Fehler (z. B. Fehleinstellung der Presse) vorliegt, kann eine Normalverteilung der Tablettengewichte angenommen werden.

Zuerst sollen die standardisierten Tablettengewichte, die den Sollbereich begrenzen, berechnet werden

$$z_1 = \frac{54-60}{3{,}5} = -1{,}71 \qquad z_2 = \frac{66-60}{3{,}5} = 1{,}71$$

Gemäß Gl. 3.47

$$P(z_1 \leq Z \leq z_2) = \Phi(z_2) - \Phi(z_1)$$

berechnet man zuerst, wieviel Prozent der Tabletten im Sollbereich liegen, also

$$\Phi(z_2) - \Phi(z_1) = 2\,\Phi(z) - 1$$

$$= 2\,\Phi(1{,}71) - 1 = 2 * 0{,}9564 - 1$$

$$= 1{,}9128 - 1 = \underline{0{,}91}$$

91% der Tabletten liegen im Sollbereich, 9% müssen demnach aussortiert werden.

Weiteres Anwendungsbeispiel

Bei der „Prüfung auf Gleichförmigkeit der Masse" verlangt das DAB 1996:

„Von 20 der Charge zufällig entnommenen Tabletten dürfen höchstens 2 eine Einzelmasse aufweisen, die um einen definierten Wert von der Durchschnittsmasse abweichen. Keine Tablette darf um mehr als das Doppelte des definierten Wertes von der Durchschnittsmasse abweichen."

Für nicht überzogene Tabletten und Filmtabletten mit einem Gewicht von 80 mg oder weniger beträgt der definierte Wert 10 % von der Durchschnittsmasse.

Wie groß darf die Standardabweichung der Tablettengewichte maximal sein, um der Arzneibuchanforderung zu genügen, wenn die Durchschnittsmasse der Tabletten 80 mg beträgt?

Wenn 2 von 20 Tablettengewichten außerhalb der Grenzen 72 bzw. 88 mg liegen dürfen, so müssen 90 % der Gewichte innerhalb dieser Grenze liegen, d. h.

$$P(z_1 \leq Z \leq z_2) = \Phi(z_2) - \Phi(z_1) \geq 0.90$$

Da die beiden Grenzwerte symmetrisch zum Durchschnittsgewicht liegen, gilt

$$2\,\Phi(z) - 1 \geq 0.9$$

bzw.

$$\Phi(z) \geq 0.95$$

Dafür entnimmt man der Tabelle in [4], S.260,261

$$z \geq 1.645$$

Rücktransformation der Standardisierung: $z = \dfrac{88-80}{s} \geq 1.645$

Daraus folgt: $s \leq 4.86$

Für alle Standardabweichungen, die kleiner als s = 4.86 sind, ist die DAB - Anforderung erfüllt.

Ist der zweite Grenzwert des Arzneibuches sinnvoll definiert?

Oft ergibt sich noch eine andere Fragestellung, bei der man sich für die Wahrscheinlichkeit interesssiert, mit der eine Zufallsvariable einen bestimmten Wert −z höchstens oder einen bestimmten Wert z mindestens annimmt, d. h.:

$$P(Z \leq -z \vee Z \geq z) = P(|Z| \geq z) = 2\,\Phi(-z) = 2\,(1 - \Phi(z))$$

3.3.2 Angewandte mathematische Statistik

Die Gesamtheit aller möglichen Ausgänge eines Experimentes wird als dessen **Grundgesamtheit** bezeichnet. Sie entspricht dem Ereignisraum in der Wahrscheinlichkeitsrechnung. Die Untersuchung der Grundgesamtheit ist in der Regel unmöglich. Vielmehr werden n zufällige Ergebnisse herausgegriffen. Man bezeichnet dann die Menge der n aus der Grundgesamtheit zufällig herausgegriffenen Ergebnisse als **Stichprobe vom Umfang n**.

Beispiel: Stichprobenumfang
Eine Tablettencharge umfasse ca. 750.000 Tabletten. Zur Prüfung auf Gleichförmigkeit der Masse werden laut DAB 10 dieser Grundgesamtheit 20 Tabletten entnommen. Es wird also eine Stichprobe vom Umfang n = 20 gezogen.

Ist für jedes der herausgegriffenen Ergebnisse eine Zufallsvariable X erklärt, so ist die Stichprobe vom Umfang n ein spezielles Ergebnis für die n-dimensionale Zufallsvariable (X_1, X_2,..., X_n). Die i-te Beobachtung dieser n-dimensionalen Zufallsvariablen bezeichnet man mit X_i.

X_i = Wert von X bei der i-ten Beobachtung

3.3.2.1 Stichprobenfunktion / Schätzfunktion

Bezeichnen die Zufallsvariablen X_1, X_2, ..., X_n n unabhängige Beobachtungen eines Merkmales X, so heißt die reellwertige Funktion $g(X_1, X_2, ..., X_n)$ **Stichprobenfunktion** von X.

Dient eine Stichprobenfunktion insbesondere der Schätzung eines Parameters der Grundgesamtheit, z. B. deren Mittelwert oder deren Varianz, so bezeichnet man eine solche Stichprobenfunktion auch als **Schätzfunktion**.

Damit der durch die Schätzfunktion geschätzte Parameter eine korrekte Information über die Grundgesamtheit liefert, wird an die Schätzfunktion die Forderung gestellt, daß ihr Erwartungswert mit dem zu schätzenden Parameter der Grundgesamtheit übereinstimmt.

Eine Schätzfunktion $U = g(X_1, X_2, ..., X_n)$ für einen Parameter a der Verteilung von X heißt **erwartungstreu**, wenn

$$E(U) = a \qquad (3.48)$$

Sind X_1, X_2, ..., X_n unabhängige Beobachtungen einer Zufallsvariablen X, so hat deren Mittelwert

$$\bar{X} = \frac{1}{n}\sum_i X_i \qquad (3.49)$$

den mathematischen Erwartungswert

Kapitel 3: Versuchsplanung und Auswertung

$$\boxed{E(\overline{X}) = E(X) = \mu} \qquad (3.50)$$

Da alle Zufallsvariablen X_i definitionsgemäß den Mittelwert μ haben, gilt

$$E(\overline{X}) = E(\frac{1}{n}\sum_i X_i) = \frac{1}{n}\sum_i E(X_i) = \frac{1}{n}\sum_{i=1}^n \mu = \mu$$

$\overline{X}$ ist also der Mittelwert einer Stichprobe vom Umfang n, und der Mittelwert aller derartigen Stichprobenmittel ist der Mittelwert der Grundgesamtheit.

3.3.2.2 Varianz des Mittelwertes $\overline{X}$ einer Stichprobe

Es seien X_1, X_2,...., X_n unabhängige Beobachtungen einer Zufallsvariablen X mit dem Erwartungswert μ und der Varianz σ^2, so gilt für die Varianz des Mittelwertes $\overline{X}$ einer Stichprobe

$$D^2(\overline{X}) = D^2(\frac{1}{n}\sum_i X_i) = \frac{1}{n^2} D^2(\sum_i X_i)$$

Daraus folgt nach dem Additionssatz der Varianzen

$$\frac{1}{n^2} D^2(\sum_i X_i) = \frac{1}{n^2}\sum_i D^2(X_i) = \frac{1}{n^2} n\sigma^2$$

Oder zusammengefaßt

$$\boxed{D^2(\overline{X}) = \frac{1}{n}\sigma^2} \qquad (3.51)$$

Diese Gleichung besagt, daß die Varianz des Stichprobenmittels mit größerem Stichprobenumfang immer kleiner wird. Je größer also der Umfang der Stichprobe ist, desto kleiner wird ihre Abweichung von der Grundgesamtheit bzw. desto größer ist ihre Übereinstimmung mit der Grundgesamtheit. Damit nähert sich das Stichprobenmittel immer mehr dem Mittelwert μ der Grundgesamtheit. Dementsprechend nehmen die Varianzen des Stichprobenmittels ab.

Die Standardabweichung des Stichprobenmittels

$$\boxed{D(\overline{X}) = \frac{1}{\sqrt{n}}\sigma} \tag{3.52}$$

wird auch als **Stichprobenfehler** bezeichnet.

3.3.2.3 Schätzwert für die Varianz σ^2 der Grundgesamtheit

Da das Stichprobenmittel ein erwartungstreuer Schätzwert für den Mittelwert der Grundgesamtheit ist, stellt sich die Frage, ob die Varianz S^2 ebenfalls ein erwartungstreuer Schätzwert für die Varianz σ^2 der Grundgesamtheit ist.

$$S^2 = \frac{1}{n}\sum_i (X_i - \overline{X})^2 = \frac{1}{n}\sum_i X_i^2 - \overline{X}^2 \tag{3.53}$$

Die Frage lautet also: Ist der Erwartungswert der Stichprobenfunktion S^2 gleich der Varianz σ^2 der Grundgesamtheit?

$$E(S^2) = E\left(\frac{1}{n}\sum_i (X_i - \overline{X})^2\right) = \frac{1}{n}E\left(\sum_i (X_i - \overline{X})^2\right)$$

Unter Beachtung der Identität

$$S^2 = \frac{1}{n}\sum_i (X_i - \overline{X})^2 = \frac{1}{n}\sum_i (X_i - \mu)^2 - (\overline{X} - \mu)^2$$

die sich ergibt, wenn von jedem X_i die Konstante μ subtrahiert wird, folgt

$$E(S^2) = \frac{1}{n}\sum_i E((X_i - \mu)^2) - E((\overline{X} - \mu)^2)$$

Da sowohl X_i wie auch $\overline{X}$ den Mittelwert μ haben, gilt laut Definition der Varianz

$$E((X_i - \mu)^2) = D^2(X_i) = \sigma^2$$

Somit folgt für die erste Summe

$$\frac{1}{n}\sum_i E((X_i - \overline{X})^2) = \frac{1}{n} \cdot n \cdot \sigma^2 = \sigma^2$$

Für den zweiten Term gilt

$$E((\overline{X} - \mu)^2) = D^2(\overline{X}) = \frac{1}{n}\sigma^2$$

Damit ergibt sich für den Erwartungswert $E(S^2)$

$$E(S^2) = \sigma^2 - \frac{1}{n}\sigma^2 = \frac{n-1}{n} \cdot \sigma^2$$

Wie daraus ersichtlich ist, ist die Stichprobenfunktion S^2, Gl. 3.53, keine erwartungstreue Schätzfunktion für die Varianz der Grundgesamtheit.
Die Stichprobenfunktion $\widetilde{S}^2$

$$\boxed{\widetilde{S}^2 = \frac{n}{n-1}S^2 = \frac{1}{n-1}\sum_i (X_i - \overline{X})^2} \qquad (3.54)$$

ist dagegen eine erwartungstreue Schätzfunktion für die Varianz der Grundgesamtheit.

3.3.2.4 Vertrauensgrenzen und Testen von Hypothesen

Das Stichprobenmittel

$$\overline{X} = \frac{1}{n}\sum_i X_i$$

stellt ebenfalls eine Zufallsvariable dar. Sie kann als Summe von n unabhängigen Zufallsvariablen $\frac{1}{n}X_i$ aufgefaßt werden. Für große Stichprobenumfänge folgt aus dem zentralen Grenzwertsatz, daß das **Stichprobenmittel normalverteilt** ist.
Wie bereits gezeigt wurde, gilt (s. Gln. 3.50 und 3.51):

$$E(\overline{X}) = \mu \qquad\qquad D^2(\overline{X}) = \frac{1}{n}\sigma^2$$

Um mit Hilfe der Verteilungsfunktion Φ(z) der standardisierten Normalverteilung die Wahrscheinlichkeit ermitteln zu können, mit der ein bestimmtes Stichprobenmittel $\overline{X}$ in ein definiertes Intervall fällt, muß die Zufallsvariable $\overline{X}$ zuerst standardisiert werden. Dies erfolgt nach der allgemeinen Standardisierungsvorschrift

$$Z = \frac{\overline{X} - \mu}{\sigma} \sqrt{n}$$

Dabei sind zwei Fälle zu unterscheiden:
- Mittelwert und Standardabweichung der Zufallsvariablen in der Grundgesamtheit sind bekannt.
- Mittelwert und Standardabweichung der Zufallsvariablen in der Grundgesamtheit sind nicht bekannt.

3.3.2.4.1 Fall 1: Mittelwert und Standardabweichung sind bekannt

Sind der Mittelwert und die Standardabweichung einer Grundgesamtheit bekannt, so kann diese durch die standardisierte Normalverteilung dargestellt werden. Unter diesen Voraussetzungen ist es leicht zu überprüfen, ob der Mittelwert $\overline{X}$ einer Stichprobe diese Grundgesamtheit repräsentiert oder nicht.

Gehört der Mittelwert $\overline{X}$ zur gleichen Grundgesamtheit, so wird die nach erfolgter Standardisierung erhaltene Zufallsvariable z mit großer Wahrscheinlichkeit in einem engen Intervall um den Mittelwert Null der Standardnormalverteilung liegen. Ist z aber sehr weit vom Mittelwert Null der Standardnormalverteilung entfernt, so besteht das Risiko, daß der Stichprobenmittelwert $\overline{X}$ zu einer anderen Grundgesamtheit gehört.

Um eine Entscheidung über die Zugehörigkeit des Mittelwertes $\overline{X}$ zur gegebenen Grundgesamtheit zu ermöglichen, wird willkürlich festgelegt, daß alle Stichprobenmittel, deren standardisierte Zufallsvariablen z mit einer Wahrscheinlichkeit auftreten, die kleiner oder gleich einer vorgegebenen Grenze α ist, z. B. 5 %, nicht mehr zur gleichen Grundgesamtheit gehören. Ihr Abweichung wird als **signifikant** betrachtet.

Diese Festlegung hat zur Folge, daß auch alle Mittelwerte $\overline{X}$ aus der Grundgesamtheit, deren Eintrittswahrscheinlichkeit kleiner oder gleich dieser Grenzwahrscheinlichkeit α sind, irrtümlicherweise als nicht mehr zur Grundgesamtheit gehörig betrachtet werden. α ist daher die Wahrscheinlichkeit, sich bei einer derartigen Entscheidung zu irren. Sie wird daher als **Irrtumswahrscheinlichkeit** bezeichnet.

In der Praxis hat sich bei der Überprüfung statistischer Parameter folgendes Vorgehen bewährt: Im ersten Schritt wird die Irrtumswahrscheinlichkeit α festgelegt, die für das jeweilige Problem sinnvoll oder vertretbar ist. Für die so festgelegte Irrtumswahrscheinlichkeit werden dann die zugehörigen Werte $-z_\alpha$, z_α der Zufallsvariablen Z ermittelt. Die Wahrscheinlichkeit, daß Z einen Wert aus dem Intervall $[-z_\alpha, z_\alpha]$ annimmt, ist gerade $1-\alpha$.

$$P(-z_\alpha \leq Z \leq z_\alpha) = 2\Phi(z_\alpha) - 1 = 1 - \alpha$$

$$\Phi(z_\alpha) = 1 - \frac{\alpha}{2} \tag{3.55}$$

Mit Hilfe dieser Beziehung kann Tabellen der standardisierten Normalverteilung für eine gegebene Irrtumswahrscheinlichkeit α jener Wert z_α entnommen werden, der Gl. 3.55 erfüllt.

Beispiel für den ersten Fall:

Für ein Produkt wird seit vielen Jahren als Tablettenpressmasse ein Granulat mit sehr gut reproduzierbaren Fließeigenschaften hergestellt. Nach dem Verpressen ergeben sich Tablettengewichte mit einem Mittelwert von 90 mg und einer Standardabweichung von $\sigma = 5.3$. Nach einem Auswechseln der Stempel an einer Rundläuferpresse wird an einer Stichprobe von 36 Tabletten ein mittleres Tablettengewicht von 93 mg ermittelt.

Die über viele Jahre erhobenen Mittelwerte und Standardabweichungen können als die entsprechenden Werte der Grundgesamtheit betrachtet werden.

Ist die Abweichung vom langjährigen Mittelwert rein zufällig und gehört der Mittelwert damit zur gleichen Grundgesamtheit oder ist er auf falsche Einstellungen an der Presse zurückzuführen und gehört damit zu einer anderen Grundgesamtheit?
Für die Entscheidung wird eine Irrtumswahrscheinlichkeit von 5% angenommen. Nach Gl. 3.55 entspricht der Irrtumswahrscheinlichkeit $\alpha = 0.05$ ein $\Phi(z_\alpha) = 0.975$. Dafür entnimmt man Tabellen der Standardnormalverteilung den Wert $z_\alpha = 1.96$. Für alle Stichprobenmittel $\overline{X}$, für die der Betrag ihrer standardisierte Zufallsvariable z größer als z_α ist, wird die Abweichung als signifikant betrachtet.

Für die standardisierte Zufallsvariable des Stichprobenmittels wird der folgende Wert ermittelt:

$$z = \frac{93-90}{5.3} \cdot 6 = 3.40$$

Da der Betrag von z deutlich größer als z_α ist, repräsentiert der Mittelwert eine andere Grundgesamtheit. Das heißt, die Tablettenpresse muß nachjustiert werden.

Oft wählt man eine Irrtumswahrscheinlichkeit von 5%, also $\alpha = 0.05$. Dann ist $\Phi(z_\alpha) = 0.975$. Dafür entnimmt man der Tabelle den Wert $z_\alpha = 1.96$. Mit dem so ermittelten z_α lassen sich durch Rücktransformation der Definitionsgleichung für die standardisierte Zufallsvariable die Grenzen bestimmen, innerhalb derer der Mittelwert μ mit der Wahrscheinlichkeit $1-\alpha$ liegt. Man bezeichnet das so definierte Intervall als **Vertrauensbereich für den Mittelwert μ** oder auch als **Konfidenzintervall für μ**.

$$\frac{-z_\alpha \sigma}{\sqrt{n}} \leq \overline{X} - \mu \leq \frac{z_\alpha \sigma}{\sqrt{n}} \qquad (3.56)$$

bzw.

$$-\overline{X} - \frac{z_\alpha \sigma}{\sqrt{n}} \leq -\mu \leq -\overline{X} + \frac{z_\alpha \sigma}{\sqrt{n}}$$

Multiplikation mit −1 unter Beachtung der Umkehr der Größer/kleiner-Relation

$$\overline{X} + \frac{z_\alpha \sigma}{\sqrt{n}} \geq \mu \geq \overline{X} - \frac{z_\alpha \sigma}{\sqrt{n}}$$

$$\boxed{\overline{X} - \frac{z_\alpha \sigma}{\sqrt{n}} \leq \mu \leq \overline{X} + \frac{z_\alpha \sigma}{\sqrt{n}}} \qquad (3.57)$$

Bei der Bestimmung des Vertrauenbereiches für einen statistischen Parameter stellt man die Frage nach der Breite des Intervalls, in dem der Parameter mit einer Wahrscheinlichkeit $1-\alpha$ liegt. Man bestimmt also die Wahrscheinlichkeit für eine bestimmte Abweichung des Schätzwertes für einen Parameter von seinem wahren Wert. Bei vielen experimentellen Befunden tritt aber oft die

Frage auf, ob eine gegebene Abweichung eines Parameters „zufällig" ist oder nicht.

Beispiel:
Bei einer Stabilitätsprüfung wird anhand von 5 Proben festgestellt, daß der Wirkstoffgehalt innerhalb von 2 Monaten um 3.6 % abgenommen hat. Die Frage ist nun, liegt hier ein Stabilitätsproblem vor oder nicht.

Für eine solche Fragestellung wurde in der Statistik das Instrumentarium der Hypothesentestung entwickelt.

Bezeichnet man den Mittelwert der Grundgesamtheit mit μ_0, so stellt sich die Frage, ob das Stichprobenmittel zur dieser Grundgesamtheit gehört oder ob es eine verschiedene Grundgesamtheit mit einem Mittelwert μ repräsentiert. Das Problem wird dann auf zwei zueinander komplementäre Fragestellungen, die *Nullhypothese und die Alternativhypothese* reduziert, zwischen denen entschieden werden muß.

$$\text{Nullhypothese } H_0: \mu = \mu_0$$

$$\text{Alternativhypothese } H_1: \mu \neq \mu_0$$

Üblicherweise wird die Nullhypothese überprüft, die besagt, daß zwischen den beiden Mittelwerten keine Abweichung besteht, daß sie also die gleiche Grundgesamtheit repräsentieren. Im ersten Schritt wird festgelegt, wann eine Abweichung als **signifikant**, und damit nicht mehr als zufällig, bezeichnet wird. Man wählt dazu eine **Signifikanzzahl** α. Sie gibt jene kleine Wahrscheinlichkeit für das Auftreten von Abweichungen vom Mittelwert μ_0 an, die nicht unterschritten werden darf, wenn die Abweichung noch als zufällig betrachtet werden soll, wenn die Nullhypothese angenommen werden soll. Die Signifikanzzahl ist identisch mit der Irrtumswahrscheinlichkeit.

Im zweiten Schritt bildet man durch Standardisierung die sogenannte **Prüfgröße Z**. Sie wird oft auch als **Prüfvariable** bezeichnet. Hierbei ist zu unterscheiden, ob die Streuung der Grundgesamtheit bekannt ist.
Erster Fall: Die Streuung der Grundgesamtheit ist bekannt.

$$\boxed{Z = \frac{\overline{X} - \mu_0}{\sigma} \sqrt{n}} \tag{3.58}$$

Mit Hilfe einer Tabelle der Standardnormalverteilung wird dann den Wert z_α ermittelt, für den die Bedingung

$$P(|Z| \geq z_\alpha) = \alpha$$

bzw.

$$P(-z_\alpha < Z < z_\alpha) = 1-\alpha \qquad (3.59)$$

erfüllt ist. Fällt der Wert der transformierten Zufallsvariablen $z = \dfrac{\bar{x} - \mu_0}{\sigma} \sqrt{n}$ in das Intervall $]-z_\alpha, z_\alpha[$, das heißt solange gilt

$$|z| < z_\alpha \qquad (3.60)$$

wird die Nullhypothese angenommen, ansonsten wird sie verworfen.

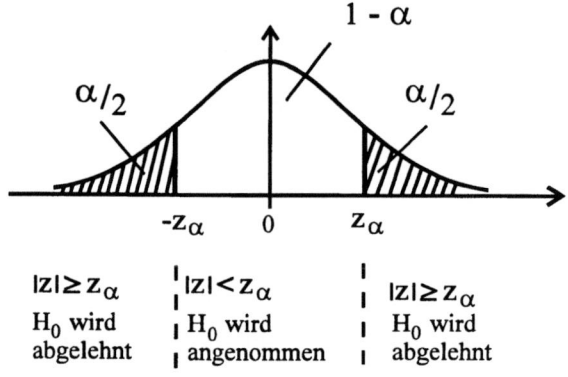

Abb. 3.8: Hypothesentestung in einem beidseitigen Test

Ob die Intervallgrenzen noch zum Annahmebereich der Hypothese gehören oder nicht, ist ähnlich wie die Festlegung der Konfidenzzahl vor Durchführung des Tests festzulegen.

Läßt man bei einem Test Abweichungen des Prüfparameters nach beiden Seiten vom Mittelwert zu, so spricht man von einem **zweiseitigen Test**. Sind aber aus welchen Gründen auch immer nur Abweichungen nach nur einer Richtung hin möglich, etwa $z > z_\alpha$ oder $z < -z_\alpha$, so spricht man von einseitigen Tests. Die Nullhypothese ist in diesen Fällen ebenfalls gegeben durch

$$\text{Nullhypothese } H_0: \mu = \mu_0$$

Die Alternativhypothesen lauten dann je nach Fragestellung

Alternativhypothese H_1: $\mu > \mu_0$

oder

Alternativhypothese H_1: $\mu < \mu_0$

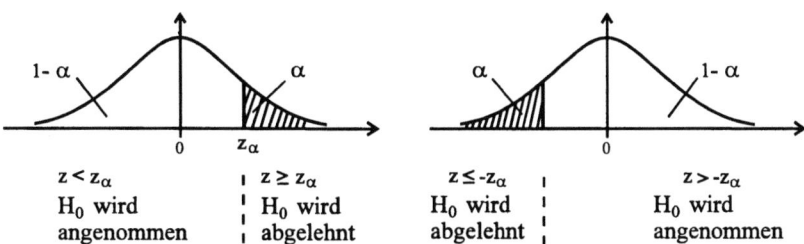

| $z < z_\alpha$ | $z \geq z_\alpha$ | $z \leq -z_\alpha$ | $z > -z_\alpha$ |
| H_0 wird angenommen | H_0 wird abgelehnt | H_0 wird abgelehnt | H_0 wird angenommen |

Abb. 3.9: Hypothesentestung im einseitigen Test

3.3.2.4.2 Fall 2: Die Streuung der Grundgesamtheit ist unbekannt.

Ist die Streuung der Grundgesamtheit unbekannt, so ersetzt man sie durch den erwartungstreuen Schätzwert $\tilde{s}$. Man erhält so als Zufallsvariable die Stichprobenfunktion

$$Z = \frac{\overline{X} - \mu}{\tilde{s}} \sqrt{n} = t \qquad (3.61)$$

Diese Stichprobenfunktion hat die Verteilung

$$f(t) = D_m (1 + \frac{t^2}{m})^{-\frac{m+1}{2}} \quad \text{für } m = 1, 2, \ldots \qquad (3.62)$$

Diese Verteilung wird als Student- oder t-Verteilung mit $m = n-1$ Freiheitsgraden bezeichnet. n ist der Stichprobenumfang. D_m ist eine nur von m abhängige Konstante. Die t-Verteilung ist symmetrisch und gleicht der Normalverteilung, in die sie für sehr große n übergeht, wie aus der Abb. 3.10 zu erkennen ist.

Da die t-Verteilung meist im Zusammenhang mit Hypothesentests angewandt wird, sind die Werte der t-Verteilung für verschiedene Irrtumswahrscheinlichkeiten α und verschiedene Freiheitsgrade n tabelliert.

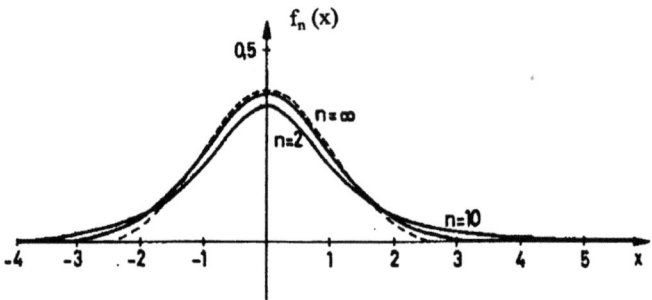

Abb. 3.10: Verteilungsfunktion f(x) der t-Verteilung für verschiedene Freiheitsgrade n

Beispiel: Anwendung des t-Testes bei der Stabilitätsprüfung

Bei der Entwicklung von Tabletten wurde deren Wirkstoffgehalt vor Beginn der Stabilitätslagerung ermittelt. Er entsprach dem Sollgehalt von $\mu_0 = 100\ \%$. Nach einer Lagerung von 2 Monaten bei 40 °C wurde an einer Stichprobe vom Umfang n = 10 der Wirkstoffgehalt erneut bestimmt. Der Mittelwert des Wirkstoffgehaltes betrug $\bar{x} = 96{.}7\%$, die empirische Streuung des Stichprobenmittels lag bei 3.5 %.

Liegt ein Stabilitätsproblem vor oder ist die Abweichung zufälliger Natur?

$$\text{Nullhypothese } H_0: \bar{X} = \mu_0$$

$$\text{Alternativhypothese } H_1: \bar{X} \neq \mu_0$$

$$\alpha = 0{,}05$$

$$t = \frac{96{,}7 - 100}{3{,}5}\sqrt{10} = -2{,}98$$

Da der Wirkstoffgehalt im Falle einer Instabilität nur abnehmen kann, soll ein einseitiger Test durchgeführt werden. Bei einem Stichprobenumfang von 10 beträgt die Zahl der Freiheitsgrade 9. Für einen einseitigen Test entnimmt man der Tabelle für $\alpha = 0.05$ den Wert $t_{\alpha,9} = 1.83$. Die Nullhypothese wird verworfen für $|t| \geq t_\alpha$.

Da für die Stabilitätsdaten diese Ablehnungsbedingung erfüllt ist, lautet die Schlußfolgerung: Es liegt ein Stabilitätsproblem vor, die Rezeptur ist zu optimieren.

3.3.2.5 Test zweier Mittelwerte aus normalverteilten Grundgesamtheiten

Wenn Stichproben bzw. deren Mittelwerte miteinander verglichen werden sollen, muß zuerst geprüft werden, ob die Stichproben voneinander unabhängig oder miteinander verbunden sind.
- Verbundene Stichproben:

Zwei Stichproben heißen miteinander verbunden, wenn die Zufallsvariablen X_i bzw. Y_i demselben Ereignis durch unterschiedliche Zuordnungsvorschriften zugeordnet sind.

Beispiel für verbundene Stichproben

Es werden die Wirkstoffgehalte von Tabletten mit Hilfe einer DC- sowie einer HPLC- Methode bestimmt. Bei der Bestimmung wird wie folgt verfahren: Es wird jeweils eine Tablette in 5 ml Ethanol zum Zerfall gebracht, der Wirkstoff geht dabei vollständig in Lösung. Anschließend wird jeweils eine Probe mit dem Volumen von 20 µl auf eine DC-Platte aufgetragen bzw. in ein HPLC-System injiziert. X_i beschreibt den mittels DC an der Probe i ermittelten Wirkstoffgehalt. Y_i beschreibt entsprechend den mittels HPLC ermittelten Wirkstoffgehalt der Probe i.

Die beiden Stichproben sind also über ihre gemeinsame Herkunft miteinander verbunden.

Sollen derart miteinander verbundene Proben verglichen werden, so steht in der Regel die Frage nach dem Unterschied zwischen den beiden Methoden im Vordergrund, d. h. die eigentlich interessierende Zufallsvariable ist die Differenz $d_i = X_i - Y_i$. Die Reihe dieser Differenzen d_i wird nun als eine Stichprobe vom Umfang n aufgefaßt. Auf ihr sind dann ebenfalls die Stichprobenfunktionen „Stichprobenmittel" und „Stichprobenvarianz" definiert.

$$\bar{d} = \frac{1}{n}\sum_{i=1}^{n} d_i \qquad (3.63)$$

$$\tilde{s}^2 = \frac{1}{n-1}\sum_{i=1}^{n}(d_i - \bar{d})^2 \qquad (3.64)$$

Die Zufallsvariablen X_i, Y_i wurden als normalverteilt angenommen. Dann sind auch die Differenzen d_i normalverteilt. Nimmt man als Nullhypothese an, daß X_i und Y_i den gleichen Mittelwert haben

$$H_0: \mu_X = \mu_Y$$

dann hat die Verteilung der Differenzen den Mittelwert $\mu_d = 0$ und die unbekannte Streuung $\sigma_d^2 = \sigma_X^2 + \sigma_Y^2$. Als Testgröße bildet man den t–Wert als standardisierte Zufallsvariable bei unbekannter Streuung der Grundgesamtheit

$$t = \frac{\overline{d} - \mu_d}{\tilde{s}} \sqrt{n} = \frac{\overline{d}}{\tilde{s}} \sqrt{n} \qquad (3.65)$$

Diese Testgröße gehört zu einer t-Verteilung mit n–1 Freiheitsgraden. Die zur Irrtumswahrscheinlichkeit α gehörende Schranke $t_{\alpha, n-1}$ für den kritischen Bereich $|t| \geq t_{\alpha, n-1}$ entnimmt man der Tabelle.

Gilt $|t| \geq t_{\alpha, n-1}$, so wird die Nullhypothese abgelehnt, d. h. die Mittelwerte der beiden Grundgesamtheiten stimmen nicht überein.

Für unser Beispiel bedeutet dies, daß die beiden Meßmethoden, DC und HPLC, unterschiedliche Werte messen, d. h. die beiden Methoden sind für diese Fragestellung nicht äquivalent.

- voneinander unabhängige Stichproben:

In der Mehrzahl der Fälle sind die Stichproben, deren Mittelwerte miteinander verglichen werden sollen, voneinander unabhängig, d. h. insbesondere, sie sind nicht miteinander verbunden.

Es wird angenommen, daß die beiden Stichproben normalverteilten Grundgesamtheiten mit den Mittelwerten μ_X und μ_Y und den Varianzen $\sigma_X^2 = \sigma_Y^2 = \sigma^2$ entnommen sind. Die Forderung der Gleichheit der Varianzen ist Voraussetzung für die Durchführbarkeit des Tests. Die Nullhypothese wird wie folgt angenommen:

$$H_0: \mu_X = \mu_Y$$

Entsprechend besagt die Alternativhypothese ($H_1: \mu_x \neq \mu_y$), die beiden Mittelwerte sind voneinander verschieden, die beiden Stichproben entstammen nicht derselben Grundgesamtheit. Zur Durchführung des Tests bildet man die Testgröße

Kapitel 3: Versuchsplanung und Auswertung

$$t = \frac{\overline{X} - \overline{Y}}{\sqrt{\frac{(n_X - 1)\tilde{s}_X^2 + (n_Y - 1)\tilde{s}_Y^2}{(n_X + n_Y - 2)}}} \cdot \sqrt{\frac{n_X n_Y}{n_X + n_Y}} \qquad (3.66)$$

Diese befolgt unter den oben genannten Voraussetzungen eine t-Verteilung mit $m = n_X + n_Y - 2$ Freiheitsgraden. Die Nullhypothese wird abgelehnt, wenn $|t| \geq t_{\alpha,m}$.

Beispiel: Ermittlung eines Ersatztropfers für Nasentropfen

Für Nasentropfen muß ein Ersatztropfer gefunden werden, da der bisherige Lieferant ausfallen wird. Mit mehreren Tropfern wird eine Stichprobe von 50 Tropfen gebildet. Es wir so für den bisherigen Tropfer ein mittleres Tropfenvolumen von 50.8 µl mit einer Streuung von 2.7 µl ermittelt. Für einen als Ersatz vorgesehenen Tropfer ermittelte man nach der gleichen Vorgehensweise an einer Stichprobe von 60 Tropfen ein mittleres Tropfenvolumen von 49.7 µl mit einer Streuung von 2.4 ml. Kann dieser Tropfer als Ersatz benutzt werden?

Die Prüfung werde als zweiseitiger Test mit einer Irrtumswahrscheinlichkeit von $\alpha = 0.05$ durchgeführt. Aus Tabellen der t-Verteilung entnimmt man für $m = 60 + 50 - 2 = 108$ Freiheitsgrade die Schranke $t_{0.05, 108} = 1.98$.

Für die Testgröße ermittelt man nach obiger Formel den Wert

$$t = \frac{50.8 - 49.7}{\sqrt{\frac{49 * 2.7^2 + 59 * 2.4^2}{108}}} \sqrt{\frac{50 * 60}{110}} = 3.24$$

Die Testgröße t ist also größer als die Schranke $t_{0.05, 108}$, die Nullhypothese ist abzulehnen. Die beiden Tropfer sind nicht äquivalent.

3.3.3 Varianzanalyse

Die Varianzanalyse ist ein mächtiges Instrument bei der Rezepturentwicklung. Sie ermöglicht zu erkennen, ob eine Gruppe von Faktoren eine Zielgröße beeinflußt oder nicht. Zeigt die Varianzanalyse auf, daß eine gegebene Faktorgruppe die Zielgröße beeinflußt, so kann mit Hilfe eines nachgeschalteten Duncan-Tests festgestellt werden, ob alle Faktorgruppen oder nur einzelne Faktoren die Zielgröße beeinflußen.

3.3.3.1 Modell mit festen Effekten (Modell I); einfache Klassifikation

Beispiel: Einfluß von Konservierungsmitteln auf die Stabilität einer O/W-Emulsion
Um den Einfluß verschiedener Konservierungsmittel auf die Stabilität einer Emulsion zu prüfen, werden die Emulsionen einem „Schaukeltest" unterworfen. Dabei werden die Temperaturen der Emulsionen mit einer Temperaturänderung von 2 K/min zyklisch zwischen +40 °C und −10 °C variiert. Mit Hilfe einer Leitfähigkeitsmessung wird das Brechen der Emulsion festgestellt. Eine Emulsion wird als um so stabiler betrachtet, je mehr Zyklen sie übersteht.

Faktorstufe	Meßwerte je Gruppe = Zahl der Zyklen					
	1	2	3	4	5	Σ
Paraben	273	281	267	274	275	1370
Bronopol	302	309	317	299	305	1532
Chlorhexidin	307	285	312	319	298	1521
Kontrolle	315	322	319	307	311	1574
						5997

Im Hinblick auf die weitere Auswertung ordnet man die Daten als zweidimensionales Feld an. Die Werte einer Zeile, sie wird mit dem Index i gekennzeichnet, bilden jeweils eine Gruppe, die auch als Faktorstufe bezeichnet wird. Die jeweilige Spalte, mit dem Index j gekennzeichnet, gibt die Plazierung des jeweiligen Meßwertes innerhalb der Gruppe an. Die Meßwerte x_{ij} können somit durch Angabe ihrer Zeilen- und Spaltenindizes eindeutig zugeordnet werden.

Generell ist davon auszugehen, daß jeder Meßwert mit einem Meßfehler ε_{ij} behaftet ist. Es wird angenommen, daß die Meßfehler zufällig sind und einer Normalverteilung $N(0, \sigma_\varepsilon)$ angehören.

Die Fehler ε_{ij} können dann wie folgt dargestellt werden

$$\varepsilon_{ij} = x_{ij} - \mu_i \quad \text{mit} \quad \begin{cases} i = 1, 2, \ldots, k \\ j = 1, 2, \ldots, n_i \end{cases} \quad (3.67)$$

Der Meßfehler ergibt sich als Abweichung des einzelnen Meßwertes vom jeweiligen Gruppenmittel μ_i.

Kapitel 3: Versuchsplanung und Auswertung 77

Die Gesamtzahl n der Meßwerte ist gegeben durch: $n = \sum_{i=1}^{k} n_i$

Der Einfluß eines Faktors auf die Meßwerte wird als Abweichung β_i des Gruppenmittels μ_i vom Gesamtmittel μ interpretiert. Daraus folgt die Darstellung

$$\beta_i = \mu_i - \mu \qquad (3.68)$$

Somit ergibt sich durch Addition dieser beiden Gleichungen

$$\varepsilon_{ij} + \beta_i = x_{ij} - \mu_i + \mu_i - \mu \qquad (3.69)$$

bzw.

$$\boxed{x_{ij} = \mu + \beta_{i + \varepsilon_{ij}}} \qquad (3.70)$$

Diese Gleichung definiert ein sogenanntes **Modell mit festen Effekten**, da der Einfluß β_i eines Faktors als konstant angenommen wird. Anstelle des Ausdruckes „fester Effekt" wird auch die Bezeichnung „systematische Komponente der Faktorstufe i" benutzt.

Für die Summe der Abweichungen β_i der Gruppenmittel vom Gesamtmittel μ gilt:

$$\sum_{i=1}^{k} \beta_i = \sum_{i=1}^{k} (\mu_i - \mu) = 0 \qquad (3.71)$$

Diese Gleichung wird auch als **Reparametrisierungsbedingung** bezeichnet.

Beweis:

$$\sum_{i=1}^{k} (\mu_i - \mu) = \sum_{i=1}^{k} \mu_i - k\mu$$

Definitionsgemäß gilt

$$\mu_i = \frac{1}{n_i} \sum_{j=1}^{n_i} x_{ij}$$

und somit

$$\mu = \frac{1}{k}\sum_{i=1}^{k}\frac{1}{n_i}\sum_{j=1}^{n_i}x_{ij}$$

Werden diese beiden Ausdrücke in die erste Zeile dieses Beweises eingesetzt, so erhält man

$$\sum_{i=1}^{k}\mu_i - k\mu = \sum_{i=1}^{k}\frac{1}{n_i}\sum_{j=1}^{n_i}x_{ij} - \frac{k}{k}\sum_{i=1}^{k}\frac{1}{n_i}\sum_{j=1}^{n_i}x_{ij} = 0$$

3.3.3.2 Parameterschätzung für das Modell 1 aus Stichprobenwerten

Beim Übergang vom mathematischen Modell zu den experimentellen Werten, die Stichproben darstellen, sind einige Mittelwerte zu definieren.
Das Gruppenmittel:

$$\overline{X}_{i.} = \frac{1}{n_i}\sum_{j=1}^{n_i}x_{ij} \qquad (3.72)$$

Der Punkt nach dem Index i des Symbols für das Gruppenmittel deutet an, daß die Summierung über den Index j erfolgt. Entsprechend gilt für das Gesamtmittel die Definition

$$\overline{X}_{..} = \frac{1}{k}\sum_{i=1}^{k}\overline{X}_{i.} = \frac{1}{k}\sum_{i=1}^{k}\frac{1}{n_i}\sum_{j=1}^{n_i}x_{ij} \qquad (3.73)$$

Die beiden Punkte am Symbol für das Gesamtmittel weisen darauf hin, daß die Summation über beide Indizes erfolgt.

Zur Bestimmung der Parameter μ, β_i, und $\mu + \beta_i$ sollen erwartungstreue Schätzfunktionen benutzt werden. Aus Gl. 3.70 folgt

$$E(X) = E(\mu) + E(\beta_i) + E(\varepsilon_{ij}) \qquad (3.74)$$

Da die Fehler einer Normalverteilung $N(0, \sigma_\varepsilon^2)$ angehören, gilt $E(\varepsilon_{ij}) = 0$. Somit folgt für Gl. 3.74

$$E(X) = E(\mu) + E(\beta_i) = E(\mu + \beta_i) \qquad (3.75)$$

Für den Erwartungswert des Gruppenmittels $\overline{X}_{i.}$ ergibt sich

$$E(\overline{X}_{i.}) = \frac{1}{n_i} \sum_{j=1}^{n_i} E(X) = \frac{1}{n_i} \sum_{j=1}^{n_i} (\mu + \beta_i)$$

$$E(\overline{X}_{i.}) = \frac{n_i \mu + n_i \beta_i}{n_i}$$

$$E(\overline{X}_{i.}) = \mu + \beta_i \tag{3.76}$$

Mit Hilfe des Gruppenmittels $\overline{X}_{i.}$ kann ($\mu + \beta_i$) erwartungstreu geschätzt werden.

3.3.3.3 Erwartungstreue Schätzfunktion für das Gesamtmittel

Für den Erwartungswert des Gesamtmittels erhält man

$$E(\overline{X}..) = \frac{1}{k} \sum_{i=1}^{k} E(\overline{X}_{i.}) = \frac{1}{k} \sum_{i=1}^{k} (\mu + \beta_i) = \mu + \frac{1}{k} \sum_{i=1}^{k} \beta_i$$

Daraus folgt unter Beachtung der Reparametrisierungsbedingung, Gl. 3.71

$$E(\overline{X}..) = \mu \tag{3.77}$$

Mit Hilfe der Gln. 3.76 und 3.77 können nun die μ und $\mu + \beta_i$ aus den Stichprobendaten erwartungstreu geschätzt werden. Dies ermöglicht, aus der Differenz Gl. 3.76 minus Gl. 3.77 den Einfluß β_i des Faktors i zu berechnen.

$$(\mu + \beta_i) - \mu = E(\overline{X}_{i.}) - E(\overline{X}..)$$

$$\beta_i = E(\overline{X}_{i.} - \overline{X}..) \tag{3.78}$$

Zusammenfassend ergeben sich folgende Schätzmöglichkeiten

Parameter	Schätzwert
μ	$\overline{X}_{..}$
β_i	$\overline{X}_{i.} - \overline{X}_{..}$
$\mu + \beta_i$	$\overline{X}_{i.}$

Ersetzt man in Gl. 3.70 die Parameter durch ihre Schätzwerte, so ergibt sich

$$x_{ij} = \overline{X}_{..} + (\overline{X}_{i.} - \overline{X}_{..}) + (x_{ij} - \overline{X}_{i.})$$

Durch Umformen folgt

$$(x_{ij} - \overline{X}_{..}) = (\overline{X}_{i.} - \overline{X}_{..}) + (x_{ij} - \overline{X}_{i.}) \tag{3.79}$$

Mit Hilfe dieser Gleichung, Gl. 3.79, kann die Abweichung des Meßwertes x_{ij} vom Gesamtmittel $\overline{X}_{..}$ in zwei Einzelbeträge aufgespalten werden:

- $(\overline{X}_{i.} - \overline{X}_{..})$ = Abweichung des Mittelwertes $\overline{X}_{i.}$ einer Faktorgruppe vom Gesamtmittel $\overline{X}_{..}$

- $(x_{ij} - \overline{X}_{i.})$ = Abweichung des Meßwertes von seinem Gruppenmittel $\overline{X}_{i.}$

Um zu Schätzwerten für die Varianzen der durch Gl. 3.79 dargestellten Abweichungen zu kommen, wird diese Gleichung quadriert und anschließend aufsummiert.

$$\sum_{i=1}^{k}\sum_{j=1}^{n_i}(x_{ij} - \overline{X}_{..})^2 = \sum_{i=1}^{k}\sum_{j=1}^{n_i}(\overline{X}_{i.} - \overline{X}_{..})^2 + \sum_{i=1}^{k}\sum_{j=1}^{n_i}(x_{ij} - \overline{X}_{i.})^2 \tag{3.80}$$

Die beim Quadrieren -entsprechend 2ab- auftretenden Terme

$$2\sum_{i=1}^{k}\sum_{j=1}^{n_i}(\overline{X}_{i.} - \overline{X}_{..})(x_{ij} - \overline{X}_{i.})$$

ergeben den Wert Null, da $\sum_{j=1}^{n_i}(x_{ij} - \overline{X}_{i.}) = 0$

Der erste Term in Gl. 3.80 stellt die Gesamtsumme der Abweichungsquadrate der Meßwerte vom Gesamtmittel dar. Abgeleitet von „<u>S</u>umme der Abwei<u>_</u>chungs<u>q</u>uadrate <u>t</u>otal" wird die Abkürzung SQ_t gewählt.

$$SQ_t = \sum_{i=1}^{k}\sum_{j=1}^{n_i}(x_{ij} - \overline{X}_{..})^2 \qquad (3.81)$$

Der zweite Term in Gl. 3.80 stellt die Summe der Abweichungsquadrate der Gruppenmittel vom Gesamtmittel dar. Abgeleitet von der Bezeichnung „Summe der Abweichungsquadrate zwischen den Gruppen" wird die Abkürzung SQ_z gewählt.

$$SQ_z = \sum_{i=1}^{k}\sum_{j=1}^{n_i}(\overline{X}_{i.} - \overline{X}_{..})^2 = \sum_{i=1}^{k} n_i (\overline{X}_{i.} - \overline{X}_{..})^2 \qquad (3.82)$$

Der dritte Term schließlich stellt die Summe der Abweichungsquadrate der Meßwerte x_{ij} vom jeweiligen Gruppenmittel dar. Ausgehend von der Bezeichnung „Summe der Abweichungsquadrate innerhalb der Gruppen" wird die Abkürzung SQ_i verwandt.

$$SQ_i = \sum_{i=1}^{k}\sum_{j=1}^{n_i}(x_{ij} - \overline{X}_{i.})^2 \qquad (3.83)$$

Somit ergibt sich für Gl. 3.80 die Kurzschreibweise

$$\boxed{SQ_t = SQ_z + SQ_i} \qquad (3.84)$$

Diese Gleichung bildet die Grundlage zur Durchführung der Varianzanalyse. Die Abweichungsquadrate kennzeichnen das Ausmaß der Streuung der Meßwerte um das Gesamtmittel, der Gruppenmittel um das Gesamtmittel sowie der Meßwerte um die jeweiligen Gruppenmittel.

Dividiert man die einzelnen Summen der Abweichungsquadrate durch die zugehörigen Freiheitsgrade, so erhält man die mittleren Quadrate MQ

$$MQ_t = \frac{SQ_t}{n-1} \qquad (3.85)$$

$$MQ_i = \frac{SQ_i}{n-k} \qquad \text{Varianz innerhalb der Gruppen} \qquad (3.86)$$

$$MQ_z = \frac{SQ_z}{k-1} \qquad \text{Varianz zwischen den Gruppen} \qquad (3.87)$$

3.3.3.4 Tests zur Prüfung der Nullhypothese

Als Nullhypothese wird angenommen, daß die einzelnen Faktoren keinen Einfluß auf die Zielgröße (= Meßwerte) haben. Das heißt, die μ_i sind alle gleich.

$$H_0 : \mu_1 = \mu_2 = ... = \mu_k = \mu$$

Wegen Gl. 3.68, $\beta_i = \mu_i - \mu$, folgt bei Ablehnung der Nullhypothese H_0 die Alternativhypothese H_A

$$H_A : \beta_1 = \beta_2 = ... = \beta_k$$

Wenn die Einflüsse β_i der Faktoren i gleich sind, dann sind die Abweichungen zwischen den Gruppen rein zufällig, sie sind also nur durch Meßfehler bedingt. Demgemäß müßten die Varianz innerhalb der Gruppen MQ_i und die Varianz zwischen den Gruppen MQ_z bis auf eine zufällige Abweichung miteinander übereinstimmen. Es wird also durch Vergleich der Varianzen auf die Gleichheit der β_i geschlossen.

Stammen die k Stichproben aus Grundgesamtheiten mit der gleichen, wenn auch unbekannten Varianz σ^2, so kann gezeigt werden, daß das gewogene Mittel

$$s^2_{gew.} = \frac{\sum\limits_{i=1}^{k}(n_i-1)s_i^2}{\sum\limits_{i=1}^{k}(n_i-1)} \qquad (3.88)$$

der k Stichprobenstreuungen $s_1^2, s_2^2, ..., s_k^2$ ein erwartungstreuer Schätzwert der Varianz σ^2 ist.

Der Ausdruck für das gewogene Mittel $s^2_{gew.}$ ist aber identisch mit der Varianz MQ_i innerhalb der Gruppe.

$$\frac{\sum_{i=1}^{k}(n_i-1)s_i^2}{\sum_{i=1}^{k}(n_1-1)} = \frac{\sum_{j=1 i=1}^{k}\sum_{}^{n_i}(x_{ij}-\overline{X}_{i.})^2}{n-k} = MQ_i \qquad (3.89)$$

Folglich ist auch **MQ$_i$ ein erwartungstreuer Schätzwert der Varianz σ^2**.
Sollte die Nullhypothese zutreffen, d. h. daß die mittleren Abweichungsquadrate innerhalb der Gruppen wie auch zwischen den Gruppen, MQ$_i$ und MQ$_z$, bis auf einen zufälligen Fehler miteinander übereinstimmen, dann müßte auch MQ$_z$ ein erwartungstreuer Schätzwert der Varianz der Grundgesamtheit sein.

Für den Erwartungswert der Abweichungsquadrate zwischen den Gruppen, E(MQ$_z$) ermittelt man

$$E(MQ_z) = \sigma^2 + \frac{1}{k-1}\sum_{i=1}^{k} n_i (\mu_i - \mu)^2 \qquad (3.90)$$

Das heißt, **MQ$_z$ ist kein erwartungstreuer Schätzwert der Varianz σ^2** der Grundgesamtheit. Trifft aber die Nullhypothese zu, daß die Mittelwerte μ_i alle gleich und gleich μ sind, dann verschwindet der zweite Term in Gl. 3.90. Unter dieser Bedingung ist dann auch MQ$_z$ ein erwartungstreuer Schätzwert der Varianz des Versuchsfehlers σ^2. Mit anderen Worten: Eine Prüfung auf Gleichheit der Mittelwerte μ_i führt zu einem Vergleich der Varianzen.

Die Prüfung auf Gleichheit der Varianzen wird mit Hilfe eines F-Tests durchgeführt. Die Testgröße wird durch den Quotienten der beiden zu prüfenden Varianzen gebildet. Es wird als Konvention festgelegt, daß die größere der beiden Varianzen den Zähler und entsprechend die kleinere Varianz den Nenner bildet. Die Zahl der Freiheitsgrade des Zählers wird mit m$_1$, die Zahl der Freiheitsgrade des Nenners mit m$_2$ bezeichnet.

Tabellen der F-Verteilung entnimmt man die zur Irrtumswahrscheinlichkeit α gehörende Schranke $F_{\alpha,m1,m2}$. Die Nullhypothese wird abgelehnt, wenn die Testgröße F' größer als die der Tabelle entnommene Schranke ist. Ablehnung der Nullhypothese heißt, die Faktoren haben einen Einfluß auf die Zielgröße.

Im Rahmen der Varianzanalyse bildet man also die Testgröße

$$F' = \frac{MQ_z}{MQ_i}, \qquad (3.91)$$

denn wenn die beiden Abweichungsquadrate signifikant von einander verschieden sind, muß nach Gl. 3.90 MQ_z größer sein als MQ_i. Dann gilt: $m_1 = k - 1$ und $m_2 = n - k$. Die Nullhypothese wird abgelehnt für $F' > F_{\alpha, m1, m2}$.

Für das Beispiel des Einflusses von Konservierungsmitteln auf die Stabilität einer Emulsion, S. 76, werden die folgenden Werte ermittelt

$$MQ_z = 1589.25$$

und

$$MQ_i = 70.92$$

Für die Testgröße F' ergibt sich damit der Wert

$$F' = 22.41$$

$m_1 = 3$, $m_2 = 16$. Bei einer Irrtumswahrscheinlichkeit von $\alpha = 0.05$ entnimmt man den Tabellen für die Schranke den Wert 3.24. Die Hypothese ist also abzulehnen, d. h. die Konservierungsmittel nehmen Einfluß auf die Stabilität der Emulsion.

3.3.3.5 Signifikanzprüfung von Unterschieden zwischen Gruppenmitteln

Hat man die Nullhypothese abgelehnt, also die Feststellung getroffen, daß sich die Gruppenmittel unterscheiden und daß dementsprechend die Faktoren einen Einfluß auf die Meßwerte haben, so stellt sich die Frage, ob zwischen den k Gruppenmitteln signifikante Unterschiede bestehen.

Die Überprüfung dieser Frage kann mit Hilfe des Duncan-Tests erfolgen. Es handelt sich hierbei um einen nichtparametrischen Rangtest zum Vergleich von je zwei Mittelwerten aus einer Reihe von k Mittelwerten, z. B. den Gruppenmitteln aus der Varianzanalyse. Die Durchführung des Testes erfolgt in zwei Schritten:

- Im ersten Schritt werden die k zu vergleichenden Mittelwerte nach abnehmender Größe aufgereiht.

Für das Beispiel ergibt sich die Folge

$\overline{X}_{4.} = 314.8;$ $\overline{X}_{2.} = 306.4;$ $\overline{X}_{3.} = 304.2;$ $\overline{X}_{1.} = 274.0;$

Im zweiten Schritt werden aus dieser Folge zwischen je zwei im Abstand (p − 1) hintereinander stehenden Mittelwerten Differenzen gebildet. Für p gilt: $2 \leq p \leq k$. Die so gebildeten Differenzen werden auch als Variationsbreiten bezeichnet. Man erhält auf diese Weise $\frac{k(k-1)}{2}$ Variationsbreiten. Die Vorgehensweise sei wieder am Beispiel erläutert

für p = 2: $\overline{X}_{4.} - \overline{X}_{2.} = 8.4$

$\overline{X}_{2.} - \overline{X}_{3.} = 2.2$

$\overline{X}_{3.} - \overline{X}_{1.} = 30.2$

für p = 3: $\overline{X}_{4.} - \overline{X}_{3.} = 10.6$

$\overline{X}_{2.} - \overline{X}_{1.} = 32.4$

für p = 4: $\overline{X}_{4.} - \overline{X}_{1.} = 40.8$

Die so ermittelten Variationsbreiten der Gruppenmittel, die ja im Falle eines balancierten Versuchsplanes alle aus Stichproben vom Umfang $n_1 = n_2 = ... = n_0$ berechnet wurden, sind Schätzwerte für die Standardabweichung $\sigma/\sqrt{n_0}$ der Mittelwerte in der Grundgesamtheit. Oben, Gl. 3.89, wurde gezeigt, daß MQ_i ein erwartungstreuer Schätzwert für die Varianz σ^2 ist. Mit diesem Schätzwert wird nun nach $\sqrt{MQ_i}/\sqrt{n_0}$ ein weiterer Schätzwert für $\sigma/\sqrt{n_0}$ gebildet. Es liegt also nahe, diese beiden Schätzwerte, die oben gebildeten Variationsbreiten und $\sqrt{MQ_i/n_0}$, miteinander zu vergleichen.

Für diesen Test wird als Hypothese angenommen, daß zwei bestimmte Mittelwerte μ_i und μ_j gleich sind (i,j = 1,2,...,k, i ≠ j).

$$H_{ij}: \mu_i = \mu_j$$

Für den Test dieser Hypothese wird die Testgröße q gebildet

$$q = \frac{\overline{X}_{i.} - \overline{X}_{j.}}{\sqrt{MQ_i / n_0}} \qquad (3.92)$$

Die Verteilung der zugehörigen Zufallsvariablen, die aufgrund der stets positiven Variationsbreiten immer positiv ist, hängt von der Zahl p des „Abstandes" der Mittelwerte, aus denen die Differenz $\overline{X}_{i.} - \overline{X}_{j.}$ gebildet wird, sowie von der Anzahl der zu MQ_i gehörenden Freiheitsgrade $m = n - k$ ab. Sie ist als Duncan-Verteilung tabelliert.

Die Hypothese wird abgelehnt, wenn $q \geq q_{\alpha,(p, m)}$, also wenn der Wert der Testgröße größer ist als die für die Irrtumswahrscheinlichkeit α der Tabelle entnommene Schranke $q_{\alpha,(p, m)}$, d. h. wenn

$$\overline{X}_{i.} - \overline{X}_{j.} \geq q_{\alpha,(p,m)} \sqrt{MQ_i / n_0} \qquad (3.93)$$

Ist der Versuchsplan nicht balanziert, d. h. sind die Stichprobenumfänge n_i und n_j unterschiedlich, so muß dies bei der Bildung der Testgröße berücksichtigt werden. Sie lautet dann

$$q = \frac{\overline{X}_{i.} - \overline{X}_{j.}}{\sqrt{\frac{MQ_i}{2}\left(\frac{1}{n_i} + \frac{1}{n_j}\right)}} \qquad (3.94)$$

Die Hypothese H_{ij} wird abgelehnt, wenn

$$\left(\overline{X}_{i.} - \overline{X}_{j.}\right)\sqrt{\frac{2n_i n_j}{n_i + n_j}} \geq q_{\alpha,(p,m)} \sqrt{MQ_i} \qquad (3.95)$$

Für das Beispiel des Einflusses von Konservierungsmitteln auf die Stabilität einer Emulsion entnimmt man der nachfolgenden Tabelle für $MQ_i = 70{,}92$, $m = n - k = 16$ und $\alpha = 0.05$

p	$q_{0.05,(p,16)}$	$\sqrt{MQ_i}\, q_{0.05;(p,16)}$
2	2.998	25.25
3	3.144	26.48
4	3.235	27.24

Zur Prüfung der $\frac{k(k-1)}{2} = 6$ Hypothesen H_{ij} : $\mu_i = \mu_j$ berechnet man jeweils die Größe $(\overline{X}_{i.} - \overline{X}_{j.})\sqrt{n_0}$ und vergleicht sie mit den in der Tabelle wiedergegebenen Werten $\sqrt{MQ_i}\, q_{0,05;(p,16)}$. Es ergibt sich

für p = 2: $(\overline{X}_{4.} - \overline{X}_{2.})\sqrt{5} = 18.78 < 25.25$

$(\overline{X}_{2.} - \overline{X}_{3.})\sqrt{5} = 4.92 < 25.25$

$(\overline{X}_{3.} - \overline{X}_{1.})\sqrt{5} = 67.53 > 25.25$

für p = 3: $(\overline{X}_{4.} - \overline{X}_{3.})\sqrt{5} = 23.70 < 26.48$

$(\overline{X}_{2.} - \overline{X}_{1.})\sqrt{5} = 72.45 > 26.48$

für p = 4: $(\overline{X}_{4.} - \overline{X}_{1.})\sqrt{5} = 91.23 > 27.24$

Man stellt das Ergebnis des Duncan-Tests auch durch folgende Anordnung der Variationsbreiten dar

	$\overline{X}_2$	$\overline{X}_3$	$\overline{X}_{1.}$
$\overline{X}_{4.}$	8.4	10.6	40.8
$\overline{X}_2$		2.2	32.4
$\overline{X}_3$			30.2

Nicht signifikante Mittelwertsdifferenzen werden unterstrichen.

Der Einfluß der Konservierungsmittel Chlorhexidin und Bronopol unterscheidet sich in diesem Versuch nichtsignifikant von der Kontrolle. Der Einfluß des Parabens auf die Stabilität der Emulsion ist dagegen signifikant.

3.3.4 Response-Surface-Technik zur Optimierung

Die oben besprochenen Methoden zum Vergleich von Mittelwerten können im Rahmen der Präformulierung eingesetzt werden, um Interaktionen von einzelnen Wirk- und Hilfsstoffen festzustellen, sowie zur Beurteilung von Daten aus Stabilitätsuntersuchungen von Arzneiformen.

Wenn nun feststeht, welche Hilfsstoffe für die Entwicklung einer Formulierung in Frage kommen, dann stellt sich die Aufgabe, diejenige der möglichen Rezepturen zu finden, welche die Qualitätsmerkmale optimal erfüllt. Das heißt also Methoden anzuwenden, die eine Optimierung ermöglichen. Die Response Surface-Technik ist eine derartige Methode, die in den 50er Jahren durch Box und Hunter in der chemischen Industrie (ICI) zur Prozeßoptimierung entwickelt wurde. Ihre Grundideen sollen nachfolgend kurz dargestellt werden.

3.3.4.1 Die Response-Surface

Die Aussage, zwischen einer Zielgröße y und einer Gruppe von Einflußgrößen x_i bestehe ein Zusammenhang, lautet mit anderen Worten, die Zielgröße y und die Einflußfaktoren x_i sind durch eine mathematische Funktion miteinander verknüpft. Das Auffinden der Art des Zusammenhangs besteht dann im Auffinden der Funktion, die y mit den x_i verknüpft. Dies kann mit Hilfe der „Response-Surface" erfolgen.

Das Konzept der „Response-Surface" soll anhand eines einfachen Beispiels erläutert werden: Es sei Z die Menge des Produktes, das durch eine enzymatisch katalysierte Reaktion in einer definierten Zeit gebildet wird. c sei die Enzymkonzentration, T die Temperatur, bei der die Reaktion durchgeführt wird. Durch die beiden Parameter Enzymkonzentration c und Versuchstemperatur T wird der „Versuchsraum" als Ebene aufgespannt. Jeder Punkt der Ebene definiert eine mögliche Versuchsbedingung. Führt man nun sehr viele Versuche durch und trägt die in der Zeiteinheit produzierte Produktmenge $Z(c,T)$ über dem jeweiligen Versuchspunkt (c,T) auf, so bildet die Gesamtheit der Punkte $Z(c,T)$ eine Fläche. Da diese Gesamtfläche das Verhalten des Reaktionssystems auf alle möglichen unterschiedlichen, im Experiment geprüften Versuchsbedingungen darstellt, wird diese Fläche als „Response-Surface" bezeichnet.

Kapitel 3: Versuchsplanung und Auswertung 89

3.3.4.2 Approximation der Response-Surface

Sieht man von der Verfälschung durch den experimentellen Fehler ε ab, so ist die Funktion

$$Z = f(c, T) \tag{3.96}$$

welche die „Response-Surface" korrekt beschreibt, an allen Versuchspunkten bekannt. Es ist somit ein mathematisches Problem, eine Approximation für die durch die Punkte Z(c,T) gegebene Funktion zu finden.

Da natürlich ablaufende Vorgänge in der Regel durch stetige Funktionen beschrieben werden, können diese Funktionen nach dem Taylor-Theorem als Polynom der Versuchsparameter entwickelt werden. Aus experimentellen Gründen braucht man üblicherweise nur einen kleinen Teil der „Response-Surface" des Systems zu kennen. Das zur Approximation benutzte Polynom kann daher bereits nach wenigen Graden abgebrochen werden. Die Approximationsfunktion sei mit $\hat{Z}$ bezeichnet.

$$\hat{Z} = \alpha_0 + \alpha_1 c + \alpha_2 c^2 + \alpha_3 c^3 + \ldots$$

$$+ \beta_1 T + \beta_2 T^2 + \beta_3 T^3 + \ldots$$

$$+ \gamma_1 cT + \ldots \tag{3.97}$$

Die Koeffizienten des Polynoms ermittelt man mit Hilfe der Methode der kleinsten Fehlerquadrate. Das Approximationskriterium lautet dann

$$\sum_i \left(Z_i - \hat{Z}_i\right)^2 = \text{Minimum} \tag{3.98}$$

Z_i ist dabei der gemessene Wert der Funktion Z an der Stelle i, $\hat{Z}_i$ ist der Wert der Approximationsfunktion an der gleichen Stelle.

Beschränkt man sich auf Approximationsfunktionen, in denen die Koeffizienten α, β, γ nur in der ersten Potenz auftreten, so wird das geschilderte Näherungsproblem durch die lineare Regression gelöst.

3.3.4.3 Lineare Regression

Der Einfachheit halber soll das Prinzip der linearen Regression an einem linearen Modell erster Ordnung gezeigt werden. Die Ordnung eines Modells ist durch den Wert der höchsten Potenz eines Einflußfaktors im Modellpolynom definiert.

Lineares Modell erster Ordnung: $\qquad y = \beta_0 + \beta_1 x \qquad$ (3.99)

Lineares Modell zweiter Ordnung: $\qquad y = \beta_0 + \beta_1 x + \beta_2 x^2 \qquad$ (3.100)

Für jeden experimentellen Wert y_i wird angenommen, daß er bis auf den experimentellen Fehler ε_i durch eine lineare Funktion erster Ordnung beschrieben wird, Abb. 3.11.

$$\boxed{y_i = \beta_0 + \beta_1 x + \varepsilon_i} \qquad (3.101)$$

Für die experimentellen Fehler wird angenommen, daß sie unabhängig sind und einer Normalverteilung mit dem Erwartungswert Null und der Varianz σ_ε^2 angehören. Daraus folgt

$$E(y_i) = \beta_0 + \beta_1 x_i \qquad Var(y_i) = \sigma^2 \qquad (3.102)$$

Aus den experimentellen Daten wird eine Funktion $\hat{y}$ ermittelt, die für jeden Wert x_i einen Schätzwert $\hat{y}_i$ liefert.

$$\boxed{\hat{y}_i = b_0 + b_1 x_i} \qquad (3.103)$$

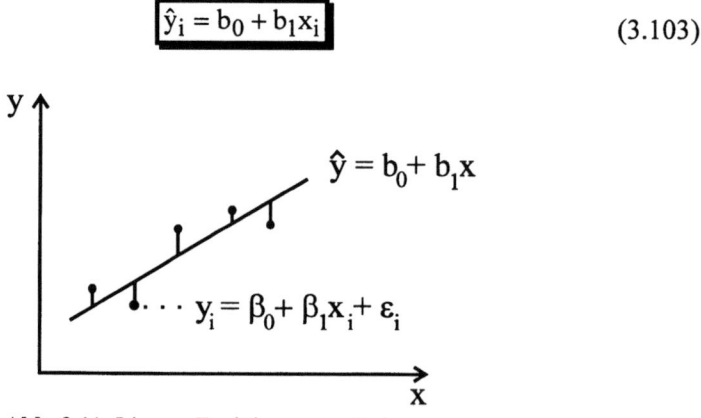

Abb. 3.11: Lineare Funktion erster Ordnung

Kapitel 3: Versuchsplanung und Auswertung

Die Koeffizienten b_0 und b_1 sind Schätzwerte für β_0 und β_1. Sie werden nach der Methode der kleinsten Fehlerquadrate so bestimmt, daß die Summe der Abweichungsquadrate, die durch

$$\boxed{S = \sum_{i=1}^{n} \varepsilon_i^2 = \sum_{i=1}^{n} (y_i - b_0 - b_1 x_i)^2 = \text{Minimal}}$$ (3.104)

gegeben ist, minimal wird. Diese Extremwertbestimmung erfordert, daß die partiellen Ableitungen von Gl.3.104 nach den Parametern b_0 und b_1

$$\frac{\partial S}{\partial b_0} = -2 \sum_{i=1}^{n} (y_i - b_0 - b_1 x_i)^2$$ (3.105)

und

$$\frac{\partial S}{\partial b_1} = -2 \sum_{i=1}^{n} x_i (y_i - b_0 - b_1 x_i)^2$$ (3.106)

gleich Null gesetzt werden. Damit ergeben sich für die beiden Schätzwerte b_0 und b_1 die Bestimmungsgleichungen

$$\sum_{i=1}^{n} (y_i - b_0 - b_1 x_i) = 0$$ (3.107)

und

$$\sum_{i=1}^{n} x_i (y_i - b_0 - b_1 x_i) = 0$$ (3.108)

Durch Ausmultiplizieren und anschließendes gliedweises Aufsummieren erhält man

$$\boxed{n b_0 + b_1 \sum_{i=1}^{n} x_i = \sum_{i=1}^{n} y_i}$$ (3.109)

und

$$b_0 \sum_{i=1}^{n} x_i + b_1 \sum_{i=1}^{n} x_i^2 = \sum_{i=1}^{n} x_i y_i \qquad (3.110)$$

Gleichungen dieses Typs werden als **Normalengleichungen** bezeichnet. Dividiert man Gl. 3.108 durch n und berücksichtigt, daß

$$\frac{1}{n}\sum_{i=1}^{n} x_i = \bar{x}$$

bzw.

$$\frac{1}{n}\sum_{i=1}^{n} y_i = \bar{y}$$

so ergibt sich der einfache Ausdruck

$$b_0 + b_1 \bar{x} = \bar{y} \qquad (3.111)$$

Durch Einsetzen in Gl. 3.110 erhält man nach einigem Umformen für die Steigung b_1 der Regressionsgeraden

$$b_1 = \frac{\sum_{i=1}^{n} x_i y_i - \frac{1}{n}\left(\sum_{i=1}^{n} x_i\right)\left(\sum_{i=1}^{n} y_i\right)}{\sum_{i=1}^{n} x_i^2 - \frac{1}{n}\left(\sum_{i=1}^{n} x_i\right)^2} = \frac{\sum_{i=1}^{n}(x_i - \bar{x})(y_i - \bar{y})}{\sum_{i=1}^{n}(x_i - \bar{x})^2} \qquad (3.112)$$

Da derartige Summen häufig vorkommen sowie aus mnemotechnischen Gründen ist es zweckmäßig, folgende Abkürzungen zu definieren:
S_{XY} für die Summe des Differenzenproduktes

$$S_{XY} = \sum_{i=1}^{n}(x_i - \bar{x})(y_i - \bar{y}) \qquad (3.113)$$

sowie S_{XX} und S_{YY} für die Summen der Differenzenquadrate

$$S_{XX} = \sum_{i=1}^{n}(x_i - \bar{x})^2 \qquad (3.114)$$

bzw.

$$S_{YY} = \sum_{i=1}^{n}(y_i - \bar{y})^2 \qquad (3.115)$$

Unter Verwendung dieser Abkürzungen läßt sich der Ausdruck für die Steigung b_1, Gl.3.112, der Regressionsgeraden vereinfachen zu

$$b_1 = \frac{S_{XY}}{S_{XX}} \qquad (3.116)$$

Mit bekannter Steigung folgt aus Gl.3.111 für den Ordinatenabschnitt b_0 der Regressionsgeraden

$$b_0 = \bar{y} - b_1 \bar{x} \qquad (3.117)$$

Durch Einsetzen dieses Ausdruckes in die Ausgangsgleichung, Gl.3.103, resultiert für die Regressionsgerade der Ausdruck

$$\hat{y}_i = \bar{y} + b_1(x_i - \bar{x}) \qquad (3.118)$$

Beispiel

x_i	y_i	$\hat{y}_i$	$y_i - \hat{y}_i$
0.7	2.0479	2.1452	− 0.0973
1.0	2.8514	2.5490	0.3024
1.4	2.9643	3.0874	− 0.1231
1.9	4.4694	3.7604	0.7090
2.35	3.5579	4.3661	− 0.8082
2.7	4.1886	4.8372	− 0.6486
3.03	4.6984	5.2814	− 0.5830
3.4	6.4377	5.7794	0.6583
3.75	7.0710	6.2505	0.8205
4.0	6.8493	6.5870	0.2623
4.27	7.0674	6.9504	0.1170
4.49	6.5076	7.2465	− 0.7389
4.86	8.2336	7.7445	0.4891
5.01	8.2430	7.9465	0.2965
5.25	7.6398	8.2695	− 0.6297

(n=15)

Im ersten Schritt soll mit Hilfe von Gl. 3.111 die Steigung der Regressionsgeraden berechnet werden.

$$\sum_i x_i = 48.11 \qquad \bar{x} = 3.2073 \qquad \sum_i x_i^2 = 185.3511$$

$$\sum_i y_i = 82.8273 \qquad \bar{y} = 5.5218 \qquad \sum_i x_i y_i = 307.4535$$

$$b_1 = \frac{307.4535 - (48.11 \cdot 82.8273)/15}{185.3511 - (48.11)^2/15} = \frac{41.7987}{31.0463} = 1.346$$

Durch Einsetzen dieses Ergebnisses in Gl.3.116 erhält man für den Ordinatenabschnitt

$$b_0 = 1.203$$

Die Regressionsgerade für dieses Beispiel lautet somit:

$$\hat{y} = 1.203 + 1.346\,x$$

Es lassen sich nun zu jedem beliebigen x_i mit Hilfe des so erhaltenen Ausdrucks für die Regressionsgerade die zugehörigen Schätzwerte $\hat{y}_i$ berechnen. Werden diese Berechnungen insbesondere für jene x_i durchgeführt, die zur Bestimmung der Parameter der Regressionsgleichung benutzt wurden, so erhält man durch Bildung der Differenzen

$$\boxed{e = y_i - \hat{y}_i} \qquad (3.119)$$

die sogenannten Residuen e.

Aus Gl.3.118 erhält man durch identische Umformung für die Residuen den Ausdruck

$$y_i - \hat{y}_i = (y_i - \bar{y}) - b_1(x_i - \bar{x}) \qquad (3.120)$$

Wird berücksichtigt, daß der Mittelwert aller Schätzwerte $\hat{y}_i$

$$\frac{1}{n}\sum_{i=1}^{n}\hat{y}_i = \frac{1}{n}\sum_{i=1}^{n}(b_0 + b_1 x_i) = b_0 + b_1\bar{x} = \bar{y} \qquad (3.121)$$

gleich dem Mittelwert aller Meßwerte y_i ist, so folgt unmittelbar, daß die Summe über alle Residuen gleich Null ist.

$$\boxed{\sum_i e_i = \sum_i (y_i - \hat{y}_i) = 0} \qquad (3.122)$$

Ist wie im obigen Beispiel die Summe der Residuen zwar sehr klein, jedoch nicht Null, so ist dies auf Rundungsfehler zurückzuführen.

3.3.4.4 Genauigkeit der Regression

Wie bei allen statistischen Berechnungsmethoden muß auch bei der Regressionsrechnung sorgfältig überprüft werden, ob die Voraussetzungen für ihre Anwendbarkeit gegeben und wie zuverlässig die erhaltenen Ergebnisse sind. Andernfalls besteht die Gefahr von Fehlschlüssen.

Zur Abschätzung der Genauigkeit der Regression sollen die durch Gl. 3.119 definierten Residuen näher untersucht werden. Es gilt die Identität

$$y_i - \hat{y}_i = y_i - \bar{y} - (\hat{y}_i - \bar{y}) \qquad (3.123)$$

Diese läßt sich weiter identisch umformen zu

$$(y_i - \bar{y}) = (\hat{y}_i - \bar{y}) + (y_i - \hat{y}_i) \tag{3.124}$$

Wie aus Gl. 3.121 folgt, ist der Mittelwert der Schätzwerte $\hat{y}_i$ identisch mit dem Mittelwert der Meßwerte y_i. Wenn das der Regression zugrunde gelegte Modell die experimentelle Situation richtig beschreibt, so müssen die aus Gl. 3.124 gebildeten Summen der quadratischen Abweichungen auf beiden Seiten der Gleichung miteinander übereinstimmen. Quadrieren und aufsummieren der einzelnen Terme von Gl. 3.124 führt zu

$$\sum_{i=1}^{n}(y_i - \bar{y})^2 = \sum_{i=1}^{n}(\hat{y}_i - \bar{y})^2 + 2\sum_{i=1}^{n}(\hat{y}_i - \bar{y})(y_i - \hat{y}_i) + \sum_{i=1}^{n}(y_i - \hat{y}_i)^2 \tag{3.125}$$

Das Kreuzprodukt in Gl. 3.125 läßt sich unter Verwendung von Gl. 3.118 umformen

$$(\hat{y}_i - \bar{y})(y_i - \hat{y}_i) = b_1(x_i - \bar{x})[y_i - \bar{y} - b_1(x_i - \bar{x})]$$

Damit folgt für die Summe über das Kreuzprodukt

$$2\sum_{i=1}^{n}(\hat{y}_i - \bar{y})(y_i - \hat{y}_i) = 2\sum_{i} b_1(x_i - \bar{x})[y_i - \bar{y} - b_1(x_i - \bar{x})]$$

$$= 2b_1[S_{XY} - b_1 S_{XX}] = 0 \tag{3.126}$$

Somit gilt:

$$\sum_{i}(y_i - \bar{y})^2 = \sum_{i}(\hat{y}_i - \bar{y})^2 + \sum_{i}(y_i - \hat{y}_i)^2 \tag{3.127}$$

Die Summe der Residuenquadrate $(y_i - \hat{y}_i)^2$ ist bei richtiger Wahl des Modells sehr klein und strebt im Idealfall gegen Null. Sie wird daher vernachlässigt. Gl. 3.127 geht damit in eine Ungleichung über.

$$\sum_{i}(y_i - \bar{y})^2 \geq \sum_{i}(\hat{y}_i - \bar{y})^2 \tag{3.128}$$

Division durch die Summe auf der linken Seite ergibt

$$1 \geq \frac{\sum\limits_i (\hat{y}_i - \bar{y})^2}{\sum\limits_i (y_i - \bar{y})^2} = r^2 \qquad (3.129)$$

Die so definierte Größe r^2 wird als **Korrelationskoeffizient** bezeichnet.

Da im Fall vollständiger Übereinstimmung zwischen Modell und experimentellen Daten die Summe der Residuenquadrate Null wird, nimmt dann der Korrelationskoeffizient seinen Maximalwert 1 an. Die Größe des Korrelationskoeffizienten ist somit ein Maß für die Übereinstimmung von experimentellen Daten und gewähltem Modell.

Hat ein Korrelationskoeffizient z. B. den Wert $r^2 = 0.96$, so besagt dies, daß das Modell 96 % der Daten richtig beschreibt. Modelle, die zu Korrelationskoeffizienten führen, die kleiner als 0.95 sind, sind für quantitative Auswertungen nicht geeignet. Es ist dann zu prüfen, ob die Daten mit ausreichender Sorgfalt erarbeitet wurden, ob genügend Meßwerte vorliegen und ob schließlich das Modell geeignet ist.

3.3.4.5 Vertrauensbereich für die Steigung

Unter Berücksichtigung von Gl.3.17 sowie von Gl.3.39 läßt sich leicht zeigen, daß die Varianz D^2 einer Funktion u

$$u = \alpha_1 u_1 + \alpha_2 u_2 + \ldots + \alpha_n u_n \qquad (3.130)$$

mit $D^2(u_i) = \sigma^2$ gegeben ist durch

$$D^2(u) = \alpha_1^2 D^2(u_1) + \alpha_2^2 D^2(u_2) + \ldots + \alpha_n^2 D^2(u_n) = \left(\sum_i \alpha_i^2\right) \sigma^2 \qquad (3.131)$$

In Gl. 3.116 wurde die Steigung der Regressionsgeraden wie folgt definiert

$$b_1 = \frac{S_{XY}}{S_{XX}} \qquad (3.116)$$

Unter Berücksichtigung der nachfolgenden Identität

$$\sum (x_i - \bar{x})(y_i - \bar{y}) = \sum (x_i - \bar{x}) y_i \qquad (3.132)$$

läßt sich Gl. 3.116 wie folgt darstellen

$$b_1 = \frac{\{(x_1 - \bar{x})y_1 + \ldots + (x_n - \bar{x})y_n\}}{\sum (x_i - \bar{x})^2} \qquad (3.133)$$

Führt man die Abkürzung

$$\alpha_i = \frac{(x_i - \bar{x})}{\sum_{j=1}^{n}(x_j - \bar{x})^2} \qquad (3.134)$$

ein, so folgt für Gl. 3.133 in Analogie zu Gl. 3.130

$$b_1 = \alpha_1 y_1 + \alpha_2 y_2 + \ldots + \alpha_n y_n \qquad (3.135)$$

Unter Berücksichtigung der in Gl. 3.102 gemachten Annahmen über die Varianz der Meßwerte folgt nach Gl. 3.131 für die Varianz $D^2(b_1)$ der Steigung der Regressionsgeraden

$$D^2(b_1) = \left(\sum_i \alpha_i^2\right)\sigma^2 = \frac{\sigma^2}{\sum(x_i - \bar{x})^2} = \frac{\sigma^2}{S_{XX}} \qquad (3.136)$$

Die Standardabweichung $D(b_1)$ von b_1 ist durch die Quadratwurzel aus der Varianz gegeben.

$$D(b_1) = \sqrt{D^2(b_1)} = \frac{\sigma}{\{\sum(x_i - \bar{x})^2\}^{1/2}} \qquad (3.137)$$

Sind die Varianz σ^2 bzw. die Standardabweichung σ der Grundgesamtheit unbekannt, so können sie durch die empirische Standardabweichung s geschätzt werden. Diese ist definiert durch

$$s = \sqrt{\frac{1}{n-2}\sum(y_i - \hat{y}_i)^2} = \sqrt{\frac{1}{n-2}(S_{YY} - b_1 S_{XY})} \qquad (3.138)$$

Durch Einsetzen von Gl. 3.138 in Gl. 3.137 läßt sich dann die empirische Standardabweichung $\tilde{s}$ für die Steigung b_1 der Regressionsgeraden ermitteln.

Kapitel 3: Versuchsplanung und Auswertung

$$\tilde{s} = \frac{s}{\sqrt{(x_i - \bar{x})^2}} \qquad (3.139)$$

Wie mit Gl. 3.112 gezeigt wurde, liefert die Regressionsrechnung einen Schätzwert b_1 für die Steigung β_1, die sich ergeben würde, wenn die Regression alle Werte der Grundgesamtheit mit einbeziehen könnte. Über den Parameter der Grundgesamtheit, der ja von eigentlichem Interesse ist, wird nun in Form einer statistischen Hypothese die Annahme gemacht

$$H_0 : b_1 = \beta_1 \qquad (3.140)$$

Dabei ist β_1 ein beliebiger Wert, der auch Null sein kann.

Zur Prüfung der Hypothese wird der Studentsche t-Test mit zweiseitiger Fragestellung benutzt. Die Testgröße ist durch

$$t_b = \frac{b_1 - \beta_1}{\tilde{s}} \qquad (3.141)$$

definiert. $\tilde{s}$ ist die durch Gl. 3.139 definierte empirische Standardabweichung für die Steigung der Regressionsgeraden. Für eine vorgegebene Irrtumswahrscheinlichkeit α und $m = n - 2$ Freiheitsgrade kann Tabellen der t-Verteilung das Quantil $t_{(\alpha,m)}$ entnommen werden. Wie bereits im Abschnitt 3.3.2.6 gezeigt wurde, ist die Nullhypothese abzulehnen, wenn

$$|t_b| \geq t_{(\alpha,m)} \qquad (3.142)$$

während für

$$|t_b| < t_{(\alpha,m)} \qquad (3.143)$$

die Nullhypothese entsprechend angenommen wird. Ablehnen der Nullhypothese bedeutet, daß β_1 nicht die Steigung der Grundgesamtheit darstellt, der die vorliegende Stichprobe entnommen wurde.

Zur Ermittlung des Konfidenzintervalls für β_1^0 löst man die Beziehung

$$\left| \frac{b_1 - \beta_1}{\tilde{s}} \right| < t_{(\alpha,m)} \qquad (3.144)$$

nach β_1 auf. Als Konfidenzintervall für β_1 zum Konfidenzniveau $\delta = 1 - \alpha$ ergibt sich somit

$$b_1 - \tilde{s} \cdot t_{(\alpha,m)} < \beta_1 < b_1 + \tilde{s} \cdot t_{(\alpha,m)} \qquad (3.145)$$

Anwendung auf das Beispiel von S. 94

Zuerst erfolgt die Berechnung der empirischen Standardabweichung $\tilde{s}$

$$s = \sqrt{\frac{1}{n-2} \sum (y_i - \hat{y}_i)^2} = \sqrt{\frac{1}{13} * 4.521} = 0.5897$$

$$S_{XX} = \sum (x_i - \bar{x})^2 = 31.047$$

Damit erhält man für die empirische Standardabweichung

$$\tilde{s} = \frac{0.5897}{\sqrt{31.047}} = 0.1058$$

Für eine Irrtumswahrscheinlichkeit $\alpha = 0.1$ entnimmt man der Tabelle für die t - Verteilung den Wert $t_{(0.1, 13)} = 1.77$. Mit $b_1 = 1.346$ folgt damit für das Konfidenzintervall

$$1.159 < \beta_1 < 1.533$$

Das heißt, die Steigung β_1 ist mit einer Wahrscheinlichkeit von $\delta = 1 - \alpha = 0.90$ im Intervall [1.159, 1.533] zu erwarten.

3.3.4.6 Vertrauensbereich für den Ordinatenabschnitt

Nach Gl.3.111 ist der Ordinatenabschnitt b_0 der Regressionsgeraden gegeben durch

$$b_0 = \bar{y} - b_1 \bar{x} \qquad (3.146)$$

Er stellt eine Realisierung der Zufallsvariablen β_0 dar

$$\beta_0 = \bar{y} - \beta_1 \bar{x} \qquad (3.147)$$

Analog zum Test für die Steigung, Gl. 3.140, wird auch für den Ordinatenabschnitt b_0 ein t-Test durchgeführt. Dazu wird die Testgröße t_0 mit $m = n - 2$ Freiheitsgraden gebildet.

Kapitel 3: Versuchsplanung und Auswertung

$$t_o = \frac{b_0 - \beta_0}{D(b_0)} \quad (3.148)$$

$D(b_o)$ ist dabei die Standardabweichung des Ordinatenabschnitts, die durch

$$D(b_o) = \frac{\sigma}{\sqrt{n}} \cdot \left\{ \frac{\sum x_i^2}{\sum (x_i - \bar{x})^2} \right\}^{1/2} \quad (3.149)$$

definiert ist. Da σ unbekannt ist, wird es wieder durch die empirische Standardabweichung, Gl. 3.138, ersetzt. Man erhält so die empirische Standardabweichung $d(b_o)$ für den Ordinatenabschnitt.

$$d(b_o) = \frac{s}{\sqrt{n-1}} \cdot \left\{ \frac{\sum x_i^2}{\sum (x_i - \bar{x})^2} \right\}^{1/2} \quad (3.150)$$

Bei Verwendung von s als Schätzwert für σ geht ein weiterer Freiheitsgrad verloren. Somit ergibt sich bei zweiseitiger Fragestellung für den Parameter β_o zum Konfidenzniveau $\varepsilon = 1 - \alpha$ folgendes Konfidenzintervall

$$\left[b_o - t_{(\alpha,m)} d(b_o), \; b_o + t_{(\alpha,m)} d(b_o) \right] \quad (3.151)$$

Anwendung auf das Beispiel von S. 94/100

In voriger Anwendung wurden die Größen s und S_{xx} bereits berechnet. Die Werte betrugen:

$$s = 0.5897$$

und

$$S_{xx} = 31.047$$

Für $\sum x_i^2$ wurde unmittelbar nach der Tabelle mit den Daten folgender Wert ermittelt:

$$\sum x_i^2 = 185.3511$$

Unter Verwendung dieser Zahlenwerte ermittelt man für $d(b_o)$ den Wert $d(b_o) = 0.385$. Damit ergibt sich mit $t_{(0.1, 13)} = 1.77$ und $b_0 = 1.203$ für das Konfidenzintervall von β_o

$$-1.631 < \beta_o < 4.037$$

3.3.4.7 Vertrauensbereich für die Regressionsgerade

Aufgrund der in Absatz 3.3.4.3 gemachten Annahmen folgt, daß $\bar{y}_i$ einer Normalverteilung

$$N\left(\beta_0 + \beta_1 x_i, \sigma^2\right) \quad (3.152)$$

angehört. Entsprechend befolgt $\hat{y}_i$ eine Normalverteilung mit

$$N\left(\beta_0 + \beta_1 x_i, D^2(\hat{y}_i)\right). \quad (3.153)$$

Aus diesen Aussagen folgt, daß die Stichprobenfunktion

$$t = \frac{\bar{y}_i - \hat{y}_i}{\hat{s}} \quad (3.154)$$

einer t - Verteilung mit ν Freiheitsgraden angehört. Es gilt: $\nu = n - 2$. $\hat{s}$ ist die empirische Standardabweichung der Verteilung der durch die Differenz $\bar{y}_i - \hat{y}_i$ definierten Zufallsvariablen.
Nach Gl. 3.118 gilt

$$\hat{y}_i = \bar{y} + b_1(x_i - \bar{x}) \quad (3.118)$$

Unter Berücksichtigung der durch die Gln. 3.17 und 3.38 beschriebenen Eigenschaften der Varianz ergibt sich

$$D^2(\hat{y}_i) = D^2(\bar{y}) + (x_i - \bar{x})^2 \cdot D^2(b_1) \quad (3.155)$$

Daraus folgt unter Berücksichtigung der Definition des Mittelwertes und unter Verwendung der Gl. 3.136

$$D^2(\hat{y}_i) = \frac{1}{n^2} D^2\left(\sum y_i\right) + \frac{(x_i - \bar{x})^2}{\sum_{j=1}^{n}(x_j - \bar{x})^2} \sigma^2 \quad (3.155)$$

Unter Berücksichtigung der durch Gl. 3.102 beschriebenen Annahmen folgt

$$D^2(\hat{y}_i) = \sigma^2 \cdot \left[\frac{1}{n} + \frac{(x_i - \bar{x})^2}{\sum_{j=1}^{n}(x_j - \bar{x})^2} \right] \quad (3.157)$$

Falls die unbekannte Varianz σ^2 der Grundgesamtheit durch die empirische Varianz s^2, Gl. 3.138, geschätzt wird, gilt

$$\hat{s}_i^2 = D^2(\hat{y}_i) = s^2 \cdot \left[\frac{1}{n} + \frac{(x_i - \bar{x})^2}{\sum_{j=1}^{n}(x_j - \bar{x})^2} \right] \quad (3.158)$$

bzw.

$$\hat{s}_i = s \cdot \left[\frac{1}{n} + \frac{(x_i - \bar{x})^2}{\sum_{j=1}^{n}(x_j - \bar{x})^2} \right]^{1/2} \quad (3.159)$$

Gemäß Gl. 3.59 bildet man unter Verwendung des Tabellenwertes $t_{(\alpha, m)}$ mit $m = n - 2$ und der Irrtumswahrscheinlichkeit α bei zweiseitiger Fragestellung das Intervall

$$P\left(-t_{(\alpha,m)} \leq \frac{\bar{y}_i - \hat{y}_i}{\hat{s}_i} \leq t_{(\alpha,m)}\right) = 1 - \alpha \quad (3.160)$$

bzw. das Konfidenzintervall

$$\hat{y}_i - t_{(\alpha,m)} \cdot \hat{s}_i \leq \bar{y}_i \leq \hat{y}_i + t_{(\alpha,m)} \cdot \hat{s}_i \quad (3.161)$$

Aus dieser Gleichung ist unmittelbar zu erkennen, daß das Konfidenzintervall für $x_i = \bar{x}$ am kleinsten ist. Das heißt, hier ist die mit Hilfe der Regressionsgleichung vorgenommene Schätzung am genauesten. Daraus ergibt sich der trompetenartige Verlauf der den Konfidenzbereich begrenzenden Kurven.

3.3.4.8 Mehrere Einflußgrößen / Verallgemeinerung der Methode

Bei den meisten Fragestellungen im Zusammenhang mit der Entwicklung eines Arzneimittels ist die Zielgröße durch mehrere Einflußgrößen bestimmt. Im Falle von zwei Einflußgrößen, die unabhängig voneinander die Zielgröße beeinflussen, kann folgendes Modell angewandt werden:

$$y = \beta_0 + \beta_1 x_1 + \beta_2 x_2 + \varepsilon \qquad (3.162)$$

Die Bestimmung der Koeffizienten β_0, β_1, β_2 erfolgt in Analogie zu dem oben beschriebenen Vorgehen. Aus der Minimierungsbedingung leitet sich wiederum ein System von Normalengleichungen ab, mit deren Hilfe die Schätzwerte b_0, b_1 und b_2 für die Koeffizienten des Modells berechnen lassen.

Die bisher behandelten Modelle waren Modelle erster Ordnung. Eine allgemeine Darstellung kann durch den nachfolgenden Ausdruck erreicht werden:

$$y = \beta_0 Z_0 + \beta_1 Z_1 + \ldots + \beta_p Z_p + \varepsilon \qquad (3.163)$$

Setzt man in dieser Gleichung $p = 5$, $Z_1 = x_1$, $Z_2 = x_2$, $Z_3 = x_1^2$, $Z_4 = x_2^2$ und $Z_5 = x_1 x_2$, so beschreibt der Ausdruck ein Modell zweiter Ordnung mit zwei Einflußgrößen. $Z_5 = x_1 x_2$ stellt dabei die Wechselwirkung der beiden Einflußgrößen x_1 und x_2 dar. Das Gewicht der Wechselwirkung, mit dem der Wert der Zielgröße y beeinflußt wird, wird durch den Koeffizienten β_5 beschrieben. In Analogie zum eben beschriebenen Verfahren lassen sich auch Modelle höherer Ordnung aufbauen.

Da zur Approximation der Response-Surface die lineare Regression benutzt wird, können nur lineare Modelle angewandt werden. Kann ein gegebener Sachverhalt nicht durch ein lineares Modell beschrieben werden, so ist zu überprüfen, ob sich durch geeignete Transformationen der Einflußgrößen eine Linearisierung erreichen läßt. Einige mögliche Transformationen seien beispielhaft genannt:

- die reziproke Transformation

$$y = \beta_0 + \beta_1 \left(\frac{1}{x_1}\right) + \beta_2 \left(\frac{1}{x_2}\right) + \varepsilon \qquad (3.164)$$

- die logarithmische Transformation

$$y = \beta_0 + \beta_1 \ln x_1 + \beta_2 \ln x_2 + \varepsilon \qquad (3.165)$$

- die Quadratwurzel-Transformation

$$y = \beta_0 + \beta_1 \sqrt{x_1} + \beta_2 \sqrt{x_2} + \varepsilon \qquad (3.166)$$

Die verschiedenen Einflußgrößen eines Modells können unterschiedlich transformiert werden.

$$y = \beta_0 + \beta_1 x_1 + \frac{\beta_2}{x_2} + \varepsilon \qquad (3.167)$$

Nichtlineare Modelle der Art

$$y = \alpha \, x_1^\beta x_2^\gamma x_3^\delta \varepsilon \qquad (3.168)$$

oder

$$y = e^{\beta_0 + \beta_1 x_1 + \beta_2 x_2} \cdot \varepsilon \qquad (3.169)$$

und

$$y = \frac{1}{\beta_0 + \beta_1 x_1 + \beta_2 x_2 + \varepsilon} \qquad (3.170)$$

lassen sich durch geeignete Transformation in die durch Gl.3.163 gegebene Regelform bringen und als linearisierte Modelle nach dem oben beschriebenen Verfahren behandeln. So erhält man durch Logarithmieren

$$\ln y = \ln \alpha + \beta \ln x_1 + \gamma \ln x_2 + \delta \ln x_3 + \varepsilon \qquad (3.171)$$

bzw.

$$\ln y = \beta_0 + \beta_1 x_1 + \beta_2 x_2 + \ln \varepsilon \qquad (3.172)$$

oder durch Bildung des Kehrwertes

$$\frac{1}{y} = \beta_0 + \beta_1 x_1 + \beta_2 x_2 + \varepsilon \qquad (3.173)$$

Zur Auswertung umfangreicherer Versuche steht leistungsfähige Software, z. B. SAS, zur Verfügung. Deren sinnvolle und richtige Anwendung setzt jedoch das Verständnis der zugrunde liegenden mathematischen Zusammenhänge voraus.

3.3.4.9 Größe der Standardabweichung in Abhängigkeit von den Werten der Einflußgrößen

Sowohl in den Ausdrücken für die Standardabweichung der Steigung der Regressionsgeraden, Gl.3.137, wie auch des Ordinatenabschnittes, Gl.3.149, tritt der Ausdruck $S_{XX} = \sum (x_i - \bar{x})^2$ im Nenner auf. Die Standardabweichungen werden daher um so kleiner, je weiter die x_i von $\bar{x}$ entfernt sind. Um möglichst gute Schätzwerte für die Regressionsgeraden zu erhalten, sollten die Experimentalwerte an den Rändern des interessierenden Wertebereiches ermittelt werden. Werden Einflußfaktoren auf drei Niveaus variiert, so sollten etwa ¾ der Meßwerte vom unteren und vom oberen Niveau stammen. Das restliche Viertel sollte zum mittleren Niveau gehören.

3.3.4.10 Verfahren zur Ermittlung geeigneter Modellfunktionen

Außer der Dimensionsanalyse (Kap. 5) gibt es kein theoretisch begründbares Verfahren zur Ermittlung einer geeigneten Modellfunktion. Als besonders günstig hat sich ein Verfahren zur sequentiellen Modellbildung erwiesen, bei dem jeweils jene Faktoren zur weiteren Modellbildung berücksichtigt werden, die zur Verbesserung des quadratischen Korrelationskoeffizienten, Gl. 3.129, führen. Das Vorgehen soll an einem beliebig konstruierten Beispiel erläutert werden:

Gegeben seien die Werte der Zielgröße y sowie die Werte der auf mehreren Niveaus variierten Einflußgrößen x_1, x_2, x_3 sowie x_4. Im <u>ersten Schritt</u> werden alle linearen Modelle mit nur einer Einflußgröße

$$y = \beta_0 + \beta_i x_i + \varepsilon \qquad (3.174)$$

untersucht. Im <u>zweiten Schritt</u> werden lineare Modelle mit zwei Einflußgrößen

$$y = \beta_0 + \beta_i x_i + \beta_j x_j + \varepsilon \qquad (3.175)$$

untersucht. Dabei wird als x_i diejenige Einflußgröße benutzt, die im ersten Schritt den größten quadratischen Korrelationskoeffizienten lieferte. Im dritten Schritt werden die linearen Modelle mit drei Einflußgrößen

$$y = \beta_0 + \beta_i x_i + \beta_j x_j + \beta_k x_k + \varepsilon \qquad (3.176)$$

untersucht. Das Aufbauprinzip und weitere Vorgehen erfolgt sinngemäß analog zu dem im zweiten Schritt beschriebenen Verfahren.

Sofern eine genügend leistungsfähige Rechenanlage zur Verfügung steht, kann auch unmittelbar ein vollständiges Modell – im Beispiel: alle vier Einflußgrößen sowie deren Wechselwirkungen – getestet werden. Einflußgrößen mit nur geringen Gewichten können dann vernachlässigt werden.

3.3.4.11 Hinweise zur Konstruktion von Modellfunktionen

Die Untersuchung der Residuen kann Hinweise zur Konstruktion von Modellfunktionen geben. Gleichung 3.121 sagt aus, daß die Summe der Residuen gleich Null ist. Ihre Einzelwerte können aber durchaus von Null verschieden sein. Die Muster ihrer Streuung um die Schätzwerte $\hat{y}_i$ liefern Informationen, die zur Auswahl geeigneter Modellfunktionen benutzt werden können. Dazu

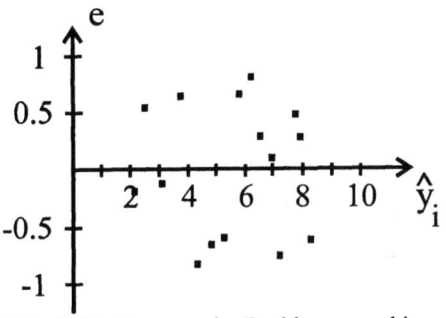

Abb. 3.12: Streuung der Residuen aus obigem Beispiel

trägt man die Residuen gegen die aus der Regressionsrechnung erhaltenen Schätzwerte $\hat{y}_i$ auf. Beschreibt das Modell die experimentelle Situation korrekt, so sollten die Residuen gleichmäßig in einem horizontalen Band gestreut sein, s. Abb. 3.12.

Andere Muster der Streuung der Residuen etwa der in Abb. 3.13 wiedergebenen Art sind Hinweise auf nicht geeignete Modellfunktionen. In dem durch Abb. 3.13a wiedergegebenen Fall werden die Residuen mit steigendem Schätzwert $\hat{y}_i$ immer größer. Es ist zu prüfen, ob mit einer gewichteten Funktion eine bessere Anpassung zu erzielen ist. In dem durch Abb. 3.13b wiedergegebenen Fall liegt eine systematische Abweichung der Meßwerte von den durch das

Modell vorhergesagten Werten vor. Derartige Effekte können auftreten, wenn z. B. ein konstanter Term in der Modellfunktion vergessen wurde.

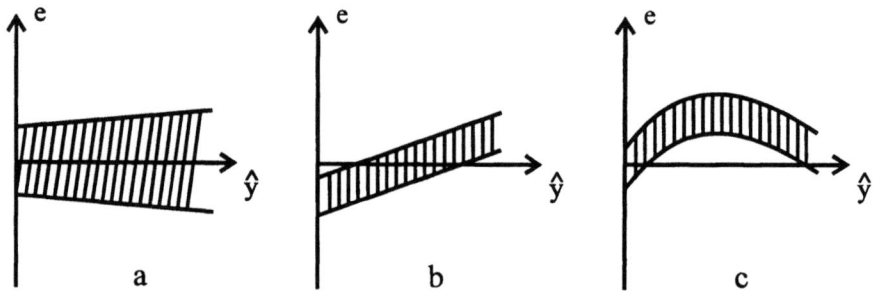

Abb. 3.13: Streumuster der Residuen bei schlecht geeigneten Modellfunktionen

Wird schließlich ein Verhalten der Residuen wie in Abb. 3.13c beobachtet, so ist die Modellfunktion um höhere Glieder, z. B. quadratische Terme, zu erweitern.

3.3.5 Fehlerrechnung

Ziel der Fehlerrechnung ist, festzustellen,
- wie groß die Fehler sind, mit denen Meßergebnisse behaftet sind,
- wie sich diese Fehler auf ein aus den Meßwerten errechnetes Endergebnis auswirken, Fehlerfortpflanzung.

Aus der Fehlerfortpflanzung wird erkennbar, welche experimentellen Schritte besonders große Auswirkung auf die Genauigkeit des Endergebnisses haben. Diese müssen dann besonders sorgfältig durchgeführt werden, um einen möglichst kleinen Gesamtfehler zu erhalten.

3.3.5.1 Fehlerarten

Es kann zwischen drei Fehlerarten unterschieden werden:
- den zufälligen Fehlern,
- den systematischen Fehlern,
- den als „Ausreißer" zu betrachtenden gravierenden Fehlern.

Die zufälligen Fehler sind überwiegend durch den Experimentator bedingt. Sie können durch die Schätzung von Zwischenwerten auf Skalen und durch ungenaue oder schlecht reproduzierbare Einstellungen bei Geräten zustande kommen. Für diese Art von Fehlern ist charakteristisch, daß sie mit dem Mittelwert Null normalverteilt sind. Das heißt, daß positive und negative Abweichungen vom wahren Meßwert gleich häufig auftreten und daß die Wahrscheinlichkeit für das Auftreten eines Fehlers mit dessen Absolutbetrag abnimmt. Ferner sind zufällige Fehler immer voneinander unabhängig.

Systematische Fehler können durch falsch anzeigende Meßgeräte, z. B. falsch gehende Uhren, oder durch stets gleich gemachte Fehler des Experimentators bedingt sein. Apparate bedingte systematische Fehler können durch Verwendung unterschiedlicher Meßgeräte erkannt werden. Durch den Experimentator verursachte systematische Fehler lassen sich am ehesten durch Randomisierung der Versuchspläne vermeiden.

Gravierende Fehler sind meist durch den Experimentator oder durch Versagen des Meßgerätes bedingt. Sie sind in der Regel durch sehr große Abweichungen vom Mittelwert gekennzeichnet. Lassen sie sich nach sorgfältiger Überprüfung der Umstände nicht wiederholen, so werden sie aus der Versuchsreihe ausgeschlossen.

Die Fehlerrechnung beschäftigt sich ausschließlich mit den zufälligen Fehlern.

3.3.5.2 Charakterisierung von Meßwerten und ihren Fehlern

Wird eine Messung n-mal wiederholt, so ergibt sich eine aus n Werten $x_1, x_2, ..., x_n$ bestehende Meßreihe. Sie stellt eine Stichprobe vom Umfang n aus einer Grundgesamtheit mit dem Mittelwert μ und der Streuung σ dar. Als **erwartungstreuer Schätzwert für den wahren Wert μ der Meßgröße** wird das arithmetische Mittel benutzt. Laut Gl. 3.49 ist es wie folgt definiert

$$\bar{x} = \frac{1}{n} \sum_{i=1}^{n} x_i \qquad (3.177)$$

Das arithmetische Mittel weist bei einer großen Zahl n von Meßwerten aufgrund der Erwartungstreue zwei Eigenschaften auf:
- Die Summe der Fehler (Residuen) $e_i = \bar{x} - x_i$ ist Null.
- Die Summe der Fehlerquadrate ist minimal.

Zur Ermittlung des **mittleren Fehlers der Einzelmessungen bezüglich des Mittelwertes µ der Grundgesamtheit** wird der erwartungstreue Schätzwert der Varianz benutzt. Nach Gl. 3.54 ist sie wie folgt definiert

$$\tilde{S}^2 = \frac{1}{n-1} \sum_{i=1}^{n}(x_i - \bar{x})^2 \qquad (3.178)$$

Zur Charakterisierung der Meßgenauigkeit wird üblicherweise die als Standardabweichung $\tilde{S}$ bezeichnete Quadratwurzel aus der Varianz angegeben.

$$\tilde{S} = \pm\sqrt{s_\mu^2} \qquad (3.179)$$

Die so definierte Standardabweichung gibt den **mittleren Fehler der Einzelmessungen bezüglich des wahren Wertes µ** an.

Soll aber die **Streuung der einzelnen Meßwerte x_i um deren Mittelwert $\bar{x}$** ermittelt werden, so ist diese definiert durch, s. Gl. 3.53

$$S^2 = \frac{1}{n}\sum_{i=1}^{n}(x_i - \bar{x})^2 \qquad (3.180)$$

Die zugehörige Standardabweichung ist gegeben durch

$$S = \pm\sqrt{s_{\bar{x}}^2} \qquad (3.181)$$

Wie im Absatz 3.3.2.2 gezeigt wurde, weisen die aus verschiedenen Stichproben (= Meßreihen) ermittelten Schätzwerte $\bar{x}$ für den wahren Mittelwert µ der Grundgesamtheit eine Streuung um den wahren Mittelwert µ auf. Diese als Fehler des Mittelwertes bezeichnete Streuung ist gegeben durch Gl. 3.52. Sie lautet

$$D(\bar{x}) = \frac{\sigma}{\sqrt{n}} = \frac{\tilde{S}}{\sqrt{n}} \qquad (3.182)$$

Dabei ist $\tilde{S}$ der erwartungstreue Schätzwert für die Streuung der Grundgesamtheit.

3.3.5.3 Fehlerfortpflanzung

3.3.5.3.1 Fortpflanzung des Fehlers einer Einzelmessung

Oft müssen zur Bestimmung einer Größe mehrere Parameter bestimmt und dann miteinander verrechnet werden. Zum Beispiel wird bei der Bestimmung der Dichte eines festen Körpers nach der Auftriebsmethode das Gewichts des Körpers in Luft g_l und in Wasser g_w gemessen. Mit beiden Werten erfolgt dann die Berechnung der Dichte ρ des festen Körpers. Es gilt also: $\rho = f(g_l, g_w)$. Beide Einzelgewichte sind mit einem Fehler behaftet, die sich beide auf die zu ermittelnde Dichte ρ des festen Körpers auswirken.

Z sei eine Funktion der beiden Meßgrößen x und y.

$$z = f(x,y) \qquad (3.183)$$

Um festzustellen, wie sich bei einer Einzelmessung ein Fehler in x und y auf z auswirkt, seien zunächst einige Abkürzungen vereinbart. $\bar{x}$, $\bar{y}$ und $\bar{z}$ seien die Mittelwerte der betrachteten Größen. Die einzelnen gemessenen Werte sind gegeben durch x_i und y_k, der daraus berechnete Wert sei z_{ik}. Die entsprechenden Fehler sind wie folgt bezeichnet

$$u_i = x_i - \bar{x} \qquad (3.184)$$

$$v_k = y_k - \bar{y} \qquad (3.185)$$

$$w_{ik} = z_{ik} - \bar{z} \qquad (3.186)$$

Es wird vorausgesetzt, daß die Fehler u_i, v_k und z_{ik} im Vergleich zu den Mittelwerten $\bar{x}$, $\bar{y}$ und $\bar{z}$ klein sind. Wird die Funktion f(x,y) um die beiden Mittelwerte $\bar{x}$ und $\bar{y}$ in eine Taylorreihe entwickelt, so folgt

$$z_{ik} = f(x_i, y_k) = f(\bar{x} + u_i, \bar{y} + v_k) = f(\bar{x}, \bar{y}) + u_i f_x(\bar{x}, \bar{y}) + v_k f_y(\bar{x}, \bar{y}) \qquad (3.187)$$

Da $f(\bar{x}, \bar{y}) = \bar{z}$ ist und $z_{ik} - \bar{z} = w_{ik}$, ergibt sich aus Gl. 3.187

$$w_{ik} = u_i f_x(\bar{x}, \bar{y}) + v_k f_y(\bar{x}, \bar{y}) \qquad (3.188)$$

Dieser Ausdruck ist identisch mit dem totalen Differential der durch Gl. 3.183 gegebenen Funktion.

$$dz = \left(\frac{\partial f}{\partial x}\right)_y dx + \left(\frac{\partial f}{\partial y}\right)_x dy \qquad (3.189)$$

Es gilt dann

$$dz = w_{ik}, \quad dx = u_i \quad \text{und} \quad dy = v_k$$

Die Vorzeichen der Summanden in Gl. 3.188 können unterschiedlich sein, so daß sich die Einzelfehler zum Teil kompensieren können. Der mögliche Maximalfehler, er sei mit w_M bezeichnet, ergibt sich dann, wenn für die beiden Einzelfehler ebenfalls ihre Maximalwerte, u_M bzw. v_M, voll additiv in das Gesamtergebnis eingehen. Dies ist dann gegeben, wenn statt der Maximalwerte selbst deren Beträge wie auch die Beträge der partiellen Ableitung in Gl. 3.188 eingesetzt werden. Es gilt dann für den Maximalfehler einer Einzelmessung

$$w_M = |u_M| \cdot |f_x(\bar{x}, \bar{y})| + |v_M| \cdot |f_y(\bar{x}, \bar{y})| \qquad (3.190)$$

Wird der durch Gl. 3.190 gegebene Maximalfehler auf seinen Mittelwert $\bar{z}$ bezogen, so resultiert daraus der relative Maximalfehler. Es folgt für den relativen Maximalfehler

$$\frac{w_M}{\bar{z}} = \left|\frac{u_M}{\bar{z}}\right| \cdot |f_x(\bar{x}, \bar{y})| + \left|\frac{v_M}{\bar{z}}\right| \cdot |f_y(\bar{x}, \bar{y})| \qquad (3.191)$$

Aus den Gln. 3.190 und 3.191 wird deutlich, daß je nach dem Wert der partiellen Ableitung die einzelnen Fehler unterschiedlich stark in das Endergebnis eingehen können.

3.3.5.3.2 Fortpflanzung des mittleren Fehlers

Im vorigen Abschnitt wurde die Fortpflanzung eines bestimmten Fehlers behandelt. In der Regel wird aber jede Variable mehrfach bestimmt. Zur Berechnung von z werden dann die entsprechenden Mittelwerte $\bar{x}$ und $\bar{y}$ aus r Einzelwerten $x_1, x_2,..., x_r$ bzw. s Einzelwerten $y_1, y_2,...., y_s$ benutzt.
Gemäß Gl. 3.183 gibt es zu jedem Wertepaar x und y ein z. Es wird vereinbart, die aus den Wertepaaren x_i, y_j resultierenden Werte mit z_{ij} zu bezeichnen. Aus den r x-Werten und den s y-Werten resultieren somit (r × s) Werte für z. Aus ihnen kann in Analogie zu Gl. 3.177 ein Mittelwert $\bar{z}$ ermittelt werden

$$\bar{z} = \frac{1}{r \cdot s} \sum_{i=1}^{r} \sum_{j=1}^{s} z_{ij} \qquad (3.192)$$

Der mittlere Fehler m_z wird analog zu Gl. 3.179 ermittelt

$$m_z = \sqrt{\frac{1}{r \cdot s - 1} \sum_{i=1}^{r} \sum_{j=1}^{s} \left(z_{ij} - \bar{z}\right)^2} \approx \sqrt{\frac{1}{r \cdot s} \sum_{i=1}^{r} \sum_{j=1}^{s} \left(z_{ij} - \bar{z}\right)^2} \qquad (3.193)$$

Zur Berechnung von $\bar{z}$ aus $\bar{x}$ und $\bar{y}$ können in Gl. 3.193 die Werte x_i und y_j durch die entsprechend umgeformten Gleichungen 3.184 und 3.185 ausgedrückt werden. Es folgt

$$z_{ij} = f(x_i, y_j) = f(\bar{x} + u_i, \bar{y} + v_j) \qquad (3.194)$$

Einsetzen in Gl. 3.192 führt zu

$$\bar{z} = \frac{1}{r \cdot s} \sum_{i=1}^{r} \sum_{j=1}^{s} f(\bar{x} + u_i, \bar{y} + v_j) \qquad (3.195)$$

Dieser Ausdruck wird wieder in einer Taylor-Reihe entwickelt, wobei die Entwicklung nach dem ersten Glied abgebrochen wird. Es folgt

$$\bar{z} = \frac{1}{r \cdot s} \sum_{i=1}^{r} \sum_{j=1}^{s} \left\{ f(\bar{x}, \bar{y}) + f_x(\bar{x}, \bar{y}) u_i + f_y(\bar{x}, \bar{y}) v_j \right\} \qquad (3.196)$$

Für die einzelnen Terme dieses Ausdruckes gelten die folgenden Beziehungen

$$\sum_{i=1}^{r} \sum_{j=1}^{s} f(\bar{x}, \bar{y}) = (r \cdot s) f(\bar{x}, \bar{y}) \qquad (3.197)$$

und wegen der eingangs gemachten Annahme über die Fehler

$$\sum_{i=1}^{r} \sum_{j=1}^{s} f_x(\bar{x}, \bar{y}) u_i = f_x(\bar{x}, \bar{y}) \sum_{i=1}^{r} \sum_{j=1}^{s} u_i = s \cdot f_x(\bar{x}, \bar{y}) \sum_{i=1}^{r} u_i = 0 \qquad (3.198)$$

bzw.

$$\sum_{i=1}^{r}\sum_{j=1}^{s}f_y(\bar{x},\bar{y})v_j = 0 \qquad (3.199)$$

Somit folgt für Gl. 3.196

$$\bar{z} = \frac{1}{r \cdot s}(r \cdot s)f(\bar{x},\bar{y}) = f(\bar{x},\bar{y}) \qquad (3.200)$$

Der Mittelwert der Funktion f(x,y) ist also identisch mit jenem Zahlenwert, der sich unmittelbar durch Einsetzen der entsprechenden Mittelwerte in Gl. 3.177 ergibt. Da zur Ableitung dieser Aussage die Reihenentwicklung bereits nach dem ersten Glied abgebrochen wurde, gilt sie streng nur für sehr kleine Fehler.
Zur Berechnung des mittleren Fehlers m_z wird analog Gl. 3.194 in Gl. 3.192 eingesetzt. Es ergibt sich

$$m_z^2 = \frac{1}{r \cdot s}\sum_{i=1}^{r}\sum_{j=1}^{s}\left[f(\bar{x}+u_i,\bar{y}+v_j) - f(\bar{x},\bar{y})\right]^2 \qquad (3.201)$$

Durch Reihenentwicklung des ersten Terms der eckigen Klammer folgt

$$m_z^2 = \frac{1}{r \cdot s}\sum_{i=1}^{r}\sum_{j=1}^{s}\left[f_x(\bar{x},\bar{y})u_i + f_y(\bar{x},\bar{y})v_j\right]^2$$

$$= \frac{1}{r \cdot s}\sum_{i=1}^{r}\sum_{j=1}^{s}\left[f_x^2(\bar{x},\bar{y})u_i^2 + 2f_x(\bar{x},\bar{y})f_y(\bar{x},\bar{y})u_i v_j + f_y^2(\bar{x},\bar{y})v_j^2\right]$$

$$= f_x^2(\bar{x},\bar{y})\frac{1}{r \cdot s}\sum_{i=1}^{r}\sum_{j=1}^{s}u_i^2 + f_y^2(\bar{x},\bar{y})\frac{1}{r \cdot s}\sum_{i=1}^{r}\sum_{j=1}^{s}v_j^2 + 2f_x(\bar{x},\bar{y})f_y(\bar{x},\bar{y})\sum_{i=1}^{r}\sum_{j=1}^{s}u_i v_j$$

$$(3.202)$$

Für den ersten Summenterm in Gl. 3.202 gilt aber

$$\frac{1}{r \cdot s}\sum_{i=1}^{r}\sum_{j=1}^{s}u_i^2 = \frac{s}{r \cdot s}\sum_{i=1}^{r}u_i^2 = m_x \qquad (3.203)$$

Entsprechend folgt für den zweiten Summenterm

$$\frac{1}{r \cdot s} \sum_{i=1}^{r} \sum_{j=1}^{s} v_j^2 = \frac{r}{r \cdot s} \sum_{j=1}^{s} v_j^2 = m_y \qquad (3.204)$$

Wegen der Unabhängigkeit der zufälligen Fehler gilt für den Term mit dem Produkt der beiden Fehler

$$\sum_{i=1}^{r} \sum_{j=1}^{s} u_i v_j = 0 \qquad (3.205)$$

Somit folgt aus Gl. 3.202

$$m_z^2 = f_x^2(\bar{x}, \bar{y}) m_x^2 + f_y^2(\bar{x}, \bar{y}) m_y^2 \qquad (3.206)$$

Damit pflanzt sich der mittlere Fehler m_z wie folgt fort

$$m_z = + \sqrt{f_x^2(\bar{x}, \bar{y}) m_x^2 + f_y^2(\bar{x}, \bar{y}) m_y^2} \qquad (3.207)$$

Der durch Gl. 3.207 gegebene Ausdruck für das **Fehlerfortpflanzungsgesetz** läßt sich analog auf beliebig viele Variable verallgemeinern.

Beispiel: Berechnung des mittleren Tablettengewichts, des mittleren Fehlers der Einzelwerte sowie des mittleren Fehlers des Mittelwertes.

An 10 Tabletten wurden folgende Einzelgewichte ermittelt:

Gew. [mg]	49.86	49.41	50.30	49.97	50.20	50.55	50.60	50.07	50.80	50.33

Ermitteln Sie den Mittelwert $\bar{x}$, die Varianz, den mittleren Fehler der Einzelmessungen, sowie den Fehler des Mittelwertes.

Lösung:

Für den Mittelwert der Tablettengewichte wird der Wert $\bar{x} = 50.21$ [mg] ermittelt.

Die Varianz der Tablettengewichte ist gegeben durch $\tilde{S} = \dfrac{1.49}{9} = 0.17$

Der mittlere Fehler der Einzelwerte beträgt: $\tilde{S} = \pm\sqrt{\dfrac{1.48}{9}} = \pm 0.41$

Die Streuung der Meßwerte um ihren Mittelwert ist gegeben durch $S = \pm\sqrt{\dfrac{1.49}{10}} = \pm 0.38$

Fehler des Mittelwertes $D(\bar{x}) = \pm\dfrac{\tilde{S}}{\sqrt{10}} = \pm 0.13$

Beispiel: Relativer Fehler bei der Bestimmung der relativen Dichte eines festen Körpers nach der Auftriebsmethode

Bei der Auftriebsmethode wird das Gewicht des festen Körpers in Luft (p) und in Wasser (q) gemessen. Der Auftrieb ist gegeben durch p − q. Dann folgt für die Dichte ρ

$$\rho = \dfrac{p}{p-q}$$

Der relative Fehler der Dichte ist gegeben durch

$$\dfrac{d\rho}{\rho} = d\ln\rho$$

Der natürliche Logarithmus der Dichte ist gegeben durch:

$$\ln\rho = \ln p - \ln(p-q)$$

Damit folgt für den **relativen Fehler der Dichte** ρ

Kapitel 3: Versuchsplanung und Auswertung

$$d\ln\rho = \frac{d\rho}{\rho} = \left(\frac{1}{p} - \frac{1}{p-q}\right)dp + \left(\frac{1}{p-q}\right)dq$$

dp und dq sind die Fehler, mit denen die Gewichte in Luft bzw. Wasser ermittelt werden.

Beispiel: Bestimmung des spezifischen Gewichtes eines Würfels

Zur Bestimmung des spezifischen Gewichtes ρ eines Würfels werde dessen Kantenlänge x sowie dessen Gewicht G bestimmt. Aus den Mittelwerten wird das spezifische Gewicht wie folgt berechnet:

$$\rho = \frac{\overline{G}}{\overline{x}^3} \qquad (B1)$$

Der maximale Fehler bei der Bestimmung der Kantenlänge betrage 2 %. Das Gewicht werde mit einer Genauigkeit von 1 % bestimmt. Wie groß ist der maximale Fehler bei der Bestimmung des spezifischen Gewichtes?

Es ist $\left|u_M/\overline{x}\right| = 0.02$ und entsprechend der relative Maximalfehler aus der Gewichtsbestimmung $\left|v_M/\overline{G}\right| = 0.01$. Die partiellen Ableitungen der Gl. B1 sind gegeben durch

$$\left(\frac{\partial\rho}{\partial x}\right)_G = -\frac{3\overline{G}}{\overline{x}^4} \quad \text{bzw.} \quad \left(\frac{\partial\rho}{\partial G}\right)_x = \frac{1}{\overline{x}^3}$$

Der Maximalfehler bei der Bestimmung des spezifischen Gewichtes ist dann gegeben durch

$$\left|w_M\right| = \left|u_M\right| \cdot \left|\frac{3\overline{G}}{\overline{x}^4}\right| + \left|v_M\right| \cdot \left|\frac{1}{\overline{x}^3}\right|$$

Durch Division dieser Gleichung mit $\overline{z} = \overline{G}/\overline{x}^3$ folgt für den maximalen relativen Fehler

$$\left|\frac{w_M}{\overline{z}}\right| = 3\left|\frac{u_M}{\overline{x}}\right| + \left|\frac{v_M}{\overline{G}}\right| = 3 \cdot 0.02 + 0.01 = 0.07$$

Der maximale Fehler bei der Bestimmung der spezifischen Dichte nach der angegebenen Methode beträgt 7%.

Kapitel 4: Thermodynamische Grundlagen

Die Thermodynamik hat sich ursprünglich mit der Umwandlung verschiedener Energieformen, wie sie z. B. in Dampfmaschinen erfolgt, beschäftigt. Eines der Ziele war es, die Wirkungsgrade dieser Maschinen zu verbessern. Durch Gibbs und Boltzmann wurden die dabei gemachten Beobachtungen verallgemeinert und auf beliebige physikalische und chemische Zustandsänderungen der Materie übertragen. Heute ist die Thermodynamik in der Lage, auf der Grundlage der sogenannten „Hauptsätze der Thermodynamik" die Zusammenhänge zwischen verschiedenen makroskopischen Eigenschaften von Stoffen aufzuzeigen und in zahlreichen Fällen dafür eine Deutung auf molekularer Ebene zu geben.

Die Thermodynamik ist daher für die pharmazeutische Technologie von ausserordentlicher Bedeutung. Einige wenige ausgewählte Beispiele mögen dies verdeutlichen: Aus der Thermodynamik resultiert der Begriff der „Phase". Die Kenntnis der Eigenschaften, die mit diesem Begriff verbunden sind, ist die Voraussetzung zum Verständnis von Mehrphasensystemen, z. B. den Emulsionen und den Suspensionen. Sie vermag Erklärungen für die Grenzflächenaktivität von Tensiden zu geben. Daraus lassen sich Maßnahmen zur Stabilisierung von Emulsionen und Suspensionen ableiten. Die Thermodynamik kann die Umwandelbarkeit von unterschiedlichen polymorphen Formen erklären. Sie liefert das Rüstzeug, um komplexe Vorgänge, wie z. B. die Löslichkeit, zu verstehen. Sie ist Grundlage zum Verständnis der Bruchvorgänge beim Mahlen. Die Konzeption moderner therapeutischer Systeme ist ohne fundiertes Verständnis der Thermodynamik unmöglich.

4.1 Extensive und intensive Eigenschaften

Materie mit homogener chemischer Zusammensetzung, die sich in einem räumlich konstanten physikalischen Zustand befindet, wird als **Phase** des jeweiligen Stoffes bezeichnet. Man unterscheidet so zwischen festen, flüssigen und gasförmigen Phasen, wobei zahlreiche Stoffe in verschiedenen festen Phasen vorliegen können. Dieser Sachverhalt wird als Polymorphie bezeichnet.

Die makroskopischen Eigenschaften einer Phase lassen sich wie folgt einteilen:

Extensive Eigenschaften hängen von der Stoffmenge der Gesamtphase ab. Wird die Stoffmenge der Phase verdoppelt, so verdoppeln sich auch die extensiven Eigenschaften der Phase. Als Beispiel für extensive Eigenschaften seien das *Volumen* oder die *Masse* genannt.

Eine extensive Eigenschaft eines aus mehreren Phasen bestehenden Systems setzt sich *additiv* aus den entsprechenden Eigenschaften der einzelnen Phasen zusammen.

Intensive Eigenschaften sind unabhängig von der Stoffmenge des Systems. Als Beispiele seien angeführt: *Dichte, Brechungsindex, Viskosität, spezifische Wärme.*

Die Erfahrung zeigt, daß in der Regel alle *intensiven* Eigenschaften einer aus einem reinen Stoff bestehenden Phase eindeutig bestimmt sind, wenn man zwei der intensiven Eigenschaften festlegt. So besitzt eine reine Flüssigkeit bei gegebener Dichte und gegebenem Brechungsindex eine bestimmte Temperatur, eine bestimmte Viskosität, einen bestimmten Druck etc. Man kann demnach jede beliebige intensive Eigenschaft der Phase als eindeutige Funktion von zwei beliebig anderen intensiven Eigenschaften (z. B. I_1 und I_2) darstellen.

$$I_i = f(I_1, I_2) \quad \text{mit } i = 3, 4, ..., n \tag{4.1}$$

Eine solche Funktion bezeichnet man als **Zustandsfunktion**, die willkürlich wählbaren Eigenschaften I_1 und I_2 als Zustandsvariablen. Oft erweist es sich als zweckmäßig, Druck und Temperatur als unabhängige Variablen zu wählen.

Um eine extensive Eigenschaft E_i einer Phase konstanter Zusammensetzung, also z. B. einer reinen Phase, als Zustandsfunktion darstellen zu können, muß außer zwei Zustandsvariablen noch die Gesamtmasse M des Phase mitangegeben werden. Die Zustandsfunktion lautet dann

$$E_i = M \cdot f(I_1, I_2) \quad \text{mit } i = 3, 4, ..., n \tag{4.2}$$

Da E_i als extensive Größe der Masse der Phase proportional ist, muß E_i/M wieder von der Masse unabhängig und damit eine intensive Eigenschaft sein. Man bezeichnet solche auf die Masseneinheit bezogenen Eigenschaften als **spezifische Größen**. Bezieht man, wie in der Thermodynamik, die Eigenschaft nicht auf die Masse sondern auf die Stoffmenge (Molzahl), so sind auch diese **molaren** Eigenschaften wiederum intensive Eigenschaften der betreffenden Phase.

4.2 Grundbegriffe der Thermodynamik

4.2.1 Temperatur, Nullter Hauptsatz der Thermodynamik

Der Mensch verfügt über kein Sinnesorgan zur Wahrnehmung der Temperatur. Die Sinnesorgane vermitteln ein subjektives Empfinden von warm oder kalt. Um diese subjektive Empfindung objektiv beschreiben zu können, wurde der Begriff der Temperatur sowie Verfahren zu ihrer Messung eingeführt.

Die Eigenschaft, die sich ändert, wenn ein Gegenstand wärmer oder kälter wird, bezeichnet man als Temperatur. Man sagt, ein wärmerer Körper habe eine höhere Temperatur als ein kälterer.

Die Entwicklung eines Meßverfahrens baut auf zwei Beobachtungen auf:
- Wenn ein Körper, z. B. ein Metallstab, auf eine höhere Temperatur gebracht wird, so dehnt er sich aus. Beim Abkühlen dagegen zieht er sich zusammen.
- Werden zwei unterschiedlich warme Körper miteinander in Kontakt gebracht, so gleichen sich ihre Temperaturen an. Auch eine anschließende Trennung der beiden Körper ändert diesen Sachverhalt nicht mehr. Man sagt: **Die beiden Körper befinden sich in einem thermischen Gleichgewicht.**

Dieser Sachverhalt läßt sich auf beliebig viele Körper verallgemeinern und wird als **Nullter Hauptsatz der Thermodynamik** bezeichnet. Er besagt:

Befinden sich zwei Körper A und B mit einem dritten Körper (z. B. einem Thermometer) in einem thermischen Gleichgewicht, so stehen sie auch miteinander in einem thermischen Gleichgewicht.

Der Nullte Hauptsatz der Thermodynamik bildet die Grundvoraussetzung für jede Temperaturmessung.

4.2.2 Temperaturmessung, absoluter Nullpunkt

Um vom subjektiven Eindruck warm oder kalt zu einem objektiven Meßverfahren kommen zu können, ist es erforderlich, zwei leicht und exakt reproduzierbare Fixpunkte für die zu schaffende Temperaturskala zu definieren, die auch unterschiedlich, eben als „warm" oder „kalt", empfunden werden. Als unterer, kalter Fixpunkt wurde die Temperatur eines Eis-Wasser-Gemisches gewählt. Ihm ordnete Celsius den Temperaturwert 0 ° zu. Als oberer, warmer Fixpunkt wurde die Temperatur von siedendem Wasser definiert. Ihm wurde der Temperaturwert 100 ° zugeordnet. Beide Fixpunkte sind bei einem Luftdruck von 1013 HPa (= 1013 × 10^2 Pa) zu bestimmen.

Bei einem Quecksilberthermometer ist an eine dünnwandige Glaskugel eine enge Kapillare mit überall gleichem Durchmesser angeschmolzen. Die Glaskugel und ein Teil der Kapillare sind mit Quecksilber gefüllt. Die Lage des Meniskus der Quecksilbersäule wird nun bei den beiden als Fixpunkten festgelegten Temperaturen auf einer Skala angezeichnet. Der Abstand zwischen diesen beiden Markierungen wird in 100 gleiche Abschnitte unterteilt. Der Abstand zwischen zwei benachbarten Teilstrichen wird als 1° Celsius bezeichnet. Die Celsius–Temperatur ϑ ist somit definiert als lineare Funktion des Volumens V der Quecksilbermenge bei der jeweiligen Temperatur

$$\vartheta = \frac{V - V_0}{V_{100} - V_0} * 100 \,°C \qquad (4.3)$$

Die Ausdehnung von Quecksilber oder andern für die Herstellung von Thermometern benutzten Flüssigkeiten erfolgt bei steigenden Temperaturen nicht streng linear. Dies wirkt sich aber erst bei der Messung größerer Temperaturunterschiede aus.

Genauere Messungen lassen sich mit Hilfe von Gasthermometern durchführen, die ideale Gase als Thermometersubstanz verwenden. Es ergibt sich dort eine exakt lineare Beziehung zwischen dem Volumen des Gases und seiner Temperatur.

Verlängert man die Gerade, die den Zusammenhang zwischen dem Volumen des Gases und seiner Temperatur darstellt, so schneidet sie die Temperaturachse bei − 273.15 °C. Da es aber keine negativen Volumina geben kann, muß angenommen werden, daß −273.15 °C die tiefstmögliche Temperatur ist. Diese tiefstmögliche Temperatur wird als Nullpunkt einer neuen Temperaturskala gewählt. Die so dargestellte Temperatur wird als **absolute** oder **thermodynamische Temperatur T** bezeichnet. Sie hat die Dimension Kelvin [K].

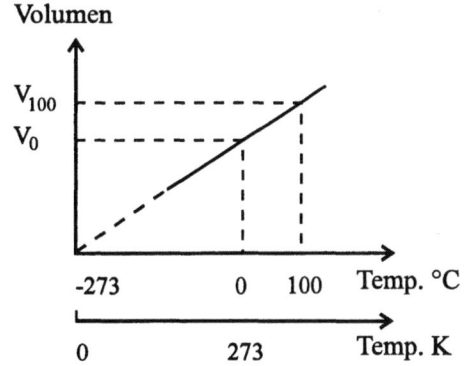

Abb.4.1: Expansion eines Gases bei steigender Temperatur

Zwischen der absoluten Temperatur T und der Celsius-Temperatur ϑ besteht der folgende Zusammenhang

$$\boxed{T[K] = 273.15 + \vartheta \, [°C]} \tag{4.4}$$

Wie aus Abbildung 4.1 zu erkennen ist, ist die absolute Temperatur direkt proportional zum Volumen eines idealen Gases. Sie läßt sich also definieren

$$T = \frac{T_0}{V_0} * V \tag{4.5}$$

Dabei ist V_0 das Volumen des idealen Gases bei der Temperatur $T_0 = 273.15$ K. Für die Temperaturabhängigkeit des Volumens eines idealen Gases ergibt sich somit

$$V(T) = \frac{V_0}{273.15\,[K]} * T \tag{4.6}$$

bzw. bei Ersetzen der absoluten Temperatur durch Gl. 4.4

$$V(T) = V_0 * (1 + \vartheta/273.15°C) \tag{4.7}$$

4.2.3 Wärme, Wärmekapazität

Bringt man zwei Körper A und B unterschiedlicher Temperatur miteinander in Kontakt, so stellt sich ein thermisches Gleichgewicht ein. Dabei wird die Temperatur des kälteren Körpers A etwas erhöht, während sich die des wärmeren Körpers B verringert. Es erfolgt also ein Wärmeaustausch. Die ausgetauschte Wärmemenge sei mit Q bezeichnet. Es soll vorerst als Hypothese formuliert werden, daß die vom wärmeren Körper B abgegebene Wärmemenge Q_B genau so groß ist, wie die vom kälteren Körper A aufgenommene Wärmemenge Q_A.

$$Q_A = - Q_B \tag{4.8}$$

Die Vorzeichen der Wärmemengen werden nach der sogenannten **sympathischen Vorzeichenregel** zugewiesen. Danach haben aufgenommene Wärmemengen ein positives, abgegebene Wärmemengen ein negatives Vorzeichen.

Sind die beiden Körper A und B hinsichtlich Masse und Stoff nicht gleich, so gilt in der Regel bei Erreichen des thermischen Gleichgewichts:

$$\Delta T_A \neq \Delta T_B$$

Den Quotienten aus der einem Körper zugeführten Wärmemenge Q und der dadurch bewirkten Temperaturänderung ΔT bezeichnet man als seine **Wärmekapazität**.

$$\boxed{C \equiv \frac{Q}{\Delta T} \quad \text{bzw.} \quad C \equiv \frac{dQ}{dT}} \qquad (4.9)$$

Damit läßt sich die Hypothese, Gl. 4.8, wie folgt formulieren

$$C_A * dT_A = -C_B * dT_B \qquad (4.10)$$

Zur Überprüfung der Hypothese, Gl. 4.8, müssen die beiden Wärmemengen $C_A dT_A$ und $C_B dT_B$ unabhängig voneinander gemessen und miteinander verglichen werden.

4.2.4 Wärmeeinheit

Als Wärmeeinheit definierte man früher diejenige Wärmemenge, die einem Gramm Wasser zugeführt werden muß, um seine Temperatur von 14.5 °C auf 15.5 °C zu erhöhen. Diese Einheit bezeichnet man als [cal]. Ein Gramm Wasser hat also eine Wärmekapazität von 1 cal/K.
Damit ist eine Meßvorschrift zur Bestimmung der Wärmekapazität eines Körpers A gegeben. Man bestimmt für den Wärmeübergang zwischen dem Körper A und 1g Wasser den Differentialquotienten dT_{H_2O} / dT_A. Die Wärmekapazität C_A ergibt sich dann aus Gl. 4.10, indem für den Körper B speziell 1 g Wasser eingesetzt und berücksichtigt wird, daß dann C_B = 1 cal/K ist. Mit diesem Meßverfahren, das im Prinzip die Bestimmung spezifischer Wärmen beliebiger Stoffe zuläßt, kann nun die Hypothese Gl. 4.8 überprüft werden. Man stellt fest, daß **bei einem reinen Wärmeübergang keine Wärme verloren** geht.
Die Wärmekapazität eines reinen Stoffes ist seiner Masse proportional. Die auf 1 g eines Stoffes bezogene Wärmekapazität wird als **spezifische Wärme**

C_p des betreffenden Stoffes bezeichnet. Nach obiger Definition gilt insbesondere $C_p(H_2O, 15°C) \equiv 1 \text{ cal g}^{-1} \text{ K}^{-1}$.

4.3 Ideale und reale Gase

Diejenige Menge eines Stoffes, die so viele Teilchen enthält, wie Atome in 12 g des Kohlenstoffisotops ^{12}C enthalten sind, wird als 1 Mol bezeichnet (Einheitenzeichen: mol). Ein Mol enthält demnach N_L Teilchen.

$$N_L = 6{,}022 \times 10^{23} \text{ mol}^{-1}$$

Diese Zahl wird als Loschmidt-Zahl oder Avogadro-Zahl bezeichnet.

Satz von Avogadro:
Aufgrund der Beobachtung der Volumenverhältnisse von reagierenden Gasen bei konstanten Druck- und Temperaturverhältnissen konnte Avogadro feststellen: **Gleiche Volumina idealer Gase enthalten** (bei gleicher Temperatur und gleichem Druck) **die gleiche Anzahl von Molekülen.** Oder anders formuliert: Gleichviele Moleküle idealer Gase nehmen (bei gleichem Druck und gleicher Temperatur) gleiche Volumina ein.

Molvolumen:
Das von einem Mol einer Substanz eingenommene Volumen bezeichnet man als Molvolumen V_m. Es wird durch Division des gemessenen Volumens V durch die darin enthaltene Molzahl n des Gases ermittelt.

$$V_m \equiv \frac{V}{n} = \text{const.} \tag{4.11}$$

Für Gase, die sich ideal verhalten, ist das Molvolumen von der Art des Gases unabhängig.

4.3.1 Das ideale Gasgesetz

Boyle und Mariotte beobachteten unabhängig voneinander, daß bei idealen Gasen bei konstanter Temperatur und konstanter Stoffmenge das Volumen umgekehrt proportional zum Druck ist (Gesetz von Boyle-Mariotte).

$$pV = p_0 V_0 = \text{const.} \qquad (\text{Isothermen}) \tag{4.11}$$

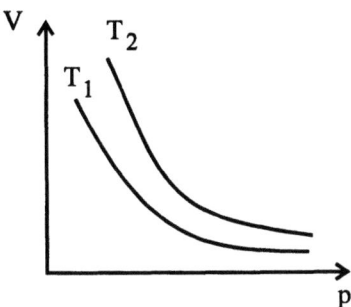

Abb. 4.2: Isothermen

Gesetze von Gay-Lussac:
Bei konstantem Volumen und konstanter Stoffmenge ist der Druck eines idealen Gases proportional zur Temperatur. Speziell für die Stoffmenge 1 Mol gilt

$$\frac{p}{T} = \frac{p_0}{T_0} \quad \text{für} \quad V_m = V_{m,0} \tag{4.13}$$

Bei konstantem Druck und konstanter Stoffmenge ist das Volumen eines idealen Gases proportional zur Temperatur. Speziell für die Stofmenge 1 Mol gilt

$$\frac{V_m}{T} = \frac{V_{m,0}}{T_0} \quad \text{für} \quad p = p_0 \tag{4.14}$$

Multipliziert man Gl. 4.13 mit V_m und berücksichtigt auf der rechten Seite, daß $V_m = V_{m,0}$, so folgt als Verbindung der Gesetze von Gay-Lussac und Boyle-Mariotte

$$pV_m = \frac{p_0 V_{m,0}}{T_0} T \tag{4.15}$$

Dieser Quotient ist für alle idealen Gase gleich und stellt folglich eine Konstante dar. Sie wird als allgemeine Gaskonstante R bezeichnet. Durch Einsetzen von $p_0 = 101325$ Pa und $V_{m,0} = 22.4$ l bei $T_0 = 273$ K erhält man

$$R = 8.314 \text{ J K}^{-1}\text{mol}^{-1}$$

Wird der durch Gl. 4.11 gegebene Zusammenhang zwischen dem Volumen eines Gases, seinem Molvolumen sowie der Molzahl berücksichtigt, so lautet das Gasgesetz in der allgemeinen Form

$$pV = nRT \qquad (4.16)$$

4.3.2 Charakteristika idealer Gase

Ideale Gasmoleküle weisen keine Ausdehnung auf. Sie werden als Massepunkte beschrieben. Weiterhin treten zwischen idealen Gasmolekülen keine Wechselwirkungen auf. Beide Bedingungen sind aber bei realen Gasen nicht erfüllt. Wird als Gültigkeitsbereich des idealen Gasgesetzes eine Abweichung von 1% vom Idealverhalten akzeptiert, so ist festzustellen, daß praktische alle realen Gase im „Normalbereich" durch das ideale Gasgesetz beschrieben werden können.

Tabelle 4.1: Molvolumina von Gasen [1]

	Molvolumen	Abweichung Δ	Abweichung in %
Ideales Gas	22414 cm^3/Mol		
He	22415 cm^3/Mol	1 cm^3/Mol	0.005
H$_2$	22428 cm^3/Mol	14 cm^3/Mol	0.062
O$_2$	22393 cm^3/Mol	$-$ 21 cm^3/Mol	$-$ 0.094
N$_2$	22404 cm^3/Mol	$-$ 10 cm^3/Mol	$-$ 0.045
CO$_2$	22262 cm^3/Mol	$-$ 152 cm^3/Mol	$-$ 0.683
NH$_3$	22076 cm^3/Mol	$-$ 338 cm^3/Mol	$-$ 1.5

Wie der Tabelle 4.1 zu entnehmen ist, weichen nur die Molvolumina von realen Gasen, die ein Dipolmoment aufweisen, deutlich vom Molvolumen des idealen Gases ab. Die Abweichung ist um so größer, je größer das Dipolmoment des jeweiligen Gases ist.

4.3.3 Korrektur für reale Gase

Bei realen Gasen dagegen existieren Wechselwirkungen zwischen den Molekülen. Im Innern des Gases heben sich diese Wechselwirkungen auf. Nähert sich aber ein reales Gasmolekül der Wandung des Gefäßes, in das es eingeschlossen ist, so ergibt sich ein Ungleichgewicht der Wechselwirkungen. Die Resultierende der Wechselwirkungen ergibt eine verstärkte Anziehung in das

Innere des Gases. Dadurch werden die einzelnen Moleküle bei ihrem Aufprall auf die Gefäßwand abgebremst. Der effektive Druck ist dadurch kleiner als im idealen Fall. Diese Anziehungskraft pro Fläche wird als **Binnendruck** bezeichnet. Er ist proportional zum Quadrat der Gaskonzentration c. Unter Verwendung der Proportionalitätskonstanten a gilt dann

$$p_{binnen} = ac^2 = \frac{a}{V_m^2} \qquad (4.17)$$

Der Idealdruck ergibt sich als Summe aus dem gemessenen Druck und dem Binnendruck.

$$p_{ideal} = p + p_{binnen} = p + \frac{a}{V_m^2} \qquad (4.18)$$

Aufgrund ihres Eigenvolumens und der zwischen ihnen stattfindenden Wechselwirkungen unterscheiden sich bei einem gegebenen Druck die Molvolumina realer Gase von jenem der idealen Gase.

$$V_m \neq V_{m_{ideal}} \qquad (4.19)$$

Für die Differenz wurde die Bezeichnung **Kovolumen**, b, eingeführt.

$$V_{m_{ideal}} = V_m - b \qquad (4.20)$$

Einsetzen in das ideale Gasgesetz führt zu

$$p_{ideal} V_{m_{ideal}} = RT = (p + \frac{a}{V_m^2}) * (V_m - b) \qquad (4.21)$$

4.3.3.1 Bedeutung des Kovolumens

Das Kovolumen ist nicht identisch mit dem Eigenvolumen der Gasmoleküle, also der N_L Moleküle, falls ein Mol betrachtet wird. Es entspricht vielmehr jenem Volumenanteil, den sich die Moleküle infolge ihres Eigenvolumens bei ihren Zusammenstößen gegenseitig versperren.

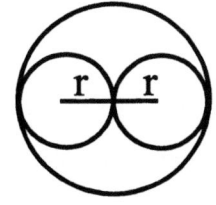

Abb. 4.3: Deutung des Kovolumens

Nimmt man die Moleküle als starre Kugeln mit dem Radius r an, so kann sich der Mittelpunkt des stoßenden Moleküls nur bis auf den Abstand 2 r dem gestoßenen Molekül nähern.

Den beiden am Stoß beteiligten Molekülen bleibt somit das Volumen einer Kugel mit den Radius 2 r versperrt. Das Volumen dieses versperrten Bereiches beträgt

$$\frac{4\pi}{3} \cdot (2r)^3 = 8 \cdot \frac{4\pi}{3} r^3 = 4 \cdot (2 \cdot \frac{4\pi}{3} r^3) \quad (4.22)$$

d.h. das 4-fache des Eigenvolumens der beiden Moleküle. Für b ergibt sich somit der Wert

$$b = 4 \cdot \frac{4\pi}{3} r^3 N_L \quad (4.23)$$

Das Kovolumen ist nicht permanent mit Masse belegt. Somit stellt es ein **freies Volumen** dar. Derartige freie Volumina treten nicht nur bei Gasen, sondern bei allen Aggregatszuständen auf, z. B. auch bei Kautschuk. Allerdings ist dort die Größe des freien Volumens temperaturabhängig. Die Existenz derartiger freier Volumina ist Grundvoraussetzung für Diffusion in Festkörpern. Denn diese kann nur erfolgen, wenn diffundierende Moleküle über zwischenzeitliche Besetzung freier Volumina ihre Plätze tauschen können. Es erfolgt so ein Stofftransport in Richtung des Konzentrationsgradienten.

4.3.4 Molekulare Deutung von Druck und Temperatur

Für die nachfolgenden Überlegungen sei die in Abb. 4.4 wiedergegebene Geometrie angenommen:

Der Quader habe in x-Richtung die Länge l_x und senkrecht dazu eine Fläche A. In diesem Behälter befinde sich zuerst nur ein einziges Gasmolekül, dessen Geschwindigkeitskomponente in x-Richtung v_x sei. Die Zusammenstöße des Moleküls mit der Behälterwand seien

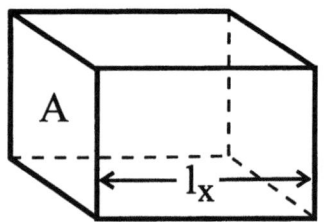

Abb. 4.4: Geometrie zur Ableitung der molekularen Deutung des Druckes

Kapitel 4: Thermodynamische Grundlagen

elastisch, d. h. die Geschwindigkeit bleibt ihrem Betrage nach erhalten, sie ändert nur ihre Richtung. Für die Zeit Δt zwischen zwei Zusammenstößen mit der Gefäßwand A gilt

$$\Delta t = \frac{2l}{v_x} \qquad (4.24)$$

Beim Zusammenstoß mit der Gefäßwand A übt das Molekül auf diese eine Kraft F aus, für die gilt

$$|F| = m\,b$$

m ist die Molekülmasse und b die Beschleunigung. Laut Definition ist aber

$$b = \frac{dv_x}{dt} = \frac{\Delta v_x}{\Delta t}$$

Vor dem Zusammenstoß beträgt die Geschwindigkeitskomponente $-v_x$, nach dem Zusammenstoß wegen der erfolgten Richtungsumkehr $+v_x$. Das heißt:
$\Delta v_x = 2v_x$. Somit ist

$$b = \frac{\Delta v_x}{\Delta t} = \frac{2v_x}{\Delta t}$$

Unter Verwendung von Gleichung 4.24 für Δt folgt

$$b = \frac{v_x^2}{l}$$

Für den Druck, den ein einziges Gasmolekül auf die Fläche A ausübt, gilt somit:

$$p_1 = \frac{K}{A} = \frac{mv_x^2}{Al} \qquad (4.25)$$

bzw. unter Berücksichtigung von $V = A \cdot l$

$$p_1 = \frac{1}{V} \cdot mv_x^2$$

1. Schritt zur Verallgemeinerung: Übergang auf N Moleküle

Befinden sich aber statt einem Molekül N Moleküle im Gefäß, so ist der Gesamtdruck analog das N-fache des Druckes p_1 eines Moleküls.

$$p = \frac{N}{V} \cdot mv_x^2$$

2. Schritt zur Verallgemeinerung: beliebige Bewegung

Die einzelnen Moleküle führen ihre Bewegungen ungerichtet durch, wobei keine Richtung bevorzugt ist. Die Geschwindigkeit ergibt sich dann als Summe ihrer Komponenten entlang der drei Koordinatenachsen. Das gleiche gilt für das Quadrat der Geschwindigkeit.

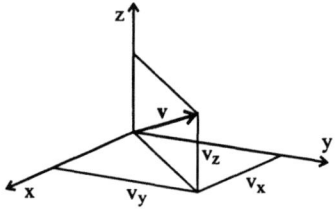

Abb.4.5: Doppelter Pythagoras zur Berechnung des Quadrates der Geschwindigkeit

$$v^2 = v_x^2 + v_y^2 + v_z^2 \qquad (4.26)$$

Da angenommen wurde, daß keine Raumrichtung bevorzugt sei, gilt im Mittel

$$\overline{v}_x^2 = \overline{v}_y^2 = \overline{v}_z^2$$

und somit

$$\overline{v}_x^2 = \frac{1}{3}\overline{v}^2 \qquad (4.27)$$

Für den Gesamtdruck folgt somit

$$p = \frac{1}{3} \cdot \frac{N}{V} \cdot m\overline{v}^2 \qquad (4.28)$$

Unter Berücksichtigung der Definition der Translationsenergie

$$\overline{\varepsilon}_{trans} = \frac{1}{2}m\overline{v}^2 \qquad (4.29)$$

folgt

Kapitel 4: Thermodynamische Grundlagen 131

$$p \cdot V = \frac{2}{3} N \bar{\varepsilon}_{trans} \equiv \frac{2}{3} U_{trans} \qquad (4.30)$$

Bei einem idealen Gas entspricht demnach das Produkt pV gleich 2/3 der Energie der ungeordneten Translationsbewegung U_{trans} seiner Moleküle.

Wird berücksichtigt, daß die Zahl N der Moleküle in einem Gefäß durch das Produkt aus der Zahl n der vorhandenen Mole Gas sowie der Loschmidt-Zahl N_L gegeben ist,

$$N = n \cdot N_L \qquad (4.31)$$

so folgt aus dem allgemeinen Gasgesetz

$$\boxed{pV = nRT = \frac{2}{3} \cdot N \cdot \bar{\varepsilon}_{trans}} \qquad (4.32)$$

und damit

$$\boxed{\bar{\varepsilon}_{trans} = \frac{3}{2} \cdot \frac{n}{N} \cdot RT = \frac{3}{2} \cdot \frac{R}{N_L} \cdot T} \qquad (4.33)$$

Die auf ein Molekül bezogene allgemeine Gaskonstante wird als **Boltzmann-Konstante** bezeichnet. Ihr wird das Symbol k zugeordnet.

$$\boxed{k \equiv \frac{R}{N_L}} \qquad (4.34)$$

Damit ergibt sich für die Translationsenergie

$$\boxed{\bar{\varepsilon}_{trans} = \frac{3}{2} \cdot kT} \qquad (4.35)$$

Für die Temperatur folgt somit

$$\boxed{T = \frac{2}{3k} \cdot \bar{\varepsilon}_{trans}} \qquad (4.36)$$

Diese molekulare Deutung der Temperatur macht verständlich, weshalb die trockene Hitzesterilisation weniger effektiv ist als die Sterilisation in gespanntem Wasserdampf. Aufgrund des höheren Druckes treffen hier pro Zeiteinheit sehr viel mehr Wassermoleküle auf der Oberfläche des Sterilisationsgutes auf, als Gasmoleküle bei der trockenen Hitzesterilisation auf der Gutoberfläche auftreffen. Trotz der niedrigeren Temperatur ist daher die im gespannten Wasserdampf übertragene Energiemenge sehr viel größer als im trockenen Zustand. Dieser Unterschied wird durch die Wärmeübergangszahl beschrieben.

Die Boltzmann-Konstante ist eine universelle Naturkonstante. Aus obiger Beziehung für die Translationsenergie folgt daher, daß diese für alle Gasmoleküle unabhängig von ihrer jeweiligen Masse und Größe stets gleich ist. In einem System von energieaustauschenden Massepunkten besitzt im zeitlichen Mittel jeder Massenpunkt die gleiche kinetische Energie.

Wie der obige Ausdruck für die Temperatur zeigt, ist die absolute Temperatur ein Maß für die kinetische Energie der Gasmoleküle. Am absoluten Nullpunkt wird damit die Translationsgeschwindigkeit gleich Null, d. h. die Moleküle befinden sich dort in völliger Ruhe.

4.4 Der erste Hauptsatz der Thermodynamik

Einleitend sei an den Energieerhaltungssatz der Mechanik erinnert. Er besagt, daß in einem abgeschlossenen mechanischen System die Summe aus kinetischer und potentieller Energie konstant bleibt.

Die kinetische Energie beschreibt die aus der Bewegung des Gesamtsystems relativ zu einem Bezugssystem resultierende Arbeitsfähigkeit, die potentielle Energie dagegen entspricht der Arbeitsfähigkeit des Gesamtsystems auf Grund seiner Lage relativ zu einem Bezugssystem.

4.4.1 Innere Energie und Wärme

Je nachdem wie ein System betrachtet wird, muß zwischen „innerer" und „äußerer" Energie unterschieden werden. Die „äußere" Energie, die dem Energiebegriff der klassischen Mechanik entspricht, enthält die potentielle und kinetische Energie, die der Schwerpunkt des Systems z. B. relativ zur Erde hat.

Als **innere Energie** U eines Systems bezeichnet man die Summe aller kinetischen und potentiellen Energien E_{kin} und E_{pot}, die die Moleküle eines Systems in sich und relativ zueinander besitzen.

$$U = \Sigma(E_{kin} + E_{pot}) \qquad (4.37)$$

Ein einatomiges ideales Gas besitzt keine potentielle Energie. Seine innere Energie besteht daher nur aus der kinetischen Energie der ungeordneten Translationsbewegung seiner Atome.

Beipiel: Fußball

Bei der Beschreibung der Bewegung eines Fußballs wird nur das Gewicht des Fußballs berücksichtigt. Man nimmt es als im Schwerpunkt punktförmig konzentriert an. Es wird also ausschließlich die „äußere" Energie betrachtet. Berücksichtigt man aber, daß der Fußball mit einem Gas gefüllt ist, so ist neben der „äußeren" Energie des Balls auch noch die „innere" Energie der Gasmoleküle zu berücksichtigen, die sich relativ zur Ballhülle bewegen, während sich der Ball relativ zur Erde bewegt. Die Gesamtenergie des Systems „Fußball" ist demnach durch die Summe aus der „inneren" und der „äußeren" Energie gegeben.

Aufgrund der oben gezeigten molekularen Deutung der Temperatur gilt demnach $U \sim T$ und damit auch $\Delta U \sim \Delta T$. Wird ein ideales einatomiges Gas bei konstantem Volumen erwärmt, um Volumenarbeit zu vermeiden ($W = 0$), so ist festzustellen, daß seine Temperaturerhöhung proportional zur zugeführten Wärme ist.

$$\Delta T \sim Q_{W=0} \qquad (4.38)$$

Wegen der Proportionalität zwischen Temperatur und innerer Energie muß daher die zugeführte Wärmemenge auch proportional zur Änderung der inneren Energie sein.

$$Q_{W=0} \sim \Delta U \qquad (4.39)$$

Wird ein einatomiges ideales Gas mit einem beliebigen anderen System in thermischen Kontakt gebracht, so nimmt dieses System genau soviel Wärme auf, wie das Gas abgibt. Da der mechanische Energiesatz auch für die Molekularbewegung gilt, ist zu erwarten, daß das andere System genau soviel Energie aufnimmt, wie von dem Gas abgegeben wird. Daraus folgt, daß Gl. 4.39 nicht nur für ein ideales einatomiges Gas, sondern auch für beliebige andere Systeme gilt. **Die unter Ausschluß von mechanischer Arbeit auf ein beliebiges System übertragene Wärme ist proportional der Zunahme seiner inneren Energie.**

Der Proportionalitätsfaktor in den obigen Gleichungen läßt sich nach folgendem Gedankenexperiment bestimmen: Man führt dem System ohne Verrichtung von Volumenarbeit eine Wärmemenge $Q_{W=0} = Q_V$ zu. Dadurch ändern sich sowohl die Temperatur des Systems um ΔT als auch dessen innere Energie um ΔU. Es gilt

$$\Delta U = \frac{3}{2} nR\Delta T \qquad (4.40)$$

Der Quotient aus der einem System zugeführten Wärmemenge, dividiert durch die dabei beobachtete Temperaturänderung, wird als **Wärmekapazität C** des Systems bezeichnet, s. Gl. 4.9.

$$C = \frac{Q}{\Delta T} \qquad (4.41)$$

Erfolgt die Wärmezufuhr so, daß keine Volumenarbeit verrichtet wird, also V = const., so definiert dieser Quotient die **Wärmekapazität C_V bei konstantem Volumen**

$$C_V = \frac{Q_{W=0}}{\Delta T} \qquad (4.42)$$

Daraus ergibt sich:

$$Q_{W=0} = Q_V = C_V \Delta T \qquad (4.43)$$

Mit den Zahlenwerten C_V = 2.980 cal mol^{-1}K^{-1} für n = 1 Mol eines idealen Gases und R = 8.314 J mol^{-1}K^{-1} erhält man

$$\frac{\Delta U}{Q_V} = \frac{3nR\Delta T}{2C_V \Delta T}$$

Wie später gezeigt wird, entspricht dieser Quotient dem mechanischen Wärmeäquivalent, $\Delta U/Q_V$ = 4.184 J/cal.

Zusammenfassung

Die unter Ausschluß von Arbeit auf ein System übertragene Wärme führt zu einer Zunahme seiner inneren Energie. Die Übertragung von Wärme von einem heißeren auf einen kälteren Körper bedeutet also auf molekularer Ebene eine Übertragung von kinetischer und potentieller Energie der Moleküle durch ungeordnete Stöße. Dieser Sachverhalt erklärt die widersprüchliche Aussage, daß man im Weltall trotz der dort herrschenden hohen Temperatur (= hohe kinetische Energie der Gasmoleküle) erfrieren würde, da wegen der geringen Konzentration an Gasmolekülen nur sehr wenige Stöße und damit nur sehr wenig Energieübertragung zustande kommt.

4.4.2 Wärmeaustausch bei konstantem Druck, Enthalpie

Im folgenden wird die Forderung der Volumenkonstanz aufgegeben. Taucht man ein mit einem beweglichen Stempel vom Querschnitt A versehenes Gefäß, das wiederum ein einatomiges ideales Gas enthält, in ein heißes Wasserbad, so erwärmt sich das Gas um ΔT. Gleichzeitig wird der Stempel um die Höhe Δh verschoben. Das Gas verrichtet dabei die Arbeit

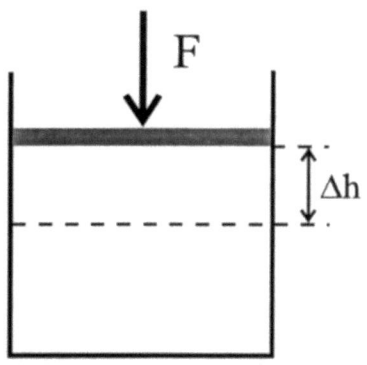

Abb. 4.6: Apparatur zur Verrichtung von Volumenarbeit

$$W = F \cdot \Delta h = pA \cdot \Delta h = p \cdot \Delta V \qquad (4.44)$$

Für die Arbeit wird genau wie für die Wärme die sympathische Vorzeichenregel angewandt, d. h. abgegebene Arbeiten tragen ein negatives, aufgenommene Arbeiten ein positives Vorzeichen. Da bei Volumenzunahme immer Arbeit abgegeben wird, haben Arbeit und Volumenänderung immer entgegengesetzte Vorzeichen.

Von der bei konstantem Druck zugeführten Wärme, Q_p, trägt ein Teil zur Erhöhung der inneren Energie um ΔU bei, während der andere Teil zur Verrichtung der Volumenarbeit $p\Delta V$ gebraucht wird.

$$Q_p = \Delta U + p\Delta V \qquad (4.45)$$

Die bei konstanten Druck, also isobar mit der Umgebung ausgetauschte Wärmemenge wird als **Enthalpie H** bezeichnet.

Nach Gl. 4.39 ist die Änderung der inneren Energie ΔU proportional zur jeweiligen Temperaturänderung ΔT. Das heißt, die bei konstantem Druck beobachtete Änderung der inneren Energie ΔU ist genau so groß wie die bei der gleichen Temperaturdifferenz ΔT erfolgte Änderung der Inneren Energie bei konstanten Volumen. Es gilt also für die jeweiligen Wärmemengen, die zur gleichen Temperaturänderung führen

$$Q_p - Q_V = p\Delta V \tag{4.46}$$

Daraus folgt unter Verwendung der „Molwärmen", d. h. der auf ein Mol bezogenen Wärmekapazität, bei konstantem Volumen bzw. bei konstantem Druck, C_{Vm} bzw. C_{pm},

$$C_{pm} - C_{Vm} = p\frac{\Delta V}{\Delta T} \tag{4.47}$$

Aus der Ableitung des allgemeinen Gasgesetzes bei konstantem Druck folgt für die auf die Temperaturänderung bezogene Volumenänderung $\Delta V/\Delta T = (\partial V/\partial T)_p$

$$\left(\frac{\partial V}{\partial T}\right)_p = \frac{R}{p} \tag{4.48}$$

und somit durch Einsetzen in Gl. 4.47

$$\boxed{C_{pm} - C_{Vm} = R} \tag{4.49}$$

Unter Verwendung von Literaturdaten für die Molwärmen einatomiger idealer Gase (C_p = 4.967 cal mol^{-1} K^{-1}; C_V = 2.980 cal mol^{-1} K^{-1}) wird somit für die allg. Gaskonstante der folgende Wert ermittelt

$$R = 1.987 \text{ cal mol}^{-1}\text{K}^{-1} \tag{4.50}$$

Auf S. 125 war die allgemeine Gaskonstante in den Dimensionen mechanischer Arbeit gegeben.

$$R = 8.314 \text{ J mol}^{-1}\text{K}^{-1} \tag{4.51}$$

Die Umrechnung ergibt die Beziehung

$$\boxed{1 \text{ cal} = 4.184 \text{ J}} \tag{4.52}$$

Dieser Proportionalitätsfaktor zwischen Wärme und Arbeit wird als **mechanisches Wärmeäquivalent** bezeichnet. Es kann gleichzeitig als Definition der durch Arbeit übertragenen Wärmemenge dienen.

4.4.3 Klassifizierung von Systemen

In der Thermodynamik werden Systeme nach ihrer Fähigkeit, mit der Umgebung Wärme, Arbeit oder Masse austauschen zu können, klassifiziert. Man unterscheidet:

- **Offene Systeme:** Diese Systeme können mit ihrer Umgebung Arbeit, Wärme und Masse austauschen.
- **Geschlossene Systeme:** Bei geschlossenen Systemen ist der Massenaustausch mit der Umgebung verhindert. Wärme und Arbeit können aber weiter ausgetauscht werden.
- **Abgeschlossene Systeme:** Hier sind weder Masse-, Arbeits- oder Wärmeaustausche mit der Umgebung möglich.
- **Adiabatische Systeme:** Bei adiabatischen Systemen ist weder ein Massen- noch ein Wärmeaustausch, jedoch ein Austausch von Arbeit mit der Umgebung möglich.

4.4.4 Formulierung des ersten Hauptsatzes der Thermodynamik

Definitionsgemäß ist in einem abgeschlossenen System ist die Energie konstant, sie bleibt also erhalten. Sie kann nur zwischen verschiedenen Formen umgewandelt werden. Die Aussage der Konstanz der Energie bedeutet insbesondere, daß sie weder erzeugt noch vernichtet werden kann. Daraus folgt:

- Eine Maschine, die ohne Zufuhr von Arbeit, Wärme oder energiereiche Substanzen in beliebiger Menge Arbeit abgibt, ist unmöglich. Eine solche Maschine würde als ein **Perpetuum mobile erster Art** bezeichnet.
- Die Änderung der Gesamtenergie eines geschlossenen Systems verteilt sich auf die Änderung seiner inneren Energie sowie seiner äußeren Energien, E_{pot} und E_{kin}.

$$\Delta U + \Delta E_{pot} + \Delta E_{kin} = W + Q \tag{4.53}$$

Für thermodynamisch relevante Systeme kann die Zufuhr von Arbeit und Wärme so erfolgen, daß sich die äußere Energie des Systems, E_{pot} und E_{kin}, nicht ändern. Dann gilt

$$\Delta U = W + Q \qquad (4.54)$$

Die Änderung der inneren Energie eines geschlossenen Systems ist gleich der Summe aus ausgetauschter Arbeit und ausgetauschter Wärme.
Oder:
In einem abgeschlossenen System ist die innere Energie konstant.

4.5 Innere Energie und Enthalpie als Zustandsgrößen

Systeme, bei denen weder ein Austausch von Wärme noch von Masse möglich ist, werden als **adiabatisch** oder **thermisch isoliert** bezeichnet. Durch Verschieben der adiabatischen Wände kann ein solches System aber Arbeit austauschen.

Bei der Untersuchung eines derartigen adiabatischen Systems in zwei verschiedenen Zuständen (z. B. ein einatomiges Gas niedriger Konzentration bei zwei unterschiedlichen Temperaturen) zeigt sich, daß die Überführung des Systems von einem Zustand in den anderen stets mit dem Austausch der gleichen, genau definierten Menge an Arbeit verbunden ist. Die Arbeitsmenge ist nur vom jeweiligen Anfangs- und Endzustand des Systems, nicht jedoch vom Weg der Zustandsänderung abhängig, d. h. die Änderung der inneren Energie ist wegunabhängig.

$$U_{II} - U_I = \Delta U = W_{adiabat.}(I \to II) \qquad (4.55)$$

Wird die Zustandsänderung speziell so durchgeführt, daß Anfangs- und Endzustand identisch sind, so ist die Summe der ausgetauschten Arbeit gerade gleich Null. Für die Gesamtänderung ΔU der inneren Energie beim Kreisprozeß gilt

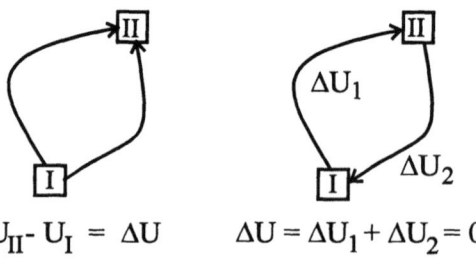

$U_{II} - U_I = \Delta U \qquad \Delta U = \Delta U_1 + \Delta U_2 = 0$

Abb. 4.7: Zustandsänderung auf einem geschlossenen Weg

Kapitel 4: Thermodynamische Grundlagen

$$\Delta U = \Delta U_1 + \Delta U_2 = \left(U_{II} - U_I\right) + \left(U_I - U_{II}\right) = 0 \qquad (4.56)$$

Eine physikalische Größe, deren Wert nur vom Zustand des Systems abhängt, das sie beschreibt, heißt eine **Zustandsgröße**. Die zur eindeutigen Beschreibung des Systems erforderlichen Parameter bezeichnet man entsprechend als **Zustandsvariablen**. Die Funktion, die den Zusammenhang zwischen den Zustandsparametern und der jeweiligen Zustandsgröße beschreibt, bezeichnet man als **Zustandsfunktion**.

Die innere Energie U als Zustandsgröße eines idealen Gases wird durch die Zustandsvariablen Volumen, Temperatur sowie die Mengenangabe als unabhängigen Variablen beschrieben.

$$U = U(V, T, n_i) \qquad (4.57)$$

Diese Gleichung wird als **kalorische Zustandsgleichung** bezeichnet.
Das vollständige Differential von Gl. 4.57 lautet

$$dU = \left(\frac{\partial U}{\partial T}\right)_{V,n_i} dT + \left(\frac{\partial U}{\partial V}\right)_{T,n_i} dV + \left(\frac{\partial U}{\partial n_i}\right)_{V,T,n_{j \neq i}} dn_i \qquad (4.58)$$

Die Enthalpie H als Zustandsgröße eines idealen Gases wird durch die Zustandsvariablen Druck, Temperatur als unabhängigen Variablen sowie die Mengenangaben beschrieben.

$$H = H(p, T, n_i) \qquad (4.59)$$

Die Bildung des vollständigen Differentials führt zu

$$dH = \left(\frac{\partial H}{\partial p}\right)_{T,n_i} dp + \left(\frac{\partial H}{\partial T}\right)_{p,n_i} dT + \left(\frac{\partial H}{\partial n_i}\right)_{p,T,n_{j \neq i}} dn_i \qquad (4.60)$$

Die Aussage, daß der Wert der Zustandsgröße ausschließlich durch den Zustand des Systems definiert ist und nicht durch den Weg, auf dem das System in diesen Zustand gelangte, ist gleichbedeutend mit der Aussage, daß das Integral über einen geschlossenen Weg Null wird.

$$\oint dU = 0 \quad \text{bzw.} \quad \oint dH = 0 \qquad (4.61)$$

Dies ist aber gerade die Aussage von Erhaltungssätzen.

4.6 Differentiation von Funktionen mehrerer Variabler

Die thermodynamischen Kenngrößen innere Energie, Enthalpie usw. sind alle Funktionen mehrerer Variabler. Es sollen daher in elementarster Form die wichtigsten Begriffe und Techniken zur Differentiation und Integration von Funktionen mehrerer Variabler eingeführt werden.

Z sei eine Funktion der Variablen x und y, Z = f(x,y). Als einfaches Beispiel kann z. B. gelten: $Z = x \cdot y$. Z stellt dann die Fläche eines Rechteckes mit den Seitenlängen x und y dar. Eine Vergrößerung der Fläche um dZ kann durch Vergrößerung von x um dx und durch Vergrößerung von y um dy erreicht werden. Die vergrößerte Fläche Z+dZ ist dann gegeben durch

$$Z + dZ = (x + dx) \cdot (y + dy) = x \cdot y + xdy + ydx + dxdy$$

Der Flächenzuwachs dZ ist also gegeben durch

dZ = xdy + ydx + dxdy

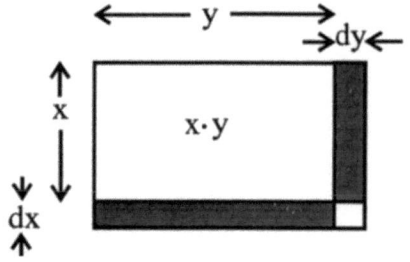

Abb. 4.8: Totales Differential

Das Produkt $dx \cdot dy$ ist das Produkt zweier infinitesimal kleiner Größen, es ist somit vernachlässigbar (Größe zweiter Ordnung). Damit ergibt sich für den Flächenzuwachs dZ

$$dZ = x \cdot dy + y \cdot dx \qquad (\text{Gl.:} 4.62)$$

Den durch Gl. 4.62 dargestellten Ausdruck bezeichnet man als „totales Differential der Funktion Z". Es wird gebildet, indem die Funktion Z zuerst bei konstantem x nach y und anschließend bei konstantem y nach x abgeleitet wird. Die so gebildeten Ableitungen werden als partielle Ableitungen bezeichnet. Somit wird das totale Differential der Funktion Z als Summe ihrer partiellen Differentiale gebildet. Für die partiellen Ableitungen benutzt man üblicherweise die nachfolgende Schreibweise

$$(\partial Z)_x = x\,dy \qquad \text{und} \qquad (\partial Z)_y = y\,dx$$

bzw.

Kapitel 4: Thermodynamische Grundlagen

$$\left(\frac{\partial Z}{\partial y}\right)_x = x \quad \text{und} \quad \left(\frac{\partial Z}{\partial x}\right)_y = y \tag{4.63}$$

Unter Verwendung dieser Ausdrücke lautet das totale Differential

$$dZ = \left(\frac{\partial Z}{\partial x}\right)_y dx + \left(\frac{\partial Z}{\partial y}\right)_x dy \tag{4.64}$$

Für die in Gl. 4.63 dargestellten partiellen Ableitungen sind außerdem die folgenden Darstellungen gebräuchlich

$$P = \left(\frac{\partial Z}{\partial x}\right)_y \quad \text{und} \quad Q = \left(\frac{\partial Z}{\partial y}\right)_x \tag{4.65}$$

Damit lautet das totale Differential

$$dZ = P dx + Q dy \tag{4.66}$$

4.6.1 Eigenschaften von Zustandsfunktionen

Der Einfachheit halber sei eine Zustandsfunktion durch den Ansatz

$$Z = f(x,y)$$

dargestellt. Da der Wert von Z nur vom jeweiligen Zustand abhängt, nicht jedoch vom Weg, auf dem das System in diesen Zustand gelangte, kommt es bei einer Änderung der Zustandsvariablen nur auf den Betrag ihrer Änderung an, nicht jedoch auf die Reihenfolge, in der diese Änderung erfolgt.

Führt man nun ein System vom Zustand 1 in den Zustand 3 über, so kann dies entsprechend Abbildung 4.9 auf verschiedenen Wegen erfolgen. Der Weg 1, 2, 3 ist durch folgendes Vorgehen beschrieben: Zum Wert der Funktion am Punkt 1, $Z(x,y)$, wird im ersten Schritt die Veränderung von Z addiert, die sich ergibt, wenn y konstant gehalten wird, also

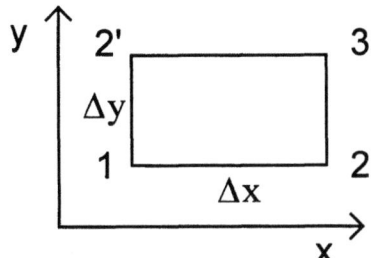

Abb.4.9: Wegunabhängigkeit des Wertes einer Zustandsfunktion

P(x,y) multipliziert mit der Änderung Δx. Zum jetzt gegebenen Funktionswert, $Z(x,y) + P(x,y)\Delta x$, wird im zweiten Schritt die Änderung von Z an der Stelle $x + \Delta x$, y addiert, die sich ergibt, wenn nun x konstant gehalten wird, also $Q(x + \Delta x, y)$, multipliziert mit der Änderung Δy. Es folgt also für den Weg 1-2-3

$$Z(x + \Delta x, y + \Delta y) = Z(x,y) + P(x,y) \Delta x + Q(x + \Delta x, y) \Delta y$$

Für den Weg 1,2',3 gilt analog

$$Z(x + \Delta x, y + \Delta y) = Z(x,y) + Q(x,y)\Delta y + P(x, y + \Delta y) \Delta x$$

Da Z eine Zustandsfunktion ist, müssen die beiden Ausdrücke gleich sein. Daraus folgt

$$[P(x, y + \Delta y) - P(x, y)] \cdot \Delta x = [Q(x + \Delta x, y) - Q(x, y)] \cdot \Delta y$$

oder

$$\frac{P(x, y + \Delta y) - P(x, y)}{\Delta y} \Delta x \Delta y = \frac{Q(x + \Delta x, y) - Q(x, y)}{\Delta y} \Delta x \Delta y$$

Dividiert man beide Seiten durch $\Delta x \Delta y$ und bildet die Grenzwerte $\Delta x \to 0$, $\Delta y \to 0$, so erhält man unter Berücksichtigung der Definitionen für die Differentialquotienten

$$\lim_{\Delta y \to 0} \frac{P(x, y + \Delta y) - P(x, y)}{\Delta y} = \left(\frac{\partial P}{\partial y}\right)_x$$

$$\lim_{\Delta x \to 0} \frac{Q(x + \Delta x, y) - Q(x, y)}{\Delta x} = \left(\frac{\partial Q}{\partial x}\right)_y$$

so folgt

$$\left(\frac{\partial P}{\partial y}\right)_x = \left(\frac{\partial Q}{\partial x}\right)_y \tag{4.67}$$

Unter Berücksichtigung der Definitionen von P bzw. Q, Gl. 4.65, folgt

Kapitel 4: Thermodynamische Grundlagen   143

$$\frac{\partial}{\partial y}\left(\frac{\partial Z}{\partial x}\right)_y \equiv \frac{\partial^2 Z}{\partial x \partial y} = \frac{\partial}{\partial x}\left(\frac{\partial Z}{\partial y}\right)_x \equiv \frac{\partial^2 Z}{\partial y \partial x} \qquad (4.68)$$

Für eine Zustandsfunktion ist demnach die **Reihenfolge der Differentiationen vertauschbar (Satz von Schwarz)**. Differentiale, für die die Reihenfolge der Ableitungen vertauschbar ist, bezeichnet man als **vollständige Differentiale**. Zustandsfunktionen sind also vollständige Differentiale.

Nur vollständige Differentiale können bestimmt integriert werden. Insofern wird der Satz von Schwarz auch als Integrabilitätsbedingung bezeichnet.

Ändert man die Zustandsvariablen derart, daß die Zustandsfunktion unverändert bleibt, also dZ = 0, so muß gelten

$$dZ = \left(\frac{\partial Z}{\partial x}\right)_y dx + \left(\frac{\partial Z}{\partial y}\right)_x dy = 0 \qquad (4.69)$$

Daraus folgt

$$\left(\frac{\partial y}{\partial x}\right)_Z = -\frac{\left(\frac{\partial Z}{\partial x}\right)_y}{\left(\frac{\partial Z}{\partial y}\right)_x} \qquad (4.70)$$

bzw.

$$\left(\frac{\partial y}{\partial x}\right)_Z \cdot \left(\frac{\partial x}{\partial Z}\right)_y \cdot \left(\frac{\partial Z}{\partial y}\right)_x = -1 \qquad (4.71)$$

4.6.2 Integration von Funktionen mehrerer Variabler

Gegeben sei das Differential dZ einer Funktion Z = Z(x,y). Die Funktion Z ist durch Integration aus dem Differential zu ermitteln.

$$dZ = \left(\frac{\partial Z}{\partial x}\right)_y dx + \left(\frac{\partial Z}{\partial y}\right)_x dy = P\,dx + Q\,dy \qquad (4.72)$$

$\frac{\partial Z}{\partial x}$ wurde aus Z durch Ableiten nach x erhalten, während y konstant gehalten wurde. Es muß daher Z umgekehrt aus $\frac{\partial Z}{\partial x}$ durch Integration mit x als Integrationsvariabler gefunden werden können. Entsprechend muß sich Z auch aus $\frac{\partial Z}{\partial y}$ bestimmen lassen.

$$Z = \int P\,dx \qquad \text{bzw.} \qquad Z = \int Q\,dy$$

Die weitere Vorgehensweise sei zunächst an einem **Zahlenbeispiel** erläutert: Das Differential sei gegeben durch

$$dZ = \left(3x^2 + 4xy - 3y^2\right)dx + \left(2x^2 - 6xy - 3y^2\right)dy$$

Die partiellen Differentiale in diesem Ausdruck lauten

$$P = 3x^2 + 4xy - 3y^2 \qquad \text{und} \qquad Q = 2x^2 - 6xy - 3y^2$$

Z wird bestimmt durch

$$Z = \int P\,dx = \int \left(3x^2 + 4xy - 3y^2\right)dx$$

bzw.

$$Z = \int Q\,dy = \int \left(2x^2 - 6xy - 3y^2\right)dy$$

Aus dem ersten Integral erhält man

$$Z = x^3 + 2x^2 y - 3y^2 x$$

Selbst wenn man zu dieser Gleichung eine Integrationskonstante C hinzu addieren würde, wäre sie noch kein allgemeines Integral. Beim Differenzieren nach x wurde y konstant gehalten. Damit waren Ausdrücke, die nur Potenzen von y enthielten oder die Funktionen nur von y waren, Konstanten, d. h. sie gingen bei der Bildung der Ableitung nach x verloren. Um das allgemeine Integral zu erhalten, muß zu obiger Teillösung noch eine Funktion addiert werden, die auch die Integrationskonstante enthält. Also

Kapitel 4: Thermodynamische Grundlagen

$$Z = x^3 + 2x^2y - 3y^2x + \varphi(y)$$

Analog erhält man aus der Integration von Q mit der Integrationsvariablen dy

$$Z = 2x^2y - 3xy^2 - y^3 + \psi(x)$$

Da das Ergebnis in beiden Fällen aber gleich sein muß, lassen sich die beiden hinzu addierten Funktionen durch Koeffizientenvergleich bestimmen. Man erhält

$$\varphi(y) = -y^3 + C$$

und

$$\psi(x) = x^3 + C$$

Somit lautet das allgemeine Integral Z

$$Z = x^3 + 2x^2y - 3xy^2 - y^3 + C$$

Bei der unbestimmten Integration einer partiellen Ableitung tritt an die Stelle der Integrationskonstanten eine beliebige Funktion jener Variablen, die bei der Bildung der partiellen Ableitung konstant gehalten wurde. Diese Funktion enthält dann auch die Integrationskonstante C. Durch Vergleich der Lösungen, die sich bei der Integration der verschiedenen partiellen Ableitungen ergeben, können die hinzu addierten Funktionen bestimmt werden.

Beispiel: vollständiges oder unvollständiges Differential?

$$dZ = 4xy^2 dx + 2x^2 y dy$$

Zu Übungszwecken soll der Satz von Schwarz auf dieses Differential angewandt werden.

Bildet man über einem vollständigen Differential dZ ein Kurvenintegral über einen geschlossenen Integrationsweg, so ist der Wert dieses Integrals gleich Null.

$$\oint dZ = 0 \qquad (4.73)$$

Dies ist eine fundamentale Eigenschaft der Zustandsfunktionen, da sie der Integrabilitätsbedingung nach Schwarz genügen.

4.6.3 Bedeutung und Anwendungen von innerer Energie und Enthalpie

4.6.3.1 Bedeutung der partiellen Ableitungen von U und H nach den Zustandsvariablen

Aus Gründen der Einfachheit sollen die weiteren Überlegungen auf reine molare Phasen beschränkt werden, so daß auf die Mengenangaben verzichtet werden kann. Man kann daher schreiben

$$U = U(V,T) \quad \text{bzw.} \quad H = H(p,T) \tag{4.74}$$

Die graphische Darstellung von U bzw. H ergibt räumliche Flächen. Die Schnittkurven dieser Flächen mit Ebenen parallel zu den Koordinatenachsen stellen dann jeweils Partialänderungen von U bzw. H dar, $(U)_T = f(V)$ und $(H)_T = f(p)$ die **Isothermen**, $(U)_V = f(T)$ die **Isochoren**, $(H)_p = f(T)$ die **Isobaren** der kalorischen Zustandsgleichung.

Die Zerlegung von dU ergibt

$$dU = \delta Q + \delta A = \delta Q - pdV = \left(\frac{\partial U}{\partial T}\right)_V dT + \left(\frac{\partial U}{\partial V}\right)_T dV \tag{4.75}$$

Analog erhält man für die Enthalpie

$$dH = d(U + pV) = dU + pdV + Vdp = \delta Q + Vdp$$

$$= \left(\frac{\partial H}{\partial T}\right)_V dT + \left(\frac{\partial H}{\partial p}\right)_T dp \tag{4.76}$$

Um die physikalische Bedeutung der Differentialquotienten kennenzulernen, soll dem System eine kleine Wärmemenge δQ zugeführt werden. Es gilt dann

$$\delta Q = dU + pdV = \left(\frac{\partial U}{\partial T}\right)_V dT + \left[\left(\frac{\partial U}{\partial V}\right)_T + p\right]dV \tag{4.77}$$

Kapitel 4: Thermodynamische Grundlagen

$$\delta Q = dH - Vdp = \left(\frac{\partial H}{\partial T}\right)_p dT + \left[\left(\frac{\partial H}{\partial p}\right)_T - V\right]dp \qquad (4.78)$$

Führt man die Wärmezufuhr bei konstanten Volumen durch, so gilt

$$dQ = \left(\frac{\partial U}{\partial T}\right)_V dT \quad \text{bzw.} \quad \left(\frac{\partial U}{\partial T}\right)_V = \left(\frac{dQ}{dT}\right)_V \equiv C_V \qquad (4.79)$$

Somit ist der Differentialquotient $\left(\frac{\partial U}{\partial T}\right)_V$ gerade gleich der oben, Gl. 4.42, bereits eingeführten spezifischen Wärme bei konstantem Volumen

$$\left(\frac{\partial U}{\partial T}\right)_V = C_V \qquad (4.80)$$

Bezieht man diese Größe auf die Stoffmenge 1 mol, so bezeichnet man sie auch als **Molwärme bei konstantem Volumen C_V**.

Analoge Überlegungen ergeben für den Differentialquotienten $\left(\frac{\partial H}{\partial T}\right)_p$

$$\left(\frac{\partial H}{\partial T}\right)_p = C_p \qquad (4.81)$$

Die wiederum auf 1 Mol bezogene spezifische Wärme bei konstantem Druck wird analog als **Molwärme bei konstantem Druck C_p** bezeichnet.

Die Molwärme bei konstantem Druck läßt sich leicht mit Hilfe der Differentialthermoanalyse ermitteln.

Wird die eingangs gemachte Beschränkung auf molare Phasen aufgegeben, so ist das totale Differential der Enthalpie gegeben durch

$$dH = \delta Q + Vdp = \left(\frac{dH}{dT}\right)_{p,n} dT + \left(\frac{dH}{dp}\right)_{n,T} dp + \left(\frac{dH}{dn}\right)_{p,T} dn \qquad (4.82)$$

Bei einem reine Stoff kann eine Änderung der Stoffmenge, dn, nur dann eintreten, wenn eine Phasenumwandlung stattfindet. Da Phasenumwandlungen in der Regel bei konstantem Druck ablaufen, ist Gl. 4.82 geeignet, die dabei auftretenden Energieumsätze zu beschreiben. Da bei der Phasenumwandlung die Temperatur konstant bleibt, erfolgt der Vorgang insgesamt isotherm und isobar. Aus Gl. 4.82 folgt somit

$$\delta Q = \left(\frac{\partial H}{\partial n}\right)_{p,T} dn \qquad \text{(Gl.: 4.83)}$$

bzw.

$$\boxed{\frac{dQ}{dn} = \left(\frac{\partial H}{\partial n}\right)_{p,T} = \Delta H_{Umw.}} \qquad (4.84)$$

Die Enthalpieänderung $(\partial H/\partial n)$ des Systems, die bei der Phasenumwandlung eines Mols eines Stoffes auftritt, entspricht also der Umwandlungswärme $\Delta H_{Umw.}$ bei konstantem Druck und konstanter Temperatur.

In Abb. 4.10 ist schematisch der Verlauf der molaren Enthalpie eines Stoffes wiedergegeben. Die Steigung der Enthalpiekurve, dH/dT, entspricht der molaren Wärmekapazität C_p des Stoffes bei konstantem Druck.

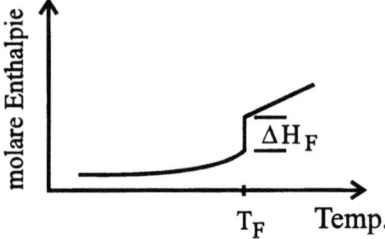

Abb.4.10: Molare Enthalpie bei konstantem Druck

Bei der Schmelztemperatur (= Erstarrungstemperatur) T_F wird die Steigung der Kurve unendlich groß. Das heißt, wenn beim Erwärmen diese Temperatur erreicht wird, führt eine weitere Wärmezufuhr zu keiner weiteren Temperaturerhöhung. Diese bleibt vielmehr konstant, bis die gesamte Substanz geschmolzen ist. Die zugeführte Schmelzwärme (= Schmelzenthalpie) ΔH_F führt also zu keiner Erhöhung der kinetischen Energie der Moleküle. Vielmehr dient sie zur Verrichtung von Arbeit gegen die Anziehungskräfte zwischen den Molekülen, die Voraussetzung für das Lösen der Bindungen der Moleküle im Kristallgitter ist. Dabei wird die zwischenmolekulare potentielle Energie der Moleküle erhöht.

Der gleiche Vorgang erfolgt bei Erreichen der Siedetemperatur T_S. Auch hier bleibt während der Zufuhr der Verdampfungswärme $\Delta H_{(fl \rightarrow g)}$ die Temperatur konstant. Die Verdampfungswärme dient ebenfalls zur Verrichtung von Arbeit gegen die Anziehungskräfte zwischen den Molekülen, aber auch zur Verrichtung von Volumenarbeit pΔV.

Man bezeichnet eine zugeführte Wärme, die keine Temperaturerhöhung zur Folge hat, als **latente (d. h. verborgene) Wärme**. So ist jede Änderung von Aggregatszuständen, die auch als **Phasenübergänge** bezeichnet werden, von Umsätzen latenter Wärme begleitet.

Auf die Bedeutung der in eckigen Klammern eingeschlossenen Terme der Gln. 4.77 und 4.78 soll nicht eingegangen werden. Es sei auf Lehrbücher der Thermodynamik verwiesen.

4.6.3.2 Reaktionswärme bei konstantem Volumen

Die Reaktionswärme bei konstantem Volumen läßt sich leicht in sogenannten kalorimetrischen Bomben messen. Dazu führt man die Reaktion in einem druckfesten Stahlgefäß durch, das in einem umgebenden Wasserbad steht, welches die entstehende Wärme aufnimmt. Die Reaktionsführung ist also isotherm.

Beispiel: Verbrennung von Benzol bei erhöhtem Sauerstoffdruck

$$C_6H_6(fl) + \frac{15}{2}O_2(g) \rightarrow 6CO_2(g) + 3H_2O(fl) \tag{4.85}$$

Da das Volumen in der Bombe konstant bleibt, kann keine Volumenarbeit geleistet werden. Somit folgt aus dem ersten Hauptsatz $\Delta U = W + Q$

$$Q_{V,T} = \Delta U_{V,T}$$

Bei der Durchführung der Reaktion wird die Bombe zuerst heiß, sie gibt dann aber die frei gewordene Wärme an das Wasserbad ab und nimmt dabei die Temperatur des Wasserbades an, so daß die Endtemperatur praktisch mit der Ausgangstemperatur wieder übereinstimmt, Isothermie. Da U eine Zustandsgröße ist, muß ΔU nun den gleichen Wert haben, als ob die Reaktion strikt isotherm geführt worden wäre.

Für das obige Beispiel wird experimentell eine Reaktionswärme von $\Delta U = -3264$ kJ/mol bei 25°C ermittelt. Die Einheit *mol* bedeutet, daß sich die Reaktion auf einen molekularen Formelumsatz nach der angegebenen Reaktionsgleichung bezieht.

Das negative Vorzeichen deutet an, daß bei der Reaktion Wärme freigesetzt wurde. Das bedeutet, daß die Reaktionsprodukte energieärmer sind als die Ausgangssubstanzen. Dies ist dadurch bedingt, daß in den Endprodukten die Bindungen in den Molekülen fester sind als in den Ausgangssubstanzen, sie besitzen daher eine geringere potentielle Energie als die Ausgangssubstanzen.

Sind die inneren Energien der Ausgangssubstanzen sowie der Endprodukte (U_A bzw. U_E) bekannt, so kann man ΔU als Differenz berechnen.

$$\Delta U = U_E - U_A$$

$$= 6U_{CO_2} + 3U_{H_2O} - U_{C_6H_6} - \frac{15}{2}U_{O_2} \equiv \sum v_i U_i \qquad (\text{Gl.:}4.86)$$

Man bezeichnet den Ausdruck $\Sigma v_i U_i$ als **stöchiometrische Summe** der molaren Energien U_i der Reaktionsteilnehmer i. Sie bezieht sich jeweils auf eine Reaktionsgleichung und ist so definiert, daß die stöchiometrischen Faktoren v_i der Endprodukte mit positivem, die der Ausgangsprodukte mit negativem Vorzeichen in die Summe eingehen. Für obiges Beispiel gilt

$$v_{CO_2} = +6, \quad v_{H_2O} = +3, \quad v_{C_6H_6} = -1, \quad v_{O_2} = -\frac{15}{2}$$

4.6.3.3 Reaktionswärme bei konstantem Druck

Meist verlaufen chemische Reaktionen bei konstantem Druck. Die kalorische Zustandsfunktion bei konstantem Druck ist gegeben durch

$$H \equiv U + pV \qquad (4.87)$$

Da die Enthalpie eine Zustandsfunktion ist, kann die Reaktionsenthalpie als Differenz der Enthalpien von Ausgangszustand und Endzustand, d. h. als stöchiometrische Summe der molaren Enthalpien H_i der Reaktionspartner i, berechnet werden.

$$\Delta H_{p,T} = H_E - H_A \equiv \Sigma v_i H_i \qquad (4.88)$$

4.6.3.4 Bildungsenthalpie

Um die Reaktionswärmen bei konstantem Volumen bzw. konstantem Druck aus den jeweiligen stöchiometrischen Summen berechnen zu können, müßten entweder für die molaren Energien U_i bzw. Enthalpien H_i Absolutwerte definiert sein oder aber man bezieht sich auf einen beliebig definierten Standardzustand (Normalbedingungen). Die Differenz ist unabhängig davon, ob von den Absolutwerten oder von Standardzuständen ausgegangen wird.

$$\Delta H = (H_{Stand.} + H_E) - (H_{Stand.} + H_A) = H_E - H_A \tag{4.89}$$

Aus praktischen Gründen (Bedingungen, unter denen am häufigsten gearbeitet wird) hat man in der Thermodynamik die **Standardbedingungen** wie folgt definiert:

Standardtemperatur $T°$: 25 °C = 298,15 K
Standarddruck $p°$: 101325 Pa = 1013,25 HPa
Liegt ein Zustand vor, in dem Standarddruck gegeben ist, so bezeichnet man den Zustand als **Standardzustand**. Man kennzeichnet die zugehörige Enthalpie mit einem Kreis als oberem Index:

$$\boxed{H_{i\,(rein;p=1013\,HPa)} = H_i^0} \tag{4.90}$$

Herrscht im Standardzustand zusätzlich noch Standardtemperatur, so bezeichnet man den Zustand als **Normalzustand**. Die zugehörigen Energien sind durch den oberen Index B gekennzeichnet.

$$\boxed{H_{i\,(rein;p=1013\,HPa,T=298\,K)} = H_i^B} \tag{4.91}$$

Ist der Stoff i durch eine kompliziertere chemische Formel zu beschreiben, so wird er oft nicht als Index, sondern in Klammern geschrieben.
Beispiel: $H^B(NH_3)$

$$\Delta H_{298}^0 (4NH_3 + 5O_2 \rightarrow 4NO + 6H_2O) = \sum v_i H_i^B \tag{4.92}$$

$$\equiv [-4 \cdot (-46,19) - 5 \cdot 0 + 4 \cdot 90,37 + 6 \cdot (-241,8)] \text{ kJ/mol} = -904,6 \text{ kJ/mol}.$$

4.6.3.5 Der Hess'sche Satz

Die Reaktionswärmen bei konstantem Volumen, U, bzw. konstanten Druck, H, sind Zustandsfunktionen, d. h. der Wert ihrer Änderung ist unabhängig davon, wie diese Veränderung vorgenommen wurde. Diese Aussage wurde von dem St. Petersburger Chemiker Hess schon lange vor der Formulierung des ersten Hauptsatzes der Thermodynamik gemacht. Seine Formulierung lautet: **Die Summe der Reaktionswärmen ist unabhängig vom Reaktionsweg.**

Dieser Sachverhalt ermöglicht, komplexe Vorgänge in überschaubare und berechenbare Teilvorgänge zu zerlegen. Dies gilt selbst dann, wenn ein solcher Reaktionsweg nur theoretische Bedeutung hat.

Weitere Beispiele:

Überführung eines reinen Stoffes aus dem festen in den gasförmigen Zustand: Die Überführung kann direkt aus dem festen Zustand in den gasförmigen Zustand erfolgen → Sublimation oder auf dem Umweg über den flüssigen Zustand (Schmelzen und Verdampfen).

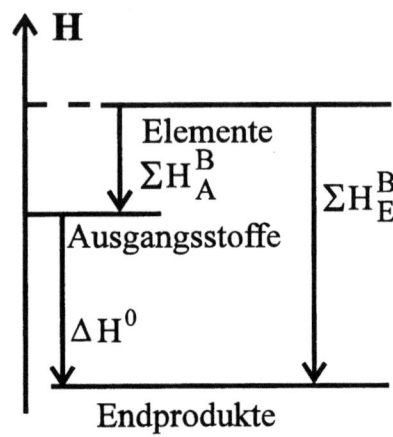

Abb.4.11: allgemeine Anwendung des Hess'schen Satzes

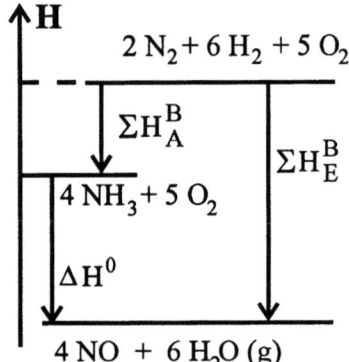

Abb. 4.12: Anwendung des Hess-schen Satzes auf die Verbrennung von Ammoniak

$$\Delta H_{f \to g} = \Delta H_{f \to fl} + \Delta H_{fl \to g} \tag{4.93}$$

Mit Hilfe des Hess'schen Satzes kann die Bildung von Lösungen z. B. in die in Abb. 4.13 wiedergegebenen Teilschritte aufgespaltet werden. Der Schritt 1 stellt die direkte Auflösung eines kristallin vorliegenden Stoffes in einem Lösemittel dar. Er ist durch die Lösungsenthalpie ΔH_S und die Lösungsentropie ΔS_S charakterisiert. Bei der Bildung einer Lösung müssen im ersten Schritt die Moleküle des zu lösenden Stoffes einzeln aus ihrem Kristallverband herausgelöst werden. Im zweiten Schritt werden sie in zuvor gebildete freie Volumina im Lösemittel transferiert. Anschließend lagern sich die ursprünglich zufällig orientierten Lösemittelmoleküle unter Ausbildung von Solvathüllen um. Die Lösungsenthalpie ΔH_S setzt sich aus der im

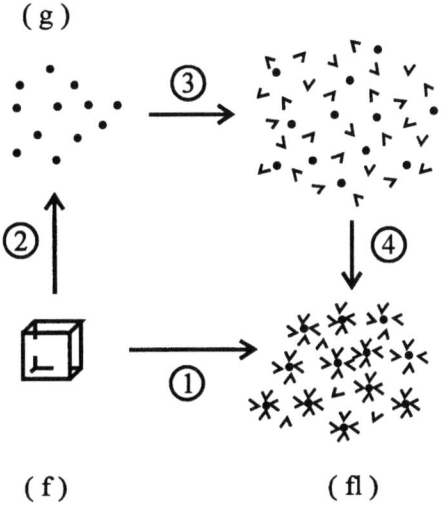

Abb.4.13: Anwendung des Hess'schen Satzes auf die Bildung von Lösungen

Schritt 2 aufzuwendenden Sublimationsenthalpie ΔH_{sub}, aus der zur Bildung der freien Volumina im Lösemittel erforderlichen Transferenthalpie ΔH_{trans} sowie der Solvatationsenthalpie ΔH_{solv} zusammen. Ebenso setzt sich die Lösungsentropie ΔS_S aus den Entropieänderungen der Teilschritte 2 bis 4 zusammen. Die Aufspaltung des Lösungsvorganges in den in Abb. 4.13 wiedergegebenen Ersatzprozess ermöglicht, die Schwerlöslichkeit einzelner Stoffe zu verstehen.

Bei der Bildung „fester Lösungen" wird der schwerlösliche Stoff in quasi sublimiertem Zustand in einer leicht löslichen Matrix molekulardispers verteilt. Ihm wird bei der Herstellung der „festen Lösung" die zur Überwindung der Gitterenergien erforderliche Sublimationsenthalpie mitgegeben, so daß dieser Energiebeitrag nicht mehr durch den Lösevorgang aufzubringen ist. Die in Abb. 4.13 wiedergegebene Anwendung des Hess'schen Satzes ermöglicht so die gezielte Suche nach Hilfsstoffen, die geeignet sind, die Löslichkeit schwerlöslicher Stoffe zu verbessern.

4.6.4 Der zweite Hauptsatz der Thermodynamik

4.6.4.1 Die Triebkraft einer chemischen Reaktion und ihre Messung

Jede chemische Reaktion erreicht früher oder später einen Gleichgewichtszustand, in dem das Verhältnis der Konzentrationen der Ausgangs- und Endprodukte durch die Gleichgewichtskonstante beschrieben wird. Für die Reaktion

$$A + B \Leftrightarrow C + D \tag{4.94}$$

ist sie wie folgt definiert

$$K = \frac{c_C \cdot c_D}{c_A \cdot c_B} \tag{4.95}$$

d. h. die Produkte der Konzentrationen der Ausgangsstoffe stehen im Nenner, die der Endprodukte im Zähler. Makroskopisch betrachtet kommt die Reaktion im Gleichgewichtszustand zur Ruhe. Die Kraft, die eine chemische Reaktion antreibt, wird als **Triebkraft der Reaktion** bezeichnet. Im Gleichgewichtszustand muß sie also den Wert Null annehmen. Ferner muß ihr Zahlenwert von den Konzentrationen der Reaktionspartner abhängen.

Das chemische Gleichgewicht kann mit einem mechanischen Pendel verglichen werden, das, nachdem es aus der Ruhelage ausgelenkt wurde, wieder seinem Gleichgewicht zustrebt. Die Pendelbewegung sei durch eine Arbeitsleistung (z. B. Reibungsarbeit) gedämpft. Die Gleichgewichtslage des Pendels ist durch ein Minimum an potentieller Energie gekennzeichnet. Die Triebkraft in Richtung der Gleichgewichtslage ist gegeben durch die Fähigkeit des Pendels, bei Annäherung an die Gleichgewichtslage Arbeit zu verrichten.

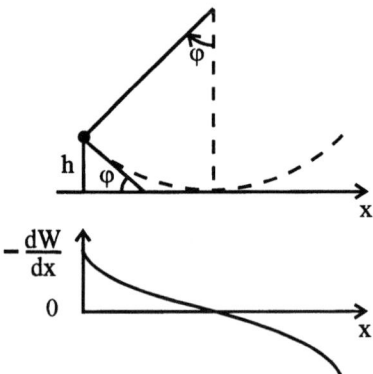

Abb. 4.14: Änderung der potentiellen Energie beim schwingenden Pendel

Ändert sich die Lage des Pendelkörpers um $-dh$, so ist die Arbeit, die abgegeben werden kann, gegeben durch

$$-dW = mg \cdot (-dh) \tag{4.96}$$

Kapitel 4: Thermodynamische Grundlagen

Dabei steht m für die Masse des Pendelkörpers und g für die Erdbeschleunigung. Die Triebkraft ist dann definiert als die Arbeit, die pro zurückgelegter Wegstrecke abgegeben werden kann.

$$\text{Triebkraft} \equiv \frac{-dW}{dx} = mg\frac{-dh}{dx} = mg \cdot \tan\varphi \qquad (4.97)$$

Beim Durchgang durch den Gleichgewichtszustand kehrt die Triebkraft ihr Vorzeichen um.

Beispiel für ein chemisch reagierendes System: Iodwasserstoffbildung

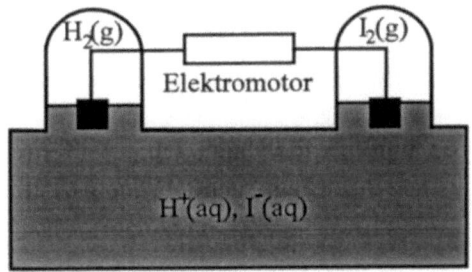

Abb. 4.15: Galvanische Zelle zur reversiblen Führung der Iodwasserstoffbildung

Das System besteht aus einer stöchiometrischen Mischung von Iod und Wasserstoff, die bis zum Erreichen des Gleichgewichts nach der Gl. 4.98

$$H_2 + I_2 \Leftrightarrow 2HI \qquad (4.98)$$

Als Analogon zur zurückgelegten Wegstrecke x beim Pendel wird die Reaktionslaufzahl ξ [mol] eingeführt. Sie gibt an, wieviel molare Formelumsätze nach der angegebenen Reaktionsgleichung stattgefunden haben. Für eine beliebige Reaktionsgleichung

$$\nu_A A + \nu_B B \rightarrow \nu_C C \qquad (4.99)$$

ist die Änderung der Reaktionslaufzahl definiert durch

$$d\xi \equiv \frac{dn_C}{\nu_C} = -\frac{dn_A}{\nu_A} = -\frac{dn_B}{\nu_B} \qquad (4.100)$$

Man erhält dann die Veränderung der Reaktionslaufzahl $d\xi$ indem die Veränderung dn_i der Molzahl der i-ten Komponente durch den zugehörigen stöchiometrischen Koeffizienten v_i dividiert wird.

Führt man die Reaktion über eine galvanische Kette, so läßt sich das Bestreben der Reaktion, den Gleichgewichtszustand zu erreichen, zur Leistung einer mechanischen Arbeit nutzen. Der gebildete Jodwasserstoff liegt in der Wasserphase dissoziiert vor, wodurch das Gleichgewicht jedoch nicht beeinträchtigt wird.

Die galvanische Kette, die zur Realisierung benutzt wird, besteht aus einer wäßrigen HI-Lösung, die mit je einem Gasraum von Ioddampf und Wasserstoff in Berührung steht. Aus jedem der beiden Gasräume taucht ein Platinblech als Elektrode in die Lösung. Die beiden Elektroden sind über Leiter mit einem Elektromotor verbunden, von dem die Annahme gemacht wird, daß er die ihm zugeführte elektrische Energie vollständig in Arbeit umsetzen kann.

An den beiden Elektroden laufen folgende Prozesse ab:

links:

$$H_2(g) \rightarrow 2H^+(aq) + 2e^-$$

rechts:

$$2e^- + I_2(g) \rightarrow 2I^-(aq)$$

Die Summe der beiden Teilreaktionen ergibt die durch Gl. 4.98 beschriebene Gesamtreaktionsgleichung. Entscheidend ist, daß die Reaktion nur ablaufen kann, wenn die Elektronen im Leiter von links nach rechts fließen und dabei im Motor Arbeit verrichten.

Die geleistete Arbeit ist das Produkt aus Spannung und geflossener elektrischer Ladung. Die Spannung bei verschwindend kleiner Stromstärke wird als **elektromotorische Kraft (EMK)** der Kette bezeichnet.

Die Anzahl der bei einem molekularen Formelumsatz nach den obigen Gleichungen umgesetzten Elektronen ist $v_E = 2$. Die Stoffmenge an umgesetzten Elektronen bei einem Reaktionsfortschritt $d\xi$ ist gegeben durch $dn_e = v_e d\xi$. Die Ladung von einem Mol Elementarladungen ist durch die Faraday-Konstante F gegeben

$$N_L e = F = 96487 \text{ C/mol} \tag{4.101}$$

Die Einheit der elektrischen Ladung, das **Coulomb** (C), ist definiert als das Produkt aus der Stromstärkeneinheit **Ampere** (A) und der Zeiteinheit **Sekunde** (s). Die geflossene Ladung beim Reaktionsfortschritt $d\xi$ beträgt also

$$Fdn_e = \nu_e Fd\xi \qquad (4.102)$$

Durch Multiplikation dieses Ausdruckes mit der EMK (Symbol: E) erhält man die beim Reaktionsfortschritt umgesetzte elektrische Arbeit dW

$$-dW_{el.} = \nu_e FEd\xi \qquad (4.103)$$

oder als Differentialquotient:

$$-\frac{\delta W_{el}}{d\xi} = \nu_e FE \qquad (4.104)$$

Die Arbeit, die pro Formelumsatz maximal abgegeben werden kann, ist die **Triebkraft der isothermen chemischen Reaktion**. Diese ist der direkten Messung zugänglich und entspricht der mechanischen Triebkraft im Beispiel des Pendels.

Beim Ablauf der Reaktion nach obiger Reaktionsgleichung nehmen die Konzentrationen an den gasförmigen Ausgangsprodukten H_2 und I_2 immer mehr ab, während gleichzeitig die Konzentrationen der im Wasser dissoziiert vorliegenden Reaktionsprodukte H^+ und I^- zunehmen, bis schließlich der Gleichgewichtszustand erreicht ist. Die EMK ist dann Null. Durch externe Zufuhr elektrischer Arbeit kann das System analog zur Situation beim Pendel über den Gleichgewichtszustand hinaus verschoben werden, die EMK kehrt dabei ihr Vorzeichen um.

Wie das Beispiel zeigt, hängt die Triebkraft einer chemischen Reaktion stark von den Konzentrationen der Reaktionspartner ab. Sie kann daher nicht mit der Abnahme der inneren Energie bzw. der Enthalpie des Systems identisch sein, denn die Größen ΔU bzw. ΔH sind in ideal verdünnten Systemen von den sich ändernden Konzentrationen bzw. Partialdrücken unabhängig. Im Gegensatz zur Triebkraft ändern weder ΔU noch ΔH ihre Vorzeichen, wenn durch Zufuhr von elektrischer Arbeit das chemischen Systems über seinen Gleichgewichtszustand hinausgeschoben wird.

4.6.4.2 Spontane Prozesse und reversible Ersatzprozesse

Im obigen Beispiel wurde durch Abfuhr der elektrischen Arbeit ein spontaner Ablauf der Reaktion verhindert. Ließe man die Reaktion spontan ablaufen, so würde sich das gleiche Gleichgewicht einstellen. Die Erfahrung lehrt aber, daß das System freiwillig nicht wieder in seinen Ausgangszustand zurückkehren würde. Man bezeichnet eine solche Reaktion als **irreversibel**.

Spontane Prozesse sind stets **irreversibel**. Durch Zufuhr von äußerer Arbeit kann zwar der Ausgangszustand wieder hergestellt werden, aber dadurch verändert sich die Umgebung des Systems (Absenken eines Gewichtes, Entladung einer Batterie etc.).

Wird dagegen eine chemische Reaktion **sehr langsam** unter Gewinnung der maximal möglichen Arbeit durchgeführt, z. B. über eine galvanische Kette, so ist die Reaktion **im Prinzip vollständig reversibel**. Der Ausgangszustand läßt sich dadurch wiederherstellen, daß die gewonnene Arbeit dem System wieder zugeführt wird. Beim Abschluß eines solchen Prozesses ist auch die Umgebung genau wieder im Ausgangszustand (**reversibler Ersatzprozess**).

Die Führung der Reaktion über eine galvanische Kette stellt einen **reversiblen Ersatzprozeß** für den spontanen, irreversiblen Ablauf der Reaktion dar. Charakteristisch für den Ersatzprozeß ist, daß das System in den gleichen Endzustand gelangt wie durch den spontanen, irreversiblen Prozeß. Die maximal mögliche Menge an abgegebener Arbeit wird in einem Hilfssystem als potentielle Energie gespeichert. Sie kann dazu benutzt werden, das System aus dem Gleichgewichtszustand wieder in den Ausgangszustand zurückzutreiben (Umkehrprozeß). Die Hintereinanderschaltung von reversiblem Ersatzprozeß und Umkehrprozeß stellt einen Kreisprozeß dar, an dessen Ende das System als auch die Umgebung sich wieder im gleichen Ausgangszustand befinden. Ein reversibler Prozeß ist also dadurch charakterisiert, daß nach seinem Ablauf das betrachtete System sich wieder in seinem Ausgangszustand befindet, ohne daß in seiner Umgebung irgendwelche Zustandsänderungen zurückgeblieben sind.

In der Praxis sind solche reversiblen Ersatzprozesse und die entsprechenden Umkehrprozesse nur näherungsweise realisierbar. Die Näherung an den Idealablauf ist um so besser, je langsamer die Reaktion abläuft. Auch wenn der isotherme reversible Ersatzprozeß nur angenähert realisiert werden kann, so läßt sich doch die ihm entsprechende maximale Arbeit beliebig genau bestimmen.

4.6.4.3 Formulierung des zweiten Hauptsatzes der Thermodynamik

Für irreversible Prozesse ist charakteristisch, daß bei ihnen weniger nutzbare Arbeit als im reversiblen Grenzfall vom System abgegeben wird. Wegen der Gültigkeit des ersten Hauptsatzes, $\Delta U = W + Q$, muß daher einer geringeren abgegebenen Arbeit ein Mehr an abgegebener Wärme entsprechen. Wenn die Rückführung eines Systems in seinen Ausgangszustand aber nur durch Zufuhr externer Arbeit möglich ist, so bedeutet dies, daß bei einem irreversiblen Prozeß nicht mehr die ganze abgegebene Wärme in Arbeit zurückverwandelt werden kann. Das Charakteristikum der Irreversibilität besteht also in der Vergeudung von Arbeitsfähigkeit zugunsten von Wärme.

Im ersten Hauptsatz wurde ausgesagt, daß sich Arbeit vollständig in Wärme umwandeln läßt. Im Falle irreversibler, d. h. spontaner Prozesse muß jedoch festgestellt werden, daß sich Wärme nicht in vollem Umfang in Arbeit umwandeln läßt.

Von Lord Kelvin wurde diese Erfahrung als **zweiter Hauptsatz der Thermodynamik** festgehalten: Es ist unmöglich, eine Maschine zu bauen, die Wärme vollständig in Arbeit umwandeln kann. Eine Maschine, die dies leisten würde, wird als Perpetuum mobile 2. Art (PM2) bezeichnet.

Bei konstanter Temperatur entspräche ein PM2 einem System, das beim Durchlaufen eines Kreisprozesses insgesamt Arbeit abgeben würde, für das also die ausgetauschte isotherme Arbeit, integriert über einen geschlossenen Kreisprozeß, negativ wäre.

$$\oint dW_T < 0 \qquad (4.105)$$

Da aber wie festgestellt ein PM2 unmöglich ist, muß also für alle realen Systeme das Integral immer größer oder gleich Null sein.

$$\oint dW_T \geq 0 \qquad (4.106)$$

Das $>$-Zeichen entspricht dabei einem irreversiblen Prozeß

$$\oint dW_{T, irrev.} > 0 \qquad (4.107)$$

Für den reversiblen Kreisprozeß dagegen gilt

$$\oint dW_{T,rev.} = 0 \qquad (4.108)$$

Dies ist aber gerade die mathematische Formulierung dafür, daß bei einem isothermen, reversiblen Prozeß die Arbeit eine Zustandsfunktion ist.

Nach Gleichung 4.108 kann ein isothermer, reversibler Prozeß in einen Hinweg vom Zustand I in einen Zustand II und einen reversiblen Rückweg von II nach I zerlegt werden. Auf den beiden Wegen werden die reversiblen Arbeiten $W_{rev.}$ und $W_{rück.}$ verrichtet, s. Abb.4.16. Für diesen Prozeß gilt

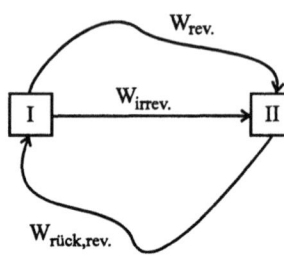

Abb.4.16: Kreisprozeß mit reversiblen und irreversiblen Teilschritten

$$\oint dW_{T,rev.} = W_{rev.} + W_{rück.} = 0 \qquad (4.109)$$

Der irreversible Prozeß sei durch den irreversiblen Schritt I → II mit $W_{irrev.}$ und den anschließenden reversiblen Rückweg II → I mit $W_{rück.}$ realisiert. Es gilt dann

$$\oint dW_{T,irrev.} = W_{irrev.} + W_{rück.} > 0 \qquad (4.110)$$

Wird berücksichtigt, daß nach Gl. 4.109 $W_{rück.} = -W_{rev.}$ ist, so folgt

$$W_{irrev.} - W_{rev.} > 0 \qquad (4.111)$$

oder

$$\boxed{-W_{T,rev.(I \to II)} > -W_{T,irrev.(I \to II)}} \qquad (4.112)$$

Man stellt also fest: Für den reversiblen, isothermen Weg von I nach II ist die abgegebene Arbeit größer (bzw. die aufgenommene Arbeit kleiner) als für einen irreversiblen, isothermen Weg. Die bei einer reversiblen, isothermen Zustandsänderung reversibel abgegebene Arbeit ist die maximal abzugebende Arbeit.

4.6.5 Helmholtz-Energie (freie Energie)

Die durch Gl. 4.108, $\oint dW_{T,rev.} = 0$, beschriebene Zustandsgröße, deren Änderung bei einer isothermen Zustandsänderung durch die reversible Arbeit gegeben ist, wird als **Helmholtz-Energie** oder **freie Energie** bezeichnet (Symbol nach IUPAC: A; bisher: F).

$$\Delta A_T \equiv W_{T,\text{rev.}} \quad (4.113)$$

Die Helmholtz-Energie ist eine meßbare Eigenschaft eines jeden Systems.

Die Abnahme der **Triebkraft einer isothermen chemischen Reaktion** ist identisch mit der auf den Reaktionsfortschritt $d\xi$ bezogenen Abnahme der Helmholtz-Energie $-dA$.

Die reversibel abgegebene Arbeit ist immer die maximale Arbeit, $-\Delta A_{\text{rev.}} > -\Delta A_{\text{irrev}}$. Daraus folgt für spontane isotherme Prozesse

$$-\Delta A_T > 0 \quad (4.114)$$

Die Helmholtz-Energie nimmt bei isothermen, arbeitsfrei ablaufenden Prozessen immer ab. Hieraus folgt, daß eine isotherme, arbeitsfreie Reaktion bei demjenigen Reaktionsstand zum Stillstand kommen muß, bei dem eine Fortsetzung der Reaktion nicht mehr mit einer weiteren Abnahme der Helmholtz-Energie verbunden wäre, d. h. wo $(dA/d\xi)_T = 0$ ist. Dies ist daher die charakteristische **Bedingung für ein chemisches Gleichgewicht** (= Gleichgewichtsbedingung).

$$\left(\frac{dA}{d\xi}\right)_{T, dW=0} = 0 \quad (4.115)$$

Jenseits des Gleichgewichtszustandes stellt die *Gegenreaktion* einen spontanen isothermen Prozeß dar. Für die Reaktion kehrt sich das Vorzeichen der obigen Ungleichung um, so daß gilt: $-\Delta A_T < 0$. Die Reaktion ist also spontan nicht möglich sondern erfordert die Zufuhr von externer Arbeit.

In Abb. 4.17 ist die Helmholtz-Energie eines Systems zusammen mit der Triebkraft der chemischen Reaktion dargestellt. Im Beispiel der oben besprochenen Iodwasserstoffreaktion ist die Reaktionslaufzahl ξ dem Prozentsatz an HI-Molekülen proportional. Bei der Gleichgewichtszusammensetzung hat die Helmholtz-Energie ein Minimum und die Triebkraft einen Nulldurchgang.

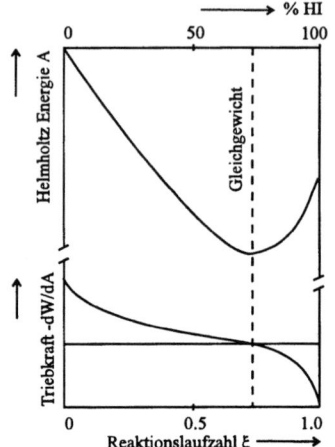

Abb.4.17: Verlauf von Helmholtz-Energie und Triebkraft der Iodwasserstoffreaktion

Damit die Helmholtz-Energie mit der reversiblen elektrischen Arbeit einer galvanischen Kette übereinstimmt, darf außer elektrischer Arbeit keine weitere Arbeit verrichtet werden, insbesondere keine Volumenarbeit. Aus der obigen Gleichung für die EMK folgt

$$-\left(\frac{dA}{d\xi}\right)_{V,T} = \nu_E F E \tag{4.116}$$

4.6.6 Gibbs-Energie (freie Enthalpie)

Bereits bei der Einführung der Enthalpie wurde darauf hingewiesen, daß die meisten thermodynamisch interessanten Vorgänge bei konstantem Druck, meist Atmosphärendruck, ablaufen. Solange man das Volumen konstant hält, liegt ein arbeitsfreies System vor, bei einem infinitesimal kleinen Stoffumsatz $d\xi$ wäre die Änderung der Helmholtz-Energie dA=0. Der Druck innerhalb eines Reaktors kann mittels einer verschiebbaren Gefäßwand dem Außendruck angepaßt werden, *ohne daß das Gleichgewicht gestört wird*. Bei einem differentiellen Stoffumsatz $d\xi$ bei konstantem p und T verändert sich nun das Volumen um $dV_{p,T}$. Die Änderung der Helmholtz-Energie ist nun nicht mehr dA = 0, sondern gleich der reversibel zugeführten Volumenarbeit

$$dA_{p,T} \equiv dW_{rev,p,T} = -pdV_{p,T} \tag{4.117}$$

oder

$$dA_{p,T} + pdV_{p,T} = 0 \tag{4.118}$$

Daraus folgt

$$d(A+pV)_{p,T} = 0 \qquad (4.119)$$

Die Summe in der obigen Klammer definiert die **Gibbs-Energie** oder **freie Enthalpie**

$$\boxed{G = A + pV} \qquad (4.120)$$

Da A, p und V durch den thermodynamischen Zustand eines Systems eindeutig festgelegt sind, ist auch G eine Zustandsgröße.

Wenn ein **isothermes, isobares System** mit der Umgebung außer Volumenarbeit keine weitere Arbeit austauscht, so gilt analog für den Gleichgewichtszustand (= **Gleichgewichtsbedingung**)

$$\left(\frac{dG}{d\xi}\right)_{p,T} = 0 \qquad (4.121)$$

Ähnlich wie die Helmholtz-Energie erreicht auch die Gibbs-Energie im Gleichgewichtszustand ein Minimum. Eine Verschiebung aus diesem Zustand ist nur durch Zufuhr von sonstiger Arbeit (außer Volumenarbeit) möglich.

Die Volumenarbeit gegen den konstanten Außendruck der Atmosphäre ist prinzipiell nicht nutzbar. Alle sonstige Arbeit wird dann als Nutzarbeit W_{Nutz} bezeichnet.

Wird für die Ableitungsvorschrift $\left(\partial/\partial\xi\right)$ das Operatorzeichen Δ eingeführt, so ist die **Triebkraft einer isothermen und isobaren chemischen Reaktion** definiert durch

$$\boxed{-\Delta G \equiv -\left(\frac{\partial G}{\partial \xi}\right)_{p,T}} \qquad (4.122)$$

4.6.7 Triebkräfte bei Phasenübergängen

4.6.7.1 Triebkraft der Verdampfung einer Flüssigkeit

Die Verdampfung einer Flüssigkeit, z. B. von Wasser, kann als eine besonders einfache Reaktion betrachtet werden. Für den Reaktionsfortschritt dξ gilt dann

$$d\xi = dn_{H_2O(g)} = -dn_{H_2O(fl)} \qquad (4.123)$$

Zur Bestimmung der Triebkraft der Verdampfung konstruiert man wiederum einen **reversiblen Ersatzprozeß**. Dieser kann aus folgender Anordnung bestehen:

Im Ausgangszustand befinde sich die Apparatur im Gleichgewicht, d. h. der Dampfdruck p^D des Wassers entspräche dem Atmosphärendruck $p°$, die Temperatur des Wassers entspricht dann gerade der Siedetemperatur T_S. Bis zum Erreichen dieses Zustandes kann das System keine Nutzarbeit verrichten, es arbeitet nur gegen den Atmosphärendruck. Wird nun die Tempe-

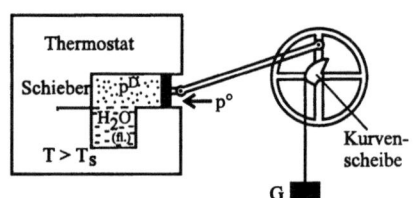

Abb. 4.18: Apparatur zur reversiblen Verdampfung von Wasser

ratur des Thermostaten auf einen Wert T mit $T > T_S$ gebracht, so ist das Wasser überhitzt. Wenn die Wassermenge n_{H2O} reversibel verdampfen soll, so muß der Druck des neu entstehenden Wasserdampfes mit dem zur Temperatur T gehörenden Dampfdruck p^D übereinstimmen. Der Kolben überträgt die durch die Druckdifferenz ($p^D - p°$) gegebene Kraft auf die Kurvenscheibe. Es kann also während des Verdampfens durch Heben des Gewichtes G eine Nutzarbeit von der Größe ($p^D - p°$)·$V(p^D)$ verrichtet werden. $V(p^D)$ ist das Volumen der verdampften Wassermenge $n_{H2O(g)}$ unter dem Druck p^D. Da es sehr viel größer ist als die entsprechende Wassermenge, kann diese vernachlässigt werden. In der gewählten Versuchsapparatur bleibt während dieser Phase der Hebelarm an der Kurvenscheibe konstant. Wenn die Wassermenge n_{H2O} verdampft ist, wird die Wasseroberfläche mit einem Schieber abgeschlossen. Der Wasserdampf expandiert dann isotherm und reversibel von p^D auf $p°$. In der Versuchsapparatur ist der Hebelarm so konstruiert, daß er gerade Null wird, wenn der Druck $p°$ erreicht ist.

In einem p,V-Diagramm, Abb. 4.19, entspricht die Gesamtfläche unter der Kurve der isothermen reversiblen Arbeit.

$$-W_{T,rev} = p^D \cdot V(p^D) + p \int_{V(p^D)}^{V(p^0)} dV$$

$$= p^D \cdot V(p^D) + n_{H_2O(g)} RT \int_{V(p^D)}^{V(p^0)} \frac{dV}{V}$$

$$= p^D \cdot V(p^D) + n_{H_2O(g)} RT \ln \frac{p^D}{p^0} \qquad (4.124)$$

Der erste Term in Gl. 4.124 entspricht der bei der Verdampfung geleisteten Arbeit, während der zweite Term die bei der Expansion verrichtete Arbeit beschreibt. Von dieser gesamten Arbeit ist jener Anteil, der gegen den Atmosphärendruck verrichtet wurde und der nicht nutzbar ist, abzuziehen, um die gesamte reversible Nutzarbeit zu erhalten.

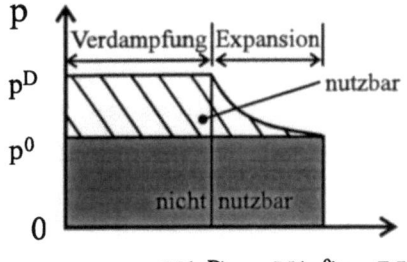

Abb. 4.19: Nutzbare Arbeit beim Verdampfen einer Flüssigkeit

$$-W_{Nutz,rev.} = p^D \cdot V(p^D) + n_{H_2O(g)} RT \ln \frac{p^D}{p^\circ} - p^\circ \cdot V(p^\circ) \qquad (4.125)$$

Nach dem idealen Gasgesetz und dem Gesetz von Boyle-Mariotte gilt aber

$$p^D \cdot V(p^D) = n_{H_2O(g)} RT = p^\circ \cdot V(p^\circ) \qquad (4.126)$$

Die reversible Nutzarbeit der Verdampfung einer Flüssigkeit, also deren Triebkraft, beträgt demnach

$$-\Delta G \cdot \xi = -W_{Nutz,rev.} = n_{H_2O(g)} RT \ln \frac{p^D}{p^\circ} \qquad (4.127)$$

Wird die gesamte Reaktion auf 1 mol bezogen, so gilt: $\xi = n_{H2O(g)} = 1$. Damit folgt

$$-\Delta G_{(H_2O(fl.) \to H_2O(g,p°))} = RT \ln \frac{p^D}{p°} \qquad (4.128)$$

Die Triebkraft für den Phasenwechsel einer Flüssigkeit in die Dampfphase entspricht der molaren isothermen, reversiblen Expansionsarbeit von jenem Dampfdruck p^D der Flüssigkeit, bei dem der Phasenwechsel stattfand, auf den Atmosphärendruck $p°$.

4.6.7.2 Triebkraft eines beliebigen Phasenüberganges

Die oben am Beispiel der Verdampfung einer Flüssigkeit abgeleitete Beziehung für die Triebkraft einer einfachen „Reaktion", eines Phasenüberganges, läßt sich verallgemeinern. Dazu soll ein beliebiger Stoff i, der aus einer Mischphase I in eine beliebige andere Mischphase II übergeht, $i(I) \to i(II)$, betrachtet werden. In der obigen Gleichung ist dann p^D durch den zur Mischphase I gehörenden Partialdruck $p_i(I)$ zu ersetzen. Analog dazu tritt an die Stelle von $p°$ der Partialdampfdruck von i in der Mischphase II. Es gilt folglich

$$-\Delta G [i(I) \to i(II)] = RT \ln p_i(I)/p_i(II) \qquad (4.129)$$

Die Drücke $p_i(I)$ und $p_i(II)$ stellen meßbare Werte dar. Es ist dann beliebig durch welches Gas sie ausgeübt werden. Somit kann die durch Gl. 4.129 beschriebene Änderung der Gibbs-Energie auch mit der Expansionsarbeit gleichgesetzt werden, die ein ideales Gas bei reversibler, isothermer Expansion vom Druck $p_i(I)$ des Stoffes i in der Phase I auf den Druck $p_i(II)$ des Stoffes i in der Phase II abzugeben in der Lage ist.

4.6.7.3 Verallgemeinerungen

4.6.7.3.1 Verdampfung einer Flüssigkeit bei beliebigen Drücken

Im obigen Beispiel der Verdampfung einer Flüssigkeit wurde für den Druck des Endzustandes der Gasphase II, p(II), der äußere, auf Meereshöhe reduzierte

Druck $p°$ angenommen. Die Beziehung gilt aber für beliebige Drücke, p, so daß für die Triebkraft der Verdampfung von Wasser allgemein geschrieben werden kann

$$-\Delta G\ [H_2O(fl.) \rightarrow H_2O(g, p)] = RT\ \ln p^D/p \qquad (4.130)$$

wobei p^D der bei der Temperatur $T>T_S$ gegebene Dampfdruck des Wassers ist.

4.6.7.3.2 Phase I ist eine kondensierte Phase

Phase I kann z. B. auch ein kristallisiertes Salz / Wirkstoff sein, das in der Lage ist, Hydratwasser abzugeben. In einem solchen Fall muß p^D durch den Wasserdampfpartialdruck p^* ersetzt werden, der sich im Gleichgewichtszustand über einem Gemisch von Hydrat und wasserfreiem Salz einstellt.

$$-\Delta G\ [\text{Hydrat} \rightarrow \text{wasserfreies Salz} + H_2O(g)] = RT\ \ln p^*/p \qquad (4.131)$$

4.6.7.3.3 Phasenübergang zwischen zwei kondensierten Phasen

Bei der Ableitung der Beziehungen für die Triebkraft eines Phasenüberganges wurde angenommen, daß im reversiblen Ersatzprozeß die Nutzarbeit in Form von Volumenarbeit eines Gases ausgetauscht werden könne.

Um die Analogie weiterzuführen, soll der Hess'sche Wärmesatz angewandt werden. Dazu wird der Stoff i aus der beliebigen Phase I in die Gasphase überführt, wo er durch einen Druck $p_i(g)$ gekennzeichnet ist. Es gilt dann

$$-\Delta G\ [i(I) \rightarrow i(g)] = RT\ \ln p_i(I)/p_i(g) \qquad (4.132)$$

Anschließend wird der Stoff in einer entsprechend modifizierten Apparatur (vgl. Verdampfung von Wasser) reversibel in die Phase II überführt

$$-\Delta G\ [i(g) \rightarrow i(II)] = RT\ \ln p_i(g)/p_i(II) \qquad (4.133)$$

Die Addition der beiden Teilvorgänge ergibt gerade die Triebkraft des Phasenüberganges I $\rightarrow$ II zwischen zwei beliebigen kondensierten Phasen.

$$-\Delta G\ [i(I) \rightarrow i(II)] = RT\ \ln p_i(I)/p_i(II) \qquad (4.134)$$

4.6.8 Das chemische Potential eines Stoffes

Durch Gl. 4.122 wurde die Triebkraft eines spontanen Überganges eines Stoffes i von der Phase I in eine Phase II wie folgt definiert

$$-\Delta G = -\left(\frac{\partial G}{\partial \xi}\right)_{p,T} \tag{4.135}$$

Die Gibbs-Energie eines zusammengesetzten Systems setzt sich additiv aus den Gibbs-Energien der beiden Teilsysteme zusammen

$$G_{Gesamtsystem} = G_I + G_{II} \tag{4.136}$$

Erfährt das Gesamtsystem eine infinitesimale, durch die Änderung $d\xi$ der Reaktionslaufzahl beschriebene Veränderung, so gilt entsprechend

$$\frac{\partial G}{\partial \xi} = \frac{\partial G_I}{\partial \xi} + \frac{\partial G_{II}}{\partial \xi} \tag{4.137}$$

Unter Berücksichtigung der durch Gl. 4.100 gegebenen Definition der Reaktionslaufzahl für den Phasenübergang eines Stoffes (der stöchiometrische Koeffizient ν ist für beide Phasen gleich, er kürzt sich deshalb weg)

$$d\xi = -dn_i\,(I) = dn_i\,(II) \tag{4.138}$$

erhält man

$$-\frac{\partial G}{\partial \xi} = \left(\frac{\partial G}{\partial n_i}\right)_I - \left(\frac{\partial G}{\partial n_i}\right)_{II} \tag{4.139}$$

Die Änderung der Gibbs-Energie einer Phase pro differentieller Änderung der Menge des Stoffes i bezeichnet man als partielle molare Gibbs-Energie von i, oder als chemisches Potential des Stoffes i in dieser Phase.

$$\left(\frac{\partial G}{\partial n_i}\right)_{p,T} \equiv \mu_i \tag{4.140}$$

Damit ergibt sich für die Triebkraft eines Phasenüberganges des Stoffes i gerade die Differenz der chemischen Potentiale des Stoffes i in den beiden Phasen.

Kapitel 4: Thermodynamische Grundlagen

$$-\Delta G = \mu_{i(I)} - \mu_{i(II)} \qquad (4.141)$$

Die Bezeichnung „Potential" ist in Analogie zu anderen Potentialen in der Physik gewählt worden. In der Mechanik z. B. beschreibt das Potential eines Körpers im Gravitationsfeld der Erde die von ihm verrichtbare Arbeit, wenn seine Lage von einer Höhe h_1 auf eine Höhe h_2 verringert wird. Auch in der Elektrizitätslehre wird einzelnen Punkten in einem elektrischen Feld ein Potential zugeordnet. Fließt eine Ladung dq von einem Punkt mit dem Potential φ_1 zu einem Punkt mit dem Potential φ_2, so wird dabei nutzbare elektrische Arbeit umgesetzt. Analog ist die chemische Potentialdifferenz die gewinnbare Nutzarbeit pro umgesetzter Stoffmenge dn_i.

Das chemische Potential kann somit als die **Auswanderungstriebkraft** des Stoffes i aus einer gegebenen Phase in eine Vergleichsphase, deren Potential als Null definiert ist, verstanden werden.

Um einen Ausdruck für das chemische Einzelpotential in der Phase I erhalten, wird Gl. 4.141 nach $\mu_{i(I)}$ aufgelöst. Für die Phase II wird ein Standardzustand gewählt, dessen Einzelpotential als bekannt vorausgesetzt wird. Für den Standardzustand der Phase II wird angenommen, daß der Stoff i als reiner Stoff im Gaszustand bei dem Standarddruck p°= 101325 Pa = 1 atm. vorliege. Dieses Standardpotential wird mit $\mu°_{i(g)}$ (gelesen: μ_i-gasförmig, Standard) gekennzeichnet.

$$\mu_{i(II)} = \mu_i(g, p=p°) = \mu°_{i(g)} \qquad (4.142)$$

Für die Triebkraft schließlich wird die entsprechend modifizierte Definitionsgleichung, Gl. 4.132, $-\Delta G\,[i(I) \rightarrow i(g,p°)] = RT \ln p_{i(I)}/p°$, eingesetzt. Man erhält somit

$$\mu_{i(I)} = \mu°_{i(g)} - \Delta G[i(I) \rightarrow i(g,p°)] \qquad (4.143)$$

bzw. bei Weglassen des Index I

$$\mu_i = \overset{\circ}{\mu}_{i(g)} + RT \ln \frac{p_i}{p°} \qquad (4.144)$$

Diese Gleichung gibt das chemische Potential eines Stoffes i in einer beliebigen Phase an, wenn p_i der mit dieser Phase im Gleichgewicht stehende Partialdruck (Dampfdruck) des Stoffes i ist.

Für den Quotienten aus dem Partialdruck des Stoffes i, p_i, und dem Standarddruck, $p°$, werden gelegentlich auch folgende Schreibweisen benutzt

$$\langle p_i \rangle = \{ p_i \} = p_i / p° \qquad (4.145)$$

Man erhält dann

$$\boxed{\mu_i = \mu_i^0 + RT\{p_i\}} \qquad (4.146)$$

Die Zusammensetzung eines reinen Stoffes ändert sich bei weiterer Stoffzufuhr dn_i nicht. Somit bleibt auch das chemische Potential unverändert. μ_i ist also gleich der molaren Gibbs-Energie.

4.7 Das Massenwirkungsgesetz

Chemiker wenden die Thermodynamik überwiegend unter dem Aspekt an, die Lage des Gleichgewichtes einer chemischen Reaktion sowie die das Gleichgewicht definierenden Faktoren zu ermitteln, um beispielsweise eine Ausbeuteoptimierung oder eine Kostensenkung zu erzielen. Im Rahmen der pharmazeutischen Technologie ist der vorrangige Aspekt die Frage nach den Bedingungen, die optimale Stabilität des Wirkstoffes gewährleisten. Diese Bedingungen können dann z. B. Lagerbedingungen oder Verarbeitungsbedingungen festlegen. Ein weiterer wichtiger Aspekt kann die Frage nach den Bedingungen für eine gute Löslichkeit des Wirkstoffes und damit letztendlich für eine hohe Bioverfügbarkeit sein. Unabhängig von der jeweiligen Motivation stellt sich die praktische Frage nach der Berechnung des Gleichgewichts.

Wie bereits oben gezeigt wurde, Gl. 4.121, liegt bei vorgegebenem p und T das Gleichgewicht dort, wo die Gibbs-Energie ein Minimum hat, d. h. wo $\left(\partial G/\partial \xi\right)_{p,T} = \Delta G$ gleich Null ist. Zur Berechnung des Gleichgewichtes muß die funktionale Abhängigkeit von ΔG von den Stoffkonzentrationen aufgestellt und diese Gleichung dann gleich Null gesetzt werden.

Beispiel für die Berechnung eines chemischen Gleichgewichtes

In einem geschlossenen System sei eine Mischung der drei Gase H_2 O_2 und H_2O gegeben. Änderungen der Stoffmengen in dem geschlossenen System sind nach folgender Reaktionsgleichung möglich

$$2\,H_2 + O_2 \rightarrow 2\,H_2O$$

Die Änderung der Gibbs-Energie ist dann durch das entsprechende vollständige Differential gegeben

$$dG_{p,T} = \frac{\partial G}{\partial n_{H_2O}}dn_{H_2O} + \frac{\partial G}{\partial n_{H_2}}dn_{H_2} + \frac{\partial G}{\partial n_{O_2}}dn_{O_2}$$

Bei Änderung der Reaktionslaufzahl $d\xi$ sind die entsprechenden Mengenveränderungen der einzelnen Komponenten gegeben durch

$$dn_{H_2O} = 2d\xi, \quad dn_{O_2} = -d\xi, \quad dn_{H_2} = -2d\xi$$

Wird diese Beziehung in den obigen Ausdruck für das vollständige Differential von dG eingesetzt und die Definitionsgleichung für das chemische Potential berücksichtigt, so folgt

$$dG_{p,T} = (2\mu_{H_2O} - 2\mu_{H_2} - \mu_{O_2})d\xi$$

Der in Klammern stehende Ausdruck ist die stöchiometrische Summe der chemischen Potentiale des obigen Reaktionsbeispiels. Da hier im Vergleich zu den Phasenübergängen die Differenz zwischen End- und Ausgangsstoffen betrachtet wird, ist das Analogon zu Gl. 4.141 mit -1 zu multiplizieren. Einfaches Umformen ergibt

$$\left(\frac{\partial G}{\partial \xi}\right)_{p,T} \equiv \Delta G = \sum v_i \mu_i \qquad (4.147)$$

Die Triebkraft $-\Delta G$ einer chemischen Reaktion ist demnach gleich der negativen stöchiometrischen Summe der chemischen Potentiale, d. h. gleich der chemischen **Potentialdifferenz zwischen Endprodukten und Ausgangsstoffen**. Durch Einsetzen von Gl. 4.146 folgt

$$\Delta G = \sum v_i \mu^\circ_i + RT \sum v_i \ln\langle p_i \rangle \qquad (4.148)$$

Der erste Summenterm stellt die Gibbs-Reaktionsenergie der im Standardzustand vorliegenden Reaktionsteilnehmer dar. Sie wird als **Gibbs-Standardreaktionsenergie** ΔG° (gelesen: Delta-G-Standard) bezeichnet.

$$\Delta G^\circ = \sum_i v_i \mu^\circ_i \tag{4.149}$$

Nach den Regeln für das Rechnen mit Logarithmen kann die Summe von Logarithmen in Gl. 4.148 durch den Logarithmus des entsprechenden Produktes dargestellt werden. Gleichzeitig werden die Koeffizienten v_i zu Exponenten. Der so erhaltene Ausdruck wird als **stöchiometrisches Produkt** bezeichnet.

$$\prod p_i^{v_i} \equiv p_{H_2O}^2 \cdot p_{H_2}^{-2} \cdot p_{O_2}^{-1} \equiv \frac{p_{H_2O}^2}{p_{H_2}^2 \cdot p_{O_2}} \tag{4.150}$$

Damit folgt für die Triebkraft der Reaktion

$$\Delta G = \Delta G^\circ + RT \ln \left\langle \prod p_i^{v_i} \right\rangle \tag{4.151}$$

Im Gleichgewicht ist aber $\Delta G = 0$. Wird das im Gleichgewichtszustand vorliegende stöchiometrische Produkt mit einem Gleichheitszeichen als Index gekennzeichnet, so folgt

$$0 = \Delta G^\circ + RT \ln \left\langle \prod p_i^{v_i} \right\rangle_= \tag{4.152}$$

oder

$$\left\langle \prod p_i^{v_i} \right\rangle_= = e^{-\Delta G^0/RT} \tag{4.153}$$

Die Gibbs-Standardreaktionsenergie ΔG° besitzt für eine gegebene Reaktion bei **konstanter** Temperatur und bei **konstantem** Druck einen genau definierten Wert. Aus Gl. 4.153 folgt dann, daß das im Gleichgewicht erreichte stöchiometrische Produkt eine Konstante K sein muß, die von den Einzelwerten der Partialdrücke unabhängig ist.

Kapitel 4: Thermodynamische Grundlagen   173

$$\left(\prod p_i^{\nu_i}\right)_= = \left(\frac{p_{H_2O}^2}{p_{H_2}^2 \cdot p_{O_2}}\right)_= = K \qquad (4.154)$$

Dieser Ausdruck stellt das Massenwirkungsgesetz (MWG) für Reaktionen zwischen idealen Gasen dar. Für die Massenwirkungskonstante = Gleichgewichtskonstante gilt dann

$$\Delta G° = - RT \ln \{K\} \qquad (4.155)$$

oder

$$\{ K \} = \exp (-\Delta G°/RT) \qquad (4.156)$$

Die Gl. 4.156 liefert nur den Zahlenwert von K. Die Dimension von K ist aus dem jeweils zugehörigen stöchiometrischen Produkt zu ermitteln. Für die obige Beispielreaktion folgt: atm² /(atm²atm)= atm⁻¹ Zur Umrechnung in das heute vorgeschriebene SI-System wird 1 atm durch 101325 Pa ersetzt, wobei dann die Gleichgewichtskonstante K dann in Pa⁻¹erhalten wird.

4.7.1 Abhängigkeit des Lösungsmitteldampfdrucks von der Zusammensetzung der Lösung

Die Behandlung der Abhängigkeit des Lösemitteldampfdruckes von der Zusammensetzung der Lösung erfolgt in zwei Schritten. Im ersten Schritt soll ein geeigneter Ausdruck für das chemische Potential kondensierter Stoffe gefunden werden. Im zweiten Schritt wird dann untersucht, wie sich der Quotient p_i/p_i^0 in Abhängigkeit von der Zusammensetzung der Lösung darstellt.
Schritt 1:
Wie zuvor erläutert, Gl. 4.146, beschreibt die Gleichung

$$\mu_i = \mu_i^0 + RT \ln\{p_i\} \quad \text{mit} \quad \langle p_i \rangle = \{p_i\} = p_i/p° \qquad (4.157)$$

das chemische Potential eines kondensierten Stoffes i. p_i stellt den Partialdruck eines Stoffes i in einer Gasphase dar, die sich im Gleichgewicht mit dem kondensierten System befindet. Es stellt sich nun die Frage, inwieweit der Gleichgewichtspartialdruck von der Zusammensetzung der kondensierten Phase abhängt.

Ist der auf der kondensierten Phase lastende Außendruck gerade p°, so wird sein chemisches Potential als Standardpotential des Stoffes i im flüssigen bzw. festen Zustand bezeichnet

$$\mu_{i(fl)}\left(p = p^0\right) = \mu^0_{i(fl)} \quad \text{bzw.} \quad \mu_{i(f)}\left(p = p^0\right) = \mu^0_{i(f)} \quad (4.158)$$

Wird schließlich der **zugehörige Dampfdruck des reinen, kondensierten Stoffes i mit** p_i^0 bezeichnet, so folgt aus der Definitionsgleichung für das chemische Potential für beliebige Phasen, Gl. 4.141 eingesetzt in Gl. 4.134

$$\mu^°_{i(fl.)} = \mu^°_{i(g)} + RT \ln \frac{p_i^0}{p^°} \quad (4.159)$$

Für kondensierte Stoffe ist es nicht zweckmäßig, den Gaszustand als Standardzustand zu benutzen. Um $\mu°_{i(g)}$ zu eliminieren, wird die Gleichung nach $\mu°_{i(g)}$ aufgelöst.

$$\mu°_{i(g)} = \mu°_{i(fl.)} - RT \ln \frac{p°_i}{p^°} \quad (4.160)$$

Der so erhaltene Ausdruck wird in Gl. 4.144 eingesetzt.

$$\mu_i = \mu°_{i(fl.)} - RT \ln \frac{p_i^0}{p^°} + RT \ln \frac{p_i}{p^°} \quad (4.161)$$

Es folgt für das chemische Potential eines kondensierten Stoffes

$$\boxed{\mu_i = \mu°_{i(fl.)} + RT \ln \frac{p_i}{p_i^0}} \quad (4.162)$$

Schritt 2:
Der Dampfdruck über einer reinen Flüssigkeit ist derjenige Druck in der Gasphase, bei dem pro Zeiteinheit genauso viele Moleküle aus der Flüssigkeitsoberfläche in die Gasphase überwechseln wie Moleküle aus der Gasphase in die Flüssigkeit zurückwandern.

Kapitel 4: Thermodynamische Grundlagen

Wird nun in einer Flüssigkeit 1, z. B. Wasser, ein weiterer Stoff 2, z. B. ein nicht dissoziierender Wirkstoff gelöst, so befinden sich in der Flüssigkeit bzw. Lösung/Gasphase Moleküle beider Spezies. Damit wird für jede Molekülart die für einen Phasenwechsel zur Verfügung stehende Fläche (Grenzfläche) verringert. Dementsprechend sinkt der Dampfdruck.

Der Molenbruch x_i beschreibt das relative Zahlenverhältnis der Komponente i zu den übrigen Komponenten einer Mischphase. Er ist wie folgt definiert

$$x_i = \frac{n_i}{\sum_j n_j} \quad \text{mit} \quad \sum_i x_i = 1 \qquad (4.163)$$

Die von den einzelnen Bestandteilen der Lösung gelieferten Beiträge zum Gesamtdampfdruck werden als Partialdrücke p_i bezeichnet. Für diese gilt: $\Sigma p_i = 1$.

Für die Partialdrücke p_i ergibt sich nach obiger Überlegung folgender Zusammenhang zum Dampfdruck der reinen Komponente i, p^0_i

$$\boxed{p_i = x_i \cdot p^0_i} \qquad (4.164)$$

Der durch Gl. 4.164 beschriebene Sachverhalt wird als **1. Raoultsches Gesetz** bezeichnet.

Einsetzen von Gl. 4.164 in Gl. 4.162 ergibt für das chemische Potential des Lösemittels (i=1)

$$\mu_i = \mu^\circ_{i(fl.)} + RT \ln x_i \qquad (4.165)$$

Durch das Lösen eines Stoffes 2 in einem Lösemittel 1 wird dessen Dampfdruck abgesenkt $p^0_1 - p_1$, Dampfdruckerniedrigung. Es gilt

$$\frac{p^0_1 - p_1}{p^0_1} = 1 - \frac{p_1}{p^0_1} = 1 - x_1 = x_2 \qquad (4.165)$$

Die auf den Dampfdruck des reinen Lösemittels bezogene Dampfdruckerniedrigung des Lösemittels über der Lösung ist gleich dem Molenbruch x_2 des gelösten Stoffes.

4.7.2 Osmose

Zur Ermittlung des osmotischen Drucks einer Lösung kann z. B. die Pfeffer-Zelle benutzt werden.

Eine gläserne Glocke mit nach oben offenem Rohr wird unten mit einer semipermeablen Membran verschlossen und teilweise mit einer Zucker- oder Proteinlösung befüllt. Das mit der semipermeablen Membran verschlossene Ende wird in reines Wasser eingetaucht. Dabei kann beobachtet werden, daß der Flüssigkeitsspiegel in dem nach oben offenen Rohr zuerst langsam ansteigt und schließlich auf einer bestimmten

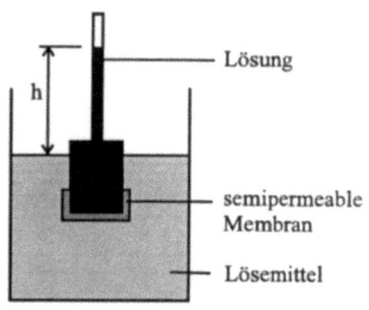

Abb. 4.20: Schema einer Pfeffer-Zelle; die Höhe h ist proportional zum osmotischen Druck

Höhe h über dem Wasserspiegel zum Stillstand kommt. Diese Volumenvergrößerung, die mit einer Verdünnung der ursprünglichen Lösung einhergeht, beruht auf einer einseitigen Diffusion, die als Osmose bezeichnet wird.

Ist der Gleichgewichtszustand erreicht, d. h. steigt der Flüssigkeitsspiegel in dem Rohr der Pfeffer-Zelle nicht weiter an, so lastet auf der Zucker- bzw. Proteinlösung nicht nur der äußere Atmosphärendruck p^0, sondern zusätzlich noch der durch die Flüssigkeitssäule der Höhe h bedingt hydrostatische Druck π.

Zu Beginn des Experiments treffen pro Zeiteinheit auf der Wasserseite mehr Wassermoleküle auf die semipermeable Membran als auf der Seite der Zucker- bzw. Proteinlösung (wegen des gelösten Zuckers/Proteins). Daher wechseln pro Zeiteinheit mehr Wassermoleküle von der Wasserseite in die Zucker- bzw. Proteinlösung als umgekehrt. Dies führt zu der beschriebenen Vergrößerung des Lösungsvolumens und damit zur Verlängerung der Wassersäule im Rohr der osmotischen Zelle. Damit erhöht sich aber der auf der Zuckerlösung lastende hydrostatische Druck und bewirkt eine Vergrößerung der Geschwindigkeit, mit der Wassermoleküle über die Membran in das Wasser zurückdiffundieren. Durch diese Geschwindigkeitserhöhung steigt die Zahl der pro Zeiteinheit aus der Zuckerlösung in das reine Wasser zurückdiffundierenden Wassermoleküle an. Es erfolgt solange ein Nettoeinstrom von Wasser in die Zelle, bis ein dynamisches Gleichgewicht erreicht wurde, d. h. daß pro Zeiteinheit genau so viele Wassermoleküle in die Zelle hineindiffundieren wie gleichzeitig aus der Zelle herausdiffundieren.

4.7.2.1 Berechnung des osmotischen Druckes

Jener hydrostatische Druck, bei dem die Osmose zum Erliegen kommt, wird als **osmotischer Druck** bezeichnet. Als Gleichgewichtszustand läßt er sich als derjenige Druck ermitteln, bei dem die Triebkraft ΔG für den Durchtritt von Wassermolekülen gerade gleich Null ist. Diese Bedingung ist erfüllt, wenn das chemische Potential des Wassers in der Zuckerlösung, auf der der Druck $p = p° + \pi$ lastet, gleich dem chemischen Potential des Wassers beim Standarddruck $p°$ ist. Es gilt dann die Gleichgewichtsbedingung

$$\mu_{H_2O(p=p°+\pi)} = \mu°_{H_2O(fl.)} \tag{4.167}$$

Zu Beginn des Experiments steht die Zucker- bzw. Proteinlösung genau wie das äußere Wasser nur unter dem als Standarddruck angenommenen äußeren Luftdruck. Es gilt dann (s. Gl. 4.165) für deren chemisches Potential:

$$\mu_{H_2O(p=p°)} = \mu°_{H_2O(fl.)} + RT \ln x^l_{H_2O} \tag{4.168}$$

Erhöht sich der hydrostatische Druck durch das eindiffundierte Wasser auf $p = p^0 + \pi$, so vergrößert sich das chemische Potential des Wassers um jene Arbeit pro mol, die die beim Übertritt von $H_2O_{(fl.)}$ aus einer Phase vom Druck $p°+\pi$ in eine Phase vom Druck p^0 abgegeben werden könnte. Diese Arbeit ist gegeben durch $\left(\pi V_{H_2O_{(fl.)}}\right)$, wobei $V_{H_2O_{(fl.)}}$ das Molvolumen des flüssigen Wassers ist.

Im Gleichgewicht, d. h. nach Einstellen des Überdruckes π, ist das chemische Potential des Wassers in der Lösung gegeben durch

$$\mu_{H_2O(p=p°+\pi)} = \mu°_{H_2O(fl.)} + RT \ln x_{H_2O} + \pi V_{H_2O(fl.)} \tag{4.169}$$

Unter Verwendung der Gleichgewichtsbedingung, Gl. 4.167, folgt

$$RT \ln x_{H_2O} + \pi \cdot V_{H_2O(fl.)} = 0 \tag{4.170}$$

x_{H_2O} ist der Molenbruch des Wassers in der Lösung. Da er kleiner als 1 ist, ist $RT \ln x_{H_2O}$ ein negativer Energiebetrag, d. h. im Gleichgewichtszustand kompensieren sich die durch den gelösten Stoff bedingte Verminderung

$\left(RT\ln x_{H_2O}\right)$ und die durch den osmotischen Druck bedingte Erhöhung $\left(\pi \cdot V_{H_2O}\right)$ des chemischen Potentials.

Konvention: Bei Lösungen wird das Lösungsmittel mit dem Index 1, der gelöste Stoff mit dem Index 2 gekennzeichnet.

Unter Beachtung dieser Konvention folgt aus Gl. 4.170

$$\pi \cdot V_1 = -RT\ln x_1 = -RT\ln(1-x_2) \qquad (4.171)$$

Der Logarithmus kann wie folgt in Reihe entwickelt werden

$$\ln(1-x_2) = -x_2 - \frac{x_2^2}{2} - \frac{x_2^3}{3} - \ldots - \frac{x_2^n}{n} \qquad (4.172)$$

Für sehr verdünnte Lösungen ist $x_2 \ll 1$. In diesem Fall können in Gl. 4.172 alle Terme höherer Ordnung vernachlässigt werden, so daß in guter Näherung gilt: $\ln(1-x_2) \approx -x_2$. Somit folgt

$$\pi \cdot V_1 = x_2 \cdot RT = \frac{n_2}{n_1 + n_2} \cdot RT \qquad (4.173)$$

Für $n_2 \ll n_1$ ist aber das Produkt aus Molvolumen V_1 und der Gesamtstoffmenge n_1+n_2 näherungsweise gleich dem Gesamtvolumen V der Lösung.

$$V_1 \cdot (n_1 + n_2) \approx V \qquad (4.174)$$

Durch entsprechende Substitution folgt aus Gl. 4.173 das **van't Hoffsche Gesetz**

$$\boxed{\pi \cdot V = n_2 \cdot RT} \qquad (4.175)$$

In der Thermodynamik werden Mengen- oder Konzentrationsangaben immer in mol bzw. mol/Liter gemacht. Für die Konzentration eines gelösten Stoffes ergibt sich unter Berücksichtigung der obigen Indexfestlegung

$$c_2 = \frac{n_2}{V} \qquad (4.176)$$

Damit nimmt das van't Hoffsche Gesetz die folgende einfache Form an

$$\boxed{\pi = c_2 \cdot RT} \tag{4.177}$$

Diese Gleichung wird auch als **Morse-Gleichung** bezeichnet.

Beispiel: Wie groß ist der osmotische Druck einer 1-molaren Saccharoselösung bei 30 °C?
$R = 8.3145 \times 10^3$ l Pa K^{-1}·mol^{-1}

$$\pi = c_2 \cdot RT = 1 \cdot 8.3145 \times 10^3 \cdot 303 = 2.52 \times 10^6 \text{ Pa}$$

Der experimentell ermittelbare Wert beträgt 27.6×10^6 Pa.

Bei der Entwicklung therapeutischer Systeme kann der osmotische Druck als eine mögliche Energiequelle zur Steuerung der Wirkstofffreigabe aus dem Depot benutzt werden.

4.7.3 Das chemische Potential eines gelösten Stoffes

Die Verdünnung einer idealen Lösung, wie im Fall der Osmose, entspricht formal der Expansion eines idealen Gases. Das heißt, wenn der Prozeß der Verdünnung reversibel geführt werden kann, müßte sich die Nutzarbeit der Verdünnung gewinnen lassen:

Die formale Analogie sowohl des van't Hoffschen Gesetzes mit dem allgemeinen Gasgesetz als auch der Verdünnung einer idealen Lösung mit der Expansion eines idealen Gases erlaubt es, die mit der Änderung des osmotischen Druckes von π_I nach π_{II} verbundene Abgabe von Nutzarbeit wie folgt darzustellen

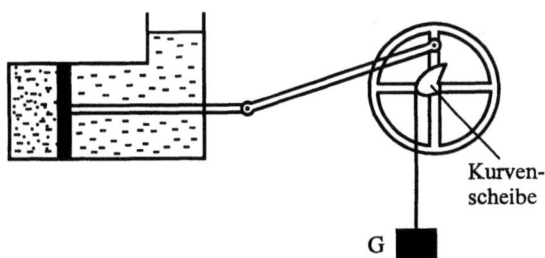

Abb. 4.21: Apparatur zur Bestimmung der Nutzarbeit der Verdünnung

$$-W = n_2 \cdot RT \ln \frac{\pi_I}{\pi_{II}} \tag{4.178}$$

Die pro Mol des gelösten Stoffes 2 abgegebene Nutzarbeit $-W/n_2$ entspricht der Differenz des chemischen Potentiales des Stoffes 2 zwischen zwei Phasen I und II

$$\mu_{2(I)} - \mu_{2(II)} = RT\ln\frac{\pi_I}{\pi_{II}} \qquad (4.179)$$

Unter Berücksichtigung der Morse-Gleichung, Gl. 4.177, folgt

$$\mu_{2(I)} - \mu_{2(II)} = RT\ln\frac{c_{2(I)}}{c_{2(II)}} \qquad (4.180)$$

Für Lösungen wird das Standardpotential als das chemische Potential einer Standardkonzentration, $c°=1$ M, also $\mu°_{i(gel.)}$ definiert. Die Angabe 1 M (= 1-molar) bedeutet: 1 M = 1 mol/Liter.

Wird in Gl. 4.180 $c_{2(II)} = c°$ gesetzt, so folgt

$$\mu_{i(gel.)} = \mu°_{i(gel.)} + RT\ln\frac{c_i}{c°} \qquad (4.181)$$

Ebenfalls in Analogie zum Druck bei der Expansion eines idealen Gases wird für die Konzentration die folgende Schreibweise benutzt

$$\langle c_i \rangle = \frac{c_i}{c°} \qquad (4.182)$$

Damit folgt für das chemische Potential eines gelösten Stoffes i in Abhängigkeit von seiner Konzentration

$$\mu_{i(gel.)} = \mu°_{i(gel.)} + RT\ln\langle c_i \rangle \qquad (4.183)$$

Es ist unabhängig von der chemischen Natur des gelösten Stoffes!

Handelt es sich bei dem gelösten Stoff um ein zur Dissoziation befähigtes Molekül, so gilt die obige Gleichung für jede Ionenart unabhängig.

Um die Gleichung auch für konzentriertere Lösungen, bei denen die Näherung "ideale Lösung" nicht mehr erfüllt ist, anwenden zu können, wird die Konzentration des gelösten Stoffes durch seine Aktivität ersetzt.

4.7.4 Massenwirkungsgesetz für heterogene Systeme

Um zu einer Darstellung des Massenwirkungsgesetzes auch für heterogene Systeme zu erhalten, soll wie folgt vorgegangen werden: In der Gleichung $\Delta G = \sum v_i \mu_i$ wird für jeden Stoff i das chemische Potential μ_i durch die für den jeweiligen in der Reaktionsgleichung angegebenen Aggregatzustand zutreffende Formel ersetzt.

$$\mu_i = \mu°_{i(g)} + RT \ln\langle p_i \rangle \qquad \text{für Gase} \qquad (4.184)$$

$$\mu_i = \mu°_{i(gel.)} + RT \ln\langle c_i \rangle \qquad \text{für gelöste Stoffe bzw. Ionen} \qquad (4.185)$$

$$\mu_i = \mu°_{i(fl.\,oder\,f)} + RT \ln\langle x_i \rangle \qquad \text{für kondensierte Stoffe} \qquad (4.186)$$

Unter kondensierten Stoffen sind z. B. auch Lösungsmittel zu verstehen. Die letzte Formel schließt als Grenzfall mit $x_i = 1$ auch **reine** feste oder flüssige Stoffe ein. Somit ergibt sich als allgemeiner Ausdruck für die Reaktionsarbeit (Gibbs-Reaktionsenergie)

$$\Delta G = \Delta G° + RT \Sigma v_i \ln\langle a_i \rangle = \Delta G° + RT \ln \langle \Pi a_i^{v_i} \rangle \qquad (4.187)$$

mit

$$a_i = c_i \qquad \text{für i = ideal gelöster Stoff} \qquad (4.188)$$

$$a_i = x_i \qquad \text{für i = ideales Lösungsmittel} \qquad (4.189)$$

$$a_i = p_i \qquad \text{für i = ideales Gas} \qquad (4.190)$$

Ist die den Stoff i enthaltende Phase nicht ideal, so muß in den Gln. 4.188-4.190 neben c_i bzw. x_i bzw. p_i noch jeweils der entsprechende Aktivitätskoeffizient aufgenommen werden. Die Klammern $\langle ... \rangle$ in Gl. 4.183 deuten an, daß die jeweiligen Konzentrationen bzw. Partialdrücke durch die entsprechenden Standardwerte dividiert wurden, so daß reine Zahlenwerte resultierten.

Aus der Gleichgewichtsbedingung $\Delta G = 0$ folgt dann

$$\Delta G^0 = -RT \ln\langle K \rangle \qquad \text{bzw.} \qquad K = \exp\left(\frac{-\Delta G^0}{RT}\right) \qquad (4.191)$$

mit

$$K = \left(\Pi a_i^{\nu_i}\right) \quad (4.192)$$

D. h. im Gleichgewicht ist das stöchiometrische Produkt der Konzentrationen bzw. der Molenbrüche bzw. der Partialdrücke eine Konstante.

In der Größe $\Delta G° = \Sigma \nu_i G°_i$ ist jeder Stoff mit dem Standardpotential seines in der Reaktionsgleichung angegebenen Aggregatszustandes enthalten.

4.8 Entropie

4.8.1 Molekulare Ursachen der Triebkraft

Wie bei der Diskussion der Triebkraft einer chemischen Reaktion erläutert wurde, schwingt ein Pendel periodisch aus einem Zustand maximaler potentieller Energie durch einen Zustand minimaler potentieller, aber maximaler kinetischer Energie in einen weiteren Zustand maximaler potentieller Energie. Infolge der Reibungsverluste sind die aufeinanderfolgenden Maximalwerte der potentiellen Energie aber immer etwas kleiner als die vorangegangenen Werte. Hat die Reibung schließlich die gesamte potentielle Energie aufgebraucht, so kommt das System in einem Zustand minimaler Energie zur Ruhe. Dieses **Prinzip minimaler Energie** gilt für alle isothermen mechanischen Vorgänge, bei denen potentielle Energie durch Reibung oder plastische Verformung vollständig als Wärme abgeführt wird.

Im Falle der Pendelbewegung entspricht die potentielle Energie des Pendels formal der inneren Energie dieses Systems. Die Triebkraft bei der Bewegung des Pendels besteht demnach in einer Abnahme der inneren Energie ΔU. Es gilt

$$-\Delta U = -\Delta A \quad (4.193)$$

Werden zwei ideale Gase gleichen Druckes und gleicher Temperatur miteinander in Kontakt gebracht, so durchmischen sie sich. Da zwischen idealen Gasen definitionsgemäß keine Kräfte wirksam sind, erfolgt die Durchmischung der beiden Gase ohne Änderung der inneren Energie, $\Delta U = 0$.

Eine spontane Entmischung der beiden Gase wird allerdings nicht beobachtet. Die Durchmischung der idealen Gase folgt dem **Prinzip maximaler Unordnung**. Dieser Sachverhalt kann auch wie folgt formuliert werden: „Die

Wahrscheinlichkeit, mit der ein System einen bestimmten Zustand einnimmt, ist um so größer je größer die Unordnung in diesem Zustand ist." Die molekulare Ursache für das Streben nach maximaler Unordnung liegt in der ungeordneten Wärmebewegung.

4.8.1.1 Verdampfung und Kondensation

In einem geschlossenen, thermostatisierbaren Gefäß befinden sich Wasser und darüber Luft. Ist der Partialdruck des Wasserdampfes p_{H_2O} im Luftraum kleiner als der Dampfdruck $p_{H_2O}^D$, so verdampft Wasser so lange, bis $p_{H_2O} = p_{H_2O}^D$. Für die Triebkraft gilt dann $\Delta A_{V,T} = 0$. Gilt die umgekehrte Situation, daß $p_{H_2O} > p_{H_2O}^D$, so findet Kondensation statt.

In diesem Beispiel sind beide Prinzipien wirksam und tragen zur Triebkraft $-\Delta A$ bei, allerdings in entgegengesetzter Richtung. Das Prinzip minimaler Energie ist bei der Kondensation maßgebend, es wird hierbei Verdampfungswärme (latente Wärme) abgegeben, die innere Energie nimmt ab. Bei der Verdampfung dagegen überwiegt das Prinzip maximaler Unordnung. Bei Erreichen des Gleichgewichtsdampfdruckes von Wasser halten sich die beiden Prinzipien gerade die Waage.

Die Verdampfungswärme, der energetische Beitrag zur Triebkraft, ändert sich mit steigender Temperatur nur wenig. Allerdings erhöht sich der Gleichgewichtsdampfdruck sehr stark, d. h. eine Temperaturerhöhung begünstigt das Prinzip maximaler Unordnung.

Erhöhung der kinetischen Energie der Moleküle bei der Wärmebewegung fördert die Realisierung des Prinzips maximaler Unordnung, während starke zwischenmolekulare Wechselwirkungen Ursache für das Anstreben eines Zustands minimaler Energie sind. Da sich aber mit stetig steigender Temperatur das Prinzip maximaler Unordnung schließlich durchsetzt, kann gefolgert werden, daß sich eine bestimmte Änderung der Unordnung um so stärker auf die Triebkraft auswirkt, je höher die Temperatur ist.

4.8.1.2 Die „reversible" Wärme

Nach dem ersten Hauptsatz der Thermodynamik, $\Delta U = W + Q$, kann die Triebkraft eines isothermen Prozesses wie folgt zerlegt werden

$$-\Delta A_T = -W_{rev,T} = -\Delta U_T + Q_{rev,T} \qquad (4.194)$$

Wird der isotherme Prozeß schließlich noch bei konstantem Druck durchgeführt, so verringert sich die innere Energie um die zu verrichtende Volumenarbeit $p\Delta V$, so daß gilt

$$-\Delta G_{p,T} = -W_{rev,p,T} = -\Delta H_{p,T} + Q_{rev,p,T} \qquad (4.195)$$

In diesen beiden Ausdrücken stellen die Größen $-\Delta U$ bzw. $-\Delta H$ die Beiträge des Prinzips der minimalen Energie zur Triebkraft dieser Prozesse dar. Demnach ist die in den beiden Ausdrücken für die Triebkraft enthaltene Größe $Q_{rev,T}$ mit dem Beitrag zu identifizieren, den das Prinzip der maximalen Unordnung zur Triebkraft beisteuert. Dieser Beitrag ist gleich der Wärmemenge, die man dem System in einem isothermen, reversiblen Ersatzprozeß zuführen müßte.

In dem Beispiel der Verdampfung/Kondensation wurde festgestellt, daß der Unordnungsbeitrag $Q_{rev,T}$ zur Triebkraft mit steigender Temperatur immer grösser wird.

4.8.1.3 Temperaturabhängigkeit der „reversiblen" Wärme

Die Temperaturabhängigkeit der reversiblen Wärme sei wiederum an einem Beispiel erläutert.

Beispiel: Expansion eines idealen Gases in ein Vakuum.

Da bei diesem Vorgang kein Gegendruck herrscht, kann keine Volumenarbeit verrichtet werden. Zwischen den Molekülen eines idealen Gases sind definitionsgemäß keine zwischenmolekularen Kräfte wirksam. Folglich ist $\Delta U = 0$. Damit verläuft die Expansion ohne Temperaturänderung. Daraus folgt dann, daß die Triebkraft des Prozesses allein durch den Unordnungsbeitrag $Q_{rev,T}$ geliefert wird.

Kapitel 4: Thermodynamische Grundlagen

Die Expansion eines idealen Gases in ein Vakuum ist ein irreversibler Prozeß. Um $Q_{rev,T}$ ermitteln zu können, muß die Expansion über einen reversiblen Ersatzprozeß erfolgen. Man kann hierzu z. B. die Pohlsche Apparatur, Abb. 4.18, benutzen. Die bei der Expansion eines idealen Gases von V_1 auf V_2 zugeführte Wärme ist dann gleich der abgegebenen Arbeit und beträgt

$$Q_{rev,T} = nRT \ln \frac{V_2}{V_1} \qquad (4.196)$$

Aus dieser Gleichung folgt, daß der Unordnungsbeitrag zur Triebkraft, die reversible Wärme $Q_{rev,T}$, proportional zur absoluten Temperatur ist. Wie am Beispiel der Expansion eines idealen Gases in ein Vakuum gezeigt wurde, ist aber die Zunahme der Unordnung (= Vergrößerung des interpartikulären Abstandes) temperaturunabhängig. Sie ist nur durch die Stoffmenge und die beiden Volumina V_1 und V_2 festgelegt. Wird Gl. 4.196 durch die Temperatur dividiert, so resultiert ein temperaturunabhängiger Ausdruck, in dem nur noch die für die Zunahme der Unordnung maßgeblichen Faktoren enthalten sind.

$$\frac{Q_{rev,T}}{T} = nR \ln \frac{V_2}{V_1} \qquad (4.197)$$

Diese Größe stellt die makroskopische Definition für die Zunahme der Unordnung dar. Für diesen Quotienten wurde das Symbol S und die Bezeichnung **Entropie** eingeführt.

4.8.2 Entropie als Zustandsfunktion

Für die von einem System ausgetauschte Wärme dQ gilt nach dem ersten Hauptsatz der Thermodynamik

$$dQ = dU + pdV \qquad (4.198)$$

Die Änderung der Inneren Energie ist gegeben durch: $dU = C_V dT$. Das auf ein Mol bezogene Gasgesetz kann wie folgt umgeformt werden: $pV_m = RT \rightarrow p/T = R/V_m$. Damit lautet die **Definitionsgleichung der Entropie**

$$dS = \frac{dQ}{T} = \frac{C_V}{T} dT + \left(\frac{R}{V_m}\right) dV \qquad (4.199)$$

Um festzustellen, ob die Entropie eine Zustandsfunktion ist, muß überprüft werden, ob Gl. 4.199 dem Satz von Schwarz genügt.

$$\frac{\partial}{\partial V}\left(\frac{C_V}{T}\right)_T = \frac{\partial}{\partial T}\left(\frac{R}{V_m}\right)_V = 0 \qquad (4.200)$$

Da die Integrabilitätsbedingung erfüllt ist, ist die Entropie eine Zustandsfunktion, d. h. das Linienintegral über einen geschlossenen Integrationsweg ist gleich Null.

Wird der so definierte Beitrag der Unordnung zur Triebkraft einer Reaktion in den durch Gl. 4.195 gegebenen Ausdruck für die Triebkraft eines isothermen, isobaren Prozesses eingesetzt, so folgt

$$-\Delta G_{p,T} = -W_{Nutz,rev,T} = -\Delta H + Q_{rev,p,T} = -\Delta H - T\Delta S \qquad (4.201)$$

bzw.

$$\boxed{\Delta G = \Delta H - T\Delta S} \qquad (4.202)$$

TΔS ist aber nach Gl. 4.196 der Beitrag, den das Prinzip der maximalen Unordnung zur Triebkraft beisteuert. Man spricht vom **entropischen Beitrag zur Triebkraft**, während ΔH den **energetischen Beitrag zur Triebkraft** darstellt. Ein System befindet sich im Gleichgewicht, $\Delta G = 0$, wenn sich beide Beiträge kompensieren.

Analog gilt für isotherme Prozesse, s. Gl. 4.194

$$-\Delta A = -W_{Nutz,T} = -\Delta U + Q_{rev,T} = -\Delta U + T\Delta S \qquad (4.203)$$

bzw.

$$\boxed{\Delta A = \Delta U - T\Delta S} \qquad (4.204)$$

4.8.3 Experimentelle Bestimmung der Entropie

Um ein System von T auf T+ ΔT zu erwärmen, muß man ihm die Wärme dQ = C_p dT zuführen. Somit kann man für die Entropieänderung schreiben

$$\Delta S_{T1 \rightarrow T2} = \int_{T_1}^{T_2} C_p \frac{dT}{T} = \int_{T_1}^{T_2} C_p d\ln T \qquad (4.205)$$

Oder allgemein

$$\Delta S_{T1 \rightarrow T2} = n_i \int_{T_1}^{T_2} c_{p,i} d\ln T \qquad (4.206)$$

Kann $c_{p,i}$ als temperaturunabhängig angenommen werden, z. B. für kleine Temperaturintervalle ΔT, so kann es vor das Integral gezogen werden. Die Integration ergibt dann

$$\Delta S_{T1 \rightarrow T2} = n_i c_{p,i} \ln \frac{T_2}{T_1} \qquad (4.207)$$

Wird c_p über dem natürlichen Logarithmus der Temperatur aufgetragen, so kann die Entropieänderung $\Delta S_{T1 \rightarrow T2}$ leicht graphisch bestimmt werden. Sie entspricht der Fläche unter der c_p-Kurve zwischen den beiden Temperaturen T_1 und T_2.

4.8.4 Entropieänderung bei einer Phasenumwandlung

Ist eine Phasenumwandlung reversibel, befinden sich bei der Umwandlungstemperatur $T_=$ beide Phasen in einem Gleichgewicht. Die Temperatur bleibt solange konstant, bis der Phasenübergang vollständig abgeschlossen ist. Da die Umwandlungstemperatur $T_=$ also eine Konstante ist, kann $1/T_=$ vor das Integralzeichen gezogen werden. Die während des Phasenüberganges zugeführte Wärme ist identisch mit der Umwandlungsenthalpie $\Delta H(T_=)$. Für die Entropie der Phasenumwandlung gilt somit nach Gl. 4.202

$$\Delta S = \frac{\Delta H(T_=)}{T_=} \qquad (4.208)$$

Je nach Phasenübergang wird die durch Gl. 4.208 definierte Entropie als Schmelzentropie bzw. als Verdampfungsentropie bezeichnet.

4.8.5 Entropie und der zweite Hauptsatz der Thermodynamik

Es sei ein abgeschlossenes System gegeben. Damit in ihm ein Prozeß ablaufen kann, muß gelten: dG<0. Da aber mit der Umgebung weder Arbeit noch Wärme ausgetauscht werden können, kann nur das „Prinzip maximaler Unordnung" einen Beitrag zur Triebkraft leisten. Daraus folgt: **In einem abgeschlossenen System kann die Entropie (= molekulare Unordnung) nur zunehmen oder konstant bleiben, sie kann jedoch nicht abnehmen.**

Dies ist eine **allgemeine Formulierung des zweiten Hauptsatzes**. Allgemein deshalb, weil **jeder** Vorgang als ein Vorgang in einem abgeschlossenen System betrachten werden kann. Es ist dazu lediglich erforderlich, daß dem betrachteten System alle weiteren Systeme, die am Energieaustausch teilnehmen, unter Bildung eines Gesamtsystem hinzugefügt werden. Das größtmögliche abgeschlossene System ist das Universum. Somit folgt: **Die Entropie des Universums nimmt zu.**

Bislang wurde gezeigt, daß bei einem nutzarbeitsfreien, isothermen und isobaren Prozeß die Gibbs-Energie nur abnehmen kann

$$dG = dH_{Syst.} - TdS_{Syst.} < 0 \tag{4.209}$$

Die Enthalpieänderung des Systems ist dabei gleich der Wärme, die das System aus der Umgebung aufnimmt.

$$dH = dQ_{Syst.} = - dQ_{Umgebung} \tag{4.210}$$

Da der Prozeß isotherm geführt wird, sind die Temperaturen des Systems und der Umgebung gleich. Somit entspricht die von der Umgebung reversibel abgegebene Wärme einer Entropieabnahme der Umgebung

$$- dQ_{Umgeb.} = - TdS_{Umgeb.} \tag{4.211}$$

Durch Einsetzen in Gl. 4.209 folgt

$$-TdS_{Umgeb.} - TdS_{Syst.} < 0 \tag{4.212}$$

Bei der Division durch −T kehrt sich das <-Zeichen um, man erhält

$$dS_{Gesamt} = dS_{Umgeb.} + dS_{System} > 0 \qquad (4.213)$$

Bei einem spontanen, isothermen und isobaren Prozeß kann die Entropie also nur zunehmen. Das Gleichgewicht ist erreicht, wenn für das abgeschlossenen System die Entropie ein Maximum erreicht hat. Die Gibbs-Energie hat an diesem Punkt ein Minimum. Ohne weitere Beweisführung sei festgehalten, daß die hier für isotherme und isobare Prozesse gemachte Aussage auch für beliebige Temperaturen gilt.

Da Entropieänderungen immer an den Ablauf von Prozessen gekoppelt sind, ergibt sich eine interessante Beziehung zur Zeit. Da die Entropie in einem abgeschlossenen System nur zunehmen kann, folgt, daß ein jeweils größerer Entropiewert einem späteren Zeitpunkt entspricht. (einseitige Veränderung der Entropie vs. Einseitigkeit der Zeit).

Beispiel: Berechnung Entropieänderung bei einer Phasenumwandlung

Erstarrung von Wasser bei $-10°C$; Menge: 1 Mol.

Um die durch Gl. 4.208 gegebene Definition der Entropieänderung bei einer Phasenumwandlung für die Berechnung anwenden zu können, muß die Zustandsänderung (Erstarren bei $-10°C$) durch einen Ersatzprozeß herbeigeführt werden, da eine reversible Eisbildung nur bei der Gleichgewichtstemperatur $0°C$ (=273K) erfolgt.

Der Ersatzprozeß besteht aus drei Schritten:

1) Erwärmung des unterkühlten Wassers von 263.15K auf 273.15K.
2) Phasenumwandlung Wasser → Eis bei 273.15 K.
3) Abkühlen des Eises von 273.15 K auf 263.15 K.

Es ergibt sich insgesamt:

$$\Delta S_{System} = \int_{263}^{273} C_{p,fl.} \cdot \frac{dT}{T} + \frac{\Delta H_{fl. \to f(273)}}{T} + \int_{273}^{263} C_{p,f} \frac{dT}{T}$$

Für den dritten Term dieser Summe kehrt sich das Vorzeichen beim Wechsel der Integrationsgrenzen um. Die Erstarrungsenthalpie ist gleich der negativen Schmelzenthalpie.

$$\Delta S_{System} = \int_{263}^{273} (C_{p,fl.} - C_{p,f}) \cdot \frac{dT}{T} - \frac{\Delta H_{f \to fl.(273)}}{273,15K}$$

Über einen Temperaturbereich von ± 10 K kann die Wärmekapazität als konstant angenommen werden. Aus Tabellenwerken entnimmt man für 1 Mol H_2O

$$C_{p,fl.} = 75.3 \, JK^{-1} \quad \text{und} \quad C_{p,f.} = 35.9 \, JK^{-1}$$

Die molare Schmelzenthalpie von Eis hat den Wert $\Delta H_{f \to fl.}(273) = 6.0$ kJ. Einsetzen in obige Gleichung ergibt

$$\Delta S_{System} = (75.3 - 35.9) \ln 273/263 \, JK^{-1} - 6000/273 \, JK^{-1}$$

$$= 1.47 \, JK^{-1} - 21.97 \, JK^{-1} = -20.5 \, JK^{-1}$$

Bei der Eisbildung nimmt also die Entropie des Systems ab, die Ordnung nimmt zu.

Der spontan ablaufende Prozeß der Erstarrung von unterkühltem Wasser besteht für die Umgebung des Systems in einer *Wärmeübertragung von außen*. Man erhält die Entropieänderung der Umgebung, indem man die vom System abgegebene Erstarrungswärme $|\Delta H_{fl \to f(263)}| = |\Delta H_{f \to fl(263)}|$ durch die Temperatur der Umgebung dividiert.

$$\Delta S_{Umgeb.} = \frac{\Delta H_{f \to fl.}(263)}{263.15 K}$$

$$\Delta H_{f \to fl.}(263) = \Delta H_{f \to fl.}(273) + (263 - 273)K \cdot (C_{p,fl.} - C_{p,f}) = 5.6 \, kJ$$

Einsetzen dieses Wertes in die vorangehende Gleichung führt zu

$$\Delta S_{Umgeb.} = 21.3 \, JK^{-1}$$

Für die Gesamtentropieänderung ergibt sich

$$\Delta S_{Gesamt} = \Delta S_{System} + \Delta S_{Umgeb.}$$

$$\Delta S_{Gesamt} = + 0.8 \, JK^{-1}$$

Im obigen Beispiel wurde für die Erstarrung von Wasser eine Temperatur gewählt, die nur wenig tiefer als der Gleichgewichtspunkt Eis/Wasser liegt. Dort erfolgt die Erstarrung ohne Entropieänderung. Die Entropieänderung bei der Erstarrung bei −10°C ist daher noch klein. Auch wenn die Erstarrung von Wasser, also die Bildung von Eis, eine Entropieabnahme des Systems bewirkt, so ist die Gesamtentropieänderung wegen der höheren Entropieänderung der Umgebung bei der spontanen Wärmezufuhr positiv.

Weiter oben wurde bereits daraufhingewiesen, daß bei irreversibler Prozeßführung nicht die gesamte freiwerdende Wärme als Nutzarbeit abgegeben wird. Die zugunsten von Wärme „vergeudete" Arbeitsfähigkeit beruht auf der Entropiezunahme des Gesamtsystems $\Delta S_{Ges.}$. Dies ist das Charakteristikum irreversibler Prozesse. Oder anders formuliert: Ein Prozeß ist irreversibel, wenn $\Delta S_{Ges.} > 0$.

4.8.6 Zusammenfassung der Entropieberechnung

Sämtliche durch einen irreversiblen Schritt hervorgerufenen Änderungen lassen sich ersatzweise in zwei Schritten durchführen:
1. dem reversiblen Ersatzprozeß, bei dem das System den gesamten (im irreversiblen Fall vergeudeten) Arbeitsanteil $|\Delta W_{rev}|$ reversibel an einen Arbeitsspeicher abgibt.
2. Im zweiten Schritt wird der gesamte gespeicherte Arbeitsanteil $|\Delta W_{rev}|$ irreversibel durch Reibung in Wärme verwandelt, die an die Umgebung abgegeben wird, also eine reine Umwandlung von Arbeit in Wärme ohne sonstige Veränderungen.

Da der erste Schritt reversibel durchgeführt wurde, d. h. $\Delta S_1 = 0$, ist die im zweiten Schritt produzierte Entropie ΔS_2 gleich der Gesamtentropieänderung des Systems. Sie ist somit ein **Maß für die Irreversibilität**.

$$\Delta S_{Ges.} = |\Delta W_{rev.}| / T_{Umgeb.} \tag{4.214}$$

Das heißt also, die Irreversibilität ist der Quotient aus der „vergeudeten" Arbeitsfähigkeit $|\Delta W_{rev.}|$ dividiert durch die Temperatur der Umgebung.

4.8.7 Entropie und der dritte Hauptsatz

4.8.7.1 Expansion eines idealen Gases

Da zwischen den Molekülen eines idealen Gases keine Wechselwirkungen bestehen und bei der Volumenvergrößerung $V_1 \rightarrow V_2$ keine Volumenarbeit zu leisten ist, wird bei diesem Prozeß weder Wärme umgesetzt noch findet eine

Änderung der Inneren Energie U statt. Für die Berechnung der Entropie muß die Wärme $Q_{rev.}$ ermittelt werden, die dem System zugeführt werden müßte, wenn die Expansion über einen reversiblen Ersatzprozeß geführt würde.

Da sich die innere Energie bei dem Prozeß nicht ändert, haben Anfangs- und Endzustand die gleiche Temperatur. Für die reversible Expansionsarbeit gilt also

$$-W_{Exp.,rev.} = nRT \ln \frac{V_2}{V_1} \quad (4.215)$$

Daraus folgt

$$\Delta S = nR \ln \frac{V_2}{V_1} \quad (4.216)$$

Das Anfangsvolumen V_1 ist ein Bruchteil des Gesamtvolumens V_2 nach der Expansion. Angenommen im Volumen V_2 würde sich nur ein einziges Teilchen vorliegen. Dieses befindet sich dann mit einer Wahrscheinlichkeit V_1/V_2 im Teilvolumen V_1. Kommt ein zweites Teilchen hinzu, so wird dieses ebenfalls mit einer Wahrscheinlichkeit V_1/V_2 im Volumen V_1 angetroffen. Da zwischen den Partikeln keine Wechselwirkungen bestehen, ist die Aufenthaltswahrscheinlichkeit des einen Partikels unabhängig von der des andern (stochastische Unabhängigkeit). Die Wahrscheinlichkeit, daß beide Teilchen gleichzeitig im gleichen Teilvolumen sind, ist daher gleich dem Produkt der Einzelwahrscheinlichkeiten, also

$$\frac{V_1}{V_2} \cdot \frac{V_1}{V_2} = \left(\frac{V_1}{V_2}\right)^2 \quad (4.217)$$

Befinden sich N Partikel im Gasraum, so gilt analog für die gleichzeitige Aufenthaltswahrscheinlichkeit in V_1

$$w_1 = \left(\frac{V_1}{V_2}\right)^N \quad (4.218)$$

Da sich aber alle Partikel in V_2 befinden, gilt

$$w_2 = 1 \quad (4.219)$$

Das Verhältnis der beiden Aufenthaltswahrscheinlichkeiten ist gegeben durch

$$\frac{w_2}{w_1} = \left(\frac{V_2}{V_1}\right)^N \qquad (4.220)$$

bzw.

$$\ln\frac{w_2}{w_1} = N\ln\frac{V_2}{V_1} = nN_L \ln\frac{V_2}{V_1} \qquad (4.221)$$

Daraus folgt durch Umformen

$$\ln\frac{V_2}{V_1} = \frac{1}{nN_L}\ln\frac{w_2}{w_1} \qquad (4.222)$$

Die Expansion führt zu einer Entropieänderung, s. Gl. 4.216,

$$\Delta S = nR\ln\frac{V_2}{V_1} \qquad (4.223)$$

Ersetzt man den Ausdruck mit den natürlichen Logarithmus der beiden Teilvolumina durch Gleichung 4.218, so ergibt sich für die Entropieänderung

$$\boxed{\Delta S = \frac{R}{N_L}\ln\frac{w_2}{w_1} = k\ln\frac{w_2}{w_1}} \qquad (4.224)$$

Diese Beziehung wird auch als Boltzmannsche Entropiedifferenzformel bezeichnet. Die Entropieänderung ist demnach proportional dem Logarithmus des Wahrscheinlichkeitsverhältnisses der Zustände.

Explizit lautet der Ausdruck für die Entropiedifferenz

$$\Delta S = S_2 - S_1 = k \cdot \ln w_2 - k \cdot \ln w_1 \qquad (4.225)$$

Die Entropie muß also bis auf eine additive Konstante mit $k \cdot \ln w$ übereinstimmen.

$$S_1 = k \cdot \ln w_1 + \text{const.} \qquad (4.226)$$

$$S_2 = k \cdot \ln w_2 + \text{const.} \qquad (4.227)$$

4.8.8 Festlegung des Entropienullpunktes

Zur Festlegung des Nullpunktes der Entropie wird die additive Konstante per definitionem gleich Null gesetzt, d.h. const. = 0. Dann gilt

$$\boxed{S = k \cdot \ln w} \qquad (4.228)$$

Die Entropie hat den Wert Null, wenn die Realisierungswahrscheinlichkeit w eines Zustandes gleich Eins ist. Diese Bedingung ist erfüllt, wenn für das betrachtete System keine anderen Zustände mehr existieren, d. h. wenn das System vollständig geordnet ist. Diese Voraussetzung ist in einem reinen, perfekten Kristall am absoluten Nullpunkt erfüllt, da dort jede Atom- bzw. Moleküllage eindeutig fixiert ist.

$$\boxed{\lim \Delta S_{T \to 0} = 0} \qquad (4.229)$$

Diese Aussage wird als Nernstscher Wärmesatz bezeichnet.

4.8.8.1 Bestimmung der molaren Standardentropie

Die Standardentropie $S_i^0(T)$ kann berechnet werden, wenn die Wärmekapazität des Stoffes i in Abhängigkeit von der Temperatur bestimmt ist.

$$S_i^0(T) = \int_0^T \frac{C_{p,i}}{T'} dT' \qquad (4.230)$$

Liegt der Stoff bei der Temperatur T flüssig oder gasförmig vor, so muß am Schmelzpunkt T_F die Schmelzwärme $\Delta H_{(f \to fl)}$ und gegebenenfalls am Siedepunkt T_S die Verdampfungswärme $\Delta H_{(fl \to g)}$ hinzuaddiert werden.

$$S_i^\circ(T) = \int_0^{T_F} \frac{C_{p,i}}{T'} dT' + \frac{\Delta H_{(f \to fl.)}}{T_F} + \int_{T_F}^{T_S} \frac{C_{p,i}}{T'} dT' + \frac{\Delta H_{(fl. \to g)}}{T_S} + \int_{T_S}^{T} \frac{C_{p,i}}{T'} dt' \qquad (4.231)$$

Liegen die Standardentropien aller an einer Reaktion beteiligten Stoffe vor, so kann die Standardreaktionsentropie $\Delta S^\circ(T)$ wie folgt berechnet werden

$$\Delta S^\circ(T) = \sum v_i S_i^\circ(T) \qquad (4.232)$$

Damit gilt für Standardbedingungen:

$$\Delta G^0(T) = \Delta H^0(T) - T\Delta S^0(T) \qquad (4.233)$$

Die Standardentropien S° sind für zahlreiche Stoffe für T=298,15 K tabelliert.

4.9 Die Gibbs-Fundamentalgleichungen

Nach dem ersten Hauptsatz der Thermodynamik entspricht bei einem geschlossenen System die Änderung der inneren Energie der Summe aus der mit der Umgebung reversibel ausgetauschten Arbeit dW und Wärme dQ

$$dU = dW + dQ \qquad (4.234)$$

Wird die reversibel ausgetauschte Arbeit nur in Form von Volumenarbeit verrichtet, so gilt unter Berücksichtigung der Definition der reversiblen Wärme

$$\boxed{dU = -pdV + TdS} \qquad (4.235)$$

Das totale Differential der durch Gl. 4.204 gegebenen Helmholtz-Energie lautet

$$dA = dU - TdS - SdT \qquad (4.236)$$

Durch Einsetzen von Gl. 4.235 folgt

$$\boxed{dA = -pdV - SdT} \qquad (4.237)$$

In Gl. 4.120 wurde die Gibbs-Energie wie folgt definiert

$$G = A + pV \qquad (4.238)$$

Ihr totales Differential lautet

$$dG = dA + pdV + Vdp \qquad (4.239)$$

Daraus folgt unter Berücksichtigung von Gl. 4.237

$$\boxed{dG = Vdp - SdT} \qquad (4.240)$$

Die Gleichungen 4.235, 4.237 und 4.240 werden als **Gibbs-Fundamentalgleichungen** bezeichnet. Diese Bezeichnung trägt der Tatsache Rechnung, daß sich aus diesen Gleichungen durch einfache Umformungen zahlreiche weitere Beziehungen zwischen den Eigenschaften abgeschlossener Systeme ableiten lassen.

Sollen auch **nichtabgeschlossene Systeme** behandelt werden, so muß jede der drei Gleichungen durch $\sum \mu_i dn_i$ erweitert werden, um dem dann mit der Umgebung möglichen Stoffaustausch Rechnung zu tragen.

4.10 Phasengleichgewicht gasförmig/flüssig

Eine reine Flüssigkeit siedet, wenn ihr Dampfdruck gleich dem Außendruck entspricht. Es liegt ein Gleichgewichtszustand vor, der dadurch gekennzeichnet ist, daß die Zahl der Moleküle, die pro Zeiteinheit verdampfen, genauso groß ist wie die Zahl der Moleküle, die wieder kondensieren. In diesem Zustand ist die Triebkraft für einen Phasenübergang gleich Null. Nach den Gln. 4.121 und 4.128

$$\Delta G[i(fl.) \to i(g)] = 0 \qquad (4.241)$$

Hat beim Autoklavieren der am Siedepunkt entstehende Dampf alle kältere Luft aus dem Autoklaven vertrieben, wird dieser verschlossen. Bei fortgesetzter Energiezufuhr wird weiteres Wasser verdampft. Dadurch steigen im Autoklaven sowohl der Druck wie auch die Temperatur an. Erfolgen Druck- und Temperaturänderung stets so, daß ein Gleichgewichtszustand erhalten bleibt, so gilt, daß auch die Änderung der Triebkraft $d\Delta G$ gleich Null ist.

Für die weiteren Überlegungen soll zunächst abweichend von der Situation im Autoklaven das Volumen ebenfalls noch veränderbar sein. Die Phasenumwandlung soll aber so geführt werden, daß stets der Gleichgewichtszustand erhalten bleibt. Dann folgt aus den Gibbs-Fundamentalgleichungen, Gl. 4.240

$$d\Delta G = \Delta V \cdot dp + \Delta S dT = 0 \qquad (4.242)$$

Im Gleichgewichtszustand, er sei wieder durch den Index $_=$ gekennzeichnet, gilt somit

$$\left(\frac{dp}{dT}\right)_= = \left(\frac{\Delta S}{\Delta V}\right) \qquad (4.243)$$

Kapitel 4: Thermodynamische Grundlagen

Aus der Gleichgewichtsbedingung folgt aber

$$\Delta S = \frac{\Delta H_V}{T_=} \tag{4.244}$$

Die unter diesen Bedingungen zugeführte Wärme entspricht der Verdampfungsenthalpie ΔH_V. Somit gilt

$$\boxed{\left(\frac{dp}{dT}\right)_= = \frac{\Delta H_V}{T_= \Delta V}} \tag{4.245}$$

Diese Beziehung wird als **Clausius-Clapeyronsche Gleichung** bezeichnet.
Ist bei der Phasenumwandlung das Volumen der entstehenden Dampfphase sehr viel größer als das Volumen der kondensierten Phase, so kann letzteres vernachlässigt werden. Die Volumenänderung entspricht dann dem Volumen der Dampfphase für das nach dem allgemeinen Gasgesetz gilt

$$\Delta V = V_g - V_{kond.} \approx V_g = \frac{RT}{p^D} \tag{4.246}$$

Einsetzen in Gl. 4.245 führt zu

$$\left(\frac{dp}{dT}\right) = \frac{p^D \Delta H_V}{RT^2} \tag{4.247}$$

bzw.

$$\frac{dp}{p^D} = \frac{\Delta H_V}{R} \cdot \frac{dT}{T^2} \tag{4.248}$$

Hierbei ist p^D der Gleichgewichtsdampfdruck der kondensierten Phase bei der Temperatur T. Werden für die Integration der Gl. 4.248 die Bedingungen so gewählt, daß der untere Druck dem Atmosphärendruck p^0 entspricht, so ist die zugehörige Temperatur $T_= = T_S$. Es gilt somit

$$\ln\left(\frac{p^D}{p^0}\right) = -\frac{\Delta H_V}{R} \cdot \left(\frac{1}{T} - \frac{1}{T_S}\right) \tag{4.249}$$

Mit Hilfe dieser Gleichung, die einen Spezialfall der Clausius-Clapeyronschen Gleichung darstellt, kann z. B. der Dampfdruck einer Flüssigkeit ermittelt werden, wenn die Verdampfungstemperatur T von der Siedetemperatur T_S bei Standarddruck $p°$ abweicht.

Kapitel 5: Dimensionsanalyse und Maßstabsvergrößerung

In der Verfahrenstechnik ist die Dimensionsanalyse ein außerordentlich wichtiges Hilfsmittel. Wie im Verlauf dieses Kapitels gezeigt wird, erlaubt sie z. B. bei der Analyse von Prozessen die Feststellung von Zusammenhängen zwischen den Einflußgrößen, selbst wenn die Physik eines gegebenen Prozesses nicht vollständig bekannt ist.

Durch die dimensionsfreie Beschreibung von Prozessen wird nicht eine einzelne durch Rand- oder Anfangsbedingungen festgelegte Lösung sondern jeweils eine ganze Schar ähnlicher Prozesse beschrieben. Dies ist insbesondere bei der Maßstabsvergrößerung von Prozessen, dem Scale-up, bedeutsam, sofern diese Ähnlichkeitskriterien genügen. Dimensionslose Darstellungen spielen also auch in diesem Zusammenhang eine gewichtige Rolle, so daß ein Pharmazeutischer Technologe diese Technik beherrschen sollte.

5.1 Einheitensysteme – Basiseinheiten

Art und Zahl der Basiseinheiten, die zur Beschreibung eines physikalischen oder verfahrenstechnischen Vorganges erforderlich sind, sind innerhalb eines gewissen Rahmens frei wählbar.
- Geometrische Probleme: Grundgröße „Länge L".
- Thermodynamische Probleme: Grundgrößen „Länge L, Masse M, Zeit Z, Temperatur T".
- Falls elektrische Felder miteinbezogen sind: ferner Grundgröße „Ampère".

Durch Konvention wurde ein Internationales Einheitensystem festgelegt, in dem als Basiseinheiten folgende Größen vorgegeben werden: Meter, Kilogramm, Sekunde, Kelvin, Ampère.

5.1.1 Abgeleitete Einheiten, kohärentes Einheitensystem

Mit Hilfe von Potenzprodukten lassen sich durch Definitionsgleichungen neue Größen angeben, die sogenannten **abgeleiteten Einheiten**.
- Kraft (F): Newton N $1 \text{ N} = 1 \text{ kg m s}^{-2}$

- Energie (W): Joule J $1\,J = 1\,N\,m = 1\,kg\,m^2\,s^{-2}$
- Leistung (P): Watt W $1\,W = 1\,J\,s^{-1} = 1\,kg\,m^2\,s^{-3}$
- Druck (p): Pascal Pa $1\,Pa = 1\,N\,m^{-2} = 1\,kg\,m^{-1}\,s^{-2}$

Ein Einheitensystem, das sich aus den Basiseinheiten derart definieren läßt, daß der Zahlenwert stets den Wert 1 hat, bezeichnet man als **kohärentes Einheitensystem**. Die Basiseinheiten sind in ein solches System miteingeschlossen.

5.1.2 Übergang auf andere Maßsysteme

Wird anstelle der Masse die Kraft mit der Einheit 1 kp (Kilopond) als Basiseinheit gewählt, so gilt

Kraft (F): 1 kp = 9.81 N

Masse (M): $1\,kp\,s^2\,m^{-1} = 9.81\,N\,s^2\,m^{-1} = 9.81\,kg$

d. h. beim Verlassen des kohärenten Maßsystems ergeben sich „krumme Zahlenwerte" als Vorfaktoren bei der Umrechnung zwischen Basiseinheiten.

5.1.3 Dimensionslose Darstellung von Gleichungen

An Hand des idealen Gasgesetzes soll aufgezeigt werden, wie sich von einem bekannten physikalischen Sachverhalt ausgehend, dimensionslosen Ausdrücke gewinnen lassen.

$$p\,V = n\,R\,T \qquad (5.1)$$

In einer Gleichung müssen beide Seiten auch in den Dimensionen übereinstimmen. Unter Verwendung der in Absatz 5.1 definierten Basiseinheiten tragen die einzelnen im allgemeinen Gasgesetz auftretenden Größen folgende Dimensionen

Druck: $\qquad 1\,Pa = \dfrac{M}{L \cdot Z^2} \qquad Z = \text{Zeit} \qquad (5.2)$

Wegen der Gleichheit der Dimensionen folgt für die Dimension der Gaskonstanten unmittelbar

Gaskonstante: $\qquad R = \dfrac{M \cdot L^2}{Z^2 \cdot T} \qquad T = \text{Temperatur} \qquad (5.3)$

Das allgemeine Gasgesetz gibt den Zusammenhang zwischen den thermodynamischen Zustandsvariablen p, V, T und n an. Zusätzlich tritt die dimensionsbehaftete allgemeine Gaskonstante in der Gleichung auf. In funktionaler Schreibweise ergibt sich z. B.

$$p = f(V, T, n, R) \qquad (5.4)$$

Wird die linke Seite von Gl. 5.1 durch deren rechte Seite dividiert, so folgt

$$\pi_1 = \frac{p \cdot V}{n \cdot R \cdot T} = 1 \qquad (5.5)$$

Dimensionslose Ausdrücke werden mit dem Buchstaben π gekennzeichnet. In funktionaler Schreibweise lautet Gl. 5.6

$$F(\pi_1) = 0 \qquad (5.6)$$

Diese Gleichung trägt der Tatsache Rechnung, daß nur eine dimensionslose Gruppe existiert und daß diese konstant ist.

Liegt eine algebraische Gleichung, eine Differential- oder Integralgleichung vor, die einen physikalischen Prozeß beschreibt, so lassen sich daraus dimensionslose Gruppen ableiten, wenn Umformungen existieren, die ein Kürzen der Dimensionen erlauben.

Dimensionslose Gruppen können sowohl dimensionslose Variablen als auch dimensionslose Konstanten, sogenannte Kennzahlen, enthalten. Ebenso wie Prozeßgrößen sind auch dimensionslose Gruppen durch einen funktionalen Zusammenhang miteinander verbunden.

Wie das Beispiel des „idealen Gasgesetzes" zeigt, wird durch den Übergang auf eine dimensionslose Schreibweise ein ursprünglich zwischen mehreren dimensionsbehafteten Einflußgrößen bestehender funktionaler Zusammenhang auf eine Beziehung zwischen einer geringeren Anzahl dimensionsloser Gruppen reduziert. Werden die dimensionsbehafteten Größen mit y_i bezeichnet, so besagt dies, daß ein funktionaler Zusammenhang

$$y_1 = f(y_2, ..., y_n) \qquad (5.7)$$

übergeht in

$$\pi_1 = F(\pi_2, ..., \pi_m) \qquad (5.8)$$

mit m < n.

5.2 Barometrische Höhenformel

Anhand der barometrischen Höhenformel soll ein weiterer Weg aufgezeigt werden, wie bei einem bekanntem physikalischem Sachverhalt eine dimensionslose Darstellung erhalten werden kann.

Der Luftdruck nimmt mit zunehmender Höhe x ab. Für den isothermen Fall gilt für eine Luftsäule mit der Grundfläche A

$$dp = -\frac{dF}{A} = -\frac{dn \cdot M \cdot g}{A} \qquad (5.9)$$

dabei ist M die Molmasse des Gases. Aus dem allgemeinen Gasgesetz folgt für die Molzahl n

$$dn = -\frac{p \cdot A \cdot dx}{R \cdot T} \qquad (5.10)$$

Einsetzen in Gl. 5.9 ergibt die barometrische Höhenformel

$$dp = -p \cdot \frac{M \cdot g}{R \cdot T} \cdot dx \qquad (5.11)$$

Es gilt die **Randbedingung**: $p = p_0$ für $x = 0$.
In der Druckdarstellung gilt also die funktionale Beziehung

$$p = f(g, M, R, T, x, n) \qquad (5.12)$$

Bei bekannter physikalischer Gesetzmäßigkeit kann versucht werden, dimensionslose Gruppen dadurch zu bilden, daß einzelne Variablen auf ihre Randbedingung bezogen werden. Im Fall der barometrischen Höhenformel ist dies für den Druck p möglich. Dazu werden beide Seiten der Gl. 5.11 durch p_0 dividiert. Es folgt

$$\frac{dp}{p_0} = -\frac{p}{p_0} \cdot \frac{g \cdot M}{R \cdot T} \cdot dx \qquad (5.13)$$

Somit läßt sich eine erste dimensionslose Gruppe π_1 bilden

$$\pi_1 = \frac{p}{p_0} \qquad (5.14)$$

Für die Ortsvariable x ist die gerade beschriebene Vorgehensweise nicht anwendbar, da die untere Randbedingung x = 0 nicht benutzt werden kann. Da x wegen x $\to \infty$ nach oben unbegrenzt ist, fehlt somit eine Bezugslänge. In solchen Fällen lassen sich aus der Gleichung konstante Einflußgrößen derart herausgreifen, daß diese gerade die gesuchte Dimension ergeben.

Der Ausdruck gM/RT hat die Dimension einer reziproken Länge. Da laut Voraussetzung die Temperatur T konstant ist, ist er außerdem konstant. Somit ergibt sich als zweite dimensionslose Gruppe

$$\pi_2 = \frac{x \cdot g \cdot M}{R \cdot T} \qquad (5.15)$$

Einsetzen dieser beiden dimensionslosen Gruppen in Gl. 5.13 führt zu

$$d\pi_1 = -\pi_1 \cdot d\pi_2 \qquad (5.16)$$

Für die Randbedingungen folgt durch Einsetzen: $\pi_1 = 1$ und $\pi_2 = 0$. Durch Integration erhält man als Lösung für Gl. 5.16

$$\pi_1 = e^{-\pi_2} \qquad (5.17)$$

Durch die Anwendung dimensionsloser Gruppen wird die nach Gl. 5.13 bestehende funktionale Beziehung zwischen sieben physikalischen Größen auf einen Zusammenhang zwischen nur zwei dimensionslosen Gruppen reduziert.

$$\pi_1 = f(\pi_2) \qquad (5.18)$$

Dieses Beispiel zeigt einen weiteren Vorteil der dimensionslosen Darstellung: Während die Gl. 5.13 mit den zugehörigen Randbedingungen einen speziellen Fall beschreibt, stellt die dimensionslose Gl. 5.17 mit den zugehörigen Randbedingungen eine Beschreibung einer ganzen Klasse gleichartiger Probleme dar.

Da ein konkretes Problem nur durch die gemeinsame Angabe der Differentialgleichung und der zugehörigen Randbedingungen vollständig beschrieben ist, müssen beim Übergang zur dimensionslosen Darstellung die Randbedingungen ebenfalls entsprechend transformiert werden.

Dimensionslose Gruppen weisen ferner eine interessante Eigenschaft auf, sie sind **immer physikalisch interpretierbar**. Im obigen Beispiel gibt die dimensionslose Gruppe π_2 das Verhältnis der potentiellen Energie der Gasteilchen zu deren kinetischen Energie (ε_{trans} = 3kT/2 = 3RT/2N_L) dar. Würden die Gasteilchen keine kinetische Energie besitzen (RT $\to$ 0), so befänden sich alle Gasteilchen am Erdboden.

5.3 Druckabfall in einem senkrecht stehenden, gleichmäßig durchströmten Rohr

Dieses Beispiel beschreibt den Druckabfall in einer Kapillare oder aber auch das Fließen eines freifließenden Pulvers. Im Zusammenhang mit der letzten Anwendung bezeichnet man diese Gleichung auch als Janssen-Gleichung.

An dem Flüssigkeitselement greifen folgende Kräfte an:

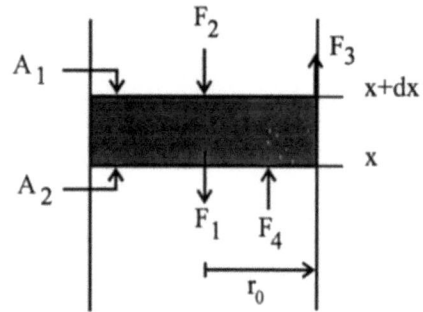

Abb.5.1: Druckabfall in einem gleichmäßig durchströmten Rohr

- Die Gewichtskraft der Wassersäule

$$F_1 = \pi \cdot r_0^2 \cdot g \cdot \rho \cdot dx \qquad (5.19)$$

- Druck auf die Fläche A_1

$$F_4 = \pi \cdot r_0^2 \cdot p \qquad (5.20)$$

- Druck auf die Fläche A_2

$$F_2 = \pi \cdot r_0^2 \cdot (p + \frac{dp}{dx} \cdot dx) \qquad (5.21)$$

- Wandreibungskraft

$$F_3 = 2 \cdot \pi \cdot r_0 \cdot \tau \cdot dx \qquad (5.22)$$

Für den Fall einer Newtonschen Flüssigkeit gilt für die Scherspannung an der Wand

Kapitel 5: Dimensionsanalyse und Maßstabsvergrößerung

$$\tau = \eta \cdot \left(\frac{du}{dr}\right)_{r_0} \quad (5.23)$$

Das heißt, die Scherspannung ist gleich dem Produkt aus der Viskosität und der Änderung der Strömungsgeschwindigkeit u in Abhängigkeit vom Ort bei konstanten Kapillarradius r_0. Somit folgt für die Kraft F_3

$$F_3 = 2 \cdot \pi \cdot r_0 \cdot \tau \cdot dx = 2 \cdot \pi \cdot r_0 \cdot \eta \cdot \left(\frac{du}{dr}\right)_{r_0} \quad (5.24)$$

Im Gleichgewichtszustand gilt

$$F_1 + F_2 = F_3 + F_4 \quad (5.25)$$

und damit

$$\pi \cdot r_0^2 \cdot g \cdot \rho \cdot dx + \pi \cdot r_0^2 \cdot (p + \frac{dp}{dx} dx) = \pi \cdot r_0^2 \cdot p + 2\pi \cdot r_0 \cdot \tau \cdot dx \quad (5.26)$$

Elementare Umformungen führen zu

$$r_0 \cdot g \cdot \rho + r_0 \cdot \frac{dp}{dx} = 2 \cdot \tau \quad (5.27)$$

Unter den vorliegenden Bedingungen (g = const, ρ = const.) ist der Druckverlust dp bei ausgebildeter Strömung an jedem Ort der Säule gleich. Somit kann die differentielle Druckänderung dp/dx ersetzt werden durch den Druckabfall Δp über der gesamten Rohrlänge l, $\Delta p/l$. Es ergibt sich folgende Gleichung

$$2\eta \cdot \left(\frac{du}{dr}\right)_{r_0} = r_0 \cdot \frac{\Delta p}{l} + \rho \cdot g \cdot r_0 \quad (5.28)$$

Nach Gl. 5.28 besteht zwischen den Prozeßgrößen ein funktionaler Zusammenhang der Art

$$\Delta p = f(\eta, u, l, r_0, \rho, g) \quad (5.29)$$

Um Gl. 5.28 dimensionslos darstellen zu können, werden folgende dimensionslose Gruppen eingeführt

$$\pi_1 = \frac{u}{\bar{u}} \quad \text{und} \quad \pi_2 = \frac{r}{r_0} \qquad (5.30)$$

dabei ist $\bar{u}$ die mittlere Strömungsgeschwindigkeit im Rohr. Damit folgt

$$d\pi_1 = \frac{1}{\bar{u}} du \quad \text{und} \quad d\pi_2 = \frac{1}{r_0} dr \qquad (5.31)$$

Setzt man die Gln. 5.31 in Gl. 5.28 ein und multipliziert den dann erhaltenen Ausdruck mit $\dfrac{1}{\rho \bar{u}^2}$, so folgt unter Berücksichtigung von $2r_0 = d$ (Rohrdurchmesser)

$$\frac{\eta}{\bar{u}\rho d} \cdot \left(\frac{d\pi_1}{d\pi_2}\right)_{\pi_2 = 1} = \frac{2\Delta p}{\bar{u}^2 \rho} \cdot \frac{d}{l} \cdot \frac{1}{16} + \frac{1}{8} \cdot \frac{gd}{\bar{u}^2} \qquad (5.32)$$

Wie eine genaue Dimensionsbetrachtung dieser Gleichung zeigt, enthält sie vier weitere dimensionslose Gruppen. Es sind dies
- die Reynolds-Zahl Re

$$\pi_3 = \frac{d\rho\bar{u}}{\eta} \qquad (5.33)$$

- die Euler-Zahl Eu

$$\pi_4 = \frac{2\Delta p}{\bar{u}^2 \rho} \qquad (5.34)$$

- die Froude-Zahl Fr

$$\pi_5 = \frac{\bar{u}}{\sqrt{gd}} \qquad (5.35)$$

sowie

$$\pi_6 = \frac{d}{l} \qquad (5.36)$$

Unter Verwendung dieser Abkürzungen lautet Gl. 5.32

$$\frac{1}{\text{Re}}\left(\frac{d\pi_1}{d\pi_2}\right)_{\pi_2=1} = \text{Eu} \cdot \frac{d}{1} \cdot \frac{1}{16} + \frac{1}{\text{Fr}^2} \cdot \frac{1}{8} \qquad (5.37)$$

Durch den Übergang auf dimensionslose Gruppen reduziert sich die Zahl der Einflußgrößen, die zur Beschreibung des Problems erforderlich sind (Variablenreduktion).

Die beiden oben behandelten Beispiele zeigen, wie man bei bekannter physikalischer Gesetzmäßigkeit dimensionslose Gruppen dadurch erzielen kann, daß einzelne Variablen auf ihre Anfangswerte oder aber auf Durchschnittswerte bezogen werden.

5.4 Dimensionsanalyse

Die Bildung dimensionsloser Gruppen ist auch für Prozesse möglich, bei denen die zugrunde liegenden physikalischen Gesetzmäßigkeiten noch nicht bekannt sind. Voraussetzung ist dann, daß alle den Prozeß bestimmenden Einflußfaktoren bekannt sind. Diese können in der Regel experimentell leicht ermittelt werden, so daß zumindest ein funktionaler Zusammenhang darstellbar ist.

$$\text{explizit: } y_1 = f(y_2, y_3, \ldots, y_n) \quad \text{oder} \qquad (5.38)$$

$$\text{implizit: } F(y_1, y_2, \ldots, y_n) = 0 \qquad (5.39)$$

Für die weiteren Überlegungen wird vorausgesetzt, daß die Gleichungen in den Dimensionen homogen sind. Diese Forderung ist unabhängig vom Gleichungstyp, sie gilt also sowohl für algebraische Gleichungen, Differential- oder Integralgleichungen als auch für transzendente Gleichungen.

Es kann gezeigt werden, daß sich Gleichungen, die in dimensionsbehafteter Darstellung durch einen Satz von n Einflußgrößen festgelegt sind, beim Übergang in eine dimensionslose Darstellung durch eine geringere Anzahl m an dimensionslose Gruppen äquivalent beschreiben lassen. Das heißt, die in den Gln. 5.38-5.39 dargestellten funktionalen Zusammenhänge sind immer darstellbar als

$$\text{explizit: } \pi_1 = f'(\pi_2, \pi_3, \ldots, \pi_m) \quad \text{bzw.} \qquad (5.40)$$

$$\text{implizit: } F'(\pi_1, \pi_2, \ldots, \pi_m) = 0 \qquad (5.41)$$

Dabei gilt stets: $m < n$

Es ist Ziel der Dimensionsanalyse, aus einem Satz von Prozeßparametern y_1, y_2, ..., y_n einen vollständigen Satz dimensionsloser Gruppen abzuleiten. Über den dann zwischen den Zahlen n und m bestehenden Zusammenhang macht das sogenannte π-Theorem (Buckingham-Theorem) eine Aussage.

5.5 Formale Durchführung der Dimensionsanalyse

5.5.1 Einführung anhand eines bekannten Sachverhaltes

Eine physikalische Größe setzt sich stets aus zwei Teilen zusammen:

$$\text{physikalische Größe} = \{\text{Zahlenwert}\} * [\text{Dimension}] \qquad (5.42)$$

Die Dimension ist dabei ein Potenzprodukt der verschiedenen Basiseinheiten. Art und Anzahl der Basiseinheiten sind durch das jeweilige physikalische Problem gegeben: Geometrische Probleme sind allein durch die Basiseinheit „Länge" L bestimmt. Zur Darstellung vieler verfahrenstechnischer und thermodynamischer Probleme werden in der Regel die vier Grundeinheiten „Länge, Masse, Zeit, Temperatur" benötigt.

Masse M   Länge L   Zeit Z   Temperatur T

Unter Verwendung dieser Basiseinheiten ergeben sich für die verschiedenen Größen folgende Dimensionen:

Dichte $\rightarrow [M L^{-3}]$ Kraft $\rightarrow [M L Z^{-2}]$

Energie $\rightarrow [ML^2 Z^{-2}]$ Entropie $\rightarrow [M L^2 Z^{-2} T^{-1}]$

Zur besseren Erläuterung der Problemstellung der Dimensionsanalyse sei noch einmal auf das obige Beispiel des Druckverlustes in einem senkrecht stehenden Rohr zurückgegriffen: Der Druckverlust Δp wird beeinflußt durch die mittlere Strömungsgeschwindigkeit $\bar{u}$, die Dichte ρ, die Länge l des betrachteten Rohrabschnittes, den Rohrdurchmesser d, die Viskosität η und die Erdbeschleunigung g. Die Art der Strömung, laminar oder turbulent, sei zunächst vernachlässigt. Es wird weiterhin der durch Gl. 5.29 wiedergegebene funktionale Zusammenhang zwischen den Einflußfaktoren (= Variablen) angenommen. Um die Zahl der Variablen reduzieren zu können, soll nach einer funktionalen Beziehung zwischen dimensionslosen Gruppen gesucht werden.

Kapitel 5: Dimensionsanalyse und Maßstabsvergrößerung

Dimensionslose Gruppen werden gebildet durch Produkte von Versuchsvariablen, die mit Exponenten versehen sind. Eine Dimensionsanalyse besteht somit in der Ermittlung der Zahl von Möglichkeiten, aus dem Produkt der in Gl. 5.29 aufgelisteten Einflußgrößen

$$\Delta p^{x_1} \bar{u}^{x_2} \rho^{x_3} d^{x_4} \eta^{x_5} g^{x_6} l^{x_7} = \pi_m \tag{5.43}$$

durch geeignete Wahl der Exponenten x_1 bis x_7 verschiedene dimensionslose Gruppen π zu bilden, so daß sich ein vollständiger Satz dimensionsloser Gruppen ergibt.

5.5.2 Verallgemeinerte Durchführung

Zwischen den Einflußgrößen $Y_1, Y_2, ..., Y_n$ bestehe ein funktionaler Zusammenhang

$$Y_1 = f(Y_2, ..., Y_n) \tag{5.44}$$

Wie oben ausgeführt wurde, besteht die Dimensionsanalyse darin, die Anzahl der Möglichkeiten zu ermitteln, das Produkt

$$Y_1^{x_1} \cdot Y_2^{x_2} \cdot \cdot \cdot \cdot Y_n^{x_n} \tag{5.45}$$

dimensionslos darzustellen.

Wie bereits ausgeführt, lassen sich bei vielen pharmazeutisch-technologischen Prozessen die Dimensionen der Einflußgrößen $Y_1, Y_2, ..., Y_n$ durch Kombinationen der vier Basiseinheiten M, L, Z, T darstellen. Die Einflußgrössen werden mit Groß-, die zugehörigen Zahlenwerte mit Kleinbuchstaben gekennzeichnet.

$$Y_1 = \{y_1\} \cdot \left[M^{a_{11}} \cdot L^{a_{21}} \cdot Z^{a_{31}} \cdot T^{a_{41}} \right]$$

.
.
.

$$Y_n = \{y_n\} \cdot \left[M^{a_{1n}} \cdot L^{a_{2n}} \cdot Z^{a_{3n}} \cdot T^{a_{4n}} \right] \tag{5.46}$$

Für die Indizierung der a_{ij} wird festgelegt, daß der Index i die Position (= Grundeinheit), der Index j die Zeile (= Einflußgröße) darstellt. Infolge dieser Festlegung ergibt sich beim Übergang zu Gl. 5.53 die für lineare Gleichungssysteme übliche Schreibweise.

Stellt beispielsweise die Einflußgröße Y_1 eine Länge dar, so gilt

$$a_{11} = 0 \qquad a_{21} = 1 \qquad a_{31} = 0 \qquad a_{41} = 0$$

und somit

$$Y_1 = \{\, y_1 \,\} * [\, L \,] \tag{5.47}$$

Als weiteres Beispiel sei angenommen, daß die Einflußgröße Y_2 einen Druck oder eine Druckdifferenz darstellt. Dann gilt analog zum vorigen Beispiel

$$a_{12} = 1 \qquad a_{22} = -1 \qquad a_{32} = -2 \qquad a_{42} = 0$$

$$Y_2 = \{\, y_2 \,\} * [\, M\, L^{-1}\, Z^{-3} \,] \tag{5.48}$$

Mit Hilfe der so eingeführten formalen Dimensionsschreibweise läßt sich das Potenzprodukt

$$Y_1^{x_1} Y_2^{x_2} \ldots Y_n^{x_n} \tag{5.49}$$

wie folgt darstellen

$$Y_1^{x_1} Y_2^{x_2} \ldots Y_n^{x_n} = \{y_1\}^{x_1} \cdot \left[M^{a_{11}} L^{a_{21}} Z^{a_{31}} T^{a_{41}} \right]^{x_1}$$

$$\{y_2\}^{x_2} \cdot \left[M^{a_{12}} L^{a_{22}} Z^{a_{32}} T^{a_{42}} \right]^{x_2}$$

$$\vdots$$

$$\{y_n\}^{x_n} \cdot \left[M^{a_{1n}} L^{a_{2n}} Z^{a_{3n}} T^{a_{4n}} \right]^{x_n} \tag{5.50}$$

Nach den Regeln für das Rechnen mit Hochzahlen entspricht dies dem folgenden Ausdruck

Kapitel 5: Dimensionsanalyse und Maßstabsvergrößerung

$$Y_1^{x_1} Y_2^{x_2} \ldots Y_n^{x_n} = \{y_1\}^{x_1} \cdot \left[M^{a_{11}x_1} L^{a_{21}x_1} Z^{a_{31}x_1} T^{a_{41}x_1} \right] \cdot$$

$$\{y_2\}^{x_2} \cdot \left[M^{a_{12}x_2} L^{a_{22}x_2} Z^{a_{32}x_2} T^{a_{42}x_2} \right] \cdot$$

$$\{y_n\}^{x_n} \cdot \left[M^{a_{1n}x_n} L^{a_{2n}x_n} Z^{a_{3n}x_n} T^{a_{4n}x_n} \right] \quad (5.51)$$

Da für die Dimensionen die gleichen Rechenregeln gelten wie für die Zahlenwerte, lassen sich die zu den gleichen Basiseinheiten gehörenden Ausdrücke zusammenfassen. Man erhält

$$Y_1^{x_1} Y_2^{x_2} \ldots Y_n^{x_n} = \{y_1\}^{x_1} \{y_2\}^{x_2} \ldots \{y_n\}^{x_n} \cdot$$

$$\left[M^{a_{11}x_1 + a_{12}x_2 + \ldots + a_{1n}x_n} \right] \cdot$$

$$\left[L^{a_{21}x_1 + a_{22}x_2 + \ldots + a_{2n}x_n} \right] \cdot$$

$$\left[Z^{a_{31}x_1 + a_{32}x_2 + \ldots + a_{3n}x_n} \right] \cdot$$

$$\left[T^{a_{41}x_1 + a_{42}x_2 + \ldots + a_{4n}x_n} \right] \quad (5.52)$$

Dieses Produkt der Basiseinheiten wird dimensionslos, wenn die Summe der Exponenten der einzelnen Basiseinheiten Null ist. Aus mathematischer Sicht reduziert sich damit die Aufgabe auf das Auffinden voneinander linear unabhängiger Lösungen des folgenden linearen Gleichungssystems

$$a_{11}x_1 + a_{12}x_2 + \ldots + a_{1n}x_n = 0$$

$$a_{21}x_1 + a_{22}x_2 + \ldots + a_{2n}x_n = 0$$

$$a_{31}x_1 + a_{32}x_2 + \ldots + a_{3n}x_n = 0$$

$$a_{41}x_1 + a_{42}x_2 + \ldots + a_{4n}x_n = 0 \tag{5.53}$$

Die Zahl der sich ergebenden Gleichungen hängt also von der Anzahl der Basiseinheiten ab, die in den Dimensionen der Einflußgrößen des Problems enthalten sind. Die Lösung des homogenen Gleichungssystems erfolgt nach den bekannten Regeln der linearen Algebra.

Mit Ausnahme der trivialen Lösung, alle x_i sind Null, besitzt ein lineares Gleichungssystem (n–r) von einander unabhängige Lösungen, wobei r der Rang der zu obigem Gleichungssystem gehörenden Koeffizientenmatrix ist. Die Anzahl der linear unabhängigen Lösungen des obigen Gleichungssystems entspricht gerade dem vollständigen Satz von dimensionslosen Kennzahlen.

Alle Dimensionen der Einflußgrößen (= Versuchsvariablen) lassen sich als Potenzprodukte von Basiseinheiten darstellen. Der Rang der Koeffizientenmatrix des zugehörigen linearen Gleichungssystems ist gleich der Zahl p der zur Beschreibung des physikalischen Problems erforderlichen Basiseinheiten.

5.5.3 Aussage des π-Theorems

Die Anzahl m der dimensionslosen Gruppen π ergibt sich als Differenz zwischen der Anzahl n der Einflußgrößen und der Anzahl p der Basiseinheiten.

$$\boxed{m = n - p = n - r} \tag{5.54}$$

Die Lösung des linearen Gleichungssystems führt also zu $\pi_1, \pi_2, \ldots, \pi_{n-r}$ dimensionslosen Gruppen, die ihrerseits funktional miteinander verbunden sind.

$$\pi_1 = F(\pi_2, \pi_3, \ldots, \pi_{n-r}) \tag{5.55}$$

Nach Durchführung der Dimensionsanalyse sind alle zur Beschreibung des Problems erforderlichen dimensionslosen Gruppen π bekannt. Über die zwischen diesen Kennzahlen bestehenden physikalischen Zusammenhänge ist damit jedoch noch keine Aussage gemacht.

Ergibt die Dimensionsanalyse, daß zur Beschreibung eines gegebenen Problems nur eine dimensionslose Zahl erforderlich ist, so besagt dies gleichzeitig, daß diese Kennzahl eine Konstante ist, da für einen funktionalen Zusammenhang mindestens zwei Kennzahlen benötigt werden. Somit gilt:

$$F(\pi_1) = 0 \quad \text{oder} \quad \pi_1 = \text{const.} \tag{5.56}$$

5.6 Anwendung der Dimensionsanalyse auf das Beispiel „Druckabfall in einem senkrecht stehenden Rohr"

Wie oben gezeigt, läßt sich der Druckabfall in einem senkrecht stehenden Rohr durch 7 Einflußgrößen beschreiben.
Einflußgrößen (= Relevanzliste): Δp, $\bar{u}$, ρ, l, d, η, g
Wie leicht zu erkennen ist, setzen sich die Dimensionen dieser Einflußgrößen (= Versuchsvariablen) aus nur drei Dimensionen zusammen:

Einflußgröße	*Dimension*
Δp	$M L^{-1} Z^{-2}$
$\bar{u}$	$L Z^{-1}$
ρ	$M L^{-3}$
d	L
η	$M L^{-1} Z^{-1}$
g	$L Z^{-2}$
l	L

Somit treten insgesamt folgende Basiseinheiten auf

M, L, Z

Nach dem π-Theorem sind also 7–3 = 4 dimensionslose Gruppen zu erwarten. Für das lineare Gleichungssystem ergibt sich folgendes Bildungsschema

	Δp	ū	ρ	d	η	g	l
M	1	0	1	0	1	0	0
L	-1	1	-3	1	-1	1	1
Z	-2	-1	0	0	-1	-2	0

Die explizite Rangbestimmung, z. B. durch lineare Umformungen, durch Diagonalisieren oder durch Bestimmen der größten von Null verschiedenen Unterdeterminante der Koeffizientenmatrix, ergibt den Wert 3.

Durch Ausmultiplizieren der Koeffizientenmatrix mit dem Spaltenvektor, der die Potenzen x_i der Prozeßgrößen enthält, ergibt folgendes Gleichungssystem

$$\begin{aligned} x_1 \quad\quad + x_3 \quad\quad + x_5 \quad\quad\quad\quad\quad &= 0 \\ -x_1 + x_2 - 3x_3 + x_4 - x_5 + x_6 + x_7 &= 0 \\ -2x_1 - x_2 \quad\quad\quad\quad - x_5 - 2x_6 \quad\quad &= 0 \end{aligned} \quad (5.57)$$

Da die Koeffizientenmatrix den Rang r = 3 aufweist, besitzt dieses Gleichungssystem nur drei voneinander unabhängige Lösungen sowie eine (n–r)-fach unendliche Lösungsmannigfaltigkeit. Um die drei von einander unabhängigen Lösungen zu bestimmen, müssen n–r Lösungsvorgaben gemacht werden.

- Lösungsvorgabe zur Bestimmung der ersten dimensionslosen Gruppe:

$$x_1 = 0; \quad x_2 = 0; \quad x_3 = 0; \quad x_6 = 0$$

Zu bestimmen sind: x_4, x_5, x_7
Aus dem Gleichungssystem 5.57 folgt

$$x_5 = 0$$

$$-x_4 = x_7$$

Somit ergibt sich die erste dimensionslose Gruppe durch Einsetzen zu

$$\pi_1 = \Delta p^0 \, \bar{u}^0 \, \rho^0 \, d^{-1} \, \eta^0 \, g^0 \, l^1 \quad (5.58)$$

oder

Kapitel 5: Dimensionsanalyse und Maßstabsvergrößerung

$$\pi_1 = \frac{1}{d} \tag{5.59}$$

- Lösungsvorgabe zur Bestimmung der zweiten dimensionslosen Gruppe:

$$x_1 = 1; \qquad x_3 = -1; \qquad x_4 = 0; \qquad x_7 = 0$$

Zu bestimmen sind: x_2, x_5, x_6.
Ausmultiplizieren der Koeffizientenmatrix mit dem Spaltenvektor der Potenzen ergibt wiederum das zu lösende Gleichungssystem. Lösungen sind

$$x_2 = -2; \qquad x_5 = x_6 = 0$$

Somit ergibt sich die zweite dimensionslose Gruppe zu

$$\pi_2 = \Delta p^1 \bar{u}^{-2} \rho^{-1} d^0 \eta^0 g^0 l^0 \tag{5.60}$$

bzw.

$$\pi_2 = \frac{\Delta p}{\rho \bar{u}^2} \tag{5.61}$$

- Lösungsvorgabe zur Bestimmung der dritten dimensionslosen Gruppe:

$$x_1 = 0; \qquad x_4 = -1/2; \qquad x_6 = -1/2; \qquad x_7 = 0$$

Durch Einsetzen erhält man die Lösungen

$$x_2 = 1 \qquad x_3 = x_5 = 0$$

Für die dritte dimensionslose Gruppe ergibt sich dann

$$\pi_3 = \Delta p^0 \bar{u}^1 \rho^0 d^{-1/2} \eta^0 g^{-1/2} l^0 \tag{5.62}$$

bzw.

$$\pi_3 = \frac{\bar{u}}{\sqrt{gd}} = \mathrm{Fr} \tag{5.63}$$

- Lösungsvorgabe zur Bestimmung der vierten dimensionslosen Gruppe:

$$x_1 = 0; \quad x_2 = -1; \quad x_6 = 0; \quad x_7 = 0$$

Durch Einsetzen in den Spaltenvektor der Potenzen und anschließendes Ausmultiplizieren mit der Koeffizientenmatrix erhält man das entsprechende Gleichungssystem mit den Lösungen

$$x_3 = 1; \quad x_4 = 1; \quad x_5 = -1;$$

Einsetzten in den allgemeinen Ausdruck für die dimensionslose Gruppe führt zu

$$\pi_4 = \frac{\bar{u}\rho d}{\eta} = Re \tag{5.64}$$

Wie bereits ausgeführt wurde, sind dimensionslose Gruppen immer physikalisch interpretierbar. Die Reynolds-zahl z. B. stellt so das Verhältnis von Trägheitskraft (F = ma) und Reibungskraft ($K_r = \eta A \frac{dv}{dx}$) dar.

Die formal durchgeführte Dimensionsanalyse führt im Ergebnis zu den gleichen dimensionslose Gruppen wie das Beispiel im Abschnitt 5.3. Die durch die Gl. 5.61 definierte dimensionslose Gruppe π_2 unterscheidet sich um den Faktor 2 von der Euler-Zahl. Da die Dimensionsanalyse einen derartigen Faktor grundsätzlich nicht liefern kann, steht es frei, ihn nachträglich noch einzufügen. Somit ergibt sich

$$\pi'_2 = Eu = \frac{2 \cdot \Delta p}{\rho \bar{u}^2} \tag{5.65}$$

Basierend auf den Aussagen der linearen Algebra folgt, daß zwischen den von einander unabhängigen dimensionslosen Gruppen ein funktionaler Zusammenhang bestehen muß, etwa

$$Eu = F(Fr, Re, l/d) \tag{5.66}$$

Über die Art des funktionalen Zusammenhangs kann die Dimensionsanalyse keine Aussagen machen. Gelegentlich kann jedoch durch geschickte Wahl von Versuchsbedingungen, insbesondere bei Anwendung von Factorial Designs oder der Response-Surface-Methode, eine diesbezügliche Aussage abgeleitet werden.

Im Beispiel des „Druckabfalls in einem senkrecht stehenden Rohr" ist bei festgelegten Voraussetzungen, g = const., ρ = const., der Druckabfall proportional zur Rohrlänge l. Somit kann l/d als multiplikativer Faktor betrachtet und ausgeklammert werden.

$$Eu = (l/d)\, F'\,(Fr, Re) \tag{5.67}$$

bzw.

$$(d/l)\, Eu = F'\,(Fr, Re) \tag{5.68}$$

Dieses Ergebnis entspricht somit genau dem in Abschnitt 5.3 bei Kenntnis des exakten physikalischen Zusammenhanges abgeleiteten Ausdruck.

5.7 Diskussion der Dimensionsanalyse

Da im oben behandelten Beispiel die Anzahl n der Unbekannten größer ist als der Rang r der Koeffizientenmatrix, können n−r Werte für die Unbekannten beliebig vorgegeben werden. In der Verfahrenstechnik sowie in der Physik sind eine Reihe dimensionsloser Kennzahlen bekannt und meist mit Namen belegt, z. B. Reynolds-Zahl, Nusselt-Zahl, Froude-Zahl usw. Die physikalische Bedeutung aller dieser Kennzahlen ist bekannt. Hat man eine Dimensionsanalyse für ein neuartiges Problem durchzuführen, so kann im Hinblick auf die erforderlichen Lösungsvorgaben geprüft werden, ob aufgrund des physikalischen Sachverhaltes eine der bekannten dimensionslosen Zahlen zu erwarten ist. In einem solchen Fall können dann die Vorgaben so gemacht werden, daß die entsprechende dimensionslose Kennzahl als Ergebnis anfällt. Zu diesem Zweck werden die Exponenten der in der dimensionslosen Gruppe enthaltenen Einflußgrößen in das lineare Gleichungssystem eingesetzt, um die verbleibenden Hochzahlen zu berechnen. Im obigen Beispiel wurden die Vorgaben für die Unbekannten so gemacht, daß sich als Ergebnis der Dimensionsanalyse gerade die bekannten Kennzahlen Re, Fr, Eu ergaben.

Jede andere Vorgabe hätte zu anderen Kennzahlen geführt. Eine genaue Analyse der Gesamtheit der sich so ergebenden Kennzahlen zeigt, daß immer nur r Lösungen voneinander unabhängig sind.

Beispiel: Ergebnis anderer Lösungsvorgaben

Vorgabe: $x_1 = 1$; $x_2 = -1$; $x_5 = -1$; $x_7 = 0$

Lösungen: $x_3 = 0$ $x_4 = 1$ $x_6 = 0$

Somit folgt:

$$\pi_2' = \frac{\Delta p\, d}{\bar{u}\, \eta} \tag{5.69}$$

Ein Vergleich mit den oben erhaltenen Lösungen zeigt, daß

$$\pi_2' = \pi_2 \cdot \pi_4 \tag{5.70}$$

π_2' ist damit keine neue Kennzahl.

Durch beliebige multiplikative Zusammenfassung von Kennzahlen, die ein vollständiges System bilden, lassen sich jeweils weitere ebenfalls dimensionslose Kennzahlen bilden. Derart gewonnene Kennzahlen sind u. U. zur Darstellung der Meßergebnisse besser geeignet als die unmittelbar aus der Dimensionsanalyse erhaltenen Ergebnisse.

Das obige Beispiel zeigte ferner, daß die Kenntnis der Einflußgrößen eines Problems Voraussetzung für die Durchführung der Dimensionsanalyse ist. Das Verfahren der Dimensionsanalyse gibt keinen Hinweis darauf, ob in einer gegebenen Situation eine Einflußgröße zu viel oder zu wenig berücksichtigt wurde. Die Richtigkeit der Ableitungen kann nur durch experimentelle Überprüfung festgestellt werden.

5.7.1 Gründe für die Herleitung dimensionsloser Gruppen

- Entsprechend dem π-Theorem kann durch die Bildung von dimensionslosen Gruppen die Zahl der Einflußgrößen auf die geringstmögliche Zahl von Versuchsparametern reduziert werden. Dadurch läßt sich der experimentelle Aufwand zur Ermittlung funktionaler Zusammenhänge deutlich reduzieren.
- Funktionale Beziehungen zwischen dimensionsbehafteten Einflußgrößen sind sehr oft Differentialgleichungen mit entsprechenden Anfangs- oder Randbedingungen. Da diese aber nur eine definierte Situation beschreiben, gilt die Lösung auch nur dafür. Funktionale Beziehungen zwischen dimensionslosen Gruppen beschreiben jeweils eine ganze Schar ähnlicher Situationen, da die Anfangs- oder Randbedingungen beim Übergang in die dimensi-

onslose Darstellung in der Regel durch einen Quotienten dargestellt werden. Dessen konstanter Wert kann durch eine ganze Schar ähnlicher Bedingungen gebildet werden.

5.8 Maßstabsvergrößerung – Scale-up

Die ersten Phasen einer Präparateentwicklung werden in sehr kleinem Maßstab durchgeführt, da
- in diesen frühen Phasen Wirkstoffe in der Regel nur in kleinen Mengen vorliegen
- mögliche Probleme im Kleinmaßstab leichter zu verstehen sind.

Im Verlauf der Entwicklung ergibt sich somit die Notwendigkeit, die im Labormaßstab entwickelten Prozesse auf Betriebsmaßstäbe zu übertragen, das Up-Scale der Prozesse. Um ein sinnvolles und weitgehend problemfreies Up-Scaling zu ermöglichen, sollten die bei der Entwicklung eingesetzten Verfahren und Methoden Modelle der Abläufe auf den Betriebsanlagen sein. Das heißt, die eingesetzten Geräte und Prozesse müssen dann einander ähnlich sein.

Der Begriff der Ähnlichkeit, der hier verwendet wird, entspricht dabei seiner geometrischen Bedeutung. Zwei Dreiecke ABC und A'B'C' sind ähnlich, wenn gilt

$$\frac{a}{a'} = \frac{b}{b'} = \frac{c}{c'} = \text{const.} \tag{5.71}$$

Es sollte grundsätzlich methodisches Ziel jeglicher Entwicklung sein, die dabei angewandten Prozesse quantitativ zu erfassen und durch mathematische Beziehungen zu beschreiben. Dazu werden verschiedene Größen derart miteinander kombiniert, daß nur gleichartige Größen als Summanden auftreten. Unter einer **Größe** sind dabei **meßbare Eigenschaften oder Merkmale** zu verstehen. Die Größe setzt sich dabei wie folgt zusammen

$$(\text{physikal.}) \text{ Größe} = \text{Zahlenwert} \times \text{Dimension} \tag{5.72}$$

Die Dimension oder Größeneinheit kann dabei willkürlich gewählt werden.

5.8.1 Ähnlichkeit und Modelltheorie

Der Begriff „Ähnlichkeit" beinhaltet zunächst den Vergleich von mindestens zwei Systemen. Eingangs wurde der Begriff „Ähnlichkeit" als geometrische Ähnlichkeit verstanden. Diese Ähnlichkeit definiert eine lineare Abbildung, d. h. eine Vergrößerung oder Verkleinerung erfolgt verzerrungsfrei.

Das Konzept der linearen Ähnlichkeit soll wegen seiner Freiheit von Verzerrungen auch auf technische Vorgänge, z. B. Strömungsvorgänge, thermische und chemische Prozesse übertragen werden.

5.8.1.1 Ähnlichkeiten und Ähnlichkeitskriterien

Zwischen zwei Konfigurationen besteht geometrische Ähnlichkeit, wenn jedem Punkt P des einen Systems ein Punkt P' des anderen Systems so zugeordnet ist, daß im miteinbezogenen Koordinatensystem **für alle** korrespondierenden Punkte P und P' folgende Bedingungen erfüllt sind

$$\frac{x}{x'} = \frac{y}{y'} = \frac{z}{z'} = \text{const.} \tag{5.73}$$

Werden die Lageangaben auf jeweils zwei korrespondierende Fixpunkte bezogen, so gilt analog

$$\frac{x-x_0}{x'-x'_0} = \frac{y-y_0}{y'-y'_0} = \frac{z-z_0}{z'-z'_0} = \text{const.} \tag{5.74}$$

Verfahrenstechnische Prozesse beinhalten neben mechanischen häufig auch thermische, chemische und Strömungsvorgänge. Es seien daher noch die folgenden Begriffe definiert:

Thermische Ähnlichkeit zweier Systeme liegt dann vor, wenn korrespondierende Punkte (x, y, z) und (x', y', z') gleiche Temperaturen bzw. gleiche Temperaturdifferenzen aufweisen

$$\frac{T_1}{T'_1} = \frac{T_2}{T'_2} = \text{const.} = \frac{T_n}{T'_n} \tag{5.75}$$

bzw.

$$\frac{T_1 - T_0}{T_1' - T_0'} = \frac{T_2 - T_0}{T_2' - T_0'} = \text{const.} \frac{T_n - T_0}{T_n' - T_0'} \qquad (5.76)$$

Chemische Ähnlichkeit zweier Systeme ist dann gegeben, wenn die Konzentrationen aller Spezies an korrespondierenden Punkten gleich ist.

$$\frac{c_1}{c_1'} = \frac{c_2}{c_2'} = \text{const.} \qquad (5.77)$$

bzw. bei Bezug auf einen festen Startwert

$$\frac{c_1 - c_0}{c_1' - c_0'} = \frac{c_2 - c_0}{c_2' - c_0'} = \text{const.} \qquad (5.78)$$

Ähnlichkeit von Strömungsfeldern = kinematische Ähnlichkeit liegt dann vor, wenn in zwei Systemen gleichartige Strömungen herrschen und für die Strömungsgeschwindigkeiten an korrespondierenden Orten gilt

$$\frac{u_1}{u_1'} = \frac{u_2}{u_2'} = \ldots \frac{u_n}{u_n'} = \text{const.} \qquad (5.79)$$

Ähnlichkeit von Kraftfeldern = dynamische Ähnlichkeit ist dann gegeben, wenn in zwei Systemen gleichartige Kräfteverhältnisse vorliegen, d. h. wenn für die Kräfte an korrespondierenden Punkten gilt

$$\frac{K_1}{K_1'} = \frac{K_2}{K_2'} = \ldots = \text{const.} = \frac{K_n}{K_n'} \qquad (5.80)$$

Bei Systemen, die den oben definierten Kriterien einer linearen Ähnlichkeit genügen, erfordert der Übergang von den Feldgrößen eines Systems auf jene eines anderen Systems lediglich eine Umrechnung mit jeweils einer Konstanten.

5.8.2 Modelle und Kriterien für die Ähnlichkeit zweier Systeme

Beim Scaling-up sollen die an kleineren Anlagen gewonnenen Ergebnisse auf größeren Anlagen reproduziert werden. Um eine derartige Übertragung der Prozesse vornehmen zu können, müssen die **Übertragungsgesetze** bekannt sein.

Die Übertragungsgesetze zwischen Modell und Hauptausführung von Prozessen sind dann einfach, wenn die jeweils eingesetzten Anlagen und deren Arbeitsbedingungen einander ähnlich sind. Es gelten dann für Modell und Großausführung dieselben dimensionslosen Gruppen. Oder anders ausgedrückt: Modell und Großausführung sind dann in ihrem Verhalten ähnlich, wenn für beide die maßgebenden Kennzahlen identisch sind. Das heißt, sie gehören zur gleichen Klasse von Vorgängen, die durch **eine** funktionale Beziehung zwischen dimensionslosen Gruppen beschrieben wird.

5.8.3 Anwendungsbeispiele

5.8.3.1 Pulvermischer

Von Y. Sinay und R. Tawashi wurde unter Anwendung einer Dimensionsanalyse und nachfolgenden Ähnlichkeitsbetrachtungen die Übertragung eines Mischungsprozesses für die Stoffe Phenobarbital und Lactose von einer Laborversion eines Turbula-Mischers auf eine in bezug auf das Volumen 8 mal größere Anlage durchgeführt. Der größere Mischer war vom Hersteller unter Beachtung der geometrischen Ähnlichkeitskriterien konstruiert worden. Die mit den beiden Mischern erzielte Mischgüte wurde dargestellt als Funktion der Füllhöhe, der Mischzeit sowie der Drehgeschwindigkeit (Zahl der Umdrehungen pro min.).
Überprüfung der Ähnlichkeiten:
- Geometrische Ähnlichkeit ist durch die Konstruktion gegeben.
- Chemische Ähnlichkeit ist gegeben, da in beiden Fällen Phenobarbital und Laktose in gleichem Verhältnis eingesetzt wurden. Die verwendeten Materialien gleichen sich hinsichtlich Pulverviskosität η, Teilchengrößenverteilung, Schüttdichte usw.
- Kinematische Ähnlichkeit ist infolge der gegebenen geometrischen und chemischen Ähnlichkeit ebenfalls gewährleistet. Das heißt, die an korrespondierenden Punkten der Klein- und der Großanlage gemessenen Geschwindigkeiten $V_K(i)$ bzw. $V_G(i)$ stehen in einem konstanten Verhältnis zueinander.

$$\frac{V_K(i)}{V_G(i)} = \text{const.} \qquad (5.81)$$

Die Indizes K bzw. G kennzeichnen den Klein- bzw. den Großmischer.
- Damit beide Systeme auch das Kriterium der dynamischen Ähnlichkeit erfüllen, muß die Reynolds-Zahl Re in beiden Fällen gleich sein, da Ähnlichkeit die Gleichheit der dimensionslosen Gruppen bedeutet.

Die Reynolds-Zahl für einen Mischer ergibt sich aus der Reynolds-Zahl für Strömungen

$$Re = \frac{\bar{u} \cdot \rho \cdot d}{\eta} \qquad (5.82)$$

indem die mittlere Strömungsgeschwindigkeit $\bar{u}$ durch $2 \cdot n \cdot d$ ersetzt wird. n ist dabei die Drehfrequenz des Mischers, d die charakteristische Mischerlänge (= Diagonale), ρ die scheinbare Dichte und η die „Viskosität" der Pulvermischung. Man erhält dann

$$Re = \frac{\bar{u} \cdot \rho \cdot d}{\eta} = \frac{2 \cdot n \cdot \rho \cdot d^2}{\eta} \qquad (5.83)$$

Die 2 stellt einen konstanten Faktor dar, der auch weggelassen werden kann, da die Dimensionsanalyse konstante Vorfaktoren nicht zu bestimmen erlaubt. Somit gilt für die Reynolds-Zahl des Mischers

$$Re = \frac{n \cdot \rho \cdot d^2}{\eta} \qquad (5.84)$$

Wegen der Ähnlichkeit muß also gelten

$$Re_K = Re_G \qquad (5.85)$$

Unter Verwendung der Mischer-Reynolds-Zahl erhält man

$$\frac{n_K d_K^2 \rho}{\eta} = \frac{n_G d_G^2 \rho}{\eta} \qquad (5.86)$$

bzw.

$$n_K \cdot d_K^2 = n_G \cdot d_G^2 \qquad (5.87)$$

Beispiel:

$n_K = 24$ Upm $\qquad n_G = ?$

$d_K = 22{,}4$ cm $\qquad d_G = 44{,}7$ cm

$d_K / d_G \cong \frac{1}{2}$

Damit folgt: $\quad n_G = 24 * \frac{1}{4} = 6$ Upm.

Damit also die dynamische Ähnlichkeit gegeben ist, darf sich der größere Mischer nur mit 6 Umdrehungen pro Minute drehen.

5.8.3.2 Ermittlung der Umdrehungszahl eines Rührers

Beim Rühren einer Flüssigkeit bildet sich durch das Zusammenwirken von Zentrifugal- und Schwerkraft eine sogenannte Trombe aus. Deren Auftreten weist also immer auf eine starke Rotation der Flüssigkeit und somit auf eine geringe Relativgeschwindigkeit zwischen Rührer und Flüssigkeit hin. Der Rührer vergrößert die Zahl der Platzwechsel von Komponenten der Flüssigkeit praktisch nicht, das Rühren beeinflußt unter diesen Bedingungen die Mischgüte nicht positiv. Um Trombenbildung zu vermeiden und damit die Mischgüte durch Rühren verbessern zu können, werden im Rührer Bremsbleche, sogenannte Schikanen, angebracht. Gelingt es damit, die Trombenbildung zu verhindern, so kann bei der weiteren Behandlung des Rührens auf die Berücksichtigung der Erdbeschleunigung als Einflußgröße verzichtet werden.

Die Wirkung eines Rührers beim Homogenisieren oder Dispergieren wird quantitativ durch die Mischzeit Z bestimmt, die erforderlich ist, um eine gewünschte Homogenität zu erzielen. Die Mischzeit Z ist von der Dichte ρ und der Viskosität η der zu mischenden Flüssigkeit sowie von der Drehzahl n und dem Rührerdurchmesser d abhängig.

Im Rührer seien Schikanen angebracht, auf die Erdbeschleunigung als Einflußfaktor kann dann, wie bereits ausgeführt, verzichtet werden. Somit gilt

$$Z = f(n, d, \rho, \eta) \qquad (5.88)$$

Gesucht sind die dimensionslosen Gruppen π_m der funktionalen Beziehung

$$\pi_m = Z^{x_1} n^{x_2} d^{x_3} \rho^{x_4} \eta^{x_5} \qquad (5.89)$$

Die einzelnen Einflußgrößen sind mit folgenden Dimensionen behaftet

$\qquad\qquad Z\ [\ ] \qquad : \qquad Z$

Kapitel 5: Dimensionsanalyse und Maßstabsvergrößerung

$$n\,[\ ] \quad : \quad Z^{-1}$$
$$d\,[\ ] \quad : \quad L$$
$$\rho\,[\ ] \quad : \quad ML^{-3}$$
$$\eta\,[\ ] \quad : \quad ML^{-1}Z^{-1}$$

Es liegen drei Basiseinheiten vor. Nach dem π-Theorem sind entsprechend 2 dimensionslose Gruppen zu erwarten.

	T	n	d	ρ	η
M	0	0	0	1	1
L	0	0	1	-3	-1
Z	1	-1	0	0	-1

Es ergeben sich drei lineare Gleichungen

$$x_4 + x_5 = 0$$

$$x_3 - 3x_4 - x_5 = 0$$

$$x_1 - x_2 - x_5 = 0$$

Vorgabe für die erste Lösung: $x_1 = 1$
Um vorerst keine Vorgabe für die zweite Lösung machen zu müssen, wird das Gleichungssystem als Funktion von x_5 gelöst. Man erhält

$$x_1 = 1$$

$$x_2 = 1 - x_5$$

$$x_3 = -2x_5$$

$$x_4 = -x_5$$

Somit gilt

$$\pi_m = T n^{(1-x_5)} d^{-2x_5} \rho^{-x_5} \eta^{x_5} \qquad (5.90)$$

Daraus folgt durch Umformen

$$\pi_m = (T \cdot n)(d^2 n \rho / \eta)^{-x_5} = \pi_1 \cdot \pi_2 \qquad (5.91)$$

Wie unmittelbar zu erkennen, ist die Basis von $-x_5$, also der zweite Klammerausdruck eine dimensionslose Zahl, die für den Rührer geltende Reynolds-Zahl. Da nach dem π-Theorem nur zwei dimensionslose Kennzahlen erwartet werden können und der Klammerausdruck dimensionslos ist, kann für x_5 angenommen werden

$$x_5 = -1$$

$\pi_1 = (Z\, n)$ entspricht der Anzahl der Rührerumdrehungen, die erforderlich ist, um die gewünschte Homogenität zu erzielen.

$\pi_2 = (d^2\, n\, \rho / \eta)$ ist die für Rührer geltende Reynolds-Zahl Re_M.

Unter Berücksichtigung der geometrischen Ähnlichkeit, bei der in diesem Fall auch die Füllhöhe mit einbezogen werden muß, läßt sich so an einer Modellapparatur die funktionale Beziehung zwischen der Anzahl der Rührerumdrehungen π_1 und der Reynolds-Zahl Re_M ermitteln.

Die Anzahl der Rührerumdrehungen π_1 steht auch für eine bestimmte Mischgüte. Der Zusammenhang zwischen der zum Erreichen einer bestimmten Mischgüte erforderlichen Anzahl der Rührerumdrehungen und der jeweiligen Reynolds-Zahl Re_M wird als **Mischzeitcharakteristik** bezeichnet. Diese wird im Verlauf der Entwicklung im Labormaßstab ermittelt. Ihr wird bei der Übertragung des Prozesses in den Betriebsmaßstab die zur Erzielung der gleichen Mischgüte erforderliche Anzahl an Rührerumdrehungen entnommen.

Teil 2:

Feste Arzneiformen
Allgemeine Qualitätsmerkmale
Grundoperationen

Die festen Arzneiformen stellen mengenmäßig den Hauptanteil aller Arzneimittel dar. Unter Berücksichtigung der therapeutischen Anforderungen, der Eignung für verschiedenste Patientengruppen sowie der Eigenschaften der Arzneistoffe wurde eine Vielzahl unterschiedlicher fester Arzneiformen entwickelt. Nachfolgend werden die Eigenschaften und Anwendungsbereiche der wichtigsten festen Arzneiformen vorgestellt. Es werden die allgemeinen Qualitätsmerkmale erörtert, die feste Arzneiformen erfüllen müssen, damit sie als Arzneimittel zugelassen werden können. Auf eine Beschreibung der verschiedenen Prüfungen an diesen Arzneiformen wird verzichtet. Es wird auf die entsprechenden Kapitel des Deutschen bzw. Europäischen Arzneibuches verwiesen.

So verschiedenartig die unterschiedlichen Darreichungsformen und die zu ihrer Herstellung eingesetzten Verfahren auch sind, so ist dennoch festzustellen, daß sich alle Verfahren auf einige wenige Verfahrensschritte zurückführen lassen. Derartige elementare Verfahrensschritte der pharmazeutischen Technologie zur Entwicklung- und Herstellung fester Arzneiformen sind:

- Teilchengrößenanalyse als spezielle Meßmethode der Verfahrenstechnik,
- Zerkleinern,
- Trennen,
- Mischen,
- Trocknen,
- Granulieren,
- Extrudieren,
- Komprimieren,
- Dragieren / Überziehen.

Diese Gliederung schließt sich an die Einteilung von Rumpf [1] an. Die Teilchengrößenanalyse ist nicht als Grundoperation im engeren Sinne, sondern als eine für die Verfahrenstechnik spezifische Meßtechnik zu verstehen.

Durch geeignete Kombination verschiedener Verfahrensschritte lassen sich alle bekannten pharmazeutischen Herstellverfahren beschreiben. Man bezeichnet solche **elementaren Verfahrensschritte** als **Grundoperationen, „unit operations"**. Die sichere Beherrschung dieser Grundoperationen ist elementare Voraussetzung für eine erfolgreiche und methodisch abgesicherte Verfahrensentwicklung.

Kapitel 6: Allgemeine Qualitätsmerkmale fester Arzneiformen

6.1 Gängige Arten fester Arzneiformen

In Deutschland befinden sich die nachfolgend aufgelisteten festen Arzneiformen im Handel:
- Pulver (zur Inhalation, zur Herstellung von Parenteralia, zur topischen Anwendung in der Dermatologie = Puder),
- Granulate, Trinkgranulate,
- Pellets,
- Kapseln (Hart- und Weichgelatinekapseln),
- Tabletten (mit/ohne Bruchkerbe; rund, oblong),
- Brausetabletten,
- Kautabletten,
- Filmtabletten,
- Dragées.

6.1.1 Pulver

Pulver sind einfache Mischungen von Wirk- und Hilfsstoffen. Um eine einfache Handhabung, insbesondere eine gute Dosierbarkeit, zu gewährleisten, müssen Pulver frei fließend sein. Das Fließverhalten eines Pulvers wird als freifließend bezeichnet, wenn es dem von Gries oder Zucker gleicht.
Pulver werden in zwei grundlegenden Packungsformen angeboten, als
- Mehrdosisbehältnisse
- Eindosisbehältnisse

Bei Mehrdosisbehältnissen dosiert der Patient mit Hilfe eines Dosierlöffels. Da diese Dosierung nicht sehr genau ist, sollten nur Wirkstoffe mit großer therapeutischer Breite als Pulver in Mehrdosisbehältnissen entwickelt werden.

Bei den Eindosisbehältnissen, z. B. bei Sachets, befindet sich jeweils eine Dosis in einer Packungseinheit. Obgleich die Dosierung bei der Herstellung sehr genau vorgenommen werden kann, verbleibt das Risiko einer Unterdosierung wegen fehlerhafter Entleerung des Behältnisses durch den Anwender. Bei der Wahl des Behältnisses müssen das Risiko einer Unterdosierung als auch die therapeutische Breite des Arzneistoffes entsprechend berücksichtigt werden.

In Deutschland befinden sich Pulver für drei spezielle Applikationsarten auf dem Markt:
- Pulver zur Inhalation,
- Pulver zur Herstellung von Parenteralia sowie
- Pulver zur lokalen Anwendung (Dermatika = Puder).

6.1.1.1 Pulver zur Inhalation

Pulver zur Inhalation werden als Einzel- oder als Mehrdosispräparate angeboten. Bei Einzeldosispräparaten wird jeweils eine Wirkstoffdosis in einer Mischung mit einem Hilfsstoff z. B. in eine Hartgelatinekapsel abgefüllt. Als Hilfsstoff wird in der Regel Laktose eingesetzt. Aufgabe des Hilfsstoffes ist es, einerseits die Wirkstoffadsorption an der Kapselwand zu verhindern, andererseits eine gleichförmige, möglichst vollständige Ausbringung sicher zu stellen. Da bei dieser Applikationsart auch Hilfsstoffe mitinhaliert werden, ist darauf zu achten, daß diese kein allergenes Potential aufweisen.

Unmittelbar vor der Anwendung bringt der Patient die Kapsel in einen Inhalator ein, in dem die Kapsel mit Hilfe eines Dornes angestochen oder mittels einer Schneide aufgeschnitten wird. Beim Einatmen durch den Inhalator wird die Wirkstoff- Hilfsstoff-Mischung mit der Atemluft ausgetragen und inhaliert.

Die sogenannten Mehrdosisgeräte können bis zu 200 Dosierungen in einem Magazin enthalten. Die Einzeldosierung erfolgt dann durch entsprechende Vorrichtungen im Inhalator. Formulierung und Gerät sind so aufeinander abgestimmt, daß eine möglichst zuverlässige Einzeldosierung möglich wird.

Wie aus zahlreichen Studien [2] hervorging, sind nur Partikel mit einer Größe von weniger als 5.8 µm inhalierbar. Um in der Lunge zu verbleiben, darf die Partikelgröße aber auch eine Untergrenze von etwa 1 µm nicht unterschreiten. Andernfalls bleiben die Partikel in Schwebe und werden wieder ausgeatmet.

Bei Pulvern zur Inhalation gilt die Forderung, daß der zur Inhalation gelangende Wirkstoffanteil möglichst hoch, der entsprechende Hilfsstoffanteil aber möglichst niedrig zu halten ist. Um dies zu erreichen, sollten die Hilfsstoffpartikel relativ groß, die Wirkstoffpartikel hingegen sehr klein sein.

Zur Charakterisierung von Pulvern zur Inhalation werden zwei Parameter benutzt:
- der ausbringbare Wirkstoffanteil und
- der inhalierbare Wirkstoffanteil.

Der ausbringbare Anteil beschreibt die Wirkstoffmenge, die aus dem Inhalator ausgebracht werden kann, während der inhalierbare Anteil jene Wirkstoffmenge umfaßt, die tatsächlich in die Lunge gelangen kann.

6.1.1.2 Pulver zur Herstellung von Parenteralia

Pulver zur Herstellung von Parenteralia werden dann eingesetzt, wenn sich Wirkstoffe nicht als stabile Lösung formulieren lassen. Aus ihnen muß sich durch einfachen Zusatz eines Lösungsmittels die anwendungsfertige Parenteralform herstellen lassen. Daraus folgt, daß diese Pulver steril sein müssen. Von den Wirk- und Hilfsstoffen wird eine rasche und vollständige Auflösung gefordert. Kann dies nicht durch einfaches Mikronisieren und Auswahl entsprechender Hilfsstoffe gewährleistet werden, so werden oft anwendungsfertige Lösungen hergestellt, denen durch Gefriertrocknung das Lösungsmittel entzogen wird, sogenannte Lyophilisate. Unmittelbar vor der Anwendung wird das Lösemittel dem Lyophilisat wieder zugesetzt. Wie schon das Wort besagt, lösen sich solche Strukturen sehr leicht. Die Technik der Gefriertrocknung, des Lyophilisierens, soll erst später behandelt werden.

6.1.1.3 Pulver zur lokalen Anwendung (Puder)

Pulver zur lokalen Anwendung werden in der Regel in der Dermatologie eingesetzt. Bei der Entwicklung von Pudern ist vor allem darauf zu achten, daß nur sehr feinpartikuläre Wirk- und Hilfsstoffe eingesetzt werden, um mechanische Reize zu vermeiden. Sollen die Puder auf offenen Wunden angewandt werden, so müssen sie steril sein.

Bei der Entwicklung und Herstellung von Pulvern gelangen die folgenden *Einheitsoperationen/ Grundoperationen* zur Anwendung:
- Teilchengrößenanalyse als spezielle Meßmethode der Verfahrenstechnik,
- Zerkleinern,
- Trennen,
- Mischen.

Gelegentlich, wie im Falle der Gefriertrocknung, ist auch Trocknen zu erwähnen. Diese Grundoperationen werden später eingehend behandelt.

6.1.2 Granulate

Unter einem Granulat versteht man ein körniges Haufwerk. Seine Bestandteile werden als Granulatkörner, Granulen oder Pellets bezeichnet. Diese weisen mehr oder weniger die gleiche oder zumindest eine möglichst einheitliche Korngröße auf. Granulate können sowohl eine eigenständige Arzneiform als auch Zwischenprodukte bei der Herstellung von Tabletten oder Kapselpräparaten sein. Aus der engen Korngrößenverteilung ergeben sich eine Reihe günstiger Granulateigenschaften:

- Bei der Verarbeitung von Granulaten tritt keine Staubentwicklung und somit keine Staubbelästigung auf. Dadurch läßt sich eine Belastung der Arbeiter als auch eine starke Kontamination der Räume verhindern. Dies ist insbesondere bei Steroiden, Antibiotika und bei Chemotherapeutika von Bedeutung.
- Definiertes Schüttverhalten bei hoher Schüttdichte in ruhender als auch in bewegter Schicht oder in Fließbetten. Dadurch verbessert sich die Dosiergenauigkeit.
- Definiertes Schwebeverhalten in Gas- oder Flüssigkeitsströmen.
- Rascher Zerfall und verbesserte Benetzbarkeit der Wirkstoffe.
- Kontrollierbare Zerfallszeit.
- Möglichkeit zur Geschmackskorrektur von schlecht schmeckenden Wirkstoffen.

Pharmazeutisch übliche Granulate weisen Größen zwischen 0.5 und 2 mm auf. Im Hinblick auf die Herstellmethoden kann zwischen einer auf- und einer abbauenden Granulation unterschieden werden. Bei der aufbauenden Granulation werden Pulver als Primärpartikel durch geeignete, noch zu besprechende Operationen in größere Granulen überführt. Bei der abbauenden Granulation werden grobkörnige Ausgangsmaterialien, die in der Regel durch Brikettieren oder Kompaktieren hergestellt wurden, auf die gewünschte Korngröße zerkleinert.

Werden Granulate angestrebt, die den Wirkstoff schnell freisetzen, so müssen diese mechanisch zerteilbar sein, d. h. sie müssen rasch in ihre Primärpartikel zerfallen. Diese Anforderung schränkt die Herstellmethoden stark ein. Ist z. B. eine rasche Wirkstofffreisetzung gefordert, so ist die Methode der Abbaugranulation ausgeschlossen.

Bei der Entwicklung und Herstellung von Granulaten gelangen ebenfalls die von der Herstellung von Pulvern bekannten **Grundoperationen** zur Anwendung:

- Teilchengrößenanalyse als spezielle Meßmethode der Verfahrenstechnik,
- Zerkleinern,
- Trennen,
- Mischen,
- Trocknen.

Darüberhinaus kommen als spezifische Grundoperationen das
- Granulieren oder Pelletisieren,
- Extrudieren

hinzu.

6.1.2.1 Granulate als eigenständige Arzneiform

Beim Vergleich der in der Roten Liste 1997 als Granulatform aufgeführten Arzneimittel fällt auf, daß diese Arzneiform offenbar bevorzugt für Präparate zur Selbstmedikation entwickelt wird. Es scheint, daß die Entscheidung für Granulate als eigenständige Arzneiform im hohen Maße von Marketinggesichtspunkten bestimmt ist.

Granulate als eigenständige Arzneiform werden in der Regel in einer Flüssigkeit aufgelöst und getrunken.

6.1.2.2 Brausegranulate

Neuerdings werden insbesondere auch Analgetika in Form von Brausegranulaten in den Markt eingeführt. Auch hier dürften wiederum primär Marketingaspekte für die Entwicklung dieser in der Herstellung und Lagerung nicht unproblematischen Arzneiform entscheidend gewesen sein.

6.1.3 Tabletten

Tabletten sind einzeldosierte feste Arzneiformen, die in der Regel peroral appliziert werden. Sie werden durch Verpressen aus Pulvern oder Granulaten hergestellt. Mit großem Abstand stellen sie die verbreitetste Arzneiform dar,
- da sie eine zuverlässige therapeutische Anwendung durch den Patienten ermöglichen,
- da bei ihnen durch relativ einfache technologische Verfahren die Wirkstofffreigabe gut steuerbar ist,

- da sie lange haltbar und leicht zu verpacken sind. Außerdem können sie leicht transportiert werden,
- da sie auch schwierige Wirkstoffe (Stabilität, Geschmack, Löslichkeit) weitgehend zu beherrschen erlauben.

Je nach Wahl der verwendeten Preßwerkzeuge lassen sich praktisch alle denkbaren Formen verwirklichen. Insbesondere auf dem OTC- als auch dem US- Markt sind auch ausgefallene, von Marketingaspekten bestimmte Formen verbreitet. Dabei ist jedoch zu bedenken, daß geometrisch ausgefallene Formen höhere Ansprüche an die Führung der Presswerkzeuge stellen. Sie unterliegen deshalb einem höheren Verschleiß, d. h. ihre Standzeit ist entsprechend verkürzt.

Bei den verschreibungspflichtigen Arzneimitteln des deutschen Marktes dominieren die in Abb. 6.1 dargestellten Formen.

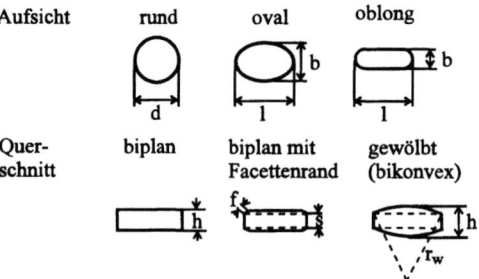

Abb. 6.1: Schemazeichnungen der wichtigsten Tablettenformen; r_w = Wölbungsradius

Für die **Auswahl der Tablettenform** sind folgende Aspekte bedeutsam:

- Falls die Tablette teilbar sein soll, muß sie eine Bruchkerbe aufweisen. Nach Möglichkeit sollte eine oblonge Form gewählt werden, da sie wegen der Stäbchenform leichter teilbar ist als eine einfache runde Tablette. Die Herstellung von oblongen Formen ist grundsätzlich sinnvoll für Tabletten, die vorwiegend von älteren Personen eingenommen werden oder die mehrfach teilbar sein sollen (z. B. bei variierenden Dosierungen, Psychopharmaka). Bei teilbaren Tabletten müssen auch die Bruchteile der Forderung nach Gewichtseinheitlichkeit genügen.
- Tabletten für Kinder sollten besonders klein sein, um Schluckprobleme nach Möglichkeit zu vermeiden. Gegebenenfalls sind auch hier kleine oblonge Formen oder kleine ovale Tabletten anzuwenden.
- Gewölbte Tabletten sind überwiegend dann von Bedeutung, wenn die Tabletten mit einem Überzug versehen werden sollen. Dies gilt insbesondere für Zuckerüberzüge, die heute allerdings an Bedeutung verloren haben. Solche gewölbte, für das Überziehen hergestellte Tabletten werden auch als Dragée-

kerne bezeichnet. Die Wölbung der Kerne verhindert das Zusammenkleben der Kerne beim Dragieren und führt so zu gleichmäßigeren Überzügen.
- Tabletten, die ohne weitere Bearbeitung verpackt werden, weisen oft einen Facettenrand auf. Dieser führt beim Verpacken zu einem geringerem Abrieb als die einfachen Preßkanten.

Neben dem Kriterium „Form" lassen sich Tabletten auch nach der Art ihrer Weiterverarbeitung oder nach der Art ihres Applikationsortes unterscheiden.

6.1.3.1 Einfache, nicht weiterbehandelte Tabletten

Die einfachsten Tablettenformen sind jene, die durch einfaches Verpressen eines Pulvers oder eines Granulates hergestellt werden. Dies ist immer dann möglich, wenn der Arzneistoff keine Stabilitätsprobleme bietet und keine spezifischen Anforderungen an die Wirkstofffreisetzung gestellt werden. Diese Tabletten weisen keinerlei Nachbearbeitung oder sonstige die Wirkstofffreigabe modifizierende Eigenschaften auf. Diese „Normalform" der Tablette ist für die perorale Applikation vorgesehen. In der Regel sollen diese Tabletten nach der Einnahme rasch zerfallen. Um dies sicher zu stellen, werden diesen Tabletten sogenannte „Sprengmittel" zugesetzt. Falls die Tabletten teilbar sein sollen, ist das Patientenkollektiv bei der Wahl der Tablettenform zu berücksichtigen.

6.1.3.2 Filmtabletten

Filmtabletten sind in der Regel einfache biplane, nichtteilbare Tabletten. Sie weisen demnach keine Bruchkerbe auf. Filme werden aufgebracht, um den schlechten Geschmack des Wirkstoffes zu maskieren, um den Tablettenkern vor Feuchte oder anderen, die Stabilität beeinträchtigenden Faktoren schützen zu können oder um Magensaftresistenz zu erzielen. Gelegentlich werden Tabletten auch mit farbigen Filmen überzogen, um eine leichtere Identifizierung/Unterscheidung zu ermöglichen.

6.1.3.3 Mehrschichttabletten

Wie der Name besagt, bestehen Mehrschichttabletten aus mehreren Schichten, die sich z. B. in der Art der Wirkstofffreisetzung unterscheiden, um so eine bestimmte Anflutung im Plasma zu erzielen. Man stellt Mehrschichttabletten auch her, um inkompatible Wirkstoffe in einer Arzneiform zur Anwendung bringen zu können (z. B. saure und basische Wirkstoffe).

6.1.3.4 Manteltabletten

Bei Manteltabletten wird eine innere Tablette von einer zweiten, äußeren Tablette mantelartig umhüllt. Die Herstellung dieser Tabletten ist außerordentlich aufwendig. Sie sind daher extrem selten. Überwiegend werden Manteltabletten im Zug der Arzneimittelprüfung eingesetzt, wenn z. B. in einer Doppelblindstudie ein Marktpräparat gegen ein Entwicklungspräparat geprüft werden soll. Prinzipiell können Manteltabletten unter den gleichen Bedingungen eingesetzt werden, die auch für Schichttabletten angeführt wurden.

6.1.3.5 Lutsch-, Kau- und Sublingual- bzw. Bukkaltabletten

Diese Tabletten verbleiben bis zur völligen Auflösung im Mund. Sie werden entweder für eine lokale Anwendung bei Erkrankungen des Mund– oder Rachenraumes eingesetzt, oder es soll eine Resorption über die Schleimhäute der Backentaschen (bukkal) bzw. des Bereiches unter der Zunge (sublingual) erreicht werden, um so eine rasche Anflutung des Wirkstoffes in der Blutbahn unter Umgehung der ersten Leberpassage zu erzielen. Kautabletten werden u. a. für Antazida entwickelt oder zur Anwendung bei Kindern, z. B. zur Substitution von Mineralstoffen, Spurenelementen und Vitaminen.

6.1.3.6 Vaginaltabletten

Vaginaltabletten werden überwiegend zur topischen Behandlung von Erkrankungen oder zur Hygiene im Vaginalbereich angewandt. Oft entwickeln diese Zubereitungen einen leichten Schaum, um zu gewährleisten, daß der Wirkstoff alle Bereiche der Vagina gleichmäßig erreicht.

6.1.3.7 Brausetabletten

Im Bereich der Selbstmedikation oder bei typischen Kinderarzneimitteln werden in großem Umfang Brausetabletten eingesetzt. Diese werden vor der Anwendung in Wasser aufgelöst. Bei Kontakt mit Wasser löst sich die in den Tabletten enthaltene Säure, in der Regel Zitronensäure, und reagiert mit einem Gasbildner, meist Natriumhydrogenkarbonat. Die dabei entstehende Kohlensäure führt zum Aufbrausen der Lösung. Üblicherweise enthalten diese Tabletten zusätzlich Aromastoffe, oft Citrusaromen.

6.1.4 Hart- und Weichgelatinekapseln

Hart- und Weichgelatinekapseln unterscheiden sich in ihren Eigenschaften und Anwendungen grundlegend. Dennoch werden sie traditionell zusammengefaßt. Die einzige Gemeinsamkeit dieser beiden Formen ist ihre Hülle aus Gelatine.

6.1.4.1 Hartgelatinekapseln

Hartgelatine – Kapseln werden auch als Steckkapseln bezeichnet. Dies ist darauf zurückzuführen, daß die aus Gelatine vorgefertigten Kapselhüllen aus zwei Teilen bestehen, dem Kapselboden sowie der Kapselkappe. Beide werden nach Befüllen des Kapselbodens zusammengesteckt und ergeben so oder nach einer weiteren Behandlung, die z. B. Magensaftresistenz gewährleisten soll, das anwendungsfertige Kapselpräparat. Die Kapselhüllen bestehen praktisch nur aus reiner Gelatine.

6.1.4.1.1 Herstellung von Hartgelatinekapseln

Zur Herstellung von Hartgelatinekapseln wird Gelatinegranulat in kaltem Wasser vorgequollen. Durch Erwärmen auf 60 bis 70 °C unter leichtem Unterdruck wird dann eine konzentrierte luftblasenfreie Gelatinelösung erhalten. Sollen die Kapseln gefärbt sein, werden dieser Lösung zusätzlich noch lösliche Farbstoffe und/oder Farbstoffpigmente zugesetzt.

Tauchstifte, die drehbar auf einer Metallplatte angeordnet sind, werden in die Gelatinelösung eingetaucht. Um später das Abnehmen der fertigen Kapseln von den Tauchstiften zu erleichtern, sind diese mit einem Formtrennmittel beschichtet. Nachdem die Tauchstifte gleichmäßig mit Gelatine überzogen sind, werden sie aus der Gelatinelösung herausgehoben. Die Stifte werden dann in Rotation versetzt, um überschüssige Gelatine abzuschleudern und eine gleichmäßige Dicke der Gelatineschicht zu erhalten. Die Rotationsgeschwindigkeit ist entscheidend für die Schichtdicke der Gelatine.

Nach Einstellen der Schichtdicke der künftigen Kapselwand werden die mit Gelatine überzogenen Stifte abgekühlt. Die Viskosität der Gelatine steigt dadurch stark an, es findet ein Sol- /Gelübergang statt. Metallplatten, auf welche die Tauchstifte aufmontiert sind, fahren anschließend in einen Trocknungskanal ein. Die Gelatinemassen werden hier bis auf eine Restfeuchte von 10 bis 12% getrocknet. Nach Verlassen des Trocknungskanals werden die Kapseln beschnitten, um einen sauberen und festen oberen Rand der Kapselhälften zu erhalten. Die Kapselhälften werden nun von den Tauchstiften abgezogen. Kapselober- und -unterteile, deren Abmessungen sehr genau zueinander passen, werden jetzt zusammengesteckt und als fertige Leerkapseln ausgeworfen.

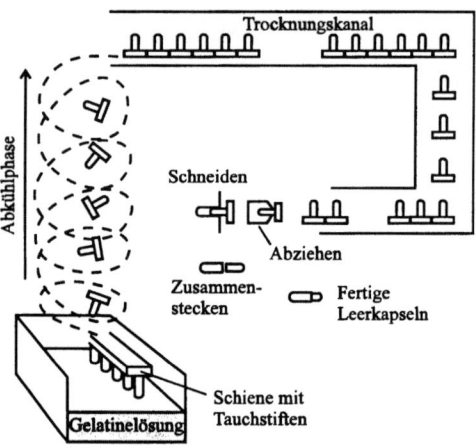

Abb.6.2: Schema der Herstellung von Hartgelatinekapseln

Zur Kennzeichnung der Kapselgrößen wurde ein einheitlicher Code vereinbart. Diese Vereinbarung hat verhindert, daß heute bei Kapselpräparaten eine ähnliche Größenvielfalt wie bei Tabletten vorgefunden wird. Die Herstellung von Hartgelatinekapseln kann entsprechend mit standardisierten Werkzeugen erfolgen.

Tabelle 6.1: Code zur Kennzeichnung der Kapselgrößen

Code	000	00	0	1	2	3	4	5
Füllvolumen [ml]	1.37	0.95	0.68	0.50	0.37	0.30	0.21	0.13
Kapsellänge geschl. [mm]	28.00	23.50	21.30	19.30	17.90	16.10	14.10	10.30
Durchmesser (Kapselkappe) [mm]	9.90	8.50	7.62	6.90	6.35	5.71	5.20	4.82

Verschiedene Hersteller haben für ihre Kapseln Schnappverschlüsse konstruiert, die ein unbeabsichtigtes Öffnen der Kapsel verhindern sollen.

Hartgelatinekapseln können mit nahezu allen Stoffen befüllt werden, wenn zwei Rahmenbedingungen eingehalten werden:
- die Füllung darf nicht zu einer Erhöhung des Wassergehaltes in der Kapselwand führen,
- die Füllung darf nicht zu einer völligen Austrocknung der Kapsel führen.

Es sind Kapseln bekannt, die mit Pulvern, Granulaten, Pellets, Tabletten, Filmtabletten oder pastösen Massen gefüllt sind. Durch Verwendung von Filmtabletten, die unterschiedliche Freisetzungsmuster aufweisen, oder durch Pelletmischungen, ebenfalls mit unterschiedlichen Freisetzungsmustern, lassen sich Depotarzneiformen herstellen, die zu gut kontrollierbaren Wirkstofffreisetzungen führen.

Bei der Kapselbefüllung kann die Dosierung auf verschiedene Arten erfolgen:
- volumenkontrolliert,
- gewichtskontrolliert
- oder durch Zählung.

Bei der volumenkontrollierten Dosierung wird die Dosis durch das Volumen der Füllgutmenge bestimmt, die in die Kapsel eingebracht werden soll. Als Meßvolumen kann wie bei Verwendung des Aponormgerätes eine Kapselhälfte oder aber ein einstellbares Dosiervolumen in der Kapselfüllmaschine sein. Bei der volumenkontrollierten Füllung kann weiter zwischen einer nicht-verdichteten und einer vorverdichteten unterschieden werden, je nachdem ob das Füllgut einfach in das Füllvolumen einfließt oder ob zuvor ein leicht verdichteter Füllkörper erzeugt wurde, der dann in die Kapsel eingebracht wird.

Die gewichtskontrollierte Füllung erfordert, daß jeweils die leeren Kapselhüllen vor der Füllung sowie die befüllte Kapsel gewogen werden. Aus beiden Wägungen wird dann das Füllgewicht berechnet. Dies ist ein außerordentlich aufwendiges Verfahren, das allerdings heute sehr gut beherrscht wird. Das Füllgut wird vor dem Einbringen in die untere Kapselhälfte vorverdichtet. Weicht das Füllgewicht vom Sollwert ab, so kann das zur Vorverdichtung benutzte Volumen entsprechend leicht angepaßt werden. Dieses aufwendige Verfahren wird vor allem zur Abfüllung kleiner Füllgutmengen eingesetzt, z. B. bei der Abfüllung von Pulvern zur Inhalation in Hartgelatinekapseln.

Die Dosierung durch Zählung wird dann angewandt, wenn kleine, z. T. unterschiedliche Tabletten in Kapseln abgefüllt werden sollen. Diese Verfahren sind außerordentlich aufwendig und erfordern umfangreiche Qualitätssicherungsmaßnahmen, besonders dann, wenn Tabletten mit unterschiedlichen Freisetzungsmustern eingesetzt werden.

Die Hartgelatinekapsel ist eine noch weit verbreitete Arzneiform. Während der Arzneimittelentwicklung findet sie vor allem in den frühen klinischen Prüfphasen breite Anwendung, da sie keinen großen Entwicklungsaufwand erfordert und eine leichte Verblindung der Prüfpräparate erlaubt. Unter dem zunehmend bedeutend werdenden Kostenaspekt dürfte die Verbreitung der Kapselpräparate künftig deutlich zurückgehen.

6.1.4.2 Weichgelatinekapseln

Weichgelatinekapseln werden im Gegensatz zu den Hartgelatinekapseln in einem Arbeitsgang fertiggestellt, d. h. geformt, befüllt und verschlossen.

Heute sind zwei Herstellverfahren relativ weit verbreitet, das sogenannte Scherer-Verfahren und das Accogel-Verfahren. Daneben existieren noch eine Reihe kleinerer Varianten dieser Verfahren. Dem Scherer- wie auch dem Accogel-Verfahren ist gemeinsam, daß in der ersten Arbeitsphase Gelatinebänder hergestellt werden. Dazu wird wiederum Gelatine in kaltem Wasser vorgequollen. Die so gequollene Gelatine wird mit wenig Wasser, dem Glycerol und/oder Sorbit als Weichmacher zugesetzt sind, auf eine Temperatur knapp über 70 °C erhitzt. Zur Vermeidung von Lufteinschlüssen wird dieser Vorgang bei Unterdruck ausgeführt. Je nach angestrebter Härte der Kapselhüllen werden Rezepturen mit 40 – 46 % Gelatine, 20 – 30 % Weichmacher sowie 30 – 34 % Wasser eingesetzt. Der Gelatinelösung können je nach Bedarf noch Geschmacks- und Farbstoffe sowie Konservierungsmittel zugesetzt werden.

Die Gelatinemasse wird dann mit Hilfe eines Rakelverfahrens (Bandgießvorrichtung) auf eine mit einem Ölfilm als Trennmittel versehene Kühltrommel aufgetragen. Durch rasches Abkühlen geht die Masse vom Sol- in den Gelzustand über und bildet ein für die unmittelbare weitere Verarbeitung geeignetes Band. Dieses hat noch einen Wassergehalt von 30 – 34 %, während die fertige Kapsel einen Wassergehalt von nur noch 7 – 8 % aufweist. Füllgüter für Weichgelatinekapseln müssen daher hydrophob sein, um zu verhindern, daß das Füllgut während des Herstellvorganges Wasser aus der Gelatinehülle aufnimmt und mit der Gelatine Wechselwirkungen eingeht, die deren Stabilität beeinträchtigen.

Die beiden Herstellverfahren für Weichgelatinekapseln unterscheiden sich in der Art der weiteren Verarbeitung der Gelatinebänder, d. h. in der Art der eigentlichen Kapselbefüllung. Beim Scherer-Verfahren werden zwei Gelatinebänder zwischen zwei Formwalzen, in welche Hohlformen der herzustellenden Kapseln eingefräst sind, an einem beheizbaren Füllkeil vorbeigeführt. Dieser hat die Aufgabe, die Gelatinebänder oberflächlich wieder anzuschmelzen und gleichzeitig das Füllgut zwischen die Gelatinebänder bei deren Einzug in die Formbereiche der Walzen einzudosieren. Beim weiteren Umdrehen der beiden gegenläufigen Formwalzen werden die Gelatinebänder rund um die Füllung miteinander unter Druck verschmolzen. Gleichzeitig werden die nun befüllten Kapseln aus dem verbleibenden Gelatineband ausgestanzt und einer Kapselwaschvorrichtung zugeführt. Das zurückbleibende Gelatinenetz wird aufgearbeitet. Auf Grund der Arbeitsweise des Füllkeils lassen sich nach dem Scherer-Verfahren ausschließlich pastöse Füllmassen verarbeiten.

Das Accogel-Verfahren unterscheidet sich vom Scherer-Verfahren dadurch, daß es mit nur einer Formwalze arbeitet. Die in die Walze eingefrästen Hohlformen können evakuiert werden, wodurch Teile des Gelatinebandes in die Hohlform hineingesaugt werden und so eine Form für das Füllgut bilden. Das Füllgut, das pastös, ölig-flüssig oder auch pulverförmig oder sogar als Tablette verpreßt vorliegen kann, wird formbündig in die nach oben offene Kapselform eingebracht. Ein zweites Gelatineband wird dann mittels einer zweiten Walze plan über die befüllten Kapselformen aufgepreßt, wodurch diese verschlossen werden. Die Kapseln werden anschließend aus dem Gelatineband ausgestanzt und falls erforderlich ebenfalls einer Waschvorrichtuung zugeführt.

Weich- wie auch Hartgelatinekapseln können bedruckt werden. Oft werden sie auch einer Nachhärtung durch Baden in einer 1- bis 2 %igen acetonischen Formaldehydlösung unterzogen. Diese Nachhärtung beruht auf einer durch Formaldehyd bewirkten stärkeren Quervernetzung der Gelatinemoleküle.

Der Restwassergehalt in den Wänden der Gelatinekapseln kann diese große Stabilitätsprobleme verursachen. Mit zunehmender Temperatur wird Wasser aus der Kapselwand freigesetzt, das dann mit dem Wirkstoff in Wechselwirkung treten kann. Die Probleme verstärken sich, wenn ein wasserdampfdichtes Primärpackmittel eingesetzt wurde, z. B. Alublister. Es kann sich dann im Packmittel eine gesättigte Wasserdampfatmosphäre einstellen. Neben chemischen Instabilitäten des Wirkstoffes kann unter diesen Bedingungen oft auch eine Zunahme der Partikelgröße beobachtet werden. Speziell bei Kapselpräparaten zur Inhalation kann dies zu einer Verringerung des inhalierfähigen Wirkstoffanteils führen.

In Anbetracht der Kosten und der technologischen Alternativen ist eine rationale Begründung für die Entwicklung von Kapselpräparaten nur schwer zu erbringen.

6.1.5 Grundoperationen zur Herstellung fester Arzneiformen

Bei der Entwicklung und Herstellung von Tabletten gelangen die bei der Herstellung von Pulvern und Granulaten angewandten Einheitsoperationen/Grundoperationen zur Anwendung:
- Teilchengößenanalyse als spezielle Meßmethode der Verfahrenstechnik,
- Zerkleinern,
- Trennen,
- Mischen,
- Granulieren oder Pelletisieren,
- Trocknen,
- Extrudieren.

Darüber hinaus kommen als spezifische Grundoperationen das
- Komprimieren,
- Dragieren bzw. Überziehen

hinzu.

6.2 Allgemeine Qualitätsmerkmale fester Arzneiformen – Anforderungen der Arzneibücher

In Arzneibüchern werden Qualitätsmerkmale von Arzneimitteln durch Angabe von Prüfungen auf bestimmte Eigenschaften festgelegt. Nachfolgend werden die für feste Arzneiformen vorgeschriebenen Prüfungen aufgeführt. Hinweise zu ihrer Durchführung sind jedoch dem jeweils gültigen Arzneibuch zu entnehmen.

6.2.1 Generelle Anmerkungen zur Prüfung von Arzneiformen

Die allgemeinste Anforderung, die an die Herstellung von Arzneiformen gestellt wird, ist die Forderung nach Reproduzierbarkeit ihrer Qualität. Nur so kann sichergestellt werden, daß die im Zuge der Entwicklung des Arzneimittels nachgewiesene Wirksamkeit und Unbedenklichkeit auch für die später produzierten Chargen dieses Arzneimittels zutrifft, ohne dies durch eine erneute Prüfung am Menschen zu belegen. Die physikalisch-chemischen Prüfungen, die am Arzneimittel durchgeführt werden, ersetzen also In-vivo-Prüfungen. Sie sind somit substitutiver Art.

Substitutive Prüfungen beruhen auf folgenden Überlegungen: Stimmt ein Wirkstoff oder ein Arzneimittel in einer größeren Zahl von physikalisch-chemischen Parametern mit einem Vergleichswirkstoff oder mit einem Vergleichsarzneimittel überein, für die an Lebewesen Wirksamkeit und Unbedenklichkeit nachgewiesen wurden, so kann auf Grund dieser Übereinstimmung mit hoher Wahrscheinlichkeit auf die Identität der beiden Produkte geschlossen werden. Aus der physikalisch-chemischen Identität wird dann auch die Identität der biologischen Wirkung abgeleitet.

Um bei derartigen substitutiven Prüfungen Fehlschlüsse zu vermeiden, müssen die Parameter, die zur Identitätsbeurteilung herangezogen werden, sorgfältig ausgewählt werden. Insbesondere muß beachtet werden, daß sie von einander unabhängig sind. Die Prüfung mehrerer voneinander abhängiger Parameter führt zu keiner Verbesserung des Schlusses auf Übereinstimmung des Prüfpräparates mit dem Referenzprodukt. Die Prüfparameter müssen ferner in der Lage sein, kleine Abweichungen der Qualität aufzuzeigen. Auch wenn auf Grund der Prüfung physikalisch-chemischer Parameter auf Gleichheit der biologischen Wirkung geschlossen wird, muß bei der Wahl der Prüfparameter nicht versucht werden, einen engen Bezug zu einem physiologischen Prozeß herzustellen. Es sollte vielmehr auf die Sensitivität in Bezug auf Qualitätsschwankungen geachtet werden. Wenn ein Parameter, z. B. die Auflösungsgeschwindigkeit einer Tablette, gefunden werden kann, der gleichzeitig Rückschlüsse auf einen physiologisch ablaufenden Vorgang zuläßt so ist dies sicherlich vorteilhaft. Dieser Vorteil darf aber keinesfalls zu Lasten der Sensitivität erkauft werden.

Die Arzneibücher nennen Parameter, auf die die verschiedenen Arzneiformen zu prüfen sind. Auch wenn Bedingungen zur Durchführung der Prüfung genannt sind, sollte geprüft werden, ob diese Bedingungen bei einem zu entwikkelnden Präparat wirklich geeignet sind, Qualitätsschwankungen festzustellen. Beispielsweise ist die Bestimmung des inhalierfähigen Anteils bei einem Inhalationsarzneimittel mit Hilfe des Twin-Impingers, der mit einem Luftstrom von 60 l/min betrieben wird, nicht in der Lage, therapierelevante Qualitätsschwankungen festzustellen.

6.2.1.1 Prüfungen an festen Arzneiformen

Im Hinblick auf feste Arzneiformen sind im Arzneibuch folgende Prüfungen genannt:
- Gleichförmigkeit einzeldosierter Arzneiformen mit der Untergliederung
  - Gleichförmigkeit der Masse,
  - Gleichförmigkeit des Gehaltes;
- Zerfallszeit,
- Wirkstofffreisetzung aus festen peroralen Arzneiformen.

Die Prüfung auf Gleichförmigkeit der Masse ermöglicht festzustellen, ob und mit welcher Genauigkeit jene Herstellschritte beherrscht werden, die Einfluß auf die Dosiergenauigkeit haben. Entsprechend gibt die Prüfung auf Gleichförmigkeit des Gehaltes Hinweise auf die Beherrschung der Mischvorgänge und letztendlich die Mischgüte. Die Prüfungen der Zerfallszeit sowie der Wirkstofffreisetzung sind nicht mehr einzelnen Verfahrensschritten zuzuordnen. Sie stellen ganzheitlich fest, ob die Qualität des Arzneimittels reproduziert werden kann.

Kapitel 7: Teilchengrößenanalyse

Allen festen Arzneiformen ist gemeinsam, daß sie in ihren ersten Verarbeitungsschritten als Mischungen kleiner Wirk- und Hilfsstoffpartikel vorliegen. Solche aus kleinen Partikeln bestehende, nichtkomprimierte Massen werden als Schüttgüter bezeichnet. Es handelt sich dabei um *disperse Systeme*. Bei dispersen Systemen ist zwischen der kohärenten Außenphase und der dispersen Innenphase zu unterscheiden. Bei den pharmazeutisch relevanten Schüttgütern bildet in der Regel Luft die kohärente „Außenphase", während die Wirkstoff- und Hilfsstoffpartikel die disperse Innenphase darstellen.

7.1 Charakterisierung von Einzelpartikeln

Ein erster Schritt zum Verständnis derartiger disperser Systeme besteht im Erfassen der **Eigenschaften der Einzelpartikel**, aus denen das System besteht. Diese werden summarisch als **Partikelmerkmale** bezeichnet. Unter den verschiedenen Partikelmerkmalen kommt den geometrischen Partikelmerkmalen wie
- Länge,
- Oberfläche bzw. Fläche,
- Volumen

besondere Bedeutung zu, da sie sowohl mit der Partikelmasse als auch mit den innerhalb des Schüttgutes wirksamen Kräften korrelieren.

7.1.1 Länge

In der Regel wird versucht, Partikel durch Angabe eines einzigen Längenmaßes zu beschreiben. Dieses wird als **Partikeldurchmesser** bezeichnet. Die Charakterisierung einer Partikel durch die Angabe eines einzigen Maßes ist lediglich im Falle von exakt kugelförmigen Teilchen ohne Einschränkungen möglich. Weitere reguläre Körper, die durch Angabe nur einer Länge eindeutig beschreibbar sind, wie z. B. Würfel, Tetra- oder Oktaeder, sind in der Pharmazeutischen Technologie von geringer Bedeutung. Die Mehrzahl der technologisch relevanten Partikel ist unregelmäßig geformt, so daß eine Charakterisie-

rung durch nur ein Längenmaß unzureichend ist. Zu deren Beschreibung werden im wesentlichen zwei Vorgehensweisen gewählt:
- Es werden **die Hauptabmessungen eines regulären Körpers** angegeben, der dem unregelmäßigen Teilchen einbeschrieben oder mit dem es umschrieben werden kann. Dabei gilt: a > b > c, s. Abb. 7.1.
- Die Teilchengröße wird **durch ein Meßverfahren** definiert. Als Beispiele seien die Siebanalyse und direkt abbildende optische Verfahren angeführt.

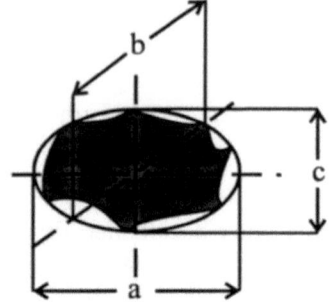

Abb. 7.1: Hauptabmessungen eines unregelmäßigen Teilchens

7.1.1.1 Siebanalyse

Bei der Siebanalyse wird zur Charakterisierung der Teilchengröße die Maschenweite des feinsten Siebes angegeben, durch das die Partikel gerade noch fällt. Hinsichtlich der Maschenform sind quadratische, Rundloch- und Langlochmaschen zu unterscheiden. Siebe mit unterschiedlichen Maschenformen führen bei Anwendung auf das gleiche Partikelkollektiv zu verschiedenen Meßergebnissen. Daher ist bei Verwendung von Teilchengrößen, die durch Siebanalyse bestimmt wurden, die genaue Angabe der Maschenform notwendig. Dies erfolgt mit Hilfe von Indizes, s. Abb. 7.2. Der Index w gibt die Maschenweite an, während der zweite Index die Maschenform beschreibt.

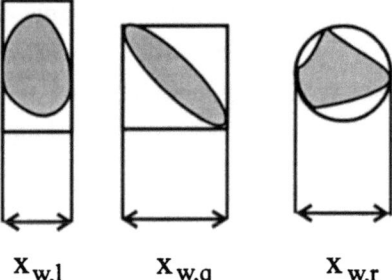

Abb. 7.2: Definition der Sieböffnungsweiten bei unterschiedlichen Maschenformen

7.1.1.2 Direkt abbildende optische Meßverfahren

Bei direkt abbildenden optischen Meßverfahren werden repräsentative Proben der zu untersuchenden Partikel agglomeratfrei auf einem geeigneten Träger in den Strahlengang eines Mikroskops gebracht. Das Bild kann im Mikroskop direkt betrachtet und ausgewertet werden. Häufiger aber wird das Bild von einer Videokamera mit Scanner aufgenommen. Die vom Abtaststrahl des Scanners gelieferte Information wird elektronisch verarbeitet und in Form von Partikelabmessungen ausgegeben.

Direkt abbildende optische Meßverfahren ermitteln Merkmale der Projektion von Teilchen in eine Ebene. Wegen der Unregelmäßigkeit der Teilchen und der Zufälligkeit ihrer Anordnung relativ zur Meßrichtung des optischen Systems führen wiederholte Messungen an denselben Teilchen zu unterschiedlichen Meßergebnissen. Zur Charakterisierung der Teilchen werden daher **statistische Durchmesser** ermittelt. Gebräuchliche statistische Durchmesser sind:

- der **Feret-Durchmesser** x_F: er entspricht dem Abstand zweier paralleler Tangenten an die Umrißlinie des Teilchens.
- der **Martin-Durchmesser** x_M: er ist definiert durch die Länge jener Sehne, welche die Projektionsfläche A halbiert;
- die **längste Sehne in Meßrichtung** x_C.

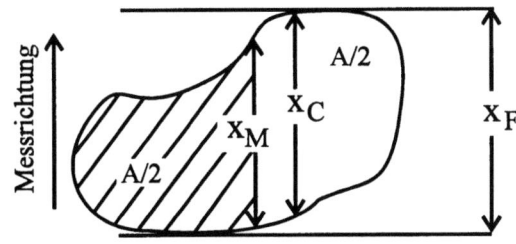

Abb. 7.3: Verschiedene Teilchendurchmesser

Es wurde bereits darauf hingewiesen, daß aufgrund der zufälligen Orientierung ein- und derselben Partikel bei wiederholten Messungen in der Regel andere Längen zugeordnet werden. Die Auswirkungen der zufälligen Anordnung der Partikel werden am Beispiel des Feret-Durchmessers eines rechteckigen Teilchens näher erläutert.

Ein rechtwinkliges Teilchen weise die Kantenlängen a und b auf. Der Feret- Durchmesser setzt sich dann aus zwei Längenbeiträgen zusammen:

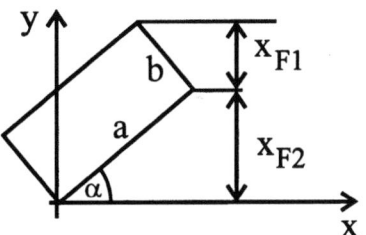

Abb. 7.4: Komponenten des Feret-Durchmessers eines rechteckigen Teilchens

$$x_F = a \cdot \sin\alpha + b \cdot \cos\alpha \qquad (7.1)$$

Der Feret-Durchmesser ist also von der durch den Winkel α beschriebenen Orientierung der Partikel relativ zur Meßrichtung abhängig. Wie groß ist der Feret-Durchmesser x im Durchschnitt?

Der mittlere Feret-Durchmesser ist durch den Erwartungswert $E(x_F)$ definiert. Unter Verwendung der durch Gl. 3.33 gegebenen Definition des Erwartungswertes folgt für den mittleren Feret-Durchmesser x unter Berücksichtigung von Gl. 7.1

$$\bar{x} = E(x_F) = \int_0^{2\pi} x_F(\alpha) \cdot \varphi(\alpha) \, d\alpha \tag{7.2}$$

Alle Orientierungen der Partikel sind gleichwahrscheinlich. Damit ist jeder Winkel α gleichwahrscheinlich. Die Verteilungsfunktion φ (α) ist daher gegeben durch:

$$\varphi(\alpha) = \frac{1}{2\pi} \tag{7.3}$$

Auf Grund der Periodizität der Sinus- als auch der Cosinusfunktion nehmen bei einer Variation von α zwischen 0° und 90° die Längenbeiträge zum Feret-Durchmesser bereits alle Werte an, die sie in Abhängigkeit vom Winkel α annehmen können. Bei der Berechnung des mittleren Feret-Durchmessers wird deshalb nur über den ersten Quadranten integriert. Dieser Wert ist entsprechend mit dem Faktor 4 zu multiplizieren. Somit gilt:

$$\bar{x}_F = \frac{2}{\pi} \int_0^{\frac{\pi}{2}} (a \cdot \sin\alpha + b \cdot \cos\alpha) \, d\alpha \tag{7.4}$$

$$= \frac{2}{\pi} (-a \cdot \cos\alpha + b \cdot \sin\alpha) \Big|_0^{\pi/2}$$

$$\bar{x}_F = \frac{2}{\pi} (a + b) \tag{7.5}$$

Wie leicht nachzuvollziehen ist, entspricht der Projektionsumfang rechteckiger Partikel mit den Seitenlängen a und b dem Projektionsumfang eines Kreises, dessen Durchmesser durch den mittleren Feret-Durchmesser der rechteckigen Partikel gegeben ist.
Die Projektionsumfänge U des Rechtecks und des Kreises U sind gegeben durch

$$U_R = 2 \cdot (a + b) \tag{7.6}$$

$$U_K = \pi \cdot x_{pe} \quad (7.7)$$

Durch Gleichsetzen der beiden Ausdrücke folgt

$$2 \cdot (a+b) = \pi \cdot x_{pe} \quad (7.8)$$

bzw.

$$\boxed{x_{pe} = \frac{2}{\pi} \cdot (a+b) = \overline{x}_{Fe}} \quad (7.9)$$

7.1.2 Äquivalentdurchmesser

Häufig werden Teilchen auch durch die Angabe von **Äquivalentdurchmessern** charakterisiert. Dabei handelt es sich entweder um den **Durchmesser einer Kugel oder eines Kreises mit gleicher physikalischer oder geometrischer Eigenschaft wie das unregelmäßige Teilchen.**

Während Durchmesser allgemein mit dem Buchstaben d bezeichnet werden, hat sich für Äquivalentdurchmesser die Bezeichnung mit x und einem Index zur Beschreibung der Art des Äquivalentdurchmessers durchgesetzt.

7.1.2.1 Geometrische Äquivalentdurchmesser

Bei Verwendung von geometrischen Äquivalentdurchmessern zur Charakterisierung von unregelmäßigen Partikeln wird deren Volumen V, deren Oberfläche S, deren Projektionsfläche A bzw. deren Projektionsumfang U einem genau definierten, regelmäßigen Körper zugeordnet. Anschließend wird dessen äquivalenter geometrischer Durchmesser berechnet. Wird als Bezugsgröße eine Kugel gewählt, so können folgende Äquivalentdurchmesser definiert werden:

- x_V : Durchmesser der Kugel mit gleichen Volumen V

$$x_V = \sqrt[3]{6V/\pi} \quad (7.10)$$

- x_S : Durchmesser der Kugel mit gleicher Oberfläche S

$$x_S = \sqrt{S/\pi} \quad (7.11)$$

- x_{pS}: Durchmesser des Kreises gleicher Projektionsfläche A bei stabiler Lage der Partikel (z. B. auf dem Objektträger eines Mikroskops)

$$x_{pS} = \sqrt{4A/\pi} \qquad (7.12)$$

- x_{pe}: Durchmesser des Kreises mit gleichem Projektionsumfang U

$$x_{pe} = U/\pi \qquad (7.13)$$

Beispiel: Äquivalentdurchmesser
Ein Granulat wird durch ein Extrusionsverfahren hergestellt. Die anfallenden Pellets sind monodispers und zylinderförmig mit einem Durchmesser d = 1.5 mm und einer Länge l = 4.5 mm. Wie groß ist der Durchmesser der volumengleichen Kugel, die sich bei anschliessender Ausrundung ergibt? Wie groß wäre der Durchmesser einer oberflächengleichen Kugel?
Lösung
Das Volumen eines zylinderförmigen Granulatteilchens ist gegeben durch

$$V = \frac{\pi d^2}{4} \cdot l$$

Für den Durchmesser einer volumengleichen Kugel folgt somit

$$x_V = \sqrt[3]{\frac{3d^2 l}{2}}$$

Einsetzen der Zahlenwerte ergibt

$$x_V = \sqrt[3]{\left(\frac{3}{2} \cdot 1.5^2 \text{ mm}^2 \cdot 4.5 \text{ mm}\right)} = 2.48 \text{ mm}$$

Der Durchmesser x_V der durch Ausrundung erhaltenen Granulen beträgt 2.48 mm.
Die Oberfläche S des Granulates ist gegeben durch

$$S = 2 * \text{Kreisfläche} + \text{Mantelfläche}$$

$$S = \pi \cdot \frac{d^2}{2} + \pi \cdot d \cdot l$$

Für den Durchmesser der oberflächengleichen Kugel gilt nach obiger Gleichung

$$x_S = \sqrt{\frac{S}{\pi}} = \sqrt{\left(\frac{d^2}{2} + d \cdot l\right)}$$

Einsetzen der Zahlenwerte

$$x_S = \sqrt{7.88 \text{mm}^2} = 2.81 \text{ mm}$$

x_S ist größer als x_V. Diese Beziehung ist allgemein gültig. In obigem Beispiel beträgt der Unterschied mehr als 10 %.

7.1.2.2 Physikalische Äquivalentdurchmesser

Weitere Methoden zur Analyse von Teilchengrößen beruhen auf der Bestimmung physikalischer Eigenschaften von Partikeln unter definierten Bedingungen, z. B.
- deren Sedimentation im Schwerefeld der Erde,
- deren Sedimentation in einem Zentrifugalfeld,
- deren Lichtstreuung,
- der durch sie bedingten Änderung des elektrischen Widerstandes (Coulter-Prinzip).

Diesen unterschiedlichen physikalischen Bestimmungsmethoden entsprechend können weitere Äquivalentdurchmesser definiert werden:
- der Durchmesser einer Kugel gleichen Sinkverhaltens (im Stokes-Bereich)

Wird die Sedimentation eines Teilchens der Dichte ρ_s in einer Flüssigkeit der Dichte ρ_l im Schwerefeld der Erde bestimmt, so wird der **Stokes-Durchmesser** x_{St} als physikalischer Äquivalentdurchmesser bestimmt. Unmittelbare Meßgröße ist die Sedimentationsgeschwindigkeit v_g des Teilchens im Schwerefeld.

$$v_g = \frac{h}{t} \tag{7.14}$$

Sie wird aus der Zeit t ermittelt, die das Teilchen benötigt, um über die Strecke h zu sedimentieren. Zwischen der Sedimentationsgeschwindigkeit v_g und dem Stokes-Durchmesser x_{St} besteht der folgende Zusammenhang

$$\boxed{x_{St} = \sqrt{\frac{18}{g} \cdot \frac{\eta}{\rho_s - \rho_l} \cdot v_g}} \tag{7.15}$$

Diese Beziehung ist nur gültig, wenn das Stokes-Widerstandsgesetz anwendbar ist, d. h. wenn für die Reynolds-Zahl Re gilt

$$Re = \frac{v_g \, x_{St} \, \rho_l}{\eta} \leq 0{,}25. \tag{7.16}$$

Das heißt, es gibt einen maximalen Durchmesser $x_{St,kr}$, der die Anwendbarkeit von Gl. 7.15 begrenzt.

Um diese Einschränkung in Gl. 7.15 einzubringen, wird Gl. 7.16 nach x_{St} aufgelöst. Durch Erweitern der quadrierten Form von Gl. 7.15 mit dem so erhaltenen Ausdruck für den Stokes-Durchmesser folgt

$$x_{St}^3 = \frac{\eta \, Re}{v_g \rho_l} \cdot \frac{18}{g} \cdot \frac{\eta}{\rho_s - \rho_l} \cdot v_g \qquad (7.17)$$

bzw.

$$x_{St} = \sqrt[3]{\frac{18 \, Re}{g} \cdot \frac{\eta^2}{\rho_l (\rho_s - \rho_l)}} \qquad (7.18)$$

Wird für die Reynolds-Zahl deren Maximalwert eingesetzt, so folgt für den kritischen Stokes-Durchmesser $x_{St,kr}$.

$$\boxed{x_{St,kr} = \sqrt[3]{\frac{4,5}{g} \cdot \frac{\eta^2}{\rho_l (\rho_s - \rho_l)}}} \qquad (7.19)$$

In der pharmazeutischen Technologie werden ferner die nachfolgenden physikalischen Äquivalentdurchmesser oft benutzt:
- der Durchmesser einer Kugel gleicher Streulichtintensität,
- der Durchmesser einer Kugel gleicher elektrischer Widerstandsänderung.

Nur bei kugelförmigen Teilchen sind die verschiedenen Äquivalentdurchmesser gleich. In Anbetracht der z. T. erheblichen Unterschiede der einzelnen Dispersionsmaße sollte bei der Auswahl eines Verfahrens zur Teilchengrößenbestimmung eine **Faustregel** beachtet werden: Es ist **stets das Analysenverfahren zu wählen, das der geplanten Anwendung entspricht oder ihr zumindest sehr nahe kommt.**

So sollte für Vorgänge, bei denen Massenkräfte eine Rolle spielen, z. B. bei Haftproblemen oder bei Volumenverdrängung, der Durchmesser der Kugel gleichen Volumens x als Dispersionsmaß gewählt werden. Bei Vorgängen, bei denen die Oberfläche eine Rolle spielt, z. B. Lösungsvorgänge, sind hingegen die Durchmesser von Kugeln gleicher Oberfläche zur Beschreibung der Partikelgröße besser geeignet.

7.1.3 Spezifische Oberflächen

Neben der Teilchengröße werden zur Charakterisierung der Feinheit von Teilchen auch die spezifischen Oberflächen herangezogen. Je nach Bezugsgröße kann dabei unterschieden werden zwischen der
- volumenbezogenen spezifischen Oberfläche S

$$S_V = \frac{S}{V} = \frac{\text{Oberfläche}}{\text{Volumen}} \quad m^{-1} \quad \text{und der} \tag{7.20}$$

- massenbezogenen spezifischen Oberfläche S

$$S_m = \frac{S}{m} = \frac{\text{Oberfläche}}{\text{Masse}} \quad m^2 kg^{-1} \tag{7.21}$$

Zwischen den beiden spezifischen Oberflächen besteht die Beziehung

$$S_V = \rho \cdot S_M \tag{7.22}$$

Dabei ist ρ die Dichte der Substanz. Die volumenbezogene spezifische Oberfläche kann allein und eindeutig der Partikelgröße und der Partikelform zugeordnet werden. Die massenbezogene spezifische Oberfläche dagegen ist zusätzlich noch stoffabhängig.

7.1.4 Formfaktoren

Die einzelnen Partikel, die ein Schüttgut aufbauen, weisen in der Regel sehr unterschiedliche Formen auf. Bei der Partikelcharakterisierung durch Äquivalentdurchmesser werden diese Unterschiede bewußt eliminiert.

Wie bereits ausgeführt wurde, führen Meßmethoden, die unterschiedliche physikalische Eigenschaften der Partikel erfassen, zu unterschiedlichen Ergebnissen. Dies ist in der Regel dadurch bedingt, daß die Teilchenform bei verschiedenen Meßverfahren in unterschiedlichem Ausmaß in das Ergebnis eingeht. Ein Vergleich von Partikelgrößen, die nach verschiedenen, physikalisch voneinander unabhängigen Methoden für dasselbe Material bestimmt wurden, kann demnach Hinweise auf die Partikelform geben.

Zur Charakterisierung der Teilchenform werden deshalb sogenannte Formfaktoren Ψ als Quotient zweier Teilchengrößen x und x definiert, die mit unterschiedlichen, physikalisch unabhängigen Verfahren bestimmt wurden:

$$\Psi_{\alpha,\beta} = \frac{x_\alpha}{x_\beta} \tag{7.21}$$

Sind für ein Teilchenkollektiv die Formfaktoren bekannt, so können sie als Umrechnungsfaktoren zwischen zwei Teilchenmerkmalen benutzt werden. Gleichzeitig sollen sie die Abweichung zwischen dem Wert des tatsächlichen Teilchengrößenmerkmales und dem Wert aus einer Äquivalentdurchmesserbestimmung erfassen.

Nach der durch Gl. 7.21 gegebenen Definition lassen sich durch Kombination unterschiedlicher Teilchengrößen (= Feinheitsmerkmalen) mehr als 400 verschiedene Formfaktoren definieren.

7.1.4.1 Häufiger gebrauchte Formfaktoren

Von allen prinzipiell definierbaren Formfaktoren haben einige größere praktische Bedeutung erlangt und wurden daher mit speziellen Namen belegt. Es soll jedoch nur auf zwei Formfaktoren näher eingegangen werden:
- Sphärizität nach Wadell Ψ_{Wa} sowie
- der Formfaktor φ.

Die **Sphärizität nach Wadell** ist wie folgt definiert

$$\Psi_{Wa} = \frac{\text{Oberfläche der volumengleichen Kugel}}{\text{tatsächlich ermittelte Oberfläche}} \tag{7.22}$$

Zur Ermittlung der Sphärizität nach Wadell werden die beiden nachfolgenden, unabhängigen Bestimmungen durchgeführt:
- Ermittlung des Partikelvolumens. Daraus wird der Durchmesser x der volumengleichen Kugel und damit deren Oberfläche $S = \pi x_V^2$ berechnet.
- Ermittlung der Partikeloberfläche, z. B. durch Gasadsorption. Diese Oberfläche wird dann durch eine Kugel gleicher Oberfläche $S = \pi x_S^2$ repräsentiert.

Aus der Definition der Sphärizität nach Wadell, Gl. 7.22, folgt somit

$$\Psi_{Wa} = \frac{\pi x_V^2}{\pi x_S^2} = \left(\frac{x_V}{x_S}\right)^2 \tag{7.23}$$

Bei vorgegebenem Volumen ist die Kugel der Körper mit der kleinsten Oberfläche. Der Nenner in der Definition der Sphärizität nimmt daher für alle nichtkugelförmigen Körper Werte an, die größer als der Zähler sind. Für den Wert der Sphärizität nach Wadell gilt daher stets,

$$\Psi_{Wa} \leq 1$$

Je stärker sich die Form eines Körpers der Kugelform nähert, desto größer ist der Wert der Spärizität nach Wadell. Für Kugeln hat sie den Wert 1.

Der **Formfaktor** φ, den DIN 66141 zur Darstellung von Korngrößenverteilungen einführt, ist als der Kehrwert der Sphärizität nach Wadell definiert

$$\varphi = \frac{1}{\Psi_a} = \left(\frac{x_S}{x_V}\right)^2 \qquad (7.24)$$

Unter Verwendung des Formfaktors φ ergibt sich für die durch Gl. 7.20 definierte volumenbezogene Oberfläche S

$$S_V = \frac{\pi \cdot x_S^2}{\pi/6 \cdot x_V^3} = \frac{6}{x_V} \cdot \left(\frac{x_S}{x_V}\right)^2 = \frac{6 \cdot \varphi}{x_V} \qquad (7.25)$$

7.1.4.2 Sauter-Durchmesser d

Der Durchmesser, der volumengleichen Kugel, der sich nach Gl. 7.25 ermitteln läßt, wird als Sauter-Durchmesser d bezeichnet.

$$d_{32} = \frac{6\varphi}{S_V} = \frac{\overline{x}^3}{\overline{x}^2} \qquad (7.26)$$

Der Sauter-Durchmesser stellt die mittlere Teilchengröße eines Schüttgutes mit der volumenbezogenen Oberfläche S dar. Er ist von besonderer Bedeutung zur Beschreibung von Vorgängen, die sich an der Teilchenoberfläche abspielen, z. B. bei der Sprühtrocknung, der Extraktion, dem Emulgieren usw.

7.1.4.3 Sphärizitätsdiagramme

Für verschiedene geometrisch einfache Körper kann anhand der durch Gl. 7.22 gegebenen Definition berechnet werden, wie sich die Sphärizität nach Wadell verändert, wenn die Teilchen, z. B. durch Variation der Länge der Hauptachsen, unterschiedliche Form annehmen. Werden die so ermittelten Sphärizitäten über dem Logarithmus des Quotienten der beiden Hauptachsen aufgetragen, so erhält man ein sogenanntes Sphärizitätsdiagramm für den gegebenen Körper.

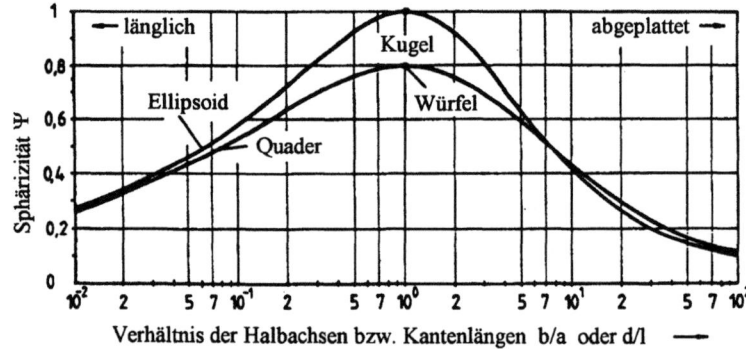

Abb. 7.5: Sphärizität verschiedener Formkörper

Liegen bestimmte Angaben zur Form der Partikel vor, d. h. ob sie mehr kugel-, würfel- oder stabförmig ist, so kann anhand eines Sphärizitätsdiagrammes sowie eines experimentell bestimmten Formfaktors ermittelt werden, wie gut z. B. die Näherung eines Äquivalentdurchmessers die Realität beschreibt.

Beispiel: Berechnung der Sphärizität für einen Zylinder mit dem Durchmesser a und der Höhe b

Das Volumen des Zylinders ist gegeben durch

$$V = \frac{\pi \cdot a^2}{4} \cdot b$$

Daraus folgt

$$x_V = \sqrt[3]{\frac{6V}{\pi}}$$

$$x_V = \sqrt[3]{\frac{3a^2 b}{2}}$$

Die Oberfläche des Zylinders ist gegeben durch

$$S = \pi \cdot a \cdot b + \frac{\pi a^2}{2}$$

Unter Berücksichtigung von

$$x_S = \sqrt{\frac{S}{\pi}} = \sqrt{a \cdot b + \frac{a^2}{2}}$$

folgt

$$\Psi = \frac{x_V^2}{x_S^2} = \frac{1}{2} \cdot \frac{\sqrt[3]{18(a^2 b)^2}}{a \cdot b + \frac{1}{2} a^2}$$

Wird der Logarithmus der Sphärizität gegen den Logarithmus des Achsenverhältnisses b/a aufgetragen, so erhält man das in Abb. 7.6 wiedergegebene Diagramm.

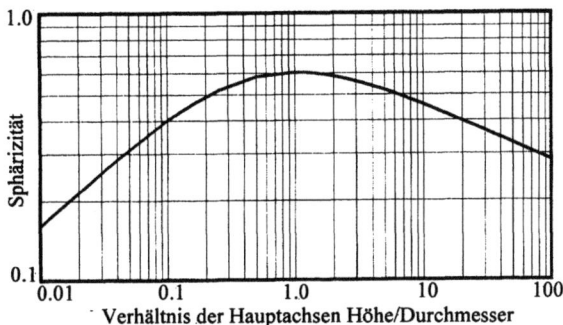

Abb.7.6: Sphärizitätdiagramm eines Zylinders

Für isometrische Körper ist der Quotient der Hauptachsen b/a = 1, d. h. es besteht die beste Annäherung an die Kugelform.

7.2 Charakterisierung von Schüttgütern

Bisher wurden Merkmale behandelt, die einzelne aus dem Schüttgut herausgegriffene Partikel charakterisieren. Als Überleitung zu den aus Einzelpartikeln aufgebauten Schüttgütern sollen einige globale Eigenschaften von Schüttungen erläutert werden. Diese globalen Eigenschaften unterscheiden sich von den später einzuführenden Verteilungsmerkmalen dadurch, daß sie durch Angabe eines einzelnen Meßwertes eindeutig beschrieben sind.

7.2.1 Packungsstruktur, Porosität und Schüttdichte

Die Packungsstruktur beschreibt die geometrische Anordnung der Teilchen in einer Schüttung. Folgende Partikelanordnungen können unterschieden werden:
- die geometrisch regelmäßige Packung,
- die „stochastisch regelmäßige" Packung, die sogenannte gleichmäßige Zufallspackung,
- die regellose Packung.

Es sei an dieser Stelle nur auf die geometrisch regelmäßigen Packungen kurz eingegangen. Zur Charakterisierung von Packungen wird die Zahl k der Berührungspunkte (= Koordinationszahl) der in der Packung enthaltenen Partikel mit Nachbarpartikeln sowie die Porosität angegeben. Die **Porosität** ε ist definiert als das Verhältnis von Hohlraumvolumen V_H zum Gesamtvolumen V

$$\boxed{\varepsilon = \frac{V_H}{V}} \tag{7.27}$$

Bei den geometrisch regelmäßigen Packungen werden unterschieden:

- Die **kubisch primitive** Packung:

Die kubisch primitive Packung ist dadurch gekennzeichnet, daß sie nur eine Partikel in der Elementarzelle enthält. Dieses steht mit 6 Nachbarpartikeln in direktem Kontakt, d. h. die Koordinationszahl k ist 6. Die Porosität ε beträgt 0.48.

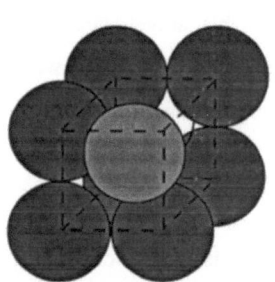

Abb. 7.7: Kubisch primitive Packung

- Die **kubisch flächenzentrierte** Packung:

Bei dieser Packung liegt jeweils eine Partikel an den Ecken des Quadrates sowie eine weitere in der Mitte jeder Fläche eines gedachten Würfels. Jede Partikel steht mit 12 Nachbarn in direktem Kontakt, also beträgt die Koordinationszahl k = 12. Die Porosität ε beträgt 0.26. Ein solches System ist also deutlich dichter gepackt als die kubisch primitive Packung.

Bei Kristallpackungen besteht kein Zusammenhang zwischen Porosität und Koordinationszahl. Bei Schüttgütern jedoch, die als gleichmäßige Zufallspackungen anzusprechen sind,

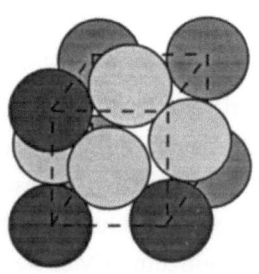

Abb. 7.8: Kubisch flächenzentrierte Packung

wurde von Smith u. Rumpf [1] ein derartiger Zusammenhang festgestellt, s. Abb. 7.9. Er kann benutzt werden, um aus der experimentell bestimmbaren Porosität des Schüttgutes die mittlere Koordinationszahl der Schüttgutpartikel zu ermitteln.

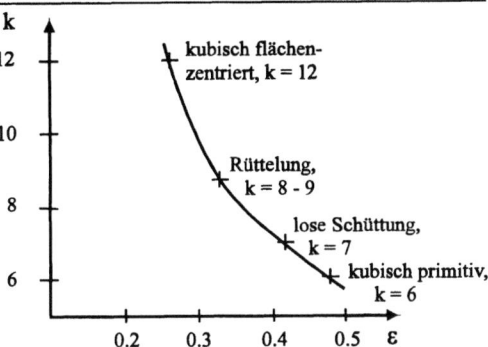

Abb. 7.9: Zusammenhang zwischen der Porosität und der Koordinationszahl bei Schüttgütern [1]

Beispiel: Berechnung der Porosität bei der kubisch flächenzentrierten Packung

Die Seitenlänge des Würfels sei k. Dann beträgt die Länge der Diagonalen $k\sqrt{2}$. Diese entspricht gerade 4 Kugelradien. Somit ergibt sich für das Volumen einer Kugel $V = \frac{\pi \cdot k^3}{24}\sqrt{2}$. Die 6 Partikel in den Würfelflächen ragen jeweils zur Hälfte in den Würfel, nehmen also im Würfel das Volumen von drei Kugeln ein. Die Kugeln auf den Ecken des Würfels ragen jeweils zu einem Achtel in den Würfel und besetzen somit insgesamt noch einmal das Volumen einer Partikel. Somit sind vom Gesamtvolumen des Würfels vier Partikelvolumina zu subtrahieren, um das Hohlraumvolumen zu erhalten. Die Durchführung der Rechnung ergibt dann eine Porosität von 0.26.

Wie von Brauer [2] aufgezeigt wurde, nimmt bei Schüttgütern die Porosität mit steigender Partikelgröße rasch ab und bleibt bei Durchmessern, die größer als 150 µm sind, mehr oder weniger konstant, s. Abb. 7.10.

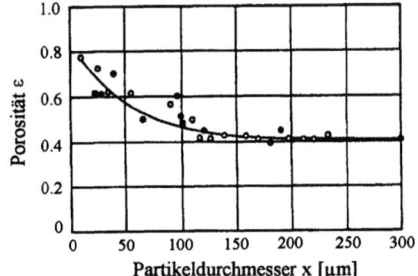

Abb. 7.10: Porosität als Funktion der Partikelgröße (nach [2])

7.2.1.1 Flächenporosität

Bei der Betrachtung zahlreicher Eigenschaften von Schüttgütern, z. B. bei der Übertragung von Kräften, ist nicht die dreidimensionale Struktur, sondern nur Schnittebenen durch das Gut relevant. Ein Teil der von einer Schnittebene gebildeten Gesamtfläche A wird von Poren eingenommen, die sogenannte freie Fläche A_F. Das Verhältnis von freier Fläche zur Gesamtfläche einer Ebene wird als **Flächenporosität** ε_A bezeichnet.

$$\boxed{\varepsilon_A = \frac{A_F}{A}} \tag{7.28}$$

Die Flächenporosität ε_A ist dem Werte nach gleich der Volumenporosität ε [5].

7.2.1.2 Schüttdichte

Die Dichte eines Schüttgutes, die **Schüttdichte** ρ_b, ergibt sich aus den Beiträgen des Feststoffanteils s sowie des Fluids f, das den Hohlraum zwischen den Partikeln einnimmt. Sie unterscheidet sich somit von der Dichte des Feststoffanteils.

Zur Berechnung der Schüttdichte wird zuerst die Gesamtmasse M des Schüttgutes ermittelt und anschließend durch das von ihm eingenommene Volumen V dividiert.

$$\boxed{\rho_b = \frac{M}{V}} \tag{7.29}$$

Für die Gesamtmasse gilt

$$M = M_s + M_f \tag{7.30}$$

$$\rho_b = \frac{M}{V} = \frac{V_s}{V} \cdot \frac{M_s}{V_s} + \frac{V_f}{V} \cdot \frac{M_f}{V_f} \tag{7.31}$$

Dies ist aber

$$\rho_b = (1-\varepsilon) \cdot \rho_s + \varepsilon \rho_f \tag{7.32}$$

Aus der Definition der Porosität folgt, daß $(1-\varepsilon)$ dem Feststoffanteil und ε dem Hohlraumanteil entspricht. Bildet Luft das Fluid f, so kann dessen Dichte im Vergleich zur Feststoffdichte ρ_s vernachlässigt werden. Es gilt dann

$$\boxed{\varepsilon = 1 - \frac{\rho_b}{\rho_s}} \tag{7.33}$$

Beispiel:

Die Materialdichte eines Granulates beträgt 1.30 [g/cm³]. Die Schüttgutdichte dieses Granulates beträgt 0.85 [kg/dm³]. Wie groß ist die Porosität?

Lösung:

Die Dichte des Fluids Luft kann im Vergleich zur Dichte des Granulates vernachlässigt werden. Dann ergibt sich aus obiger Definition der Schüttdichte ρ_b

$$\varepsilon = 1 - \frac{\rho_b}{\rho_s} = 0.35$$

7.2.2 Ermittlung von Partikelgrößenverteilungen

„Natürlich" vorkommende Schüttgüter bestehen in der Regel aus Teilchen unterschiedlicher Größe. Um eine Aussage über die Art der Größenzusammensetzung machen zu können, ordnet man die Teilchen nach den vorkommenden Größen und gibt die jeweils zugehörigen Mengenanteile an. Dazu wird die Meßprobe mit Hilfe eines geeigneten Feinheitsmaßes in Klassen (bzw. Fraktionen) unterteilt und dann der auf diese Klasse entfallende Mengenanteil bestimmt. Für graphische Darstellungen der Partikelgrößenverteilung wird auf der Abszisse das Feinheitsmaß x und auf der Ordinate der jeweils zugehörige Mengenanteil Q aufgetragen.

Je nach Art des benutzten Meßverfahrens ergeben sich unterschiedliche Maße. Dementsprechend sind verschiedene Mengenanteile Q_r zu unterscheiden.

Tabelle 7.1: Übersicht über die verschiedenen Mengenarten

Meßverfahren	Art des Maßes	Index	Mengenart	Dimension
Zählen	Anzahl	r = 0	Q_0	L^0
Direkt abbildende optische Verfahren	Länge	r = 1	Q_1	L^1
Extinktionsmessung	Fläche	r = 2	Q_2	L^2
Wiegen	Volumen, Masse	r = 3	Q_3	L^3

Zur **Kennzeichnung der Mengenart r** wird jener Exponent benutzt, mit dem die Länge potenziert werden muß, um das vom jeweiligen Meßverfahren gelieferte Maß zu erhalten.

Für die graphische Darstellung der Partikelgrößenverteilung haben sich in der Praxis zwei Darstellungsarten besonders bewährt,
- die Verteilungssummenkurve $Q_r(x)$ sowie
- die Verteilungsdichtekurve $q_r(x)$.

Bei der Darstellung als Verteilungssumme gibt $Q_r(x)$ den auf die Gesamtmasse bezogenen Anteil von Teilchen an, die kleiner als das Feinheitsmerkmal x sind.

$$Q_r(x_i) = \frac{\text{Teilmenge } (x_{min} \text{ bis } x_i)}{\text{Gesamtmenge } (x_{min} \text{ bis } x_{max})} \quad (7.34)$$

Bei der Darstellung als Verteilungsdichte gibt q(x) das Verhältnis des Massenanteils einer Kornklasse zu ihrer Klassenbreite an.

$$q(x_{u,i}, x_{o,i}) = \frac{Q(x_{o,i}) - Q(x_{u,i})}{x_{o,i} - x_{u,i}} = \frac{\Delta Q_i}{\Delta x_i} \quad (7.35)$$

Das weitere Vorgehen bei der Durchführung einer Partikelgrößenanalyse sei am Beispiel einer Siebanalyse dargestellt.

7.2.2.1 Siebanalyse

Bei der Siebanalyse wird eine bestimmte Schüttgutmenge durch ein oder mehrere Siebe in Fraktionen aufgetrennt, deren Massenanteile dann ermittelt werden.

Die Siebanalyse kann mit Hilfe von Einzelsieben oder mit einem Satz von Sieben manuell oder maschinell durchgeführt werden. Aus Zeitgründen überwiegt aber die Siebanalyse mit mehreren zu einem Siebturm zusammengesetzten Sieben. Hierbei werden Siebe definierter Maschenweite so zusammengebaut, daß das oberste Netz die größte, die nach unten folgenden Siebe jeweils kleinere Maschenweiten aufweisen. Dieser Siebsatz wird dann auf einen Rüttler gestellt. Eine genau abgewogene Menge des zu untersuchenden Schüttgutes wird auf das obere Sieb aufgegeben. Nachdem der Siebsatz verschlossen wurde, wird der Rüttler für eine definierte Zeit betätigt. Dadurch fallen alle Partikel, deren Größe kleiner als die Maschenweite des Siebes ist, auf das darunterliegende Sieb und so weiter, bis

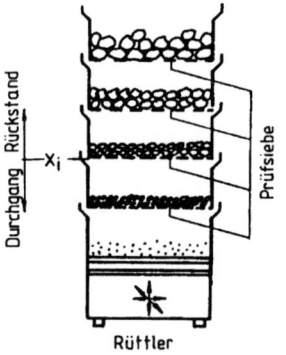

Abb. 7.11: Schema einer Rüttelsiebmaschine (aus [3])

schließlich eine weitere Auftrennung nicht mehr möglich ist. Die auf einem Sieb zurückgebliebenen Teilchen bilden eine **Größenklasse**. Deren Untergrenze $x_{u,i}$ ist durch die Maschenweite des Siebes gegeben, auf dem die Partikel liegen, während ihre Obergrenze $x_{o,i}$ durch die Maschenweite des letzten Siebes gebildet wird, durch das die Partikel noch durchgefallen sind.

7.2.2.1.1 Auswertung einer Siebanalyse

Zur Auswertung einer Siebanalyse sind verschiedene tabellarische wie auch graphische Darstellungen gebräuchlich. Meist dienen die tabellarischen Darstellungen zur Vorbereitung einer graphischen Darstellung. Im nachfolgenden Beispiel beträgt die Gesamtmenge (= Auftragsmenge) 185.0 g.

- Tabellarische Darstellung von Äquivalentdurchmesser, Durchgang und Rückstand (nach DIN 66141).

Tabelle 7.2: Analysenwerte einer Korngrößenverteilung

Äquivalentdurchmesser x [μm]	Durchgang D_i	Rückstand R_i
90	0.01	0.99
180	0.041	0.959
355	0.145	0.855
710	0.46	0.54
1400	0.9	0.1
2000	1.00	0.0

Bei der Siebanalyse entspricht der Äquivalentdurchmesser der Nennweite w der Prüfsieböffnung.

Tabelle 7.3: Tabellarische Darstellung als Kornklasse und Fraktion

i	Kornklasse		Fraktion
	$> x_u$ [µm]	x_o [µm]	ΔD_i
1	0	90	0.01
2	90	180	0.031
3	180	355	0.104
4	355	710	0.315
5	710	1400	0.44
6	1400	2000	0.1

Oft werden die Informationen der Tabellen 7.2 und 7.3 zu einer Tabelle zusammengefaßt. Im Hinblick auf graphische Darstellungen wird zusätzlich noch die Verteilungsdichte $q_{3,i}$ aus den Analysenergebnissen berechnet.

Tabelle 7.4: Zusammenfassung der Daten einer Siebanalyse; Auftragsmasse 185 g

Klasse i	$x_{u,i}$ [µm]	$x_{o,i}$ [µm]	Δx [µm]	$\bar{x}_i$ [µm]	M_i [g]	Durchgang $Q_{3,i} = \dfrac{\sum_{j=1}^{i} M_j}{M_{ges}}$	Fraktion $\Delta D_i = \Delta Q_{3,i}$	$q_{3,i} = \dfrac{\Delta Q_{3,i}}{\Delta x_i}$ [µm^{-1}]
1	0	90	90	45	1.85	0.01	0.01	1.1×10^{-4}
2	90	180	90	135	5.74	0.041	0.031	3.44×10^{-4}
3	180	355	175	267.5	19.25	0.145	0.104	5.94×10^{-4}
4	355	710	355	532.5	58.27	0.46	0.315	8.87×10^{-4}
5	710	1400	690	1055	81.38	0.90	0.44	6.38×10^{-4}
6	1400	2000	600	1700	18.50	1.00	0.1	1.67×10^{-4}

Wird bei der Siebanalyse das Ergebnis **graphisch** als Verteilungssumme dargestellt, s. Abb. 7.12, so gibt jeder Punkt $Q_3(x_i)$ den auf die Gesamtmasse bezogenen Anteil von Teilchen an, deren Durchmesser kleiner als x_i ist (s. Gl. 7.34).

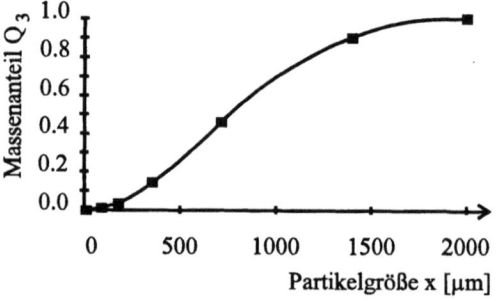

Abb. 7.12: Verteilungssummenkurve der in Tabelle 7.4 wiedergegebenen Korngrößenverteilung

Kapitel 7: Teilchengrößenanalyse

$$Q_{3,i} = \frac{1}{M_{Ges.}} \sum_{j=1}^{i} M_j \qquad (7.36)$$

Die jeweilige Fraktion wird nach der oberen Intervallgrenze benannt. Für die Massenanteile Q_r gelten folgende Konventionen

$$Q_r(x = x_{min}) = 0 \qquad Q_r(x = x_{max}) = 1 \qquad (7.37)$$

$$\Delta Q_r(x_{u,i}, x_{o,i}) = Q_r(x_{o,i}) - Q_r(x_{u,i}) \qquad (7.38)$$

Bei sinnvoller Wahl der Klassenbreiten haben die Verteilungssummenkurve „natürlich vorkommender" Schüttgüter einen sigmoiden Verlauf.

Bei der Siebanalyse wird jene auf die Gesamtauftragsmasse bezogene Teilmasse des Auftragsgutes, die bei Verwendung des Siebes i als Einzelsieb durch das Sieb fällt, s. Abb. 7.10, als **Durchgang D_i** bezeichnet. Entsprechend heißt die auf dem Sieb i verbleibende Teilmasse des Auftragsgutes, die ebenfalls auf die Gesamtauftragsmasse bezogen wird, **Rückstand R_i**. Zwischen Durchgang und Rückstand besteht die einfache Beziehung

$$R_i + D_i = 1 \qquad (7.39)$$

Zur Darstellung als Verteilungsdichtekurve wird auf der Abszisse ebenfalls die Partikelgröße aufgetragen, auf der Ordinate aber die nach Gl. 7.35 berechnete Verteilungsdichte $q_{r,i}$

$$q_{r,i} = \frac{Q_{r,i} - Q_{r,i-1}}{x_i - x_{i-1}} = \frac{\Delta Q_r}{\Delta x} \qquad (7.40)$$

Die Verteilungsdichte $q_r(x_{i-1}, x_i)$ gibt also die Änderung des Massenanteils ΔQ_r über der Intervallbreite Δx an.

Die Verteilungsdichte kann in Form eines Histogramms, s. Abb. 7.12, oder aber auch als stetige Kurve dargestellt weren. Bei der Histogrammdarstellung wird jeweils die Anteildichte $q_{3,i}$ über dem Intervall i aufgetragen. Die stetige Kurve wird aus dem Histogramm dadurch gewonnen, daß die Treppen durch Flächenausgleich geglättet werden. Soll eine Darstellung als stetige Kurve erfolgen, sollte nach DIN 66141 die Anzahl der Kornklassen zwischen 10 und 20 betragen.

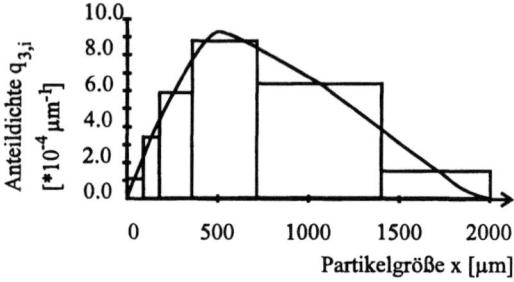

Abb. 7.13: Darstellung der Verteilungsdichte der in Tabelle 7.4 wiedergegebenen Korngrößenverteilung

7.2.2.1.2 Faktoren, die das Ergebnis einer Siebanalyse beeinflussen

Die Siebanalyse ist ein stochastischer Prozess, bei dem kontinuierlich geprüft wird, ob die Partikel größer oder kleiner als die vorgegebene Maschenweite des Prüfsiebes sind. Die Partikel müssen daher stets in Bewegung gehalten werden, so daß sie ständig auf neue Maschen treffen. Das Ergebnis der Siebanalyse wird demgemäß durch die Einflußfaktoren dieses stochastischen Prozesses bestimmt. Diese können entweder von den gewählten Geräten und Siebverfahren oder aber vom Siebgut abhängig sein.

Geräte- bzw. verfahrensabhängige Faktoren sind:
- **Die wirksame Siebfläche:** Als wirksame Siebfläche wird jener Flächenanteil eines Siebes bezeichnet, der zu einem gegebenen Zeitpunkt von Partikeln passiert werden kann. Da zu Beginn einer Siebung die feineren Partikel das Sieb relativ rasch passieren, nimmt die wirksame Siebfläche während eines Siebvorganges kontinuierlich ab.
- **Die Bewegung des Siebes bzw. des Fluids:** Partikel und Siebboden müssen stets gegeneinander bewegt werden. So kann vermieden werden, daß Siebmaschen durch gröbere Partikel blockiert werden. Die Trenngrenze als auch die Trennschärfe hängen davon ab, wie häufig Partikel auf freie Sieböffnungen treffen.
- **Siebhilfen:** Bei analytischen Siebungen dienen Siebhilfen dazu, verstopfte Sieböffnungen wieder freizumachen oder aber um die Dispergierung zu verbessern. Bildet Luft oder ein anderes Gas die kohärente Phase, so können z. B. Tenside oder hochdisperse Kieselsäure verwendet werden. In flüssigen Phasen hat sich der Einsatz von Propylenglykol bewährt. Mechanische Sieb-

hilfen sollten nicht eingesetzt werden, da sie das Siebgut weiter zerkleinern und die Siebe beschädigen können.
- **Satzsiebung:** Die optimalen Siebbedingungen gelten immer nur für ein Einzelsieb. Aus Zeitgründen werden aber in der Regel Siebe zu einem Siebsatz kombiniert. Die für den Siebsatz anzuwendenden Siebbedingungen müssen daher als vernünftiger Kompromiß zwischen den unterschiedlichen Anforderungen der Einzelsiebe erarbeitet werden. Dies gilt insbesondere im Hinblick auf die Siebbelastung durch die Masse und/oder das Schüttvolumen des Gutes auf jedem Einzelsieb.

Siebgutabhängige Faktoren sind:
- **Masse und Schüttvolumen des Aufgabegutes:** Die Masse des Aufgabegutes muß so gewählt werden, daß einerseits die Belastung des Siebbodens nicht zu hoch wird und daß vor allem jede Partikel innerhalb einer bestimmten Zeit auf eine freie Sieböffnung treffen kann. Die Auftragsmasse sollte daher das Doppelte des größten zulässigen Schüttvolumens des Siebrückstandes nicht überschreiten. Die DIN-Vorschrift 66165 gibt dafür einige Richtwerte, s. Tabelle 7.5.

Tabelle 7.5: Richtwerte für die Schüttvolumina der Siebrückstände je Flächeneinheit FE des Siebbodens [cm^3 dm^{-2}]

Nennöffnungsweite w des Siebbodens [mm]	Größtes zulässiges Schüttvolumen des Siebrückstandes pro FE
0.016	1.5
0.020	2
0.045	3
0.063	4
0.125	6
0.180	7
0.250	9
0.355	11
0.500	14
0.710	18
1.000	20
1.400	30
2.000	35

Bei der Auswahl der Siebe, die zu einem Satz kombiniert werden sollen, sind die Sieböffnungen der zu verwendenden Siebe so zu wählen, daß sich eine gleichmäßige Verteilung des Siebgutes auf die einzelnen Siebe ergibt. Die kleinste Masse, die auf einem der Siebböden zurückbleibt, darf jenen Wert nicht unterschreiten, den der Stichprobenumfang mindestens aufweisen muß, um die geforderte statistische Genauigkeit zu gewährleisten. Die Auftragsmasse ist ferner abhängig von der Genauigkeit der zur Massenbestimmung benutzten Waage. Sie muß mindestens so groß sein, daß auch die kleinste Fraktion noch zuverlässig gewogen werden kann. Der Rückstand auf dem Sieb mit der größten Maschenweite als auch der Durchgang durch das Sieb mit der kleinsten Maschenweite sollten etwa 5 % der Auftragsmasse betragen. Die Rückstände auf den Zwischensieben sollten möglichst gleich sein und höchstens 25 % der Auftragsmasse betragen.

- **Form der Partikel:** Die Trenngrenze eines Siebverfahrens ist von der Partikelform abhängig. Bei extremen Partikelformen, z. B. nadelförmige Partikel, sollte keine Siebanalyse durchgeführt, sondern auf ein anderes Verfahren ausgewichen werden.
- **Neigung zu Agglomeration und Haftung:** Insbesondere kleine Partikel neigen dazu, an den Sieben zu haften oder zu agglomerieren. Dies kann eine Siebung sehr erschweren oder im Extremfall sogar unmöglich machen. Das Haften kann durch Tensidzusatz oder Naßsiebung verhindert werden. Bei der Agglomeratbildung ist zu unterscheiden, ob sie durch elektrostatische Aufladung oder durch Van-der-Waals-Kräfte bedingt ist. Bei elektrostatischer Aufladung kann eine Erhöhung der relativen Luftfeuchtigkeit Abhilfe schaffen. Starke Van-der-Waals-Kräfte können nur durch Naßsiebung überwunden werden.

7.2.2.2 Siebdauer

Die Güte einer Siebung, also Trenngrenze und Trennschärfe, wird durch die Siebdauer bestimmt. Die quantitative Ermittlung der Siebdauer für ein Einzelsieb erfolgt durch die Ermittlung der Massen von Durchgang oder Rückstand in Abhängigkeit von der Dauer der Siebung. Auf Grund des stochastischen Charakters des Siebvorganges nimmt mit zunehmender Siebdauer die Wahrscheinlichkeit, daß sich auf einem Siebboden noch Partikel finden, deren Abmessungen kleiner als die Maschenweite des Siebbodens sind, exponentiell ab. Dementsprechend nimmt auch die Änderung des Rückstandes R mit der Zeit exponentiell ab.

Als **Siebdauer ist jene Zeit t_s definiert, bei welcher der absolute Betrag $\left|dR/dt\right|$ einen bestimmten Wert a unterschreitet,** s. Abb. 7.14. Die Größe des Wertes a ergibt sich aus der jeweiligen Fragestellung. Die DIN-Vorschrift 66165 empfiehlt als Endpunkt jene Zeit, bei der die Masse des Durchganges pro Minute weniger als 0.1 % der Masse des Auftragsgutes beträgt. Qualitativ kann die Siebdauer auch aus der visuellen Beurteilung des Rück-

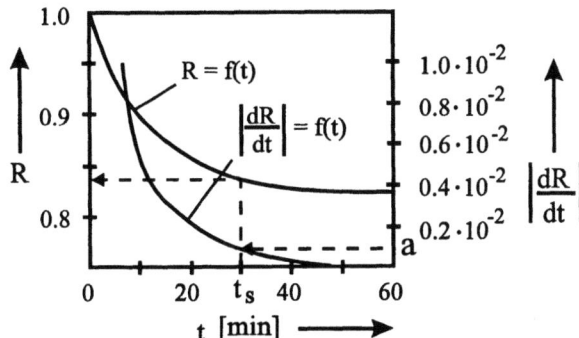

Abb. 7.14: Festlegung der Siebdauer aus dem Absolutbetrag der zeitlichen Änderung des Rückstandes

standes abgeschätzt werden. Die Siebung ist beendet, wenn der Feinanteil abgetrennt ist. Dies wird erkennbar, wenn sich der Farbton des Rückstandes ändert oder wenn dieser beginnt, körnig auszusehen.

7.2.2.3 Gewinnung weiterer Informationen aus der Siebanalyse

Die volumenbezogene Oberfläche wurde durch Gl. 7.20 wie folgt definiert

$$S_V = \frac{S_{Ges.}}{V_{Ges.}} \tag{7.41}$$

Für ein Schüttgut, dessen Teilchen verschiedenen Größenklassen i angehören, gilt

$$S_V = \frac{\sum S_i}{V_{Ges.}} \tag{7.42}$$

Dabei bezeichnet S_i die Oberfläche der Teilchen in der Fraktion i und V_i deren Volumen. S_i läßt sich wie folgt umformen

$$S_i = \left(\frac{S_i}{V_i}\right) \cdot V_i = S_{V,i} \cdot V_i \qquad (7.43)$$

Durch Einsetzen in Gl. 7.42 folgt für die volumenbezogene Oberfläche

$$S_V = \frac{\sum S_{V,i} \cdot V_i}{V_{Ges.}} = \sum \left(S_{V,i} \cdot \frac{\rho V_i}{\rho V_{Ges.}}\right) = \sum S_{V,i} \cdot \Delta Q_{3,i} \qquad (7.44)$$

Wie bei der Diskussion der Formfaktoren gezeigt wurde, Gl. 7.25, gilt für die volumenbezogene Oberfläche die Beziehung

$$S_V = \frac{6 \cdot \varphi}{x_V} \qquad \text{mit } \varphi = \left(\frac{x_S}{x_V}\right)^2 \qquad (7.45)$$

Da die bei der Siebanalyse erhaltenen Fraktionen in der Regel relativ schmal sind, kann in Gl. 7.45 der Durchmesser der volumengleichen Kugel, x_V, durch die mittlere Teilchengröße $\overline{x}_i$ der Partikelfraktion i ersetzt werden. Für die volumenbezogene Oberfläche der Fraktion i folgt somit

$$S_{V,i} = \frac{6 \cdot \varphi}{\overline{x}_i} \qquad (7.46)$$

Die volumenbezogene Oberfläche des gesamten Partikelkollektivs ergibt sich durch Einsetzen von Gl. 7.46 in Gl. 7.44

$$S_V = 6 \cdot \varphi \sum_{i=1}^{n} \frac{\Delta Q_{3,i}}{\overline{x}_i} \qquad (7.47)$$

Bei Kenntnis des Formfaktors ist es somit möglich, aus den Daten einer Siebanalyse die volumenbezogene Oberfläche S_V zu berechnen.

Die massenbezogene Oberfläche S_M ist wie folgt definiert

$$S_M = \frac{S}{M} = \frac{S}{\rho \cdot V} = \frac{S_V}{\rho} \qquad (7.48)$$

Somit gilt

$$S_V = \rho \cdot S_M \qquad (7.49)$$

Damit kann auch die massenbezogene Oberfläche letztlich aus Daten der Siebanalyse berechnet werden.

Tabelle 7.8: Berechnung der massenbezogenen Oberfläche aus Daten der Siebanalyse

Klasse i	x_{i-1} [μm]	x_i [μm]	Δx [μm]	$\overline{x}_i$ [μm]	M_i [g]	Durchgang $Q_{3,i} = \dfrac{\sum_{j=1}^{i} M_j}{M_{ges}}$	$\Delta Q_{3,i} = \dfrac{M_i}{M_{ges}}$	$S_{V,i} = \dfrac{6\varphi \cdot \Delta Q_{3,i}}{\overline{x}_i}$ [cm^{-1}]
1	0	90	90	45.0	1.85	0.01	0.01	18.65
2	90	180	90	135.0	5.74	0.041	0.031	19.32
3	180	355	175	267.5	19.25	0.145	0.104	32.68
4	355	710	355	532.5	58.27	0.46	0.315	49.73
5	710	1400	690	1055.0	81.38	0.90	0.44	35.03
6	1400	2000	600	1700.0	18.50	1.00	0.1	4.96

Mit den bisher verwendeten Daten des Beispiels zur Siebanalyse, Tab. 7.8, ergibt sich bei Annahme eines Formfaktors φ von 1.4 eine volumenbezogene Oberfläche von

$$S_V = 160.36 \text{ cm}^{-1}$$

Unter Berücksichtigung einer Dichte von $\rho = 2.6$ g/cm^3 folgt für die massenbezogene Oberfläche (= spezifische Oberfläche)

$$S_M = 61.68 \text{ cm}^2/\text{g}$$

7.2.2.4 Abschätzung der Teilchenanzahl auf einem Siebboden

Zur Abschätzung der Anzahl der Teilchen auf einem Siebboden werden zuerst die maximale und die minimale Masse berechnet, die ein Teilchen auf dem gegebenen Siebboden haben kann. Für die Teilchen wird Kugelform angenommen. Der maximale Durchmesser der Partikel ist durch die Maschenweite des oberen Siebbodens festgelegt. Entsprechend definiert die Maschenweite des unteren Siebbodens den kleinsten Teilchendurchmesser.

Beispiel: Anzahl der Teilchen auf einem Siebboden

Wieviele Teilchen liegen auf dem Siebboden i = 6, Tab. 7.8, mit der Maschenweite 1.4 mm, wenn die Dichte 2.6 g/cm³ beträgt? Die Maschenweite des oberen Siebbodens beträgt 2 mm. Gewicht des Rückstandes 18.5 g

$$M_{Max.} = \frac{\pi}{6} \cdot x_{w,q}^3 \cdot \rho = 1.09 * 10^{-2} \text{ g}$$

$$M_{Min.} = \frac{\pi}{6} \cdot x_{w,q}^3 \cdot \rho = 3.74 \times 10^{-3} \text{ g}$$

$$N_{Min} = \frac{M_i}{M_{Max.}} = \frac{18.5}{1.09 \times 10^{-2}} = 1700$$

$$N_{Max} = \frac{M_i}{M_{Min.}} = \frac{18.5}{3.74 \times 10^{-3}} = 4950$$

Die Teilchenfraktion 1.4 – 2 mm (i = 6) besteht mindestens aus 1700 und maximal aus 4950 Teilchen.

Abschätzungen dieser Art sind im Hinblick auf die Herstellung von Mischungen und zur Beurteilung deren Güte wichtig.

Beispiel: Vergrößerung der massebezogenen Oberfläche durch Mahlen

Um die Auflösegeschwindigkeit eines Wirkstoffes mit dem Formfaktor φ = 1.9 und der Feststoffdichte ρ_s = 1.35 g/cm³ zu erhöhen, wird der mittlere Partikeldurchmesser $\overline{x}_1$ = 750 μm durch Mahlen auf $\overline{x}_2$ = 10 μm verkleinert. Die Partikelform und die Art der Verteilung ändern sich durch den Mahlvorgang nicht. Um welchen Betrag wurde die massenbezogene Oberfläche vergrößert?

Lösung:

$\overline{x}_1$: $S_{M,1} = 6\varphi / (\rho_s \overline{x}_1) = 6 \times 1.9 / 1.35$ g cm⁻³ × (750 ×10⁻⁴ cm) = 112.59 cm²g⁻¹.

$\overline{x}_2$: $S_{M,2} = 8444.44$ cm²g⁻¹ = 0.8444 m²g⁻¹

$\Delta S_M = S_{M,2} - S_{M,1} = 8331.85$ cm²g⁻¹ = 0.833 m²g⁻¹

7.2.3 Beschreibung von Teilchengrößenverteilungen

Zur Beschreibung von Teilchengrößenverteilungen haben sich im wesentlichen zwei Methoden durchgesetzt:

- die **Angabe allgemeiner Maßzahlen**, z. B. Arzneibuchangaben, statistische Maßzahlen,
- die **Angabe von Parametern mathematischer Funktionen.**

7.2.3.1 Allgemeine Maßzahlen

7.2.3.1.1 Angaben laut Arzneibuch

Das Arzneibuch kennzeichnet Pulver nach zwei Arten:
- Die Kennzeichnung durch **Angabe einer einzigen Siebnummer:** Diese Angabe bedeutet, daß mindestens 95 % des Pulvers durch das entsprechende Sieb gehen, d. h. daß diePulverteilchen kleiner als die entsprechende Maschenweite sind.
- Die Kennzeichnung durch **Angabe zweier Siebnummern:** In diesem Fall müssen 95 % des Pulvers das Sieb mit der größeren Siebnummer und höchstens 40 % das Sieb mit der kleineren Siebnummer passieren. Das heißt, bei einem Pulver, das dieser Festlegung entspricht, liegen mindestens 55 % der gesamten Teilchen in der durch die beiden Siebe eingegrenzten Partikelfraktion.

7.2.3.1.2 Statistische Maßzahlen

Bei der Verwendung statistischer Maßzahlen wird zwischen Maßzahlen zur Kennzeichnung der Lage und Maßzahlen zur Kennzeichnung der Breite der Verteilung unterschieden.

Zur **Kennzeichnung der Lage** von Teichengrößenverteilungen mittels statistischer Kennzahlen werden benutzt:
- Der arithmetische Mittelwert

$$\bar{x}_r = \sum_{i=1}^{k} \bar{x}_i q_r(\bar{x}_i) \Delta x_i = \sum_{i=1}^{k} \bar{x}_i \Delta Q_{r,i} \qquad (7.50)$$

Bei Vorliegen einer Dichtefunktion $q_r(x)$ gilt entsprechend

$$\bar{x}_r = \int_{x_{min}}^{x_{max}} x q_r(x) dx \qquad (7.51)$$

- Der Medianwert (Wert an der Stelle $Q_r = 50\%$)

$$x_{r,50} = x\,(Q_r = 0.5) \tag{7.52}$$

Zur Kennzeichnung der Breite einer Verteilung werden verschiedene Maßzahlen benutzt:

- Die empirische Varianz

$$s_r^2 = \sum_{i=1}^{k}(\bar{x}_i - \bar{x}_r)^2 q_r(\bar{x}_i)\Delta x_i \tag{7.53}$$

Bei Vorliegen einer Dichtefunktion $q_r(x)$ gilt entsprechend

$$s_r^2 = \int_{x_{min}}^{x_{max}} (x - \bar{x}_r)^2 q_r(x)dx \tag{7.54}$$

- Der Variationskoeffizient V

$$V = \frac{s_r}{\bar{x}_r} \tag{7.55}$$

- Die relative Spannweite SW

$$SW = (x_k - x_m) / x_{50} \tag{7.56}$$

mit $x_k = x(Q = k\,\%)$ und $x_m = x(Q = m\,\%)$.

- Der Dispersitätsgrad DG

$$DG = x_k / x_m \tag{7.57}$$

Beispiel: Statistische Maßzahlen für die Verteilung aus obiger Siebanalyse, Tabelle 7.8

Mit den Daten des obigen Beispiels, Tabelle 7.8, ergeben sich für die statistischen Maßzahlen folgende Zahlenwerte:

- für das arithmetische Mittel

    $\bar{x}_3 = 45\,\mu m * 0.01 + 135\,\mu m * 0.031 + 267.5\,\mu m * 0.104 + 532.5\,\mu m * 0.315$
    $+ 1055\,\mu m * 0.44 + 1700\,\mu m * 0.1 = 834\,\mu m$

- für die Standardabweichung

    $s_3^2 = (45\,\mu m - 834\,\mu m)^2 * 0.01 + (135\,\mu m - 834\,\mu m)^2 * 0.031$
    $+ (267.5\,\mu m - 834\,\mu m)^2 * 0.104 + ...+ (1700\,\mu m - 834\,\mu m)^2 * 0.1 = 424\,\mu m^2$

- für den Variationskoeffizienten

V = 424 µm/834 µm = 0.51
- für die relative Spannweite

Der Verteilungssummenkurve entnimmt man für den Medianwert: x_{50} = 765 µm.

SW = ($x_{84} - x_{16}$)/x_{50} = (1250 µm − 375 µm)/765 µm = 1.14

7.2.3.2 Parameter mathematischer Funktionen

Stetige, monoton wachsende Funktionen, die den Bedingungen

$$Q_3(x) = 0 \quad \text{für } x = x_{min}$$

$$Q_3(x) = 1 \quad \text{für } x = x_{max}$$

genügen, können für die Approximation der Summenverteilungskurven eingesetzt werden. Je nach Art und Weise wie die übrigen Werte $Q_3(x)$ für $x_{min} < x < x_{max}$ approximiert werden, kann zwischen verschiedenen Verteilungsfunktionen unterschieden werden. Besonders bewährt haben sich
- **die Potenzfunktion** (nach Gates, Gaudin und Schumann, GGS-Verteilung).

Bei dieser vor allem für die Approximation von Massen- bzw. Volumenverteilungen geeigneten Funktion werden die Werte der Verteilungssumme $Q_3(x)$ wie folgt dargestellt

$$Q_3(x) = \left(\frac{x}{x_{max}}\right)^m \qquad (7.58)$$

Während sich x_{max} aus dem Experiment ergibt, wird der zweite Parameter m so bestimmt, daß eine möglichst gute Übereinstimmung zwischen den experimentell ermittelten und den mathematisch angenäherten Werten erzielt wird. Durch Logarithmieren folgt aus Gl. 7.58

$$\lg Q_3(x) = m \cdot \lg\left(\frac{x}{x_{max}}\right) \qquad (7.59)$$

Die logarithmierte Funktion ist also eine Gerade mit der Steigung m.

Werden in einem doppeltlogarithmischen Koordinatensystem die Werte der Verteilungssumme $Q_3(x)$ über der Partikelgröße aufgetragen, ergibt sich die durch Gl. 7.59 definierte Gerade mit der Steigung m, s. Abb. 7.11. Je größer die

Steigung, desto enger ist die Verteilung und umgekehrt. Ein Auftragung über den auf den Maximalwert x_{max} bezogenen Partikelgrößen führt zur gleichen, nur entsprechend parallel verschobenen Kurve.

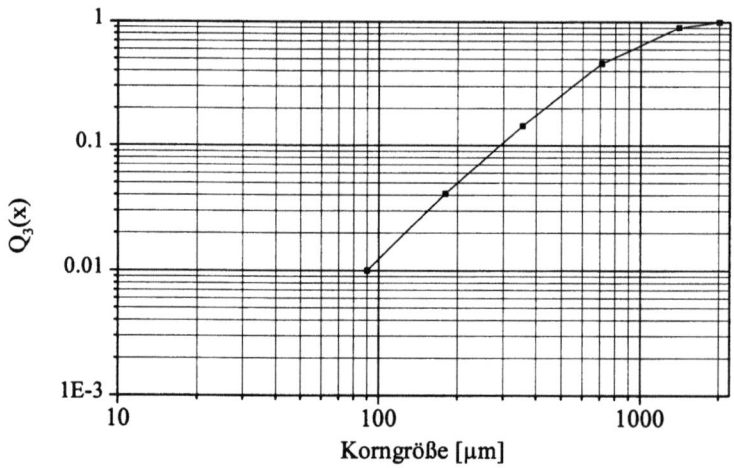

Abb. 7.15: Doppeltlogarithmisches Wahrscheinlichkeitsnetz; Potenzverteilung

In der Abb. 7.14 sind die Werte aus Tabelle 7.4 aufgetragen. Die beiden oberen Werte befolgen nicht mehr die durch Gl. 7.59 beschriebene Verteilung. Dies ist möglicherweise durch die Wahl der Siebe bedingt. In einem solchen Fall ist zu überprüfen, ob die Obergrenze der Fraktion nicht zu groß gewählt wurde.
- **die RRSB-Funktion** (nach Rosin, Rammler, Sperling und Benett).

Nach RRSB lassen sich die Verteilungssummenwerte $Q_3(x)$ wie folgt approximieren

$$D(x) = Q_3(x) = 1 - \exp\left[-\left(\frac{x}{x'}\right)^n\right] \qquad (7.60)$$

x' wird als Lageparameter, der Exponent n als Gleichmäßigkeitskoeffizient bezeichnet. Der Lageparameter ist definiert als jenes x, für das gilt

$$Q_3(x') = 1 - \frac{1}{e} = 0.632 \qquad (7.61)$$

Der Lageparameter x' wie auch der Gleichmäßigkeitskoeffizient n können rechnerisch durch Anpassung der Verteilung an die Meßwerte oder aber graphisch ermittelt werden. Bei der graphischen Bestimmung werden in einem RRSB-Netz die Werte der Verteilungssumme Q_3 (x) als Ordinate über der Partikelgröße als Abszisse aufgetragen. Zur Bestimmung des Gleichmäßigkeitskoeffizienten n wird die Kurve in der Weise parallel verschoben, daß sie durch den Pol des Diagramms verläuft. Der Wert des Gleichmäßigkeitskoeffizienten n wird am Schnittpunkt der verlängerten Kurve mit dem mit n gekennzeichneten Randmaßstab abgelesen.

Die Randmaßstäbe unterschiedlicher RRSB-Netzpapiere sind in der Regel verschieden skaliert. Dementsprechend weisen die Pole unterschiedliche Lagen auf.

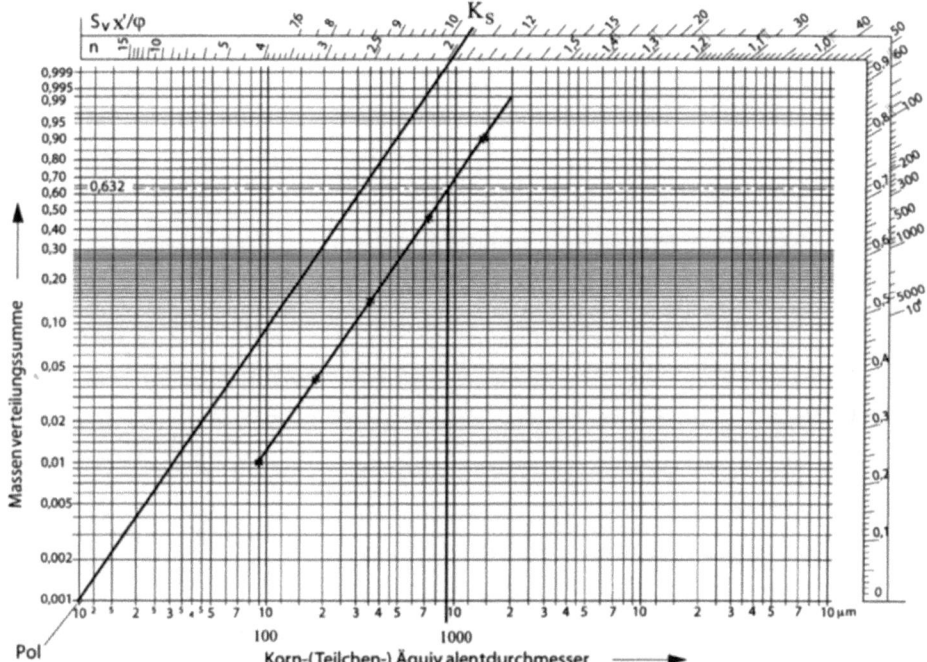

Abb. 7.16: Diagramm nach Rosin, Rammler, Sperling und Benett; $x' = 900$ μm

Die RRSB-Netzpapiere weisen einen weiteren Randmaßstab auf, der zur Ermittlung der volumenbezogenen Oberfläche S_V benutzt werden kann. Er ist so skaliert, daß die durch Gl. 7.45 gegebene Definition der volumenbezogenen Oberfläche auf den Lageparameter x' bezogen werden kann. Es gilt dann die Beziehung

$$S_V = \frac{K_S \cdot \varphi}{x'} \qquad (7.62)$$

φ ist der Formfaktor, K_S wird als Kennzahl bezeichnet. Auflösen der Gl. 7.62 nach der Kennzahl ergibt

$$K_S = \frac{S_V \cdot x'}{\varphi} \qquad (7.63)$$

Diese Kennzahl wird am Schnittpunkt der verlängerten, durch den Pol verschobenen Geraden mit dem zweiten Randmaßstab abgelesen. Dieser ist entweder mit der rechten oder der linken Seite von Gl. 7.63 gekennzeichnet. Oft wird dort für den Formfaktor φ auch die Bezeichnung f angegeben.

7.2.4 Meßprinzip des Coulter-Counter

Der Coulter-Counter ist geeignet, Partikelgrößen über die von ihnen in einer Meßkapillare bewirkten Widerstandsänderungen zu analysieren. Die Technik ist dann anwendbar, wenn die Partikel in dem für die Messung benötigten Elektrolyten unlöslich sind. Das Prinzip soll mit Hilfe der Abb. 7.17 erläutert werden. Das elektrische Feld zwischen den beiden Elektroden ist im Bereich der Meßkapillare homogen. Bringt der in Pfeilrichtung strömende Elektrolyt ein Teilchen in die Meßkapillare, so ändert sich der Widerstand der Kapillare um ΔR im Vergleich zum Widerstand R des reinen Elektrolyten.

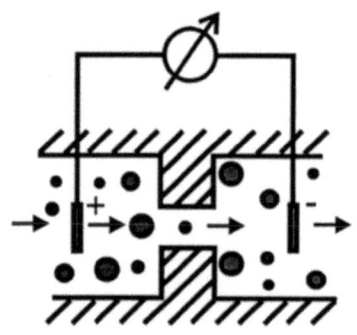

Abb. 7.17: Meßprinzip des Coulter-Counters

Die Widerstandsänderung ΔR ist proportional zum Teilchenvolumen v. Die Impulse der Widerstandsänderung werden gezählt und in einem Mehrkanalanalysator entsprechend ihrer Größe sortiert.

Der Coulter-Counter mißt relative Widerstandsänderungen. Das Volumen der mit reinem Elektrolyt gefüllten Meßkapillare sei mit V, das eines beliebigen, sich in der Meßkapillare befindlichen Teilchens mit v bezeichnet. Es gilt dann

$$\frac{\Delta R}{R} = \frac{v}{V}$$

Dieser Quotient ist dimensionslos, das Signal gehört also zur Mengenart r = 0. Mit dem Coulter Counter können Partikelgrößen zwischen 0.5 µm und 1000 µm gemessen werden. Dieser Bereich ist allerdings in mehrere Teilbereiche unterteilt, für die jeweils Meßkapillaren mit unterschiedlichen Durchmesssern zu benutzen sind. Als Meßergebnis wird die Verteilungssumme $Q_0(x)$ erhalten.

7.2.5 Mischen von Partikeln, die durch unterschiedliche Verteilungen beschrieben werden

In der pharmazeutischen Praxis stellen sich oft zwei scheinbare vollkommen verschiedene Probleme:
- Welche Partikelgrößenverteilung ergibt sich, wenn Stoffmengen mit unterschiedlichen Partikelgrößenverteilungen vereinigt werden?
- In welchem Mengenverhältnis müssen Teilchenkollektive mit unterschiedlicher Größenverteilung gemischt werden, um zu einer bestimmten vorgegebenen Verteilung zu gelangen? Diese Problemstellung ergibt sich z. B. bei der Entwicklung von Pulvern zur Inhalation.

Wird ein Teilchenkollektiv der allgemeinen Menge M_1 und der zugehörigen Teilchengrößenverteilung $q_1(x)$ mit einem zweiten Teilchenkollektiv der allgemeinen Menge M_2 und der entsprechenden Teilchengrößenverteilung $q_2(x)$ gemischt, so entsteht ein neues, in diesem Fall ein zusammengesetztes Kollektiv mit der Menge $M_{Ges.}$. Diese Teilchengrößenverteilung soll berechnet werden. Wegen der Massenerhaltung ergibt sich für die Gesamtmenge

$$M_{Ges.} = M_1 + M_2 \qquad (7.63)$$

Werden die auf die Gesamtmasse bezogenen Mengenanteile, die Mengenbrüche, in der Mischung mit m_1 bzw. m_2 mit $m_1 = M_1 / M_{Ges.}$ und $m_2 = M_2 / M_{Ges.}$ bezeichnet, gilt für die Gesamtbilanz

$$m_1 + m_2 = 1 \qquad (7.64)$$

Die neue Teilchengrößenverteilung ergibt sich aus der sogenannten **Fraktionsbilanz**: Es ist unmittelbar einleuchtend, daß sich die Gesamtmenge einer Fraktion im Intervall [x , x+dx] aus den Teilmengen der beiden Komponenten in eben diesem Intervall zusammensetzt.

$$dM_1(x) + dM_2(x) = dM_{Ges.} \qquad (7.65)$$

Hieraus erhält man durch Erweitern und anschließendes Dividieren durch $M_{Ges.}$

$$\frac{M_1}{M_{Ges.}} \cdot \frac{dM_1(x)}{M_1} + \frac{M_2}{M_{Ges.}} \cdot \frac{dM_2(x)}{M_2} = \frac{dM_{Ges.}(x)}{M_{Ges.}} \qquad (7.66)$$

Unter Berücksichtigung der Gln. 7.34 und 7.35 folgt aus Gl. 7.66

$$m_1 q_1(x) dx + m_2 q_2(x) dx = q_{Ges.}(x) dx \qquad (7.67)$$

Daraus ergibt sich durch Integration

$$m_1 Q_1(x) + m_2 Q_2(x) = Q_{Ges.}(x) \qquad (7.68)$$

Dieser Ansatz kann auf beliebig viele Kollektive verallgemeinert werden. Dann gilt entsprechend

$$q_{Ges.}(x) dx = \sum_{i=1}^{n} m_i \cdot q_i(x) \cdot dx \qquad (7.69)$$

bzw.

$$Q_{Ges.}(x) = \sum_{i=1}^{n} m_i \cdot Q_i(x) \qquad (7.70)$$

mit den Definitionen

$$m_i = \frac{M_i}{M_{Ges.}} \quad \text{und} \quad M_{Ges.} = \sum_{i=1}^{n} M_i$$

Bei der Ableitung dieser Beziehungen wurden keine Annahmen über eine spezielle Mengenart gemacht. Diese Beziehungen gelten daher für alle Mengenarten. Bei der Berechnung einer Mischung muß allerdings beachtet werden, daß alle beteiligten Teilchenkollektive durch die gleiche Mengenart beschrieben sind.

Beispiel: Mischung eines Wirkstoffes mit unterschiedlicher Teilchengrößenverteilung

Aus zwei unterschiedlichen Mahlungen liegt Wirkstoff mit den beiden in der nachfolgenden Tabelle wiedergegebenen Summenverteilungen $Q_1(x)$ bzw. $Q_2(x)$ vor.

Kapitel 7: Teilchengrößenanalyse 281

x [μm]	1	2	5	10	20	50	100	125
$Q_1(x)$	0.09	0.20	0.39	0.60	0.78	0.99	1.00	1.00
$Q_2(x)$	0.00	0.00	0.02	0.15	0.31	0.46	0.68	0.98

In welchem Massenverhältnis M_1/M_2 müssen die beiden Mengen gemischt werden, um den Massenanteil der Wirkstoffpartikel ≤ 10 μm im Gemisch auf die Werte 0.15, 0.30, 0.45, 0.60 einzustellen?

Lösung:

Der Massenanteil ≤ 10 μm in der Mischung ist gegeben durch

$$Q_M(x) = m_1 Q_1(x) + m_2 Q_2(x)$$

Mit $m_1 = 1 - m_2$ ergibt sich somit

$$Q_M(x) = Q_1(x) + m_2 [Q_2(x) - Q_1(x)]$$

bzw.

$$m_2 = \frac{Q_M(x) - Q_1(x)}{Q_2(x) - Q_1(x)}$$

Andererseits gilt aufgrund der Definition der Mengenbrüche m_1 bzw. m_2

$$m_2 = \frac{M_2}{M_1 + M_2} = \frac{1}{\frac{M_1}{M_2} + 1}$$

Daraus folgt

$$\frac{M_1}{M_2} = \frac{1}{m_2} - 1$$

Somit ergibt sich für das einzustellende Mengenverhältnis

$$\frac{M_1}{M_2} = \frac{Q_2(x) - Q_1(x) - [Q_M(x) - Q_1(x)]}{Q_M(x) - Q_1(x)} = \frac{Q_2(x) - Q_M(x)}{Q_M(x) - Q_1(x)}$$

Mit x = 10 μm und den Werten $Q_1(10\ \mu m) = 0.60$ und $Q_2(10\ \mu m) = 0.15$ aus der obigen Tabelle ergeben sich für die geforderten Anteile mit ≤ 10 μm folgende Mischungsverhältnisse

$Q_M(x \leq 10\ \mu m)$	0.15	0.30	0.45	0.60
M_1/M_2	0, d. h. nur M_2	0.50	2.00	∞, d. h. nur M_1

7.2.6 Umrechnung auf ein anderes Feinheitsmerkmal innerhalb der gleichen Mengenart

Sollen Angaben über Teilchengrößenverteilungen, die zwar zur gleichen Mengenart gehören, aber auf unterschiedlichen Feinheitsmerkmalen beruhen, miteinander verglichen werden, so müssen die beiden Verteilungen auf ein gemeinsames Feinheitsmerkmal umgerechnet werden. Streulichtmeßverfahren liefern als Feinheitsmerkmal den Durchmesser von Kugeln gleicher Streulichtintensität in der Mengenart 3. Die Siebanalyse mit einer quadratischen Masche liefert den Durchmesser $x_{3,q}$. Die beiden Feinheitsmerkmale sind also unterschiedlich. Wird die gleiche Probe nach beiden Methoden untersucht, so äußert sich der Unterschied im Feinheitsmerkmal als eine Transformation der Abszisse. Der Abszissentransformation entsprechend müssen auch die Ordinatenwerte transformiert werden.

Sind x und ξ die beiden Feinheitsmerkmale, so sind sie durch eine Funktion f miteinander verbunden.

$$\xi = f(x) \tag{7.71}$$

Jedem x ist somit eindeutig ein ξ zugeordnet. Folglich kommt eine bestimmte Teilchengröße, die durch das Intervall [x, x + dx] bzw. [ξ, ξ + dξ] dargestellt wird, mit demselben Mengenanteil dQ_r im Teilchenkollektiv vor. Es gilt also

$$dQ_r(\xi) = dQ_r(x) \tag{7.72}$$

Dies ist gleichbedeutend mit

$$q_r'(\xi)d\xi = q(x)dx \tag{7.73}$$

Durch Umformen folgt für den neuen Ordinatenwert $q_r'(\xi)$

$$\boxed{q_r'(\xi) = q_r(x)\frac{dx}{d\xi}} \tag{7.74}$$

Beispiel: Umrechnung auf ein anderes Feinheitsmerkmal der gleichen Mengenart

Ist $\xi = \ln(x)$, so ist $dx/d\xi = x$. Damit folgt aus Gl. 7.74, $q_r'(\ln x) = x q_r(x)$.

7.2.6.1 Umrechnung einer Teilchengrößenverteilung auf eine andere Mengenart

In der Praxis kommt es häufiger vor, daß zu einem Wirk- oder Hilfsstoff Daten aus Partikelgrößenbestimmungen vorliegen, die auf unterschiedlichen Meßprinzipien und somit auf unterschiedlichen Feinheitsmerkmalen beruhen, also zu unterschiedlichen Mengenarten gehören. So sollen z. B. Daten aus einer Siebanalyse mit Daten zusammengefaßt werden, die mit einer Coulter Counter–Methode erarbeitet wurden oder aus einer Sedimentationsanalyse hervorgegangen sind.

Die Vorgehensweise soll zunächst an einem Spezialfall erläutert werden, der anschließend verallgemeinert wird.

Die Umrechnung ist relativ leicht, wenn zwischen den beiden Mengenarten eine einfache mathematische Beziehung besteht, etwa

$$V \sim x^3 \tag{7.75}$$

bzw.

$$V = \varphi \, x^3 \tag{7.76}$$

wobei φ der Formfaktor ist. Durch Gl. 7.75 besteht eine mathematische Verknüpfung zwischen der Mengenart 3 für das Volumen und der Mengenart 1 für die Länge x.

Für die weiteren Überlegungen sei eine Teilchenfraktion der mittleren Partikelgröße $\bar{x}_i$ und der Intervallbreite Δx_i betrachtet. Der Anzahlanteil dieser Fraktion ist gegeben durch

$$q_{0,i} \cdot \Delta x_i = \frac{N_i}{N} \tag{7.77}$$

wobei N_i die Anzahl der Teilchen im Intervall i ist. N bezeichnet die Gesamtanzahl der Teilchen. Für die Anzahl N_i der Teilchen im Intervall i gilt somit

$$N_i = q_{0,i} \cdot N \cdot \Delta x_i \tag{7.78}$$

Der Volumenanteil in diesem Intervall ist dann gegeben durch

$$\frac{V_i}{V} = \frac{\text{mittleres Teilchenvolumen in der Fraktion i} \cdot \text{Zahl } N_i \text{ der Teilchen im Intervall}}{\text{Gesamtvolumen aller Teilchen}} \quad (7.79)$$

Gemäß der obigen Überlegungen gilt somit

$$q_{3,i} \cdot \Delta x_i = \frac{\varphi \cdot \overline{x}_i^3 \cdot q_{0,i} \cdot N \cdot \Delta x_i}{\sum_{j=1}^{n} \varphi \cdot \overline{x}_j^3 \cdot q_{0,j} \cdot N \cdot \Delta x_j} \quad (7.80)$$

Es wird angenommen, daß der Formfaktor von der Teilchengröße unabhängig ist. Er darf dann im Nenner aus der Summe ausgeklammert werden, so daß entsprechend gekürzt werden kann. Da die Intervallbreite Δx_i einen definierten Zahlenwert hat, darf auf beiden Seiten des Gleichheitszeichens ebenfalls gekürzt werden. Somit folgt für die Verteilungsdichte

$$\boxed{q_{3,i} = \frac{\overline{x}_i^3 \cdot q_{0,i}}{\sum_{j=1}^{n} \overline{x}_j^3 \cdot q_{0,j} \Delta x_j}} \quad (7.81)$$

Zur Berechnung der **Volumenverteilungssumme** muß die Gl. 7.80 jeweils bis zur gewünschten durch die k-te Klasse gegebenen Teilchengröße aufsummiert werden.

$$\boxed{Q_{3,k} = \sum_{i=1}^{k} q_{3,i} \cdot \Delta x_i = \frac{\sum_{i=1}^{k} \overline{x}_i^3 \cdot q_{0,i} \cdot \Delta x_i}{\sum_{j=1}^{n} \overline{x}_j^3 \cdot q_{0,j} \cdot \Delta x_j}} \quad (k \leq n) \quad (7.82)$$

Unter Berücksichtigung von Gl. 7.78 gilt dafür auch

$$Q_{3,k} = \frac{\sum_{i=1}^{k} \overline{x}_i^3 \cdot N_i}{\sum_{j=1}^{n} \overline{x}_j^3 \cdot N_j} \quad (7.83)$$

Bei Beschreibung der Verteilung durch eine stetige Funktion gilt sinngemäß

$$q_3(x) = \frac{x^3 \cdot q_0(x)}{\int_{x_{min}}^{x_{max}} x^3 \cdot q_0(x)dx} \qquad (7.84)$$

bzw.

$$Q_3(x^*) = \frac{\int_{x_{min}}^{x^*} x^3 \cdot q_0(x)dx}{\int_{x_{min}}^{x_{max}} x^3 \cdot q_0(x)dx} \qquad (x^* \leq x_{max.}) \qquad (7.85)$$

7.2.6.2 Verallgemeinerung der Umrechnung einer Teilchengrößenverteilung auf eine andere Mengenart

Die Verteilung $q_r(x)$ eines Feinheitsmerkmales der Mengenart r sei gegeben. Gesucht wird die Verteilung $q_s(x)$ eines anderen Feinheitsmerkmales der Mengenart s desselben Teilchenkollektivs. „µ" soll eine verallgemeinerte Menge bezeichnen. Der Mengenanteil der r-Menge im Intervall [x, x + dx] ist gegeben durch

$$q_r(x)dx = \frac{d\mu_r(x)}{\mu_{r,Ges}} \qquad (7.86)$$

wobei die Gesamtmenge μ_{Ges} definiert ist durch

$$\mu_{r,Ges} = \int_{x_{min}}^{x_{max}} d\mu_r(x) \qquad (7.87)$$

So ist beispielsweise der Anzahlanteil (Anzahl: r = 0) einer Teilchengröße gegeben durch

$$q_0(x)dx = \frac{d\mu_0(x)}{\mu_{0,Ges.}} \qquad (7.88)$$

Die Menge $d\mu_r(x)$ einer anderen, durch den Index r gekennzeichneten Mengenart kann stets durch die entsprechende Menge eines Teilchens multipliziert mit der Anzahl der Teilchen im Meßintervall ausgedrückt werden.

$$d\mu_r(x) = \varphi_r \cdot x^r d\mu_0(x) \tag{7.89}$$

φ_r ist wiederum der Formfaktor in einer dem Index r entsprechenden Art.

Soll z. B. das Volumen V(x) aller Teilchen der Größe x dargestellt werden, so ist dieses gleich dem Volumen eines Teilchens, multipliziert mit der Anzahl der Teilchen mit der Größe x.

Entsprechend gilt für eine andere, durch den Index s gekennzeichnete Mengenart

$$d\mu_s(x) = \varphi_s \cdot x^s d\mu_0(x) \tag{7.90}$$

Durch Umformen von Gl. 7.89 ergibt sich

$$d\mu_0(x) = \varphi_r^{-1} \cdot x^{-r} d\mu_r(x) \tag{7.91}$$

Durch Einsetzen in Gl. 7.90 folgt

$$d\mu_s(x) = \frac{\varphi_s}{\varphi_r} \cdot x^s \cdot x^{-r} \cdot d\mu_r(x) \tag{7.92}$$

$$d\mu_s(x) = \frac{\varphi_s}{\varphi_r} \cdot x^{s-r} \cdot d\mu_r(x) \tag{7.93}$$

Damit ergibt sich die gesamte s-Menge durch Integration

$$\mu_{s,Ges.} = \frac{\varphi_s}{\varphi_r} \cdot \int_{x_{min}}^{x_{max}} x^{s-r} \cdot d\mu_r(x) \tag{7.94}$$

Für die Formfaktoren wird wieder angenommen, daß sie von der Partikelgröße unabhängig sind. Sie dürfen deshalb vor das Integralzeichen gezogen werden.

Der Ausdruck $d\mu_r(x)$ in den Gln. 7.93 und 7.94 kann aufgrund der Definition von $q_r(x)dx$, s. Gl. 7.86, wie folgt ersetzt werden

$$d\mu_r(x) = \mu_{r,Ges.} \cdot q_r(x)dx \tag{7.95}$$

Kapitel 7: Teilchengrößenanalyse

Unter Beachtung der entsprechenden Definition für $q_s(x) \, dx = d\mu_s(x) / \mu_{Ges.}$ ergibt sich für die gesuchte Verteilungsdichte

$$q_s(x) = \frac{x^{s-r} \cdot q_r(x)}{\int_{x_{min}}^{x_{max}} x^{s-r} \cdot q_r(x) dx} \tag{7.96}$$

Die entsprechende Verteilungssumme wird durch Integration dieses Ausdruckes in den durch die kleinste $x_{min.}$ und die aktuelle Teilchengröße x^* definierten Grenzen erhalten

$$Q_s(x^*) = \frac{\int_{x_{min}}^{x^*} x^{s-r} \cdot q_r(x) dx}{\int_{x_{min}}^{x_{max}} x^{s-r} \cdot q_r(x) dx} \tag{7.97}$$

Liegen an Stelle der stetigen Verteilungen Intervalldarstellungen vor, so gelten analoge Beziehungen. Allerdings sind die Integrale durch die entsprechenden Summen und die Teilchengrößen durch die mittleren Teilchengrößen des jeweiligen Intervalls zu ersetzen.

Beispiel: Umrechnung von Mengenarten

Wie in Abschnitt 7.2.4 gezeigt wurde, liefert die Teilchengrößenbestimmung nach der Coulter-Counter-Methode die Verteilungssumme $Q_0(x)$. Soll die nach diesem Prinzip ermittelte Teilchengrössenverteilung mit dem Ergebnis einer Siebanalyse, Mengenart $r = 3$, verglichen werden, so muß zuvor eine Umrechnung der Mengenarten erfolgen. Die nebenstehende Abb. 7.18 zeigt die nach beiden Methoden erhaltenen Verteilungssummen. Die mikroskopische Untersuchung der Partikel zeigte, daß diese als Ellipsoide mit den Halbachsen a=4 b vorliegen.

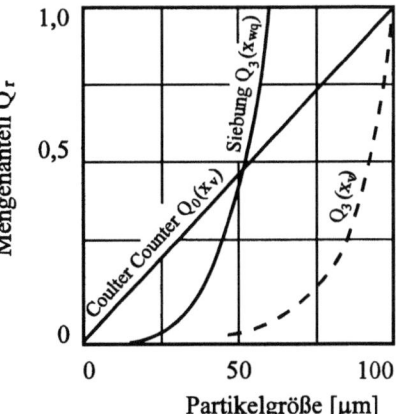

Abb.7.18: Mit unterschiedlichen Meßverfahren ermittelte Verteilungssummen

Lösung

Die Siebanalyse prüft auf das Feinheitsmerkmal Maschenweite $x_{w,q}$. Die Umrechnung der Coulter-Counter-Daten führt zur Verteilungssumme volumengleicher Kugeln, $Q_3(x_V)$. Im ersten Schritt ist der Zusammenhang zwischen diesen beiden Feinheitsmerkmalen zu ermitteln. Es ist eine Umrechnung der Feinheitsmerkmale vorzunehmen.

Die Maschenweite der Siebe ist gegeben durch $x_{w,q} = 2b$. Die Volumina der Teilchen entsprechen jenem Volumen V eines Ellipsoids, das sich bei Rotation um dessen große Halbachse a ergibt. Dieses ist definiert durch

$$V = \frac{4}{3}\pi ab^2$$

Unter Berücksichtigung der aus der Teilchenform resultierenden Beziehung $a = 4b$ gilt

$$V = \frac{16}{3}\pi b^3$$

Für den Durchmesser x_V der volumengleichen Kugel folgt somit

$$x_V = \sqrt[3]{\frac{6V}{\pi}} = \sqrt[3]{32 b^3} = 2b\sqrt[3]{4}$$

Da die Maschenweiten durch $x_{w,q} = 2b$ gegeben sind, besteht zwischen beiden Feinheitsmerkmalen die Beziehung

$$x_V = \sqrt[3]{4}\, x_{w,q}$$

Im zweiten Schritt erfolgt schließlich die Umrechnung der Mengenarten. Die Verteilungssumme Q_0 aus Coulter-Counter-Messungen kann durch die Potenzfunktion

$$Q_0(x_V) = \left(\frac{x_V}{x_{V,max}}\right)^1$$

approximiert werden. Daraus folgt für die Verteilungsdichte

$$q_0(x_V) = \frac{1}{x_{V,max}}$$

Somit gilt für die umgerechnete Verteilungsdichte, s. Gl. 7.84,

$$q_3(x_V) = \frac{x_V^3\, q_0(x_V)}{\int_0^{x_{max}} x_V^3 q_0(x_V)\, dx_V}$$

Für das Integral im Nenner folgt

$$\frac{1}{x_{V,max}} \int_0^{x_{max}} x_V^3 \, dx_V = \frac{1}{4} x_{V,max}^3$$

Durch weitere Integration der Verteilungsdichte resultiert für die Verteilungssumme, s. Gl. 7.85

$$Q_3(x_V) = \frac{4}{x_{V,max}^3} \int_0^{x_V} \frac{x_V^3}{x_{V,max}} \, dx_V = \left(\frac{x_V}{x_{V,max}}\right)^4$$

Würden in obiger Abbildung die beiden Verteilungssummen Q_3 der Mengenart r = 3 im gleichen Feinheitsmerkmal dargestellt, wären die beiden Kurven deckungsgleich.

7.2.7 Oberflächenbestimmung bei feinkörnigen Schüttgütern

Die Oberfläche feindisperser Teilchen stellt in der pharmazeutischen Technologie eine außerordentlich wichtige Einflußgröße dar. Z. B. fördert eine große Oberfläche der Wirkstoffpartikel in der Regel deren rasche Auflösung. Bei schlecht löslichen Wirkstoffen kann entsprechend durch Oberflächenvergrößerung die Gibbs-Energie der Partikel vergrößert und damit eine Löslichkeitsverbesserung erzielt werden, s. 4.6.3.5. Andererseits steigen mit zunehmender Oberfläche auch die Möglichkeiten zu einer chemischen Reaktion mit der Umgebung, wodurch die Stabilität der Wirkstoffe beeinträchtigt werden kann.

Es gibt verschiedene Verfahren zur Messung von Oberflächen. Da sie sich in den physikalischen Prinzipien deutlich unterscheiden, liefern sie auch unterschiedliche Ergebnisse. Das heißt, das jeweilige Meßverfahren definiert, was als „Oberfläche" zu bezeichnen ist.

Je nach Meßmethode und Beschaffenheit der Partikel kann zwischen inneren und äußeren Oberflächen unterschieden werden. Die **äußere Oberfläche** berücksichtigt weder Poren noch Oberflächenrauhigkeiten. Sie entspricht im wesentlichen der Oberfläche geometrisch ähnlicher solider Teilchen. Äußere Oberflächen können mit Hilfe von Durchströmverfahren (Gaspermeationsverfahren) bestimmt werden.

Die mit Hilfe von Gasadsorptionsverfahren bestimmte Oberfläche wird als Gesamtoberfläche bezeichnet. Sie umfaßt neben der äußeren Oberfläche auch alle dem jeweiligen Meßverfahren zugänglichen Poren und Rauhigkeiten. Die der Gasadsorption zusätzlich zugängliche Porenoberfläche wird als **innere**

Oberfläche bezeichnet. Die durch Gasadsorption bestimmte Oberfläche ist stets um den Betrag der inneren Oberfläche größer als die nach einem Durchströmverfahren bestimmte Oberfläche.

Nachfolgend werden Oberflächenbestimmungen nach einem Sorptions- als auch nach einem Durchströmverfahren behandelt:

7.2.7.1 Gasadsorptionsverfahren

Im Zusammenhang mit Sorptionsverfahren wird der adsorbierende Feststoff als **Adsorbens**, der zu adsorbierende gasförmige, flüssige oder gelöste Stoff als **Adsorptiv** und der an der Feststoffoberfläche bereits adsorbierte Stoff als **Adsorbat** bezeichnet. Durch die Unterscheidung zwischen Adsorptiv und Adsorbat wird zum Ausdruck gebracht, daß bei der Adsorption von Gasen an eine Feststoffoberfläche eine Phasenänderung erfolgt.

Adsorption an Feststoffoberflächen kann als Chemisorption oder als Physisorption erfolgen. Für die Oberflächenbestimmung ist allerdings in der Regel nur die Physisorption geeignet.

Bei der Physisorption beruht die Bindung der Gasmoleküle an die Oberfläche der Partikel nur auf Van-der-Waals-Wechselwirkungen. Da keine chemischen Reaktionen stattfinden, ändert sich die Molekülart der adsorbierten Gase dabei nicht. Die Adsorptionswärme entspricht dem Betrage nach ungefähr der Verdampfungswärme des verflüssigten Gases. Die Anzahl der adsorbierten Mole-

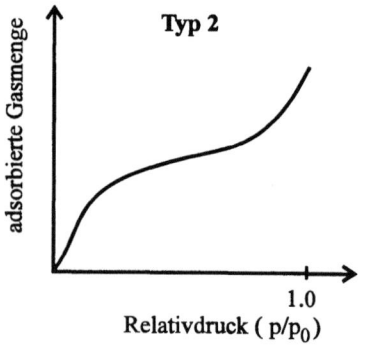 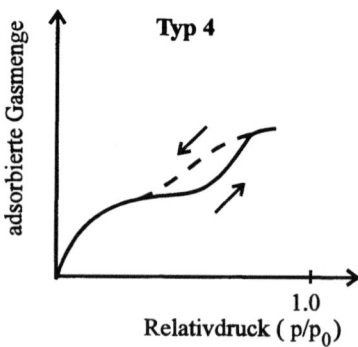

Abb. 7.19: Adsorptionsisothermen der Typen 2 und 4

küle ist nur von den Geometrien der Feststoffpartikel und des Adsorptivs, nicht jedoch von der chemischen Zusammensetzung der Oberfläche abhängig. In der

Regel bilden sich keine Monoschichten aus. Physisorption führt meist zu Adsorptionsisothermen, die in der Klassifikation nach Brunauer, Deming, Deming und Teller (BDDT-Klassifikation [3]) als Isothermen vom Typ 2 oder 4 bezeichnet werden.

Bei der Chemisorption werden die adsorbierten Moleküle durch chemische Bindungen an der Oberfläche fixiert. Dabei ändert sich naturgemäß die Molekülart. Der mit der Adsorption verbundene Energieumsatz entspricht der Reaktionswärme. Da bei der Chemisorption die Zahl der reaktiven Gruppen in der Oberfläche endlich ist, kann auch nur eine endliche Gasmenge an der Oberfläche gebunden werden. Der Vorgang ist beendet, wenn alle reaktiven Gruppen abgesättigt sind. Es ergibt sich eine charakteristische Adsorptionsisotherme, die in der BDDT-Klassifikation als Typ-1-Isotherme bezeichnet wird, s. Abb.7.20.

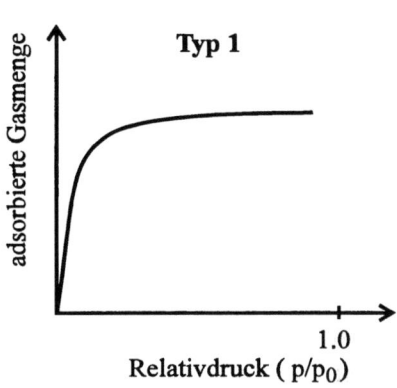

Abb.7.20: Adsorptionsisotherme Typ 1

7.2.7.1.1 Die Adsorptionsisotherme

Das Adsorptionsverhalten eines Feststoffes wird durch Angabe einer Adsorptionsisothermen beschrieben. Diese gibt den Zusammenhang wieder, der zwischen der von einem Gramm Adsorbens adsorbierten Substanzmasse m_A des Adsorptivs mit dem Gleichgewichtsdruck p des Adsorptivs bei konstanter Temperatur T besteht.

$$m_A = f(p)_T \qquad (7.98)$$

Unterhalb der kritischen Temperatur T_K des Adsorptivs wird die Adsorptionsisotherme als Funktion des relativen Gasdruckes $(p/p_0)_T$ dargestellt. p_0 ist dabei der Sättigungsdampfdruck des Gases.

$$m_A = f\left(\frac{p}{p_0}\right)_T \qquad (7.99)$$

oder

$$V_A = f\left(\frac{p}{p_0}\right)_T \tag{7.100}$$

Bei der Messung von Adsorptionsisothermen wird die Temperatur einer Feststoffprobe bekannter Masse m mit Hilfe von Thermostaten oder Flüssiggasbädern konstant gehalten. Nach Einstellen einer konstanten Temperatur werden definierte Mengen des Adsorptivs zugeführt. Nach erfolgter Adsorption wird der Druck gemessen, der sich bei Erreichen des Gleichgewichtes zwischen Adsorption und Desorption einstellt. Die adsorbierte Gasmenge kann entweder volumetrisch oder gravimetrisch bestimmt werden.

Bei der volumetrischen Bestimmung der adsorbierten Gasmenge befindet sich die zu untersuchende Feststoffprobe in einem thermostatisierbaren Kolben mit geeichtem Volumen. Die adsorbierte Gasmenge berechnet sich aus dem Volumen des Kolbens, der zugeführten Gasmenge sowie dem durch die Adsorption verursachten Druckabfall im Kolben.

Bei der gravimetrischen Bestimmung wird das Adsorptiv unter einem bestimmten Druck vorgegeben. Die Menge adsorbierten Gases wird mit Hilfe einer empfindlichen Waage ermittelt.

Wird ein Flüssigstickstoffbad benutzt, um eine konstante Temperatur der Probe zu gewährleisten, so stellt sich eine Temperatur von 77,4 K ein. Da dies die Siedetemperatur von Stickstoff ist, hat der Sättigungsdampfdruck p_0 den gleichen Wert wie der Außendruck, also $1.01*10^5$ Pa bei Normaldruck.

Nach Brunauer, Deming, Deming und Teller [3] können die Adsorptionsisothermen fünf Grundtypen zugeordnet werden, die in den Abbildungen 7.19-21 dargestellt sind.

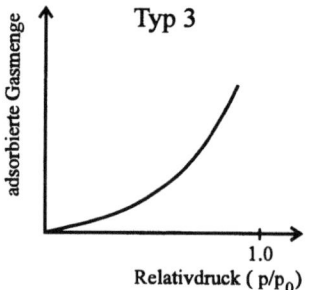 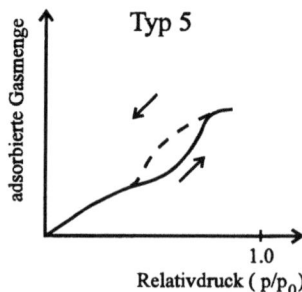

Abb. 7.21: Adsorptionsisothermen der Typen 3 und 5

Wird die Physisorption durch eine Adsorptionsisotherme der Typen 2 oder 4 wiedergegeben, kann die Feststoffoberfläche nach der von Brunauer, Emmet und Teller entwickelten Methode, der BET-Methode, ermittelt werden. Bei diesen beiden Adsorptionstypen sind die Adsorptionswärmen E_1 bei Bildung der ersten Adsorbatschicht sehr viel größer als die Adsorptionswärmen E_L bei Bildung weiterer Adsorbatschichten.

$$E_1 \gg E_L \qquad \text{(Gl.:7.101)}$$

Bei den Typen 3 und 5 gilt dagegen:

$$E_1 \approx E_L \qquad (7.102)$$

Die Typen 4 und 5 beschreiben hochporöse Stoffe, deren Poren lichte Weiten zwischen 2 bis 50 nm bzw. darüber (Meso- bzw. Makroporen) aufweisen. Die Typ-1-Adsorptionsisotherme wird neben der Chemisorption auch bei der Physisorption von Gasen an hochporösen Stoffen beobachtet, deren Poren lichte Weiten weniger als 2 nm (Mikroporen) aufweisen.

7.2.7.1.2 Die BET-Methode

Wie bereits erwähnt, beruht die Physisorption auf rein physikalischen Wechselwirkungen. Gasmoleküle sind elektrisch neutral. Die Wechselwirkungskräfte sind daher überwiegend Van-der-Waals-Kräfte. An Feststoffoberflächen lagern sich Gasmoleküle zuerst dort an, wo sie mit sich überlappenden Potentialfeldern in Wechselwirkung treten können. Derartige Bereiche sind besonders energiereich. Dies ist z. B. im Innern von Poren der Fall, aber auch an Stufen in der Oberfläche, wo sich die Potentiale der vertikalen wie auch der horizontalen Oberflächenelemente überlagern. An diesen energiereichen Stellen lagern sich daher die Gasmoleküle bereits bei relativ niederen Drücken an. Bei weiterem Anstieg des Gasdruckes lagern sich die Gasmoleküle schließlich auf der gesamten Oberfläche an.

Die Anlagerung von Gasmolekülen an Feststoffoberflächen ist dynamisch, d. h. es findet ein ständiger Wechsel der die Oberfläche belegenden Moleküle statt. Eine stärkere Bindung an eine bestimmte Stelle bedeutet, daß diese im zeitlichen Mittel häufiger belegt ist als eine energetisch weniger begünstigte. An Orten, wo sich mehrere Potentiale überlappen können, werden die Gasmoleküle bei steigendem Gasdruck bereits dann in mehreren Schichten adsorbiert, bevor die gesamte Oberfläche gleichmäßig von einer monomolekularen Schicht bedeckt ist.

Langmuir führte als erster eine quantitative Behandlung der Adsorption von Gasmolekülen an Festkörperoberflächen durch. Er ging dabei von der kinetischen Gastheorie aus. Danach ist die Zahl N der Gasmoleküle, die pro Sekunde auf eine Oberfläche von 1 cm² treffen, gegeben durch

$$N = \frac{N_L \cdot p}{\sqrt{2\pi MRT}} \qquad (Gl.:7.103)$$

Dabei ist N_L die Loschmidt-Zahl, p der Druck des Gases, M das Molekulargewicht des Gases, R die allgemeine Gaskonstante und T die jeweilige absolute Temperatur. Ein Teil der Festkörperoberfläche ist bei einem gegebenen Gasdruck von Gasmolekülen belegt, während der Rest noch frei ist. Wird der nicht besetzte Oberflächenanteil mit Θ_f bezeichnet, so ergibt sich für die Anzahl der Zusammenstöße N' mit der freien Oberfläche pro Sekunde

$$N' = k p \Theta_f \qquad (7.104)$$

Die Konstante k steht für $N_L/(2\pi MRT)^{1/2}$. Die Anzahl der Moleküle, die innerhalb einer Sekunde auf eine Oberfläche von 1 cm² auftrifft und dabei adsorbiert wird, ist gegeben durch

$$N_{ads.} = k p \Theta_f A \qquad (7.105)$$

A wird als Kondensationskoeffizient bezeichnet. Er beschreibt die Wahrscheinlichkeit, daß ein Gasmolekül beim Auftreffen auf die Oberfläche adsorbiert wird.

Da sich das System in einem dynamischen Zustand befindet, verlassen zu jedem Zeitpunkt auch wieder adsorbierte Moleküle die Oberfläche. Die Wahrscheinlichkeit dieser Desorption ist gegeben durch

$$N_{des.} = N_m \Theta_b \nu_1 \exp\left(-\frac{E}{RT}\right) \qquad (7.106)$$

N_m ist die Zahl der Gasmoleküle auf einer Oberfläche von 1 cm², die von einer monomolekularen Schicht (Monolayer) vollständig belegt ist. Θ_b ist derjenige Oberflächenanteil, der von den adsorbierten Molekülen belegt ist. E ist die Adsorptionsenergie und ν_1 die Frequenz der Schwingung, die ein adsorbiertes

Molekül im Augenblick der Adsorption senkrecht zur Oberfläche ausführt. Sie stellt also diejenige Schwingungsenergie dar, bei der das Gasmolekül gerade durch die Wechselwirkungsenergie mit der Oberfläche gebunden wird. $N_m\Theta_b$ entspricht der Anzahl der Moleküle, die augenblicklich an einer Oberfläche von 1 cm² adsorbiert sind. Wird diese Anzahl an Molekülen mit der Frequenz v_1 multipliziert, so erhält man die maximale Häufigkeit, in der die Gasmoleküle die Oberfläche wieder verlassen können. Der Ausdruck $e^{-E/RT}$ stellt die Wahrscheinlichkeit dar, daß ein adsorbiertes Molekül gerade die Energie aufweist, die für das Überwinden des Anziehungspotentials der Oberfläche erforderlich ist.

Im Gleichgewichtszustand sind Adsorptions- und Desorptionsgeschwindigkeit gerade gleich groß.

$$N_{ads.} = N_{des.} \qquad (7.107)$$

d. h.

$$N_m \Theta_b v_1 \exp\left(-\frac{E}{RT}\right) = kP\Theta_f A \qquad (7.108)$$

Zwischen den Anteilen der freien und der schon belegten Oberfläche besteht die Beziehung

$$\Theta_f = 1 - \Theta_b \qquad (7.109)$$

Einsetzen in Gl. 7.108 führt zu

$$N_m \Theta_b v_1 \exp\left(-\frac{E}{RT}\right) = kpA - kp\Theta_b A \qquad (7.110)$$

Auflösen nach Θ_b, dem Anteil der belegten Oberfläche, ergibt

$$\Theta_b = \frac{kpA}{N_m \cdot v_1 \exp\left(-\dfrac{E}{RT}\right) + kPA} \qquad (7.111)$$

Unter Verwendung der Konstanten K mit

$$K = \frac{kA}{N_m \cdot v_1 \cdot \exp\left(-\dfrac{E}{RT}\right)} \qquad (7.112)$$

folgt der Ausdruck

$$\Theta_b = \frac{Kp}{1+Kp} \qquad (7.113)$$

Solange die Oberfläche nur mit einer einzigen Molekülschicht belegt wird, gilt

$$\Theta_b = \frac{N}{N_m} = \frac{M}{M_m} \qquad (7.114)$$

N und N_m stehen für die Anzahl der Moleküle in der unvollständig bzw. der vollständig belegten Oberfläche. Entsprechend stellen M und M_m die Massen der in der unvollständig belegten bzw. der vollständig belegten Oberfläche adsorbierten Gasmoleküle dar. Wird Θ_b durch M/M_m ersetzt, so folgt

$$\frac{M}{M_m} = \frac{Kp}{1+Kp} \qquad (7.115)$$

bzw.

$$\frac{p}{M} = \frac{1}{KM_m} + \frac{p}{M_m} \qquad (7.116)$$

Wird p/M gegen p aufgetragen, so ergibt sich eine Gerade mit der Steigung $1/M_m$ und dem Ordinatenabschnitt $1/KM_m$. Damit können diese beiden Größen bestimmt werden.

Die Langmuir-Adsorptionsisotherme kann Typ-1-Adsorption beschreiben. Sie versagt jedoch bei komplexeren Adsorptionsvorgängen, die den Adsorptiontypen der Arten 2 bis 5 zugrunde liegen.
Langmuir hat bei seiner Ableitung zwei Annahmen gemacht,
• daß die Adsoptionsenergie E über der gesamten Oberfläche konstant ist und
• daß die Moleküle nur in einer einzigen Molekülschicht adsorbiert werden.
Brunauer, Emmet und Teller gaben diese Annahmen auf und ließen zu, daß Gase auch in mehreren Moleküllagen dicken Schichten adsorbiert werden, selbst wenn noch nicht die gesamte Oberfläche belegt ist. Ausgehend vom Langmuirschen Ansatz leiteten sie entsprechende Ausdrücke für die unterschiedlich dicken Schichten an adsorbierten Gasmolekülen ab, die miteinander im Gleichgewicht stehen. Nach umfangreichen Rechnungen wird folgender Ausdruck erhalten

$$\frac{N}{N_m} = \frac{C \cdot p_r}{(1-p_r) \cdot (1-p_r + C \cdot p_r)} \tag{7.117}$$

Dabei ist N die adsorbierte Gasmenge in mol, N_m die zur monomolekularen Belegung erforderliche Gasmenge in mol (Monoschichtkapazität). p_r ist das Druckverhältnis aus dem Druck p über der Probe und dem Sättigungsdampfdruck p_0 des Meßgases bei der Meßtemperatur. Die Konstante C ist wie folgt definiert

$$C = \frac{A_1 v_2}{A_2 v_1} \cdot e^{(E_1 - L)/RT} \tag{7.118}$$

A_1 bzw A_2 sind die Kondensationskoeffizienten für die erste bzw. die zweite Molekülschicht. Es wird angenommen, daß die Adsorptionsenergien E_i in der zweiten und weiteren Schichten den gleichen Wert L haben. L entspricht der bei der Verflüssigung auftretenden Kondensationswärme des Adsorptivs. v hat die gleiche Bedeutung wie oben. E_1 ist die Adsorptionswärme der ersten Schicht.

Durch Umformen folgt aus Gleichung 7.117

$$\boxed{\frac{p_r}{N \cdot (1-p_r)} = \frac{1}{N_m \cdot C} + \frac{C-1}{N_m \cdot C} \cdot p_r} \tag{7.119}$$

$$y = a + bx$$

Wie leicht erkennbar ist, hat dieser Ausdruck die Form einer Geraden. In Abb. 7.22 sind die Größen x und y aus Gl. 7.119 gegeneinander aufgetragen. Aus dem Ordinatenabschnitt läßt sich somit $a = 1/(N_m C)$ bestimmen. Die Steigung entspricht $b = (C-1)/(N_m C)$. Aus diesen beiden Größen können sowohl die Konstante C als auch die Monoschichtkapazität N_m berechnet werden.

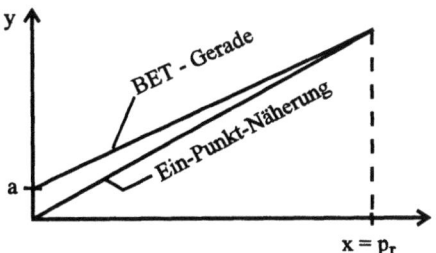

Abb. 7.22: Verlauf der BET-Geraden sowie der Näherungsform

$$C = 1 + b/a \qquad N_m = 1/(a+b) \tag{7.120}$$

7.2.7.1.3 Die BET-Einpunktmethode

Die Konstante C ist in der Regel sehr viel größer als 1. Damit ist in der BET-Gleichung, Gl. 7.119, auch der Ordinatenabschnitt sehr klein, so daß er in erster Näherung vernachlässigt werden kann. Es ergibt sich dann die Näherung

$$\frac{p_r}{N(1-p_r)} = \frac{1}{N_m} \cdot p_r \quad \text{bzw.} \quad y = \frac{1}{N_m} \cdot x \quad (7.124)$$

Die Monoschichtkapazität N_m läßt sich dann aus der Steigung der Geraden berechnen

$$N_m = N \cdot (1-p_r) = \frac{x}{y} \quad (7.125)$$

Da die Gerade nach der Vereinfachung durch den Nullpunkt geht, ist es ausreichend, einen weiteren Punkt zu ermitteln, um die Gerade angeben zu können, daher die Bezeichnung „Einpunktmethode".

Bei Durchführung der Messung wird in eines der beiden volumengleichen Glasgefäße die Probe eingebracht, während das andere Gefäß leer bleibt. Zur Verdrängung von Luft und Feuchte werden beide Gefäße sowie die übrigen Hohlräume der Apparatur bei Raumtemperatur und bei Umgebungsdruck mit gasförmigem Stickstoff gespült und anschließend auch damit befüllt.

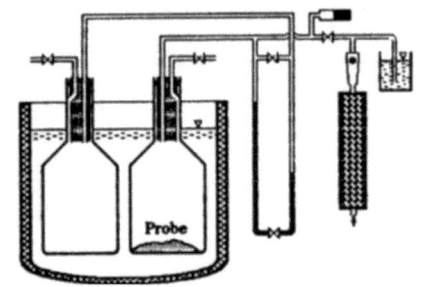

Abb. 7.23: Schema der Apparatur nach BET

Nachdem sie gegen die Umgebung verschlossen wurden, werden beide Glasgefäße in einem Stickstoffbad abgekühlt. Bei der dort herrschenden Temperatur erfolgt im Gefäß mit der Probe neben der Belegung der Glasoberfläche noch eine zusätzliche Adsorption von Stickstoff an die Probenoberfläche. Dadurch sinkt der Druck stärker als im leeren Vergleichsgefäß. Aus der am Manometer abgelesenen Druckdifferenz, den gerätespezifischen, bekannten Volumina der Glasgefäße sowie der Verbindungsrohre, der Einwaage und dem Umgebungsdruck kann an die der Probe adsorbierte Stickstoffmenge und daraus die massenbezogene Oberfläche S_m der Probe wie folgt berechnet werden [4]

$$S_m = N_m \cdot f \cdot N_L \qquad (7.126)$$

Dabei ist f der Flächenbedarf eines Stickstoffmoleküls, $f = 16.2 \times 10^{-20}$ m^2 = 16.2 Å^2, N_m ist die nach Gl. 7.125 ermittelte Monoschichtkapazität.

7.2.7.2 Gaspermeation: Blaine-Methode

Die Grenzfläche zwischen einem festen Teilchen und einer an dem Teilchen vorbeiströmenden Gas- oder Fluidphase entspricht der einer soliden volumengleichen Kugel, s. Abb. 7.24. Mit einer Gaspermeationsmethode können dementsprechend nur äußere Oberflächen bestimmt werden.

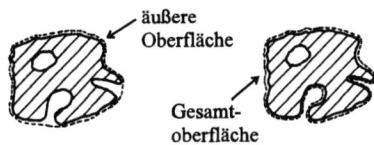

Abb. 7.24: Oberflächen nach Blaine (links) bzw. BET (rechts)

Die Bestimmung der Oberfläche nach der Gaspermeationsmethode erfolgt mit Hilfe des sogenannten Blaine-Gerätes, das auch im Arzneibuch beschrieben ist.

Das Gerät besteht aus einem Stahlzylinder mit einer eingelegten Siebplatte, die mit einem Filterplättchen abgedeckt wird. Die abgewogene Probe wird auf das Filterplättchen aufgebracht und mit einem zweiten Plättchen abgedeckt. Anschließend wird die Probe mit Hilfe eines Kolbens auf ein konstantes Volumen mit der Porosität ε verdichtet. Der Zylinder wird dann auf den Schliff eines Manometerrohres gesetzt, in welchem die Manometerflüssigkeit in dem unterhalb der Probe befindlichen Schenkel um die Höhe x über die ursprüngliche Gleichgewichtslage nach oben gesaugt wurde. Dadurch besteht zwischen den Oberflächen in den beiden Schenkeln des Manometers eine Höhendifferenz von 2 x.

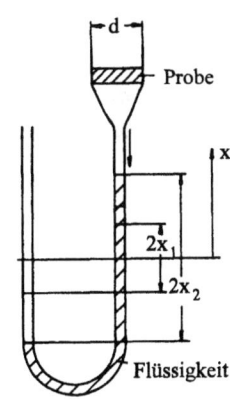

Abb. 7.25: Schema eines Blaine-Gerätes

Die hochgesaugte Flüssigkeit erzeugt beim Absinken unterhalb der Probe einen Unterdruck im Vergleich zum umgebenden Atmosphärendruck. Dadurch wird Luft durch die Probe gesaugt. Die zum Durchsaugen eines durch zwei Meßmarken am Gerät gekennzeichneten Luftvolumens benötigte Zeit wird bestimmt. Gleichzeitig wird die Versuchstemperatur festgehalten. Die Auswertung erfolgt nach der Kozeny-Carman-Gleichung

$$S_V = k \cdot \frac{\varepsilon^{1.5}}{1-\varepsilon} \cdot \left(\frac{\Delta t}{\eta}\right)^{0.5}$$

(7.127)

Dabei ist ε die Porosität der Probe, η die dynamische Viskosität der Luft bei der Versuchstemperatur, Δt ist die für das Durchströmen der Luft benötigte Zeit. Der Wert der Apparatekonstante k wird unter anderem durch den Durchmesser der Kapillare sowie die Länge der Strecke bestimmt, über die der Flüssigkeitsspiegel in der Kapillare zur Messung der Zeit Δt abfallen muß. S_V ist die spezifische volumenbezogene Oberfläche.

Kapitel 8: Charakteristische Eigenschaften von Schüttgütern

Bei der Entwicklung und Herstellung von Arzneimitteln kommt Schüttgütern sowohl in qualitativer als auch in quantitativer Hinsicht große Bedeutung zu. Sie können in Form von Pulvern eigenständige Arzneiformen darstellen oder als Zwischenprodukte auf dem Weg zur Herstellung von Granulaten und Tabletten auftreten.

Bei der Entwicklung einer Rezeptur sind mehrere unterschiedliche Gesichtspunkte entscheidend für die Auswahl der Hilfsstoffe. So müssen diese z. B. Stabilität von Wirkstoff und Arzneiform gewährleisten und sicherstellen, daß die angestrebten biopharmazeutischen Eigenschaften erreicht werden. Absolut entscheidend ist aber, daß das aus Wirk- und Hilfsstoffen bestehende Schüttgut gleichmäßig und gut fließfähig ist. Erfüllt ein Hilfsstoff alle sonst erstellten Kriterien, beeinträchtigt aber die Fließfähigkeit, so ist dies ist ein Ausschlußkriterium im Hinblick auf seine Verwendbarkeit. Um unter dem Aspekt der Fließfähigkeit eine sinnvolle Hilfsstoffauswahl vornehmen und gegebenenfalls weitere Verarbeitungsschritte planen zu können, ist ein elementares Verständnis der Eigenschaften von Schüttgütern erforderlich.

8.1 Kräfte und Spannungen

Bei zahlreichen verfahrenstechnischen Operationen läßt man Kräfte auf Körper einwirken, wobei diese Kräfte in bestimmten Flächen der Körper wirksam werden. Auf Flächen A einwirkende Kräfte F werden als Spannungen bezeichnet. Ihr Betrag ist durch den Quotienten F/A definiert. Wirkt die Kraft F senkrecht zur Fläche A, so wird die dadurch bewirkte Spannung, der Druck, als **Normalspannung** σ bezeichnet. **Schubspannungen** τ sind dadurch gekennzeichnet, daß die Kraft F in der Ebene A wirkt, s. Abb. 8.1. Die Oberflächen- bzw. Grenzflächenspannung bei Flüssigkeiten, die Druckspannung beim Verpressen von Tabletten sowie Druck- und Scherspannungen beim Zerkleinern von Feststoffen sind Beispiele für technologisch wichtige Spannungen.

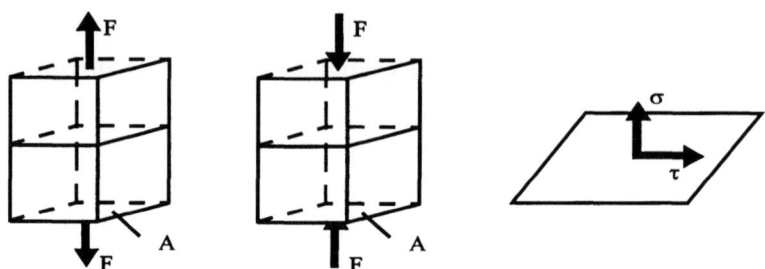

Abb. 8.1: Zug- und Druckspannung, sowie an einer Fläche angreifende Normalspannung σ und Schubspannung τ

Obgleich Kräfte und Spannungen zueinander proportional sind, müssen sie dennoch deutlich voneinander unterschieden werden. Kräfte wirken auf einen Punkt ein. Mehrere Kräfte, die am gleichen Punkt angreifen, können zu einem Vektor, der **Resultierenden**, zusammengefaßt werden. Dies gilt auch, wenn durch ein Vektorfeld dargestellte Kräfte, z. B. die Schwerkraft, an einem ausgedehnten Körper angreifen. Dann greift an jedem einzelnen punktförmigen Volumenelement dieses Körpers wiederum ein Vektor an. Alle diese Vektoren können zur Gewichtskraft des Körpers zusammengesetzt werden, die an seinem Schwerpunkt angreift.

Spannungen dagegen lassen sich nicht zu einem resultierenden Vektor zusammenfassen. Greifen wie in Abb. 8.2 an einem Quader in zwei zueinander senkrechten Ebenen je zwei entgegengesetzt gleichgroße Kräfte F_x und F_y an, so ergibt sich ein Spannungszustand, der völlig von dem verschieden ist, der durch die beiden Kräfte + R und − R bedingt wäre.

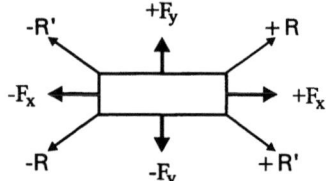

Abb. 8.2: Unterschied zwischen Kräften und Spannungen [1]

+R ist die Resultierende aus + F_y und + F_x und − R entsprechend die Resultierende aus − F_x und − F_y. Durch die beiden Kräfte +R und − R würde der Quader zu einem Parallelogramm verzerrt. Die Kräftepaare F_x bzw. F_y dehnen zwar die Seiten des Quaders, der Querschnitt aber bleibt unverändert rechteckig. Zur **Definition von Spannungen** sind also **nicht nur Größe und Richtung der sie verursachenden Kraft, sondern auch Größe und Richtung der Fläche, auf die sie einwirkt**, erforderlich. Die beiden Kräfte F_x und F_y wirken auf Flächen mit zwei verschiedenen Richtungen. Infolgedessen sind die durch sie bedingten Spannungen grundsätzlich von jenen verschieden, die durch die resultierende Kraft R erzeugt werden. Im Gegensatz zu einem Vektor ist eine **Spannung stets durch zwei in entgegengesetzter Richtung wirkende Kräfte bedingt.** Der Spannungszustand kann daher nicht durch einen einzigen Vektor beschrieben werden.

Wird bei einem Zugversuch wie in Abb. 8.3 ein Körper nicht durch zwei parallele Ebenen begrenzt, sondern schließt die Ebene A′ mit der Richtung von A den Winkel α ein, so bewirken die in diesen beiden Ebenen angreifende Kräfte F_x in A

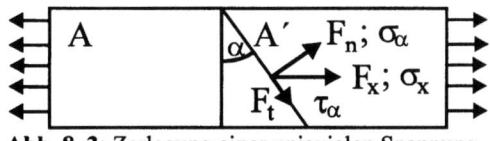

Abb. 8. 3: Zerlegung einer uniaxialen Spannung

die Spannung σ, in A′ jedoch die Spannung $σ_x$. Wegen der Gleichheit der Beträge der in beiden Ebenen angreifenden Kräfte F_x gilt jedoch

$$F_x = σ \cdot A = σ_x \cdot A' = F_x \qquad (8.1)$$

Durch die Zerlegung der in A′ angreifenden Kraft F_x in eine Normal- und eine Tangentialkraft F_n bzw. F_t wird auch die Spannung $σ_x$ in eine auf A′ senkrecht stehende Normalspannung $σ_α$ und eine in der Ebene A′ wirksame Schubspannung $τ_α$ zerlegt. Aus Gl. 8.1 folgt

$$σ_x = \frac{F}{A'} \qquad (8.2)$$

Für A′ gilt aber

$$A' = \frac{A}{\cos α} \qquad (8.3)$$

Die Normalspannung $σ_α$ ist mit der Spannung $σ_x$ durch

$$σ_x = \frac{σ_α}{\cos α} \qquad (8.4)$$

verknüpft. Mit den Gln. 8.3 und 8.4 folgt für die Normalspannung $σ_α$ aus Gl. 8.2

$$σ_α = \frac{F}{A} \cos^2 α = σ \cos^2 α \qquad (8.5)$$

Die Schubspanung $τ_α$ und die Spannung $σ_x$ sind durch die Beziehung

$$\sigma_x = \frac{\tau_\alpha}{\sin \alpha} \qquad (8.6)$$

verknüpft. Aus den Gln. 8.4 und 8.5 folgt für die Schubspannung τ_α

$$\tau_\alpha = \frac{F}{A} \sin \alpha \cos \alpha = \sigma \sin \alpha \cos \alpha = \frac{1}{2} \sigma \sin(2\alpha) \qquad (8.7)$$

Bei einem einfachen Zugversuch treten also in allen Ebenen, die nicht senkrecht zur Kraftrichtung stehen, Schubspannungen auf. Diese haben in den um 45° gegen die Kraftrichtung geneigten Ebenen ihre maximale Größe. Der Winkel α zwischen der Flächennormalen und der auf diese Fläche einwirkenden Kraft bestimmt die Zerlegung der Spannung, die durch diese Kraft in der geneigten Fläche erzeugt wird.

Um die in einem Punkt P herrschenden Spannungen beschreiben zu können, wird durch diesen Punkt ein rechtwinkliges Achsenkreuz gelegt. Dadurch sind drei Flächenelemente dA_x, dA_y und dA_z definiert, auf denen die durch den Index angegebene Koordinatenachse senkrecht steht.

Wirkt auf ein Flächenelement, z. B. dA_z, die Kraft $\vec{F}_z$, so ist definitionsgemäß $\vec{f}_z = \vec{F}_z / A_z$ der Spannungsvektor, welcher zu der durch z gekennzeichneten Fläche gehört. Zur vollständi-

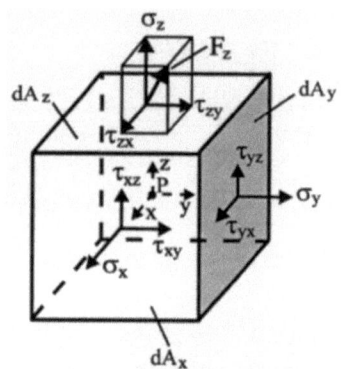

Abb. 8.4: Räumlicher Spannungszustand im Punkt P

gen Kennzeichnung des Spannungszustandes im Punkt P müssen die auf die Flächen A_x, A_y und A_z wirkenden Spannungsvektoren, also das Vektortripel f_x, f_y und f_z, angegeben werden. Wie aus Abb. 8.4 zu erkennen ist, läßt sich jeder dieser Vektoren in seine Komponenten in Richtung der drei Koordinatenachsen zerlegen. Von diesen steht jeweils eine senkrecht zum Flächenelement dA_n, stellt somit die zu diesem Flächenelement gehörende Normalspannung σ_n dar. Die beiden anderen Komponenten liegen in einer der Flächen dA_x, dA_y oder dA_z, entsprechen also je zwei aufeinander senkrecht stehenden Schubspannungen τ. Für die Bezeichnung dieser drei Komponenten gilt folgende Konvention:

- $\sigma_{xx} = \sigma_x$ = die auf der Fläche mit der Normalen x senkrecht stehende Normalspannung,

- τ_{xy} = die in der Fläche mit der Normalen x liegende Schubspannung in Richtung der y-Achse,
- τ_{xz} = die in der Fläche mit der Normalen x liegende Schubspannung in Richtung der z-Achse.

Der erste Index bezeichnet also die Richtung der Flächennormalen, auf die sich die betreffende Spannung bezieht, der zweite Index kennzeichnet die Richtung, in der sie wirkt. Insgesamt ergeben sich so 3*3 = 9 Spannungskomponenten.

Zwischen den Schubspannungsvektoren τ_{ki} besteht eine Symmetriebeziehung, s. Abb. 8.5. Greifen an einem eben gedachten Körper die Schubspannungen τ_{xy} und τ_{yx} an, so bewirken sie ein Drehmoment, falls sie voneinander verschieden sind. Der Gleichgewichtszustand ist aber gerade dadurch gekennzeichnet, daß kein Drehmoment besteht. Dies ist nur möglich, wenn $\tau_{xy} = \tau_{yx}$.

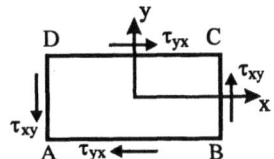

Abb. 8.5: Symmetrie der Schubspannungen

Verallgemeinert gilt: $\tau_{ki} = \tau_{ik}$. Von den neun Komponenten sind somit sechs im allgemeinen voneinander verschieden. Diese sechs im allgemeinen verschiedenen Komponenten bilden den Spannungstensor $\tilde{s}$. Dieser ist wegen der Gültigkeit von $\tau_{ki} = \tau_{ik}$ symmetrisch.

$$\tilde{s} = \begin{pmatrix} \sigma_x & \tau_{xy} & \tau_{xz} \\ \tau_{yx} & \sigma_y & \tau_{yz} \\ \tau_{zx} & \tau_{zy} & \sigma_z \end{pmatrix} = \begin{pmatrix} \sigma_x & \tau_{xy} & \tau_{xz} \\ \tau_{xy} & \sigma_y & \tau_{yz} \\ \tau_{xz} & \tau_{yz} & \sigma_z \end{pmatrix} \quad (8.8)$$

Durch den Spannungstensor ist der Spannungszustand im Punkt P vollständig beschrieben, d. h. es können die Spannungen für beliebige durch diesen Punkt gehenden Ebenen berechnet werden. Jede andere Orientierung der Flächenelemente führt jedoch bei gleichem Spannungszustand zu einer anderen Darstellung des Spannungstensors. Um eine eindeutige Darstellung zu ermöglichen, wird das Koordinatensystem so gedreht, daß alle Schubspannungen verschwinden, dadurch treten nur noch die auf den Flächenelementen senkrecht stehenden Normalspannungen auf, die dann als **Hauptspannungen** σ_1, σ_2 und σ_3 bezeichnet werden.

Die drei so ausgezeichneten Richtungen werden als **Hauptspannungsrichtungen** bezeichnet. In dem in Abb. 8.1 dargestellten uniaxialen Zugversuch an einem Stab ist die Richtung des Stabes eine Hauptspannungsrichtung. Die drei

Hauptspannungsrichtungen stehen aufeinander senkrecht. Wenn die Hauptspannungsrichtungen nicht mit den Koordinatenachsen x, y und z zusammenfallen, sind sie von σ_x, σ_y und σ_z verschieden. Zwischen ihnen besteht die Beziehung

$$\sigma_1 + \sigma_2 + \sigma_3 = \sigma_x + \sigma_y + \sigma_z \qquad (8.9)$$

Auf feste Körper können verschiedene Spannungen einwirken. Je nach ihrer Orientierung kann man zwischen Zug-, Druck- und Schubspannungen unterscheiden.

8.2 Sonderstellung der Schüttgüter

Hinsichtlich ihrer Größe nehmen die Bestandteile von Schüttgütern eine Zwischenstellung zwischen wohldefinierten makroskopischen Körpern und Molekülen z. B. einer Flüssigkeit ein. Im pharmazeutischen Bereich relevante Schüttgüter haben Abmessungen von etwa 10 nm bei hochdispersen Kieselsäuren, z. B. Aerosil, bis zu 100 µm bei Füllstoffen wie Laktose. Diesem Größenunterschied entsprechend können auch die Eigenschaften stark variieren.

Im Gegensatz zur statistischen Betrachtung der einzelnen Partikel bei der Beschreibung von Teilchengrößenverteilungen und den Verfahren zu deren Bestimmung werden Schüttgüter als Kontinua betrachtet. Zur Beschreibung ihrer Eigenschaften werden die Gesetze der Kontinuumsmechanik angewandt.

Das jeweilige Verhalten eines Schüttgutes ist durch die in seinem Inneren wirkenden interpartikulären Kräfte bedingt.

Um die besonderen Eigenschaften von Schüttgütern besser zu erkennen, werden sie mit den beiden oben bereits angesprochenen Kontinua, einer Newtonschen Flüssigkeit und einem Hookeschen Festkörper, systematisch verglichen.

Eine Newtonsche Flüssigkeit
- überträgt keine Zugspannungen,
- überträgt ruhend nur Druckspannungen,
- deformiert sich irreversibel (fließt) unter Einwirkung von Schubspannungen und paßt sich dabei jeder angebotenen Form an,
- hat eine vom Spannungszustand unabhängige Dichte (inkompressibel).

Ein Hookescher Festkörper
- überträgt Zug-, Druck- und Schubspannungen,

- fließt nicht unter der Einwirkung von Schubspannungen,
- deformiert sich unter der Einwirkung von Zug-, Druck- oder Schubspannungen reversibel,
- hat eine vom Spannungszustand praktisch unabhängige Dichte (inkompressibel).

Ein Schüttgut
- überträgt keine oder nur sehr geringe Zugspannungen,
- überträgt ruhend Druck- und Schubspannungen,
- fließt unter der Einwirkung ausreichend großer Schubspannungen, d. h. wenn die Fließgrenze überschritten wird, und bildet dabei einen mehr oder minder stumpfen Schüttkegel,
- hat eine vom Spannungszustand abhängige Fließgrenze,
- ändert seine Dichte in Abhängigkeit von Belastung und Bewegung.

Die Fähigkeit von Schüttgütern, auch im ruhenden Zustand Druck- und Schubspannungen übertragen zu können, führt zu einem markanten Unterschied zu Flüssigkeiten. In einer Flüssigkeitssäule steigt der Druck (= Wanddruck) mit zunehmender Tiefe kontinuierlich. Bei einem Schüttgut dagegen wird bei einer bestimmten Schüttguthöhe ein maximaler Druck (= Wanddruck) erreicht. Dieses Verhalten eines Schüttgutes wird durch die sogenannte Janssen-Gleichung beschrieben.

8.2.1 Die Janssen-Gleichung

Bei der Ableitung der Janssen-Gleichung wird der Gleichgewichtszustand eines scheibenförmigen Schüttgutelementes betrachtet. Bezeichnet σ_v die über den Querschnitt des Schüttgutelementes gemittelte Vertikalspannung, τ_w die Wandschubspannung, ρ_b die Schüttdichte des Materials und g die Erdbeschleunigung, so folgt in Analogie zu der in Abschn. 5.3 vorgenommenen Ableitung des Druckabfalls die Janssen-Gleichung

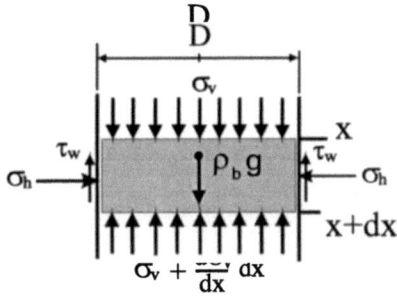

Abb. 8.6: Gleichgewichtszustand bei einem scheibenförmigen Schüttgutelement

$$\frac{d\sigma_v}{dx} + \frac{4\tau_w}{D} = \rho_b g \qquad (8.10)$$

Wegen der Darstellung des Ergebnisses der integrierten Janssen–Gleichung wird die x-Richtung in Abb. 8.6 gerade umgekehrt gewählt als in Abb. 5.1. Dies ist beim Vergleich der Ableitungen zu beachten.

Für die weitere Behandlung der Janssen-Gleichung wird das sogenannte Druck- oder Horizontallastverhältnis λ_p eingeführt, das von der Höhe der Schüttgutsäule unabhängig ist. Es ist definiert als

$$\lambda_p = \frac{\sigma_h}{\sigma_v} \qquad (8.11)$$

Das Verhältnis der Wandschubspannung τ_w zur Horizontalspannung σ_h entspricht dem von der Höhe der Schüttgutsäule unabhängigen Tangens des Wandreibungswinkels Φ

$$\tan \Phi = \frac{\tau_w}{\sigma_h} \qquad (8.12)$$

Werden die Gln. 8.11 und 8.12 entsprechend in die Janssen-Gleichung eingesetzt, folgt daraus

$$\frac{d\sigma_v}{dx} + \frac{4}{D}\lambda_p \sigma_v \tan \Phi = \rho_b g \qquad (8.13)$$

Zur Lösung dieser inhomogenen Differentialgleichung wird im ersten Schritt die allgemeine Lösung der homogenen Differentialgleichung

$$\frac{d\sigma_v}{dx} + \frac{4}{D}\lambda_p \sigma_v \tan \Phi = 0 \qquad (8.14)$$

bestimmt. Trennung der Variablen und anschließende Integration führt zur allgemeinen Lösung

$$\sigma_v = K \cdot \exp\left(-\frac{4x}{D}\lambda_p \tan \Phi\right) \qquad (8.15)$$

Im zweiten Schritt erfolgt die Variation der Konstanten K. Sie wird dazu als Funktion der Variablen x dargestellt. Es gilt

Kapitel 8: Charakteristische Eigenschaften von Schüttgütern

$$\sigma_V = K(x) \cdot \exp\left(-\frac{4x}{D}\lambda_p \tan\Phi\right) \qquad (8.16)$$

Die Ableitung von Gl. 8.16 sowie Gl. 8.16 selbst werden in Gl. 8.13 eingesetzt. Es folgt nach einigen einfachen Rechenschritten

$$K'(x) = \rho_b g \cdot \exp\left(\frac{4x}{D}\lambda_p \tan\Phi\right) \qquad (8.17)$$

Die Integration dieser Gleichung führt schließlich zu

$$K(x) = \frac{\rho_b g D}{4\lambda_p \tan\Phi} \cdot \exp\left(\frac{4x}{D}\lambda_p \tan\Phi\right) + C \qquad (8.18)$$

Einsetzen in Gl. 8.16 ergibt

$$\sigma_V = \frac{\rho_b g D}{4\lambda_p \tan\Phi} + C \cdot \exp\left(-\frac{4x}{D}\lambda_p \tan\Phi\right) \qquad (8.19)$$

Für die Randbedingung $x = 0$ gilt $\sigma_V = 0$. Damit gilt für C

$$C = -\frac{\rho_b g D}{4\lambda_p \tan\Phi} \qquad (8.20)$$

Für die zweite Randbedingung, $x \to \infty$, gilt $\sigma_V = \sigma_{V\max}$. Unter Berücksichtigung des Grenzwertes

$$\lim_{x \to \infty} \exp\left(-\frac{4x}{D}\lambda_p \tan\Phi\right) = 0 \qquad (8.21)$$

sowie von Gln. 8.20 folgt aus Gl. 8.19

$$\sigma_V = \sigma_{V\text{Max}} = \frac{\rho_b g D}{4\lambda_p \tan\Phi} \qquad (8.22)$$

Somit resultiert als Lösung der inhomogenen Differentialgleichung 8.13

$$\frac{\sigma_v}{\sigma_{v\max}} = 1 - \exp\left(-\frac{4x}{D}\lambda_p \tan\Phi\right) \qquad (8.23)$$

In der Gl. 8.22 kommt der fundamentale Unterschied zwischen Flüssigkeiten und Schüttgütern zum Ausdruck. Während der hydrostatische Druck einer Flüssigkeitssäule stets zu deren Höhe proportional ist, strebt die durch das Gewicht einer Schüttgutsäule bedingte Vertikalspannung auf einen Maximalwert zu, der neben der Schüttdichte ρ_b vor allem durch die Werte des Horizontallastverhältnisses λ_p und dem Wandreibungswinkel Φ bestimmt ist.

Das Horizontallastverhältnis λ_p wird auch als „Ruhedruckbeiwert" bezeichnet. In dieser Bezeichnung kommt seine physikalische Bedeutung zum Ausdruck. Entsprechend Gl. 8.11 gilt

$$\sigma_h = \lambda_p \sigma_v \tag{8.24}$$

Das Horizontallastverhältnis λ_p gibt jenen Bruchteil der Vertikalspannung an, den eine ruhende Schüttgutsäule horizontal auf die Säulenwände überträgt.

Da in einer Flüssigkeit der Druck nach allen Richtungen gleich ist, hat λ_p für diesen Aggregatzustand seinen Maximalwert $\lambda_p = 1$. Bei einem Festkörper dagegen erzeugt das Eigengewicht nur in der Auflagefläche, nicht jedoch in den Seitenwänden einen Druck. Folglich nimmt λ_p für diese Körper seinen Minimalwert $\lambda_p = 0$ an. Für Schüttgüter liegt λ_p im Wertebereich $0<\lambda_p<1$.

In Abb. 8.7 ist der Verlauf der auf den Maximalwert bezogenen Vertikalspannung für $\lambda_p = 0.33$ bei einem Wandreibungswinkel $\Phi = 30°$ dargestellt. Es ist zu erkennen, daß bei diesen für Schüttgüter typischen Werten bei einem Verhältnis x/D = 4 bereits 90 % der maximalen Vertikalspannung erreicht sind. Ist das Schüttgut in der Lage, infolge seiner interpartikulären Wechselwirkungen Brücken aufzubauen, die unter dieser Vertikalspannung nicht einbrechen, so fließt das Schüttgut nicht mehr, wenn die Säule das 4–fache ihres Durchmessers überschreitet. Je stärker die Brücken sind, desto früher wird das kritische Höhen/Durchmesser-Verhältnis erreicht, ab dem das Schüttgut nicht mehr fließt. Kritische Verhältnisse von Höhe zu

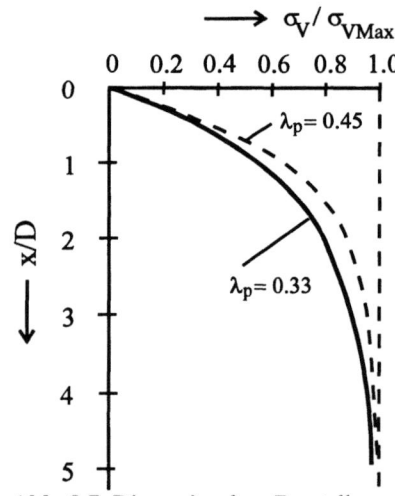

Abb. 8.7: Dimensionslose Darstellung der Janssen–Gleichung

Durchmesser werden z. B. beim Befüllen der Matrizen an Tablettenpressen schnell erreicht.

Beispiel: Ausfließen von Laktose

Ein Glasrohr mit einem Innendurchmesser von 2.7 cm wird senkrecht auf eine Unterlage gestellt. Wird dieses Rohr mit soviel Laktose–Monohydrat befüllt, daß die Schüttgutsäule mindestens 9.1 cm hoch ist, kann das Rohr von der Unterlage abgehoben werden, ohne daß die Laktose ausfließt.

Werden die Feststoffbrücken in der Laktose durch kleine Erschütterungen des Rohres gestört, so fließt die Laktose wieder aus.

8.2.2 Fließfähigkeit von Schüttgütern

Mit der Charakterisierung „gut fließfähig" wird zum Ausdruck gebracht, daß das betreffende Schüttgut ohne Aufwand zum Fließen zu bringen ist. Dementsprechend treten bei einem als „schlecht fließend" charakterisierten Schüttgut Unregelmäßigkeiten beim Fließen auf, z. B. kann es zu lawinenartigem Abbrechen und Abfließen des Schüttgutes kommen. In der pharmazeutischen Literatur wird zur Charakterisierung der Fließeigenschaft eines Schüttgutes der Böschungswinkel herangezogen. Je flacher der Schüttkegel ist, der sich beim Auslaufen des Schüttgutes aus einem Trichter bildet, desto besser fließt es. Eine weitergehende quantitative Aussage läßt der Böschungswinkel z. Z. noch nicht zu.

Um quantitative Aussagen zur Fließfähigkeit treffen zu können, müssen Meßverfahren eingesetzt werden, die in der Lage sind, diejenigen physikalischen Eigenschaften eines Schüttgutes zu ermitteln, die das jeweilige Fließverhalten bestimmen. Anhand eines einfachen Versuches werden Grundbegriffe der Pulverrheologie eingeführt.

Das zu untersuchende Schüttgut wird in einen Hohlzylinder mit der Querschnittsfläche A eingebracht. Es wird dann mit einer Spannung σ_1, der **Verfestigungsspannung**, in vertikaler Richtung belastet. Dadurch

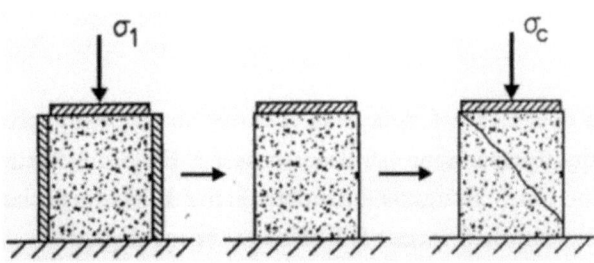

Abb. 8.8: Modellversuch zur Bestimmung der Druckfestigkeit [2]

kommt es zu einer Verdichtung und Verfestigung des Schüttgutes. Nach Wegnahme der Verfestigungsspannung wird der Hohlzylinder, der als reibungsfrei angenommen sei, vorsichtig entfernt. Das Schüttgut behält seine Form bei. Wird die derart vorbereitete Schüttgutprobe wachsenden vertikalen Druckspannungen ausgesetzt, so wird es schließlich bei Erreichen einer bestimmten Spannung zum Bruch der Probe und damit zum Fließen kommen. Die Druckspannung, bei der die Probe bricht, wird als **Druckfestigkeit bzw. als Schüttgutfestigkeit** σ_c bzw. f_c bezeichnet. Je größer die Verfestigungsspannung σ_1 ist, desto größer sind die Schüttgutdichte ρ_b und die Schüttgutfestigkeit σ_c bzw. f_c. Je geringer die aus einer gegebenen Verfestigungsspannung σ_1 resultierende Schüttgutfestigkeit σ_c ist, desto besser ist die Fließfähigkeit des Schüttgutes. Abb. 8.9 zeigt einen typischen Verlauf von Schüttgutdichte ρ_b und Schüttgutfestigkeit σ_c in Abhängigkeit von der Verfestigungsspannung.

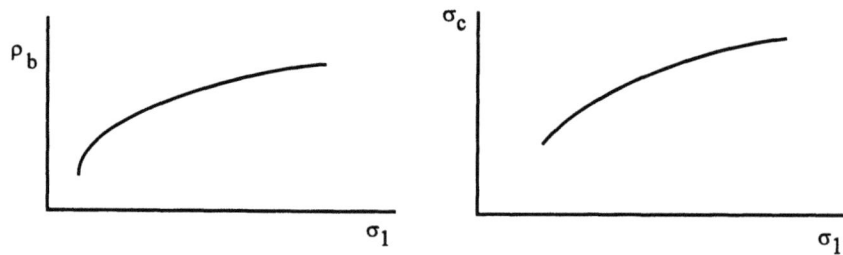

Abb. 8.9: Dichte und Druckfestigkeit eines Schüttgutes in Abhängigkeit von der Verfestigungsspannung

Zur Charakterisierung der Fließfähigkeit eines Schüttgutes wird nach Jenike [3] die Fließfähigkeit ff_c, das Verhältnis von Verfestigungsspannung σ_1 zu Schüttgutfestigkeit σ_c, benutzt.

$$ff_c = \frac{\sigma_1}{\sigma_c} = \frac{\sigma_1}{f_c} \qquad (8.25)$$

Je größer ff_c ist, d. h. je kleiner die Schüttgutfestigkeit bei einer gegebenen Verfestigungsspannung ist, desto besser fließt ein Schüttgut. Diese Größe wird genutzt, um Schüttgüter hinsichtlich der Fließeigenschaft zu klassifizieren. Von Jenike wurde folgende Einteilung vorgeschlagen:
- $ff_c < 2$ sehr kohäsiv (bis nicht fließend),

Kapitel 8: Charakteristische Eigenschaften von Schüttgütern

- $2 < \text{ff}_c < 4$ kohäsiv,
- $4 < \text{ff}_c < 10$ leicht fließend,
- $10 < \text{ff}_c$ frei fließend.

Diese Einteilung wurde auf der Grundlage weiterer Daten erweitert [2]:

- $\text{ff}_c < 1$ nicht fließend,
- $1 < \text{ff}_c < 2$ sehr kohäsiv.

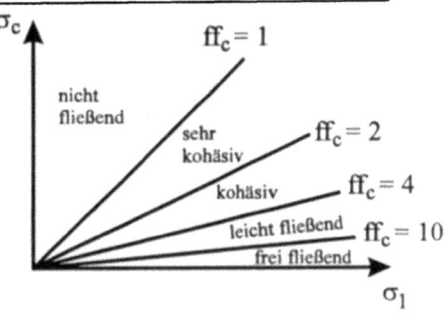

Zur reproduzierbaren Bestimmung der Fließeigenschaften von Schüttgütern wurde von Jenike eine nach ihm benannte Scherzelle entwickelt, s. Abb. 8.11. Diese besteht aus einem Bodenring, der im oberen Teil eine Vertiefung zur Aufnahme der Schüttprobe aufweist. Die Unterseite des Bodenringes weist ebenfalls eine Vertiefung auf, die ein Verrutschen der Zelle während der Messung verhindert.

Abb. 8.10: Bereiche unterschiedlicher Fließfähigkeit

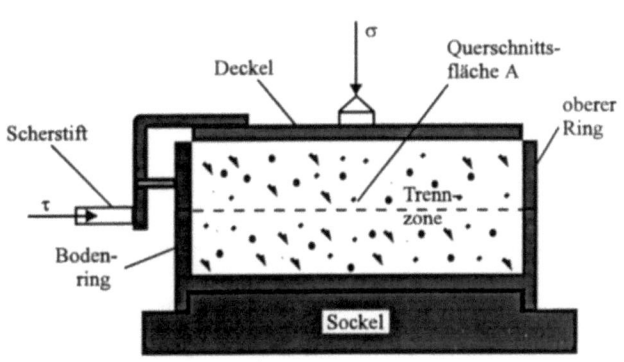

Abb. 8.11: Scherzelle nach Jenike

Auf den Bodenring wird der obere Ring lose aufgelegt. Sein Durchmesser ist exakt so groß wie der des Bodenringes. Der obere Ring und der Bodenring sind gegeneinander verschiebbar. Die Ebene, in der eine Verschiebung erfolgen kann, wird als Trennzone bezeichnet. Die mit dem Schüttgut befüllte Zelle wird mit einem Deckel verschlossen, dessen Durchmesser genau dem Innendurchmesser der Zelle entspricht. Der Deckel weist über seinem Mittelpunkt einen Dorn auf, über den Normalspannungen auf das Schüttgut übertragen werden. Über einen Scherstift wird auf den Deckel als auch auf den oberen Ring eine Schubspannung übertragen.

Vor Beginn der Messung wird die Probe mit einer definierten Normalspannung belastet, gleichzeitig wird über den Deckel eine Drehbewegung auf das Schüttgut übertragen, so daß die Schüttgutpartikel eine stabile Anordnung einnehmen. Die Probe wird dann durch die anliegende Normalspannung auf die minimal erreichbare Porosität verfestigt. Dieser Zustand wird als **kritisch verfestigt** bezeichnet.

Der Scherstift überträgt eine Schubspannung auf den oberen Ring, so daß dieser sehr langsam gegen den fixierten Bodenring verschoben wird. Dadurch wird das verdichtete und mit einer definierten Normalspannung σ beaufschlagte Schüttgut zunächst elastisch verformt, bis es schließlich entlang der Trennebene zwischen oberem Ring und Bodenring zu fließen beginnt. Die erforderliche Schubspannung wird über dem zurückgelegten Weg y aufgetragen. Je nach dem Verhältnis von Verdichtungsgrad der Probe zu anliegender Normalspannung ergeben sich unterschiedliche Verläufe des Schubspannungs-Weg-Diagramms, s. Abb 8.12.

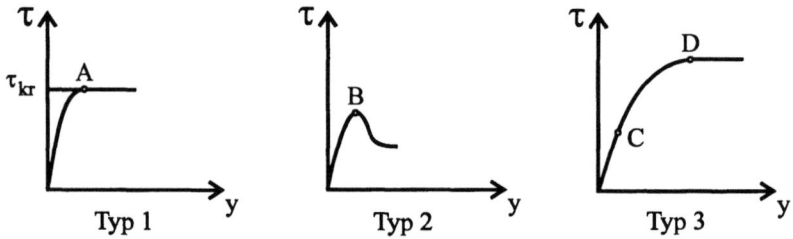

Abb. 8.12: Schubspannungs-Weg-Diagramme für verschiedene Verfestigungszustände

Erfolgt durch das Anlegen der Schubspannung keine Veränderung der Porosität des Schüttgutes, Typ 1, so wird die gesamte zugeführte Energie in elastischer Verformung gespeichert, bis schließlich bei Erreichen einer bestimmten Schubspannung eine plastische Verformung einsetzt und das Schüttgut am Punkt A in **stationäres Fließen** übergeht. Dieser Verlauf des Schubspannungs-Weg-Diagramms ist **bei einer gegebenen Porosität nur für jene Normalspannung** möglich, die zur kritischen Verfestigung führte. Sie wird daher als **kritische Normalspannung** σ_{kr} bezeichnet. Die am Punkt A anliegende Schubspannung wird entsprechend als **kritische Schubspannung** τ_{kr} bezeichnet. Stationäres Fließen ist durch konstante Porosität des Schüttgutes gekennzeichnet. Der zum stationären Fließen führende Schervorgang wird als **Anscheren** bezeichnet.

Wird für den Schervorgang einer Probe, die zuvor unter der kritischen Normallast verdichtet wurde, eine Normalspannung gewählt, die kleiner als die kritische Normalspannung ($\sigma < \sigma_{kr}$) ist, so ergibt sich ein Schubspannungs-Weg-Diagramm vom Typ 2. Eine Probe, die durch ein derartiges Schubspannungs-Weg-Diagramm gekennzeichnet ist, wird als bezogen auf die anliegende Normalspannung σ als **überverfestigt** bezeichnet. Nach Anlegen einer Schubspannung verformt sie sich bis zum Erreichen der maximalen Schubspannung am Punkt B zunächst geringfügig elastisch. Danach setzt eine plastische Verformung unter Volumenvergrößerung ein. Das heißt, die Porosität der Probe nimmt zu, während ihre Festigkeit entsprechend abnimmt. Dementsprechend verringert sich die zur weiteren Scherung erforderliche Schubspannung, bis sie bei Erreichen des stationären Fließens wieder konstant bleibt. Der Punkt B wird als **Punkt des beginnenden Fließens** bezeichnet. Das Scheren über den Punkt des beginnenden Fließens hinaus wird als **Abscheren** bezeichnet.

Wird zum Anscheren schließlich eine Normalspannung angelegt, die größer ist als die zur Verdichtung benutzte kritische Normalspannung, so wird beim Anlegen einer Schubspannung auch diese Probe zuerst bis zum Erreichen des Punktes C elastisch verformt. Dann setzt plastisches Fließen unter Volumenabnahme bzw. Verringerung der Porosität ein. Die Probe verfestigt sich. Die zur weiteren Scherung erforderliche Schubspannung steigt an, bis schließlich am Punkt D wieder stationäres Fließen erreicht wird. Die Probe ist nun bezüglich der anliegenden Normalspannung kritisch verfestigt.

Zur korrekten Durchführung der Scherversuche wird also wie folgt verfahren: Eine Reihe von Schüttgutproben wird mit *einer* definierten Normalspannung, der kritischen Normalspannung σ_{kr}, kritisch verdichtet. Eine der verdichteten Proben wird unter der kritischen Normalspannung σ_{kr} bis zum stationären Fließen angeschert. Das Wertepaar (σ_{kr}, τ_{kr}) wird festgehalten.

Die weiteren Proben werden zuerst mit der kritischen Normalspannung σ_{kr} bis zum Beginn des stationären Fließens angeschert. Der Scherstift wird dann angehalten. Die Normalspannung wird auf eine Normalspannung $\sigma < \sigma_{kr}$ verringert, anschließend erfolgt das Abscheren der Probe bis zum Erreichen der maximalen Schubspannung $\tau_{max.}$, dem Punkt des beginnenden Fließens. Die so für die übrigen zur Ermittlung des beginnenden Fließens eingesetzten, unterschiedlichen Normalspannungen ermittelten Wertepaare (σ, τ) werden in einem σ-τ-Diagramm dargestellt. Die **Kurve, welche die Punkte des beginnenden Fließens verbindet**, wird als **Fließort**, gelegentlich auch als Fließgrenze, bezeichnet, s. Abb. 8.13.

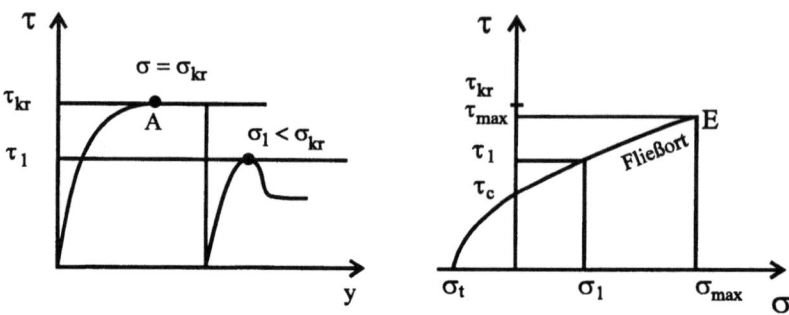

Abb. 8.13: Konstruktion des Fließortes für ein Schüttgut mit definierter Porosität

Der Fließort hat einen Endpunkt E. Er ist durch die größte zu **beginnendem** Fließen führende Schubspannung τ_{max} sowie die zugehörige Normalspannung σ_{max} gekennzeichnet. Der Fließort schneidet die Ordinate in der Scherfestigkeit bei der Normalspannung Null. Dieser Wert wird als **Kohäsion** τ_c bezeichnet. Der Fließort endet in der Abszisse bei negativen Normalspannungen in der **Zugfestigkeit** σ_t.

Werden Proben durch Anlegen unterschiedlich großer Normalspannungen kritisch verdichtet, so stellen sich auch unterschiedliche Porositäten ein. Je höher die Verdichtungsspannung ist, desto niedriger ist die Porosität bzw. desto höher ist die Dichte des Schüttgutes. Chemisch identische Schüttgüter, die auf unterschiedliche Porositäten verdichtet wurden, sind durch unterschiedliche

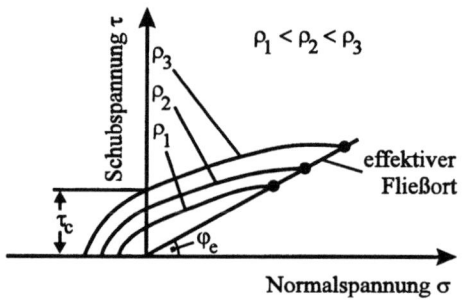

Abb. 8.14: Schar von Fließorten von Proben unterschiedlicher Porosität

Fließorte gekennzeichnet, von denen jeder einen anderen Endpunkt E aufweist. Alle Endpunkte E, d. h. alle **Punkte stationären Fließens**, liegen auf einer Geraden, die als **effektiver Fließort** bezeichnet wird. Der effektive Fließort schließt mit der Abszisse den **effektiven Reibungswinkel** φ_e ein. Er ist ein Maß für die innere Reibung des Schüttgutes beim stationären Fließen.

8.2.3 Mohrsche Spannungskreise

Mit Hilfe der Mohrschen Spannungskreise können räumliche Spannungszustände zweidimensional graphisch dargestellt werden.

Um die Bedeutung der Mohrschen Spannungskreise zu erläutern, sei noch einmal auf die Zerlegung einer Zugkraft F_x, die als Normalspannung σ_x auf die Fläche A einwirkt, zurückgegriffen. Die Zerlegung von F_x erfolge in einer Ebene A^+, die um den Winkel α gegen die Fläche A geneigt ist, s. Abb. 8.3.

Unter Verwendung der Doppelwinkelfunktionen

$$2\sin\alpha\cos\alpha = \sin 2\alpha \tag{8.26}$$

und

$$\cos^2\alpha = \frac{1}{2}(1+\cos 2\alpha) \tag{Gl.. 8.27}$$

ergeben sich aus den Gln. 8.5 und 8.7 für die aus der Zerlegung resultierende Normalspannung σ_α sowie die Schubspannung τ_α

$$\sigma_\alpha = \frac{\sigma_x}{2}(1+\cos 2\alpha) \tag{8.28}$$

bzw.

$$\tau_\alpha = \frac{\sigma_x}{2}\sin 2\alpha \tag{8.29}$$

Unter Berücksichtigung von

$$\sin^2 2\alpha + \cos^2 2\alpha = 1 \tag{8.30}$$

folgt aus den Gln. 8.28 und 8.29

$$\left(\sigma_\alpha - \frac{\sigma_x}{2}\right)^2 = \left(\frac{\sigma_x}{2}\right)^2 \cos^2 2\alpha \tag{8.31}$$

und

$$\tau_\alpha^2 = \left(\frac{\sigma_x}{2}\right)^2 \sin^2 2\alpha \tag{8.32}$$

Die Addition der beiden Gln. ergibt

$$\left(\sigma_\alpha - \frac{\sigma_x}{2}\right)^2 + \tau_\alpha^2 = \left(\frac{\sigma_x}{2}\right)^2 \tag{8.33}$$

Ein Vergleich dieses Ausdruckes mit der allgemeinen Kreisgleichung mit den Mittelpunktskoordinaten M (a/b)

$$(x-a)^2 + (y-b)^2 = r^2 \tag{8.34}$$

zeigt, daß Gl. 8.34 einen Kreis mit dem Mittelpunkt M ($\sigma_x/2$, 0) und dem Radius $\sigma_x/2$ darstellt. Es handelt sich dabei um den Mohrschen Spannungskreis in der σ_α-τ_α-Ebene mit dem Radius r = $\sigma_x/2$.
Ist der Winkel α Null, so wirkt die angreifende Spannung σ_x senkrecht auf die Ebene A' ein. Die Normalspannung σ_x ist identisch mit der Hauptspannung σ_1. Da σ_x in Richtung der x-Achse wirkt, in y-Richtung aber keine Spannung angreift, gilt $\sigma_2 = 0$.

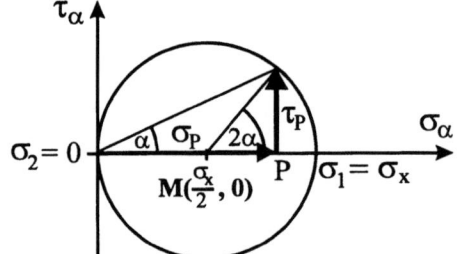

Abb. 8.15: Mohr-Kreis zum uniaxialen Spannungszustand der Abb. 8.3

Für jede andere Neigung der Ebene A' wird die angreifende Spannung σ_x in eine in A' wirksame Normal- und Schubspannungskomponente, σ_α bzw. τ_α, zerlegt. Ihre jeweiligen Werte können der Mohr-Kreisdarstellung entnommen werden. Umgekehrt können mit Hilfe des Mohr-Kreises aus den möglichen σ_α-τ_α-Kombinationen die entsprechenden Hauptspannungen ermittelt werden.

Die Darstellung des Spannungszustandes in einem beliebigen Punkt eines Kontinuums erfordert ein lineares Gleichungssystem mit drei Gleichungen. Deren Lösung führt zu einer Darstellung analog zu Abb. 8.16. Je zwei Hauptspannungen σ_i und σ_j, definieren einen ebenen

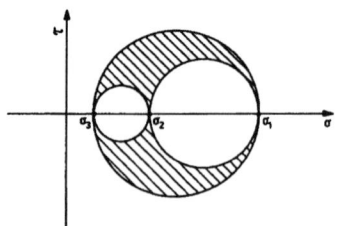

Abb. 8.16: Darstellung der möglichen Spannungszustände in einem Punkt

Spannungszustand, der durch einen Kreis mit den Schnittpunkten σ_i und σ_j mit der σ-Achse dargestellt ist. Auf dem Umfang dieser Kreise liegen alle möglichen ebenen Spannungszustände. Die möglichen dreidimensionalen Spannungszustände in einem Punkt P dieses Kontinuums liegen entsprechend in dem schraffierten Bereich der Abb. 8.16 sowie auf dessen Rändern. Spannungszustände, die zu Darstellungen außerhalb des größten Mohr-Kreises führen, sind nicht möglich. Aufgrund der Symmetrie des Spannungstensors ist es im Prinzip ausreichend, nur die obere Hälfte der Abb. 8.16 darzustellen, entsprechend der Darstellung bei den Jenike-Scherversuchen.

Beispiel: Mohrsche Spannungskreise [3]
Gegeben sei folgender Spannungszustand (dreiachsige Zugbeanspruchung):
$\sigma_x = 10$ N/mm² $\quad \tau_{xy} = -20$ N/mm² $\quad \tau_{xz} = 0$
$\sigma_y = 30$ N/mm² $\quad \tau_{yx} = 20$ N/mm² $\quad \tau_{yz} = 0$
$\sigma_z = -15$ N/mm² $\quad \tau_{zx} = 0$ $\quad \tau_{zy} = 0$
Gesucht sind die drei Hauptspannungen σ_1, σ_2 und σ_3 sowie die Winkelabstände der Hauptachsen 1, 2 und 3 von den Raumachsen x, y und z.

Lösung:
1. Die Angaben zu den Normal- bzw. Schubspannungen werden in ein σ-τ-Diagramm eingezeichnet
2. Die Punkte (σ_x/τ_{xy}) und (σ_y/τ_{yx}) liegen in einer Ebene und damit auf dem gleichen Mohr-Kreis. Ihre Verbindungsgerade ist der Durchmesser dieses Kreises, der die σ-Achse im Mittelpunkt M_1 schneidet. Damit kann der erste Kreis gezeichnet werden. Seine Schnittpunkte mit der σ-Achse definieren die Hauptspannungen σ_1 und σ_2.
3. Für die beiden Hauptspannungen werden dem Diagramm die Werte $\sigma_1 = 42.5$ N/mm² und $\sigma_2 = -2.5$ N/mm² entnommen.
4. σ_z liegt auf einem anderen Kreis. Da keine Schubspannungen wirksam sind, muß σ_z auf der σ-Achse liegen und damit identisch mit der Hauptspannung σ_3 sein, da für diese $\tau = 0$ gilt. Da σ_2 und σ_3 ebenfalls eine Ebene aufspannen können, liegen sie auf dem gleichen Kreis. Somit ist der zweite Kreis festgelegt.
5. Die dritte mögliche Ebene wird von den Hauptspannungen σ_1 und σ_3 aufgespannt. Sie definieren somit den dritten Mohr-Kreis.
6. Zwischen der Hauptachse 1 und der y-Ebene liegt der Winkel $2\varphi = 67$ ° oder $\varphi = 33.5$ °.

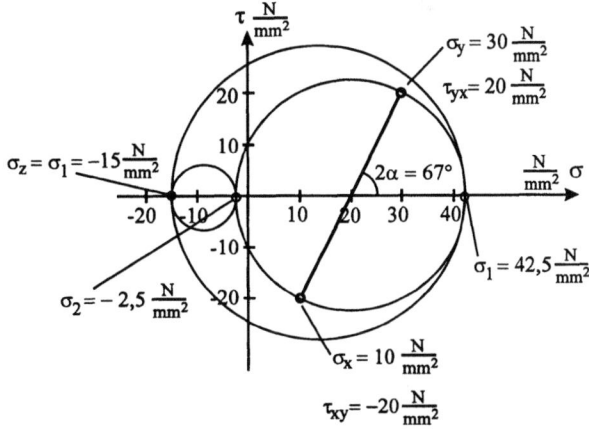

8.2.3.1 Auswertung von Fließorten mit Hilfe der Mohrschen Spannungskreise

Der zu einem Wertepaar (σ, τ) des Fließortes gehörende Mohr-Kreis ist dadurch gekennzeichnet, daß der Fließort im Punkt (σ, τ) Tangente an diesen Kreis ist. Da der Radius eines Kreises auf jeder Tangente an den Kreis senkrecht steht, erhält man den Mittelpunkt des Mohr-Kreises als Schnittpunkt des im Punkt (σ, τ) auf der Tangente errichteten Lotes mit der Normalspannungsachse. Die Schnittstellen dieses Kreises mit der Abszisse kennzeichnen dann jene Normalspannungen, bei denen die Schubspannung den Wert Null hat, die somit Hauptspannungen sind. Definitionsgemäß wird die

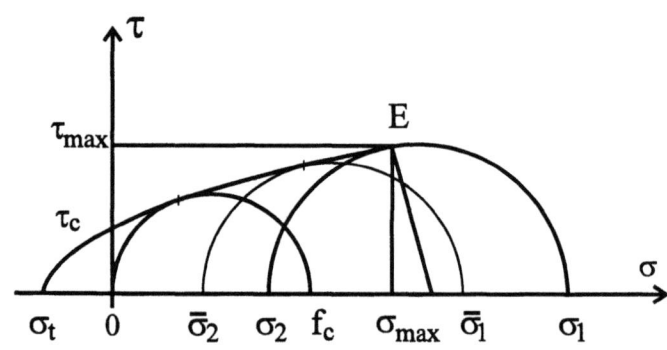

Abb. 8.17: „Spezielle" Mohrsche Spannungskreise am Fließort [4]

Hauptspannung mit dem größeren Wert mit σ_1, die kleinste mit σ_2 bezeichnet. Die größte Hauptspannung σ_1 jenes Mohr-Kreises, dessen kleinste Hauptspannung σ_2 den Wert Null hat, entspricht der Schüttgutfestigkeit f_c, die nach Gl. 8.25 zur Beurteilung der Fließfähigkeit benötigt wird. Die größte Hauptspannung jenes Mohr-Kreises, auf dem der Endpunkt E des Fließortes liegt, definiert die in Gl. 8.25 benutzte Verfestigungsspannung σ_1. Somit ist der die Fließfähigkeit beschreibende Quotient ff_c aus dem Fließort bestimmbar.

8.3 Haftkräfte in (trockenen) Schüttgütern

Trockene Schüttgüter mit einer mittleren Korngröße von ca. 1 mm sind völlig kohäsionslos und fließen frei. Wird ein derartiges Material aber bis auf mittlere Teilchengrößen von 20 µm zerkleinert, so kann es sich kohäsiv verhalten und deutliche Fließprobleme aufweisen.

Im trockenen Zustand sind vorwiegend die Van-der-Waals-Kräfte und die Schwerkraft wirksam. Die in einem Partikelkontakt wirkende Van-der-Waals-Kraft wird auch als **Haftkraft** bezeichnet. Werden vereinfachend alle Teilchen als kugelförmig angenommen, so ist die zwischen zwei Partikeln mit den Radien R_1 und R_2 wirksame Van-der-Waals-Kraft [5] gegeben durch

$$F(D) = \frac{A}{6D^2} \cdot \frac{R_1 R_2}{R_1 + R_2} \qquad (8.35)$$

D ist dabei der Abstand zwischen den beiden Teilchen, A ist die Hamaker–Konstante, s. Kap. 21. Sie weist Werte im Größenbereich von $A \approx 10^{-19}$ J auf. Tabelle 8.1 gibt einen Vergleich der Kräfte, die in einem aus Gleichkorn bestehenden Schüttgut auftreten. Der Haftabstand D zwischen zwei Teilchen der Dichte $\rho = 1{,}21$ g cm^{-3} wurde zu $D = 0{,}2$ nm $= 2 \times 10^{-9}$ m angenommen.

Tabelle 8.1: Van-der-Waals- und Schwerkraft bei gleich großen kugelförmigen Teilchen in Abhängigkeit von deren Durchmesser; $D = 2 \times 10^{-9}$ m, $\rho = 1{,}21$ g cm^{-3}, $A = 10^{-19}$ J, $g = 9{,}82$ m s^{-2}

Durchmesser	Van-der-Waals-Kraft	Schwerkraft
1 µm	$2{,}08 \times 10^{-1}$ µN	$4{,}98 \times 10^{-8}$ µN
5 µm	$1{,}04 \times 10^{-1}$ µN	$6{,}23 \times 10^{-6}$ µN
10 µm	$2{,}08 \times 10^{0}$ µN	$4{,}98 \times 10^{-5}$ µN
50 µm	$1{,}04 \times 10^{1}$ µN	$6{,}23 \times 10^{-3}$ µN
100 µm	$2{,}08 \times 10^{1}$ µN	$4{,}98 \times 10^{-2}$ µN
1000 µm	$2{,}08 \times 10^{2}$ µN	$4{,}98 \times 10^{1}$ µN

Es ist erkennbar, daß die Haftkraft bei sehr kleinen Teilchendurchmessern um Zehnerpotenzen größer ist als die Schwerkraft. Bei einem Partikelradius von 1 mm ist die Haftkraft aber nur noch ca. 4 mal so groß wie die an einem einzelnen Teilchen angreifende Schwerkraft. Wird für die Haftkraft eine Exponential–Verteilung [6] angenommen, so zeigt sich, daß bei dieser Teilchengröße in einem Schüttgutkollektiv immer eine ausreichend große Anzahl von Teilchen vorliegt, bei denen die Schwerkraft größer ist als die wirksame Haftkraft, so daß ein freies Fließen ermöglicht wird. Hat in einem Schüttgut mit derartigen Teilchenradien Fließen erst einmal eingesetzt, so sind die dadurch bedingten Störungen des Schüttgutgefüges, insbesondere durch Veränderungen der Partikelabstände (= Haftabstände), so stark, daß der Einfluß der Haftkraft weit überkompensiert wird. Abbildung 8.19 zeigt, daß die Haftkraft zwischen gleich großen Teilchen umgekehrt proportional zum Quadrat des Haftabstandes ist. Bei unterschiedlich großen Partikeln fällt sie bei wachsendem Haftabstand noch viel schneller ab.

Werden die Teilchen zerkleinert, so übersteigt die Haftkraft die Schwerkraft um Grössenordnungen, s. Tabelle 8.1. Selbst bei Berücksichtigung der Exponentialverteilung der Haftkraft greift an zu wenigen Partikeln eine Schwerkraft an, die größer ist als die wirksame Haftkraft. Das Schüttgut ist kohäsiv.

In einem realen Schüttgut sind die Teilchen unterschiedlich groß. In der Regel sind sie auch nicht ideal gepackt, sondern die Packungsdichte kann an verschiedenen Stellen unterschiedlich sein. Daraus folgt, daß die Koordinationszahl variieren kann und daß vor allem die Haftabstände und damit die Van-der-Waals-Kräfte unterschiedlich groß sein können. Die bisher angestellten Überlegungen sollten in erster Linie dazu dienen, ein elementares Verständnis für die Größenordnung der in einem Schüttgut wirksamen Kräfte zu gewinnen. Um zu einer realistischeren Beschreibung der Fließfähigkeit eines Schüttgutes zu kommen, muß der Einfluß der Partikelgrößenverteilung explizit berücksichtigt werden.

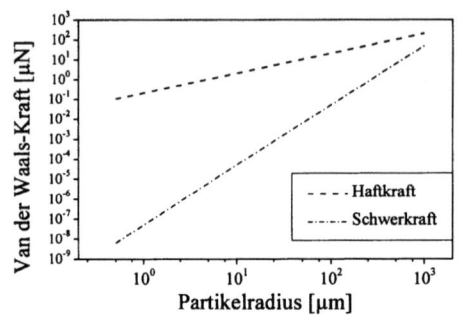

Abb. 8.18: Verlauf der Haft- und der Schwerkraft in Abhängigkeit von der Teilchengröße, s. Tabelle 8.1

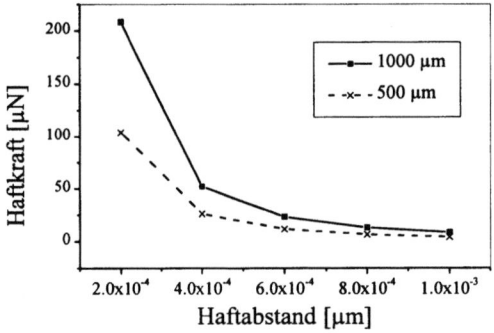

Abb. 8.19: Haftkraft in Abhängigkeit vom Haftabstand bei unterschiedlichen Teilchenradien

Beispiel: Auswirkung einer Zerkleinerung auf die Gesamthaftkraft in einem Schüttgut

1 cm^3 eines in kubisch dichtester Packung (k=12, ε=0.26) vorliegenden Schüttgutes mit der Schüttdichte ρ_{Sch} = 0.895 g cm^{-3} wird zermahlen.

Vor dem Mahlen hatten die kugelförmigen Teilchen einen Radius von 1 mm. Nach dem Zerkleinern wurde ein Radius von 10 µm ermittelt.

Wie groß ist die Summe der Haftkräfte im Schüttgut vor und nach dem Mahlen? Es kann angenommen werden, daß das zerkleinerte Schüttgut ebenfalls eine kubisch dichteste Packung ausbildet.

Lösung:

1. Berechnung der Stoffdichte des Schüttgutmaterials

Aus der Schüttdichte $\rho_{Sch} = 0.895 \times 10^3$ kg m^{-3} und einer Porosität $\varepsilon = 0.26$ ermittelt sich die Stoffdichte ρ_M zu

$$\rho_M = \frac{0.895 \times 10^3}{0.74} = 1.21 \times 10^3 \text{ kgm}^{-3}$$

2. Anzahl der Schüttgutpartikel vor dem Mahlen

Das Volumen V eines Teilchens mit dem Radius $r = 1 \times 10^{-3}$ m beträgt $V = 4.189 \times 10^{-9}$ m^3. Bei einer Stoffdichte von $\rho_M = 1.21 \times 10^3$ kg m^{-3} hat es eine Masse von

$$m = V \cdot \rho_M = 5.069 \times 10^{-6} \text{ kg} = 5.069 \text{ µg}$$

Bei dieser Masse einer Einzelpartikel verteilt sich die Gesamtmasse des Schüttgutes von 0.895 g auf 176.6 = 177 Teilchen.

Da jeweils zwei Teilchen an einem Haftkontakt beteiligt sind, ergeben sich bei einer Koordinationszahl von k = 12 insgesamt 1062 Kontakte. Aus Tabelle 8.1 ist zu entnehmen, daß die Haftkraft pro Kontakt 208 µN beträgt. Damit ergibt sich eine Gesamthaftkraft von 0.221 N.

3. Anzahl der Schüttgutpartikel nach dem Mahlen

Für ein Teilchen mit dem Radius r = 10 µm wird ein Volumen $V = 4.189 \times 10^{-18}$ m^3 ermittelt. Unter Berücksichtigung der Stoffdichte wird seine Masse zu $m = 5.069 \times 10^{-15}$ kg errechnet. Die Gesamtanzahl der Teilchen nach dem Mahlen beträgt 1.7×10^{11}. Aus Tabelle 8.1 kann für Partikel mit einem Radius von 10 µm eine Haftkraft von 2.08×10^{-6} N entnommen werden. Unter Berücksichtigung der Koordinationszahl ergibt sich somit eine Gesamtkraft von 2.12×10^6 N.

Anmerkung: Die hier berechnete Gesamthaftkraft stellt eine einfache Aufsummierung aller in den Haftkontakten wirksamen Anziehungskräfte dar. Diese Größe ist physikalisch nicht faßbar, da sich viele dieser Kräfte auf Grund ihrer Orientierung gegenseitig kompensieren und damit nach außen nicht in Erscheinung treten. Die Absicht dieses Beispiels liegt darin, aufzuzeigen, daß der Effekt der mit der Partikelgröße abnehmenden Haftkraft durch die Zunahme der Partikelzahl kompensiert wird und so zur Kohäsivität führt.

8.4 Festigkeit bei Kornverteilungen

Die in der Praxis vorkommenden Schüttgüter weisen stets mehr oder weniger breite Kornverteilungen auf. Es stellt sich somit die Frage, wie sich die unterschiedlichen Teilchengrößen auf die Übertragung von Haftkräften und damit auf die Fließfähigkeit des Schüttgutes auswirken.

Vereinfachend seien die das Schüttgut aufbauenden Partikel in einen Grob- und einen Feinanteil aufgetrennt. Die Partikel des Grobanteils bilden das Grundgerüst der Schüttung, sie werden daher als Gerüstkugeln bezeichnet. Beim Feinanteil wird noch einmal unterschieden, ob sich die Partikel nur in die Hohlräume zwischen den größeren Partikeln einlagern können, es wird dann von Füllkugeln gesprochen, oder ob sie als Schlüpfkugeln noch in der Lage sind, die Hohlräume zwischen den größeren Teilchen zu passieren, s. Abb. 8.20. Für reguläre

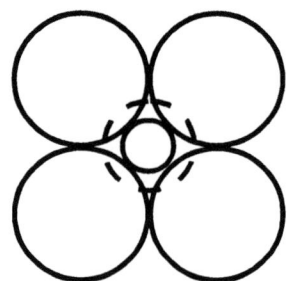

Abb. 8.20: Schlüpf- und Füllkugeln bei einer kubischen Packung (nach [7])

Kugelpackungen kann das Verhältnis der Durchmesser von Füll- und Gerüstkugeln sowie von Schlüpf- und Gerüstkugeln ermittelt werden. In Tabelle 8.2 sind die entsprechenden Werte für drei weit verbreitete Kugelpackungen aufgeführt.

Tabelle 8.2: Verhältnisse der Durchmesser von Schlüpf- bzw. Füllkugeln bei verschiedenen regulären Kugelpackungen, k = Koordinationszahl (aus [7])

Packungstyp	ε	k	Füll-/Gerüstkugel	Schlüpf-/Gerüstkugel
Kubisch primitiv	0.47	6	0.732	0.414
Orthorombisch	0.39	8	0.414	0.155
Kub. flächenzentr.	0.26	12	0.225	0.155

Es ist erkennbar, daß in lockerer geschütteten Massen selbst Schlüpfkugeln noch relativ große Durchmesser aufweisen können, ohne zur Beeinträchtigung der Fließfähigkeit zu führen.

Solange der Feingutanteil klein ist, kann angenommen werden, daß das Fließverhalten des Schüttgutes durch den Grobanteil und die von ihm aufgebaute Packungsstruktur mit ihren Wechselwirkungen bestimmt ist. Diese Annahme ist sicherlich erfüllt, solange der Hohlraum zwischen den Gerüstkugeln nicht gleichmäßig ausgefüllt ist. Um den Feingutanteil abzuschätzen, der die Fließeigenschaften kaum beeinflußt, soll eine primitive kubische Packung betrachtet werden. Sie entsteht dadurch, daß Elementarzellen, die im Zentrum je eine Gerüstkugel enthalten, nach allen drei Raumrichtungen aneinandergereiht werden.

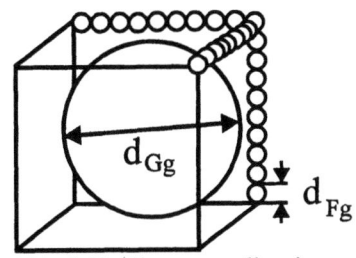

Abb. 8.21: Elementarzelle mit Schlüpfgut, das die Fließeigenschaften kaum stört

Feingutpartikel, die nur entlang der drei Raumachsen angeordnet sind, sind zwischen den Gerüstkugeln frei beweglich, sie beeinträchtigen daher das Fließverhalten kaum. Die Kantenlänge der kubisch primitiven Elementarzelle ist gleich dem Durchmesser der in ihr enthaltenen Gerüstkugel. Somit ist die Anzahl der Feingutpartikel entlang einer Kante der Elementarzelle gegeben durch d_{Gg}/d_{Fg}. Für den Massenanteil des Schlüpfgutes, das die Fließeigenschaften noch nicht merklich beeinflußt, gilt somit

$$\frac{m_{Fg}}{m_{Fg}+m_{Gg}} = \frac{3\left(\frac{d_{Gg}}{d_{Fg}}\right)\cdot\frac{\pi}{6}\cdot d_{Fg}^3}{3\left(\frac{d_{Gg}}{d_{Fg}}\right)\cdot\frac{\pi}{6}\cdot d_{Fg}^3 + \frac{\pi}{6}\cdot d_{Gg}^3} \tag{8.36}$$

bzw. nach weiterer Vereinfachung

$$\frac{m_{Fg}}{m_{Fg}+m_{Gg}} = \frac{1}{1+\frac{1}{3}\cdot\left(\frac{d_{Gg}}{d_{Fg}}\right)^2} \tag{8.37}$$

Um auch möglichen Inhomogenitäten innerhalb des Schüttgutes Rechnung zu tragen, wird weiterhin gefordert, daß das Verhältnis der Durchmesser von Grob- und Feingut auch noch ein Schlüpfen in kubisch dichtesten Kugelpackungen, k = 12, ermöglicht. Für diese Forderung kann der Tabelle 8.2 entnommen werden, daß das Verhältnis der Durchmesser von Grobgut und Feingut einen Wert von ungefähr 0.15 annehmen darf.

Unter Berücksichtigung dieses Durchmesserverhältnisses folgt aus Gl. 8.37 für den die Fließeigenschaften noch nicht merklich störenden Feingutanteil

$$\frac{m_{Fg}}{m_{Fg}+m_{Gg}} \approx 0.063 = 6\% \qquad (8.38)$$

Steigt der Feingutanteil im Schüttgut an, so werden die Hohlräume zwischen den Gerüstkugeln mehr und mehr ausgefüllt. Die Feingutteilchen lagern sich dabei zu regelmäßigeren Packungen zusammen. Für die lockerste Packung des Feingutes wird wie bereits für die Gerüstkugeln ein kubisch primitives Gitter mit der Porosität ε_F angenommen.

Für den Massenanteil des Feingutes folgt somit

$$\frac{m_{Fg}}{m_{Fg}+m_{Gg}} = \frac{(1-\varepsilon_F)\cdot\left(1-\frac{\pi}{6}\right)\cdot d_{Gg}^3}{(1-\varepsilon_F)\cdot\left(1-\frac{\pi}{6}\right)\cdot d_{Gg}^3 + \frac{\pi}{6}\cdot d_{Gg}^3} \qquad (8.39)$$

bzw.

$$\frac{m_{Fg}}{m_{Fg}+m_{Gg}} = \frac{(1-\varepsilon_F)\cdot\left(1-\frac{\pi}{6}\right)}{1-\varepsilon_F\cdot\left(1-\frac{\pi}{6}\right)} \approx 33\% \qquad (8.40)$$

Aufgrund dieser stark vereinfachenden Überlegungen sollte ein Feingutanteil von mehr als 30 % die Fließeigenschaften eines Schüttgutes nachhaltig beeinträchtigen.

Von Molerus [7] wurden die Aussagen bezüglich des Einflusses des Feingutes experimentell überprüft. Dazu wurden zu einem Grobgut unterschiedliche Mengen von Feingutfraktionen beigemischt. Es konnte gezeigt werden, daß der innere Reibungswinkel des Schüttgutes mit zunehmendem Feingutanteil abnimmt, während die zwischen den Partikelkontakten mit zunehmender Verfestigung mobilisierbaren Haftkräfte stark anwachsen und ab einem Feingutanteil von 30 % konstant bleiben. Die im Hinblick auf das Fließverhalten gemachten Aussagen können trotz der starken Näherungen als richtig betrachtet werden.

Kapitel 9: Zerkleinern

Sowohl im Hinblick auf die Anwendung als auch die Verarbeitung sind zahlreiche Eigenschaften von Wirk- und Hilfsstoffen von deren Partikelgröße abhängig. Partikelwachstum ist in Anwesenheit geringer Lösungsmittelmengen oder -reste ein freiwillig ablaufender Prozeß. Die Reduktion der Partikelgröße dagegen erfolgt nicht freiwillig sondern nur unter Zufuhr von Energie mittels geeigneter Mühlen. Die entsprechende Grundoperation wird als „Zerkleinern" bezeichnet.

In der pharmazeutischen Praxis werden Zerkleinerungen aus verschiedenen Gründen vorgenommen:
- Erzeugen von bestimmten Teilchengrößen bzw. Teilchengrößenverteilungen,
- Erhöhen der Teilchenzahl zur Erzielung einer hohen Mischungshomogenität,
- Vergrößerung der Oberfläche zur Steigerung der Lösungsgeschwindigkeit,
- Vergrößerung der Oberfläche zur Erhöhung der Oberflächenenergie, um so die Löslichkeit zu verbessern,
- bei Drogen zur Vergrößerung der Oberfläche, um eine Verbesserung der Extraktionsergebnisse zu erzielen.

Die Zerkleinerung erfolgt durch Brechen größerer Partikel infolge externer Beanspruchung und damit einhergehender Energiezufuhr. Es können sich dadurch an Bruchkanten für einzelne an der Oberfläche liegende Moleküle oder Molekülgruppen Potentialverläufe ergeben, aufgrund der diese Moleküle besonders aktiviert sein können. Man bezeichnet dies als **tribochemische Aktivierung**. Derart aktivierte Moleküle können mit anderen Molekülen leichter chemisch reagieren, oder aber sie lagern sich unter Verringerung der Oberfläche bzw. Veränderung der Teilchenform um. Zeigen einzelne Substanzen ein hohes Maß an tribochemischer Aktivierung, so müssen die Partikel nach erfolgter Zerkleinerung zuerst wieder in einen stabilen Gleichgewichtszustand übergeführt werden, ehe sie weiterverarbeitet werden können. Dieser Vorgang wird als **Konditionierung** bezeichnet. Üblicherweise werden dazu die Partikel bei erhöhter Temperatur und Luftfeuchte gelagert. Die optimale Lagerzeit, Temperatur und Feuchte sind im Einzelfall zu bestimmen. Für Laktose haben sich Luftfeuchten von 60 %rH sowie Lagertemperaturen zwischen 40 und 60 °C als geeignet erwiesen. Ein neuer Gleichgewichtszustand ist erreicht, wenn sich Oberfläche und Partikelgrößenverteilung nicht mehr ändern.

9.1 Bruchmechanik / Materialeigenschaften

Die Bruchmechanik untersucht die Bedingungen, unter denen in Einzelkörpern Brüche entstehen und sich fortpflanzen. Generell entstehen Brüche und pflanzen sich in Partikeln fort, wenn letztere durch die Zerkleinerungswerkzeuge oder aber durch andere Partikel stark beansprucht werden. Infolge der Beanspruchung verformen sich die Partikel in einem ersten Schritt. Dabei baut sich in ihrem Innern ein Spannungsfeld auf. Sind bereits Anrisse vorhanden, so können bei ausreichend hohen Spannungen daraus Brüche entstehen.

Die Art der zum Bruch führenden Partikelbeanspruchung ist von verschiedenen Bedingungen abhängig. Dazu zählen z. B. die Verformungsgeschwindigkeit, die Temperatur, bei der die Beanspruchung erfolgt, sowie die Art und das Ausmaß der Krafteinwirkung. Die letzten beiden Faktoren sind in der Regel von den gewählten Zerkleinerungswerkzeugen abhängig.

Die Art, wie sich ein Körper bei einer gegebenen Beanspruchung verformt, ist durch seine jeweiligen Materialeigenschaften bedingt. Um die für eine gegebene Substanz optimalen Zerkleinerungsbedingungen ermitteln zu können, soll eine kurze Behandlung der relevanten Materialeigenschaften erfolgen. Der Einfachheit halber bleibt die Behandlung auf uniaxiale Zugbelastungen einer Materialprobe mit einer Spannung σ und einer Dehnung ε beschränkt.

Die auf Partikel einwirkenden Spannungen und die daraus resultierenden Verformungen werden durch die Stoffgesetze der Mechanik beschrieben. Es können drei Grenzfälle möglichen Materialverhaltens unterschieden werden:
- elastisches Verhalten,
- plastisches Verhalten,
- viskoses Verhalten.

Rein elastisches Verhalten ist durch Reversibilität und Zeitunabhängigkeit der Verformung gekennzeichnet. D. h. die beobachtete Verformung ist unabhängig davon, ob die Beanspruchung als schnelle Schlag- oder langsame Bruchbeanspruchung erfolgte. Die zur elastischen Verformung aufgebrachte Energie wird als potentielle Energie im Körper gespeichert, die bei Entlastung wieder freigesetzt wird.

Verhält sich ein Körper plastisch, so wird bei Entlastung nur ein Teil der während der Verformung zugeführten Energie wieder freigesetzt. Der Körper bleibt deformiert.

Das Verhalten realer Stoffe kann jedoch praktisch durch Mischung der Grenzfälle beschrieben werden. Folgende Verhaltenskopplungen können beobachtet werden:
- linear-elastisches Verhalten,
- elastisch-plastisches Verhalten,
- viskoelastisches Verhalten.

Zur Charakterisierung eines gegebenen Materialverhaltens wird die auf die Probe einwirkende Beanspruchung σ über der dadurch bewirkten Deformation ε jeweils bis zum Eintritt des Bruches (Bruchpunkt B) aufgetragen.

Ein Körper verhält sich linear-elastisch, wenn die Dehnung ε der einwirkenden Zugspannung σ proportional ist.

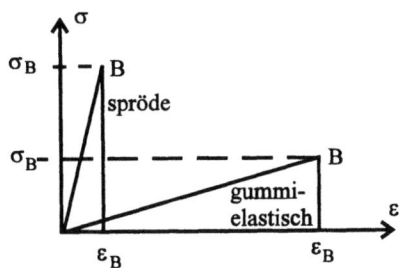

Abb. 9.1: Linear-elastisches Verhalten

$$\sigma = E \cdot \varepsilon \quad \text{bzw.} \quad \frac{d\sigma}{d\varepsilon} = E \qquad (9.1)$$

Die Proportionalitätskonstante E wird als Elastizitätsmodul bezeichnet. Ist der Elastizitätsmodul groß, so dehnt sich der Körper bis zum Brucheintritt nur sehr wenig. Solche Stoffe werden als „spröde" bezeichnet. Erfolgt allerdings auf eine kleine Zugbelastung bereits eine starke Verformung, so werden diese Stoffe als „gummi-elastisch" bezeichnet.

Die Arbeit, die dem Körper bis zum Erreichen eines Bruches zuzuführen ist, wird als **Bruchabeit W_B** bezeichnet. Wird sie auf das Volumen des brechenden Körpers bezogen, so ist dadurch die **volumenbezogene Bruchabeit W_{BV}** definiert. Sie entspricht im ε-σ-Diagramm gerade der Fläche unter der ε-σ-Kurve vom Beginn der Beanspruchung bis zum Erreichen des Bruchpunktes B.

$$W_{BV} = \int_0^{\varepsilon_B} \sigma(\varepsilon) d\varepsilon = \frac{1}{E} \int_0^{\sigma_B} \sigma(\varepsilon) d\sigma \qquad (9.2)$$

Integration führt zu

$$W_{BV} = \frac{1}{2} \cdot \frac{\sigma_B^2}{E} \qquad (9.3)$$

Die volumenbezogene Brucharbeit W_{BV} ist bei spröden Materialien klein, obwohl die erforderliche Bruchspannung σ_B sehr groß sein kann, s. Abb. 9.1. Bei gummi-elastischen Materialien dagegen ist die Brucharbeit auch bei geringen Bruchspannungen oft sehr groß. Ist aber bei einem derartigen Körper erst ein Anriß gebildet, steht für die Ausbildung und Ausbreitung von Brüchen eine große Energie zur Verfügung.

Spröde Körper können also mit deutlich geringerem Energieaufwand zerkleinert werden als gummi-elastische Körper. Um bei der Zerkleinerung gummielastischer Stoffe die erforderliche Brucharbeit auf technisch umsetzbare Werte zu begrenzen, muß das Volumen, das der Beanspruchung unterworfen werden soll, möglichst klein gehalten werden. Dies kann dadurch erreicht werden, daß die Energie sehr fokusiert aufgebracht wird, in dem mit kleinen Zerkleinerungswerkzeugen, z. B. scharfen Schneiden, gearbeitet wird. Das Ausmaß der erforderlichen Brucharbeit ist ein Kriterium zur Auswahl einer Mühle.

Das Beanspruchungsverhalten ist bei Stoffen, die sich elastisch-plastisch verhalten, sehr komplex. Verformung und Spannung sind nicht mehr eindeutig voneinander abhängig. Beim Anstieg der Zugspannung tritt ab einer mehr oder weniger scharf definierten Beanspruchung σ_F, der **Fließgrenze**, plastisches Fließen ein. Es handelt sich dabei um eine irreversible Verformung. Oberhalb der Fließgrenze bewirken bereits kleine angelegte Spannungen große Verformungen. Selbst wenn die Belastung vor Erreichen der Bruchgrenze wieder verringert wird, kehrt der Stoff nicht mehr in seine ursprüngliche Form zurück. Es findet nur noch eine geringe elastische Rückdehnung (1→2) statt. Um bei Stoffen, die sich elastisch-plastisch verhalten, einen Bruch zu induzieren, ist die Zufuhr einer großen volumenbezogenen Zerkleinerungsarbeit erforderlich. Für das Bruchgeschehen in einem Stoff steht jeweils nur die elastisch gespeicherte Energie zur Verfügung. Im Falle eines Materials mit elastisch-plastischem Verhalten ist dieser Energiebetrag recht gering, er entspricht in der Abb. 9.2 der Fläche des Dreiecks 1 - 2 - 3,

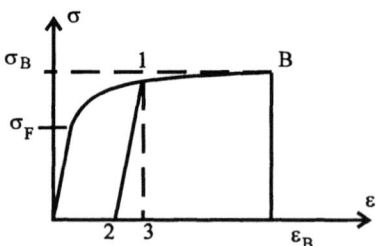

Abb. 9.2: elastisch-plastisches Materialverhalten

also dem Betrag, der bei der elastischen Rückfederung wieder frei werden kann. Elastisch-plastische Stoffe sind daher nur unter sehr großem Energieaufwand zu zerkleinern. Infolge der geringen elastisch gespeicherten Energie findet nur eine sehr begrenzte Unterstützung der Bruchentstehung und Fortpflanzung statt.

Bei Stoffen mit linear-elastischem oder elastisch-plastischem Verhalten, haben weder Dauer noch Geschwindigkeit der Beanspruchung einen Einfluß auf die Dehnungs-Spannungskurve, d. h. auf die volumenbezogene Brucharbeit W_{BV}. Diese ist also zeitunabhängig.

Ist aber das Spannungs-Dehnungsverhalten eines Stoffes zeit- oder geschwindigkeitsabhängig, so wird es als **visko-elastisch** bezeichnet.

Wird ein visko-elastischer Stoff langsam und langandauernd mit einer Spannung σ belastet, Kurve 2 in Abb. 9.3, „kriechen" diese Materialien, d. h. sie dehnen sich langsam aus und bauen

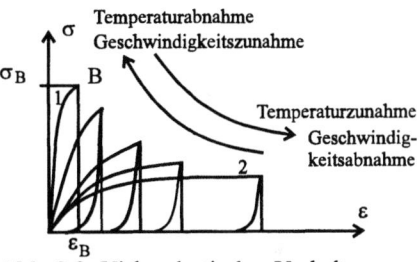

Abb. 9.3: Visko-elastisches Verhalten

im Innern Spannung ab, sie relaxieren. Da die Verformung plastisch erfolgt, wird nur ein sehr geringer Anteil der zugeführten Energie elastisch gespeichert. Bis zum Eintritt eines Bruches muß daher eine große Energie zugeführt werden. Von ihr wird der größte Teil durch die gleichzeitig erfolgende Spannungsrelaxation aufgezehrt.

Bei einer kurzen und mit hoher Geschwindigkeit erfolgenden Beanspruchung, Kurve 1 in Abb. 9.3, kann der Stoff weder kriechen noch relaxieren. Er verhält sich „spröde", d. h. auch bei einem starken Spannungsanstieg findet nur eine geringe Verformung/Dehnung statt, bevor sich erste Brüche bilden. Nahezu die gesamte volumenbezogene Brucharbeit W_{BV} steht zur Ausbildung und Fortpflanzung von Brüchen zur Verfügung.

Abkühlen von visko-elastischen Stoffen zeigt im Hinblick auf Relaxation die gleiche Auswirkung wie eine Geschwindigkeitserhöhung. Die Kriechvorgänge werden verlangsamt, d. h. sie dauern damit im Vergleich zur Beanspruchungszeit lange an. Wird ein abgekühlter visko-elastischer Stoff beansprucht, so kann er sich nicht schnell genug durch Kriechen verformen. Die ansteigende Spannung führt zur Ausbildung und Fortpflanzung von Brüchen, d. h. der Stoff verhält sich spröde. Das zeit- und temperaturabhängige Verhalten visko-elastischer Stoffe wird nicht mehr durch einfache Stoffkonstanten, wie dem Elastizitätsmodul, sondern durch zeit- und temperaturabhängige Stoffunktionen beschrieben.

9.1.1 Bruchverhalten

Das Materialverhalten bestimmt auch die Art, wie ein Körper bricht. Es kann zwischen Spröd- und Zähbrüchen unterschieden werden. Ein Sprödbruch ist dadurch gekennzeichnet, daß sich der Körper vor Eintritt des Bruches praktisch nicht verformt. Typische Vertreter sind Glas oder Tafelkreide. Bei Zähbrüchen dagegen verformt sich der Körper zum Teil sehr stark, bevor Brüche auftreten. Typische Vertreter sind z. B. Blei oder thermoplastische Kunststoffe.

Eine weitere Typisierung von Brüchen ergibt sich aus der Orientierung der Bruchfläche relativ zur Richtung der Hauptspannungen. Verläuft die Bruchebene senkrecht zur Hauptzugspannung, so spricht man von einem **Trennbruch** oder auch von einem Spaltebenenbruch. Wird der Bruch aber durch Schubspannungen verursacht und verläuft er längs einer Gleitebene, so wird er als **Gleitbruch** oder Scherbruch bezeichnet.

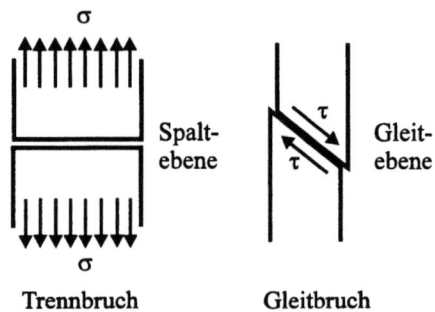

Abb. 9.4: Bruchtypen bei unterschiedlichem Verlauf der Bruchebenen

Damit in einem idealen Festkörper ein Bruch entstehen kann, müssen die am Körper angreifenden Spannungen die Kohäsionskräfte zwischen den Molekülen in der Bruchfläche überwinden. Ein Vergleich der theoretisch berechneten Zerkleinerungsarbeiten mit experimentell ermittelten Werten, zeigt daß die gemessenen Werte etwa um 2 bis 3 Zehnerpotenzen niedriger liegen. Dieser Unterschied ist darauf zurückzuführen, daß reale Festkörper stets Fehlstellen im Kristallgitter, z. B. Stufenversetzungen wie in nebenstehendem kubischem Kristallgitter, Leerstellen, Zwillinge, interstitielle Fremdatome,

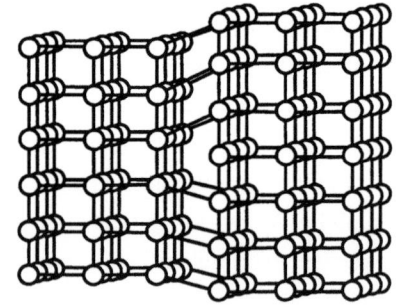

Abb. 9.5: Fehlstellen in einem Kristall

Korngrenzen oder auch Anrisse aufweisen, an denen die Kohäsionsenergien entweder deutlich kleiner sind als bei einem idealen Festkörper oder wie im Falle von Anrissen nur noch teilweise wirksam sind. Wie mit Hilfe der von Neuber [6] entwickelten Kerbspannungstheorie aufgezeigt werden kann, treten an Kerben erhebliche lokale Spannungsüberhöhungen auf. Dadurch können hier Brüche entstehen und sich längs solcher Schwachstellen ausbreiten.

Die am Kerbgrund auftretende Spannungserhöhung kann mit den Mitteln der Kerbspannungslehre berechnet werden. Das in Abb. 9.6 wiedergegebene Modell stellt eine ebene Platte dar, die einer einaxialen Zugspannung unterliegt. Es hat sich dadurch ein halbelliptischer Anriß gebildet. Für dieses Modell beträgt die Spannungsüberhöhung σ_m am Kerbgrund

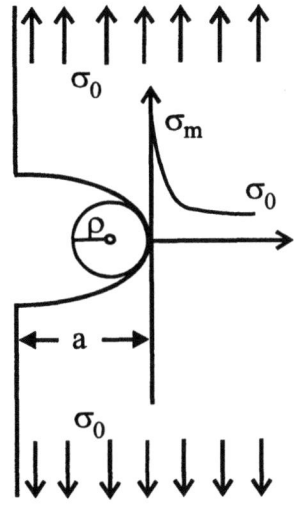

$$\frac{\sigma_m}{\sigma_0} = 1 + 2\sqrt{\frac{a}{\rho}} \qquad (9.4)$$

Dabei bedeuten:
- a = Tiefe des Anrisses
- ρ = Kerbradius
- σ_0 = die homogene Belastung der Probe

Abb. 9.6: Spannungsüberhöhung am Kerbgrund

Wie der Gl. 9.4 zu entnehmen ist, wird die Spannungsüberhöhung um so größer, je länger der Anriß und je kleiner sein Kerbradius ist. Je größer die an einem Anriß auftretende Spannungsüberhöhung ist, um so wirksamer ist diese für die Bruchentstehung.

Werden in Gl. 9.4 experimentelle Daten für die Länge von Anrissen und die entsprechenden Kerbradien eingesetzt, so kann festgestellt werden, daß σ_m um bis zu 2 Zehnerpotenzen größer sein kann als σ_0. Das heißt, am Kerbgrund kann die Fließgrenze des Materials überschritten werden. Es bildet sich dort eine mikroskopisch kleine plastische Zone aus (Mikroplastizität), deren Ausmaß vom jeweiligen Material abhängig ist. Gleichzeitig treten dort kurzfristig sehr hohe Temperaturen auf. Für spröde Stoffe wie Glas oder Quarz haben diese Mikroplastizitätszonen Ausdehnungen im Größenordnungsbereich von 5 bis 15 nm, bei spröden Kunststoffen können sie allerdings bereits Dimensionen von 1–10 μm haben. Nimmt man an, daß zwei Brüche nicht näher beieinander liegen können, als etwa der dreifachen Ausdehnung dieser plastischen Zonen entspricht, so zeigt sich, daß die Mikroplastizität für einen gegebenen Stoff die Untergrenze der durch Zerkleinerung erzielbaren Feinheit bestimmt.

9.1.1.1 Rißausbreitung

Für die Rißbildung ist Energie erforderlich. Der auf eine Bruchflächeneinheit dA_B bezogene Energiebedarf wird als **Rißwiderstand R** oder **spezifische Bruchflächenenergie** bezeichnet. Diese Größe ist eine Materialkonstante. Damit sich die Rißbildung in dem Korn weiter ausbreiten kann, muß die zur Bruchflächenvergrößerung erforderliche Energie aus der in der unmittelbaren Umgebung gespeicherten elastischen Energie bereitgestellt werden können, **differentielle Bruchenergiebedingung**. Die je Bruchflächenelement dA_B aus der elastischen Spannung der Umgebung entnommene elastische Energie wird als **Energiefreisetzungsrate G** bezeichnet.

$$G = -\frac{dU_{el.}}{dA_B} \tag{9.5}$$

Somit lautet die differentielle Energiebedingung $G \geq R$. Bei schneller Rißausbreitung entspricht G im wesentlichen einer Materialkonstanten.

Ist die Energiefreisetzungsrate G kleiner als der Rißwiderstand R, so kann sich der Bruch nicht ausbreiten, er bleibt stehen. Ist G dagegen sehr viel größer als R, so kann sich der Riß spalten, um die Energie auf diese Weise aufzuzehren, oder aber es werden Bruchstücke abgesprengt. Diese werden durch die für den Bruch nicht benötigte Energie beschleunigt. Das heißt, die überschüssige Energie wird in kinetische Energie umgesetzt.

Damit der Riß sich durch das ganze Korn ausbreiten kann, muß in diesem soviel Energie gespeichert sein, daß sich ein Riß der erforderlichen Länge bilden kann. Diese Anforderung wird als **integrale Bruchenergiebedingung** bezeichnet. Das bedeutet, daß bei einem gegebenen Material das Korn eine Mindestgröße aufweisen muß, um diese Energie speichern zu können. Die Fähigkeit, Energie zu speichern, ist aber wie oben diskutiert von den plastisch-elastischen Eigenschaften des Materials abhängig.

Für linear-elastisches Verhalten lautet die integrale Bruchenergiebedingung

$$W_{BV} \cdot V \geq R \cdot A \tag{9.6}$$

wobei A die gesamte Bruchfläche darstellt. Für eine plane Zugprobe aus einem linear-elastischen Material mit dem Querschnitt A und der Länge L, Abb. 9.7, folgt daraus unter Verwendung der Definition der volumenbezogenen Brucharbeit W_{BV}, Gl. 9.3,

$$\frac{1}{2}(\sigma_B^2 / E) \cdot L \cdot A \geq R \cdot A \qquad (9.7)$$

Aus diesem Ausdruck ergibt sich für die Mindestlänge L der Probe

$$L \geq 2 \cdot R \cdot E / \sigma_B^2 \qquad (9.8)$$

Unter Verwendung entsprechender Materialdaten werden für Gläser Mindestlängen im Bereich von 10 bis 100 µm, für Stahl sogar von 2 bis 20 mm erhalten. Unterhalb dieser stoffbedingten Abmessungen

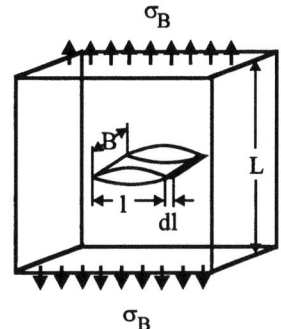

Abb. 9.7: Schema der Rißausbreitung

kann die integrale Bruchenergiebedingung nicht erfüllt werden, da die zu zerkleinernden Partikel zu klein sind, um die erforderliche Bruchenergie elastisch speichern zu können. In solchen Fällen muß die erforderliche Bruchenergie unmittelbar vor der Bruchentstehung von außen durch das Bruchwerkzeug zugeführt werden. Im Hinblick auf die auszuwählende Zerkleinerungsmethode bedeutet dies:

- Je feiner gemahlen werden soll, desto kleiner müssen die eingesetzten Zerkleinerungswerkzeuge sein. In derart kleinen Dimensionen können auch mit großer Geschwindigkeit fliegende Partikel, die mit ihren Kontaktstellen aufeinander prallen, „Zerkleinerungswerkzeuge" sein.
- Ein einzelnes Korn muß in der Regel mehrfach beansprucht werden, da nicht jeder von außen erfolgende Impulsaustausch ausreichend ist, um eine Rißausbreitung durch das ganze Korn zu ermöglichen. Es können so mehrere nichtdurchgehende Risse entstehen, bevor ein ausreichend großer Impulsaustausch erfolgt, der das Korn schließlich spaltet, s. Abb. 9.8 links.

Werden bei kleineren Körnern keine entsprechend kleineren Zerkleinerungswerkzeuge eingesetzt, so verformen sich diese bei höheren Beanspruchungen nur noch elastisch.

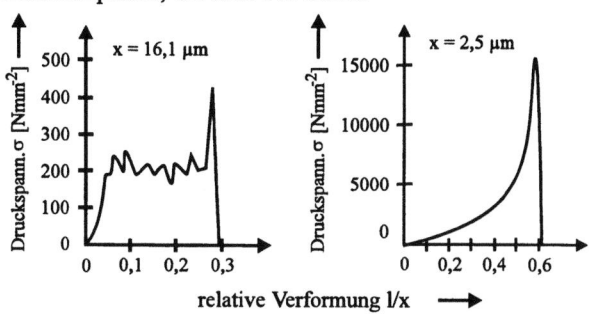

Abb. 9.8: Belastungsdiagramm für einen spröden (links) und einen plastischen (rechts) Stoff

9.1.1.2 Bruchverläufe bei verschiedenen Materialien in Abhängigkeit von der Beanspruchungsart

In Zerkleinerungsmaschinen sind im wesentlichen zwei Beanspruchungsarten von Bedeutung:
- Die **Druckbeanspruchung** zwischen zwei Werkzeugflächen, Abb. 9.9. Diese Art von Beanspruchung tritt bei Walzen- und Kugelmühlen sowie bei Reibschalen auf (**Beanspruchungsart I**).
- Die **Prallbeanspruchung** an einer Werkzeugfläche, Abb. 9.10. Prall- und Strahlmühlen sind typische Mühlen, bei denen diese Beanspruchungsart realisiert ist (**Beanspruchungsart II**).

Bei **Beanspruchung eines Teilchens durch zwei Werkzeugflächen** kann dieses entweder einer reinen Druckbelastung oder einer kombinierten Druck-Schub-Belastung ausgesetzt werden. In der Praxis werden Partikel allerdings nicht als Einzelpartikel zerkleinert. Vielmehr erfolgt eine Zerkleinerung von Haufwerken. Wird ein solches Gut durch zwei Werkzeugflächen beansprucht, so

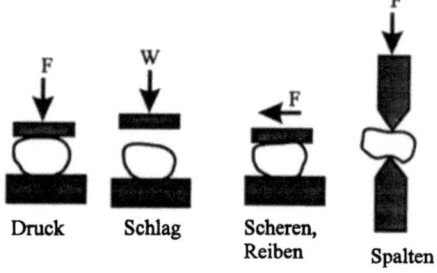

Abb. 9.9: Druckbeanspruchung zwischen zwei Werkzeugflächen

erfolgt die **Zerkleinerung in einem Gutbett**. Dabei wirken die Werkzeugflächen von außen auf das Gutbett ein, die Weiterleitung der Beanspruchung erfolgt über die Kontakte zwischen den Einzelpartikeln.

Die Beanspruchungsgeschwindigkeit bei dieser Zerkleinerungsart ist relativ niedrig, bei Druckbeanspruchungen liegt sie in der Größenordnung von einigen cm/s, bei Schlagbeanspruchungen im Bereich von ca. 10 m/s. Im Hinblick auf Bruchvorgänge sind diese Geschwindigkeiten außerordentlich niedrig. Sie führen praktisch ausschließlich zu Deformationen. Man bezeichnet diese vom Werkzeug erzwungene Verformung auch als **Formzwang**. Dynamische Vorgänge, wie z. B. Brüche, entstehen erst, wenn die Deformationsgeschwindigkeiten die Größenordnung der Schallgeschwindigkeit im Festkörper erreichen.

Die **Prallbeanspruchung durch eine Werkzeugfläche**, Abb. 9.10, kann technisch dadurch realisiert werden, daß die Teilchen in der Regel in dichtem Fluß, aber dennoch als Einzelpartikel auf schnell rotierende Werkzeugflächen oder wie im Falle der Strahlmühlen mit hoher Geschwindigkeit aufeinander prallen. Die durch Stoß erfolgende Energieübertragung verläuft praktisch ohne Verformung. Die Beanspruchungsgeschwindigkeiten liegen bei ca. 20 m/s bei Grobzerkleinerern, bei Strahlmühlen und Prallmühlen werden Geschwindigkeiten von bis zu 200 m/s erreicht [4].

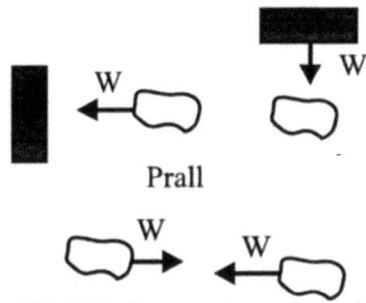

Abb. 9.10: Beanspruchung durch eine Werkzeugfläche

Das Bruchverhalten infolge der Druck- oder Prallbeanspruchung wird durch das Materialverhalten bestimmt.

Bei spröden Stoffen, die einer Druckbeanspruchung ausgesetzt werden, bilden sich ausgehend von den Belastungsstellen primäre Längsbrüche aus, Abb. 9.11. In der Regel ist die Geschwindigkeit des Druckaufbaus im Vergleich zur Geschwindigkeit der Bruchfortpflanzung langsam. Somit baut sich zunächst ein großer Energievorrat auf. Dieser wird bei der Bildung der Längsrisse allerdings nur zu einem Teil aufgebraucht. In Zonen unmittelbar unter den Kontaktflächen, den Kompressionskegeln, bleibt infolge der Kompression ein hoher Energiebetrag gespeichert, der nach erfolgter Entlastung durch die Längsbrüche zu sogenannten **Sekundärbrüchen** führt. Diese verlaufen sehr unregelmäßig durch diese Zonen und teilen sich sehr häufig, so daß sehr kleine Bruchstücke entstehen. Diese Zonen werden daher auch als **Feingutzonen** bezeichnet.

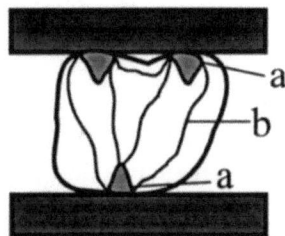

Abb. 9.11: Verhalten spröder Stoffe bei Druckbeanspruchung; a = Kompressionskegel, b = Längsbrüche

Bei der Prallbeanspruchung wirkt die Beanspruchung nur von einer Seite auf das Korn ein. Der Energieaufbau erfolgt sehr rasch. Das Material unmittelbar unter der Kontaktfläche wird stark und kegelförmig komprimiert, s. Abb. 9.12. Ausgehend von der Spitze dieses Kompressionskegels entstehen büschelartig zahlreiche Brüche. Durch den büschelartigen Verlauf dieser Brüche entsteht entgegengesetzt zum Kompressionskegel ein sogenannter **Restkegel**, der nicht weiter zerkleinert wird. Nach erfolgter Entlastung des Kompressionskegels entstehen in diesem ebenfalls **Sekundärbrüche**.

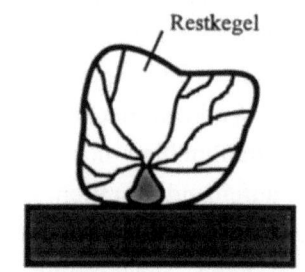

Abb. 9.12: Bruchverhalten eines spröden Stoffes bei Prallbeanspruchung

Bei inelastischen Materialien führt jede Belastung zuerst zu einer Verformung des Korns, einer Abplattung unmittelbar unter der Kontaktfläche. Das Kornmaterial wird verdichtet und bildet einen **Kompressionskegel** aus, der in das Innere des Korns vorangetrieben wird. Er beansprucht das umliegende Material keilartig. Bei Erreichen der erforderlichen Brucharbeit bilden sich Risse aus, die sich meridianförmig über das Korn ausbreiten, sogenannte **Meridianbrüche**.

9.1.1.3 Beanspruchungsarten im Hinblick auf die Zahl der gleichzeitig beanspruchten Partikel

Im Hinblick auf die Zahl der Partikel, die gleichzeitig einer Beanspruchung unterworfen werden, kann man folgende Gliederung vornehmen:

- **Einzelkornbeanspruchung:**

Die Einzelkornbeanspruchung ist als Druckbeanspruchung nur von experimentellem Interesse. Sie ermöglicht allerdings die quantitative Erfassung der Zusammenhänge zwischen der Beanspruchung und dem Bruchgeschehen. Da die Beanspruchung vollständig auf die Partikel einwirken kann, erlaubt die Einzelkornbeanspruchung die optimale Ausnutzung der zugeführten Energie.

Technisch bedeutsam ist die Einzelkornbeanspruchung in Strahlmühlen sowie in Backen- und Walzenmühlen.

- **Mehrkornbeanspruchung**

Bei einer Mehrkornbeanspruchung liegen die Partikel in einer nur aus einer Kornlage bestehenden Schicht vor. Die Beanspruchung kann so auf jedes Korn einwirken. Allerdings können sich die Partikel, je nachdem wie dicht die Schicht gepackt ist, teilweise seitlich abstützen. Dadurch wird ein Teil der Energie in Reibungswärme umgewandelt und steht für das Bruchgeschehen nicht mehr zur Verfügung. Die insgesamt zur Zerkleinerung verfügbare Energie ist kleiner als im Fall der Einzelkornbeanspruchung.

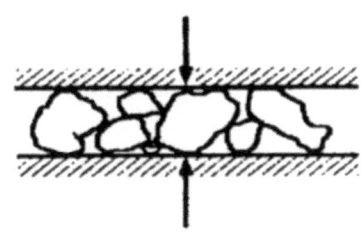

Abb. 9.13: Mehrkornbeanspruchung

- **Gutbettbeanspruchung:**

Bei der Gutbettbeanspruchung liegen die Partikel als ein viele Kornlagen umfassendes Haufwerk vor, auf das die Beanspruchungsenergie einwirkt, Abb. 9.14. Je höher der Feinkornanteil ist, desto mehr Partikel stehen in direktem Kontakt miteinander und stützen sich seitlich ab. Gleichzeitig werden über diese Kontakte, wie in 8.2.4 dargestellt, die auf das Gutbett einwirkenden Druckspannungen weitergeleitet. Abbildung 9.15 zeigt den Verlauf der Spannungslinien, die sich bei Druckbeanspruchung in Glasscheiben ausbilden, die als Modell für ein Gutbett dienen. Um Zerkleinerungen zu erreichen, müssen sehr hohe Drücke aufgebaut werden. Übersteigen diese Werte ca. 50 MPa, so ist eine beginnende Pressagglomeration zu beobachten. Allerdings erleiden die Partikel mikroskopisch kleine Anrisse oder Brüche. Trennt man den Feingutanteil ab, so können die so vorbelasteten Teilchen bei deutlich geringeren Beanspruchungen weiter zerkleinert werden.

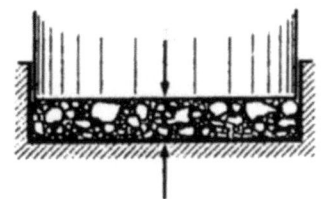

Abb. 9.14: Gutbettbeanspruchung

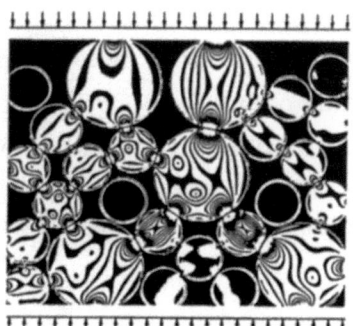

Abb. 9.15: Spannungsverläufe bei Beanspruchung von Glasscheiben im Gutbett; aus [1]

9.1.2 Zerkleinerungstechnische Kennwerte

Zur Charakterisierung von Zerkleinerungsprozessen werden zwei Gruppen zerkleinerungstechnischer Kennwerte benutzt. Die eine Gruppe kennzeichnet das Materialverhalten, sie werden als **Partikel-Festigkeitswerte** bezeichnet. Die zweite Gruppe wird durch die sogenannten **Ergebniswerte** gebildet. Diese werden benutzt, um das Ergebnis der Zerkleinerung zu beschreiben.

Das Ergebnis einer Zerkleinerung ist sowohl von den Materialeigenschaften des zu zerkleinernden Stoffes als auch von den Beanspruchungsbedingungen abhängig. Der Widerstand, den ein Teilchen einer Zerkleinerung entgegensetzt, wird als **Partikelfestigkeit** bezeichnet.

Werden die Zerkleinerungsbedingungen konstant gehalten und nur diejenigen Bedingungen geändert, welche die Eigenschaften der Teilchen betreffen, so lassen sich die Partikelfestigkeitswerte experimentell erfassen. Als Beispiele seien genannt:

- Die auf den Partikelquerschnitt bezogene Bruchkraft f_B

$$f_B = \frac{F_B}{\pi r_V^2} = \frac{4 \cdot F_B}{\pi d_V^2} \tag{9.9}$$

F_B ist dabei die Bruchkraft; d_V der Durchmesser einer volumengleichen Kugel.

- Die spezifische Bruchenergie W_B (volumenbezogen W_{BV} oder massenbezogen W_{BM})

Die spezifische Bruchenergie W_{BV} wurde bei der Diskussion der Materialeigenschaften als jene Zerkleinerungsarbeit definiert, die einem Körper bis zum Eintritt eines Bruches zugeführt werden muß, Gl. 9.2 bzw. 9.3.

$$W_{BV} = \int_0^{\varepsilon_B} \sigma(\varepsilon) \cdot d\varepsilon = \rho_s \cdot W_{BM} \tag{9.10}$$

Die Bruchenergie kann bei Einzelkornzerkleinerungen aus Kraft-Weg-Diagrammen ermittelt werden. Dabei ist zu beachten, daß Kraft-Weg-Diagramme, die über den ersten Bruchpunkt hinaus aufgenommen werden, nicht nur Information über die beanspruchte Partikel, sondern auch über die Art der Abstützung durch Bruchstücke enthalten, da von dieser die weitere Kraftaufnahme bestimmt wird. Dieser Sachverhalt bedingt auch das Kraft-Weg-Diagramm für ein unregelmäßiges Korn, s. Abb. 9.16.

Wie bei der Behandlung der Kerbbruchmechanik gezeigt wurde, nimmt die Partikelfestigkeit mit kleiner werdenden Partikeln stark zu, da die Zahl der Anrisse pro Teilchen kleiner wird und das Partikelvolumen nicht mehr in der Lage ist, die für die Bruchfortpflanzung erforderliche Energie zu speichern. Diese muß daher durch die Beanspruchung auf einmal von außen zugeführt werden.

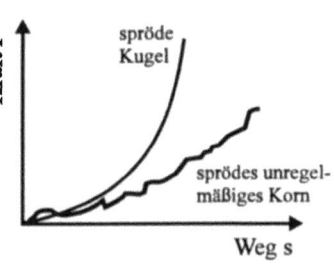

Abb. 9.16: Kraft-Weg-Diagramm

Die massenbezogene Zerkleinerungsarbeit ist bei den verhältnismäßig großen und spröden Pfefferkörnern relativ klein und erreicht bei Trockenmilch beträchtliche Werte, s. Abb. 9.17. Die von der Kerbbruchmechanik gemachten Aussagen können qualitativ bestätigt werden.

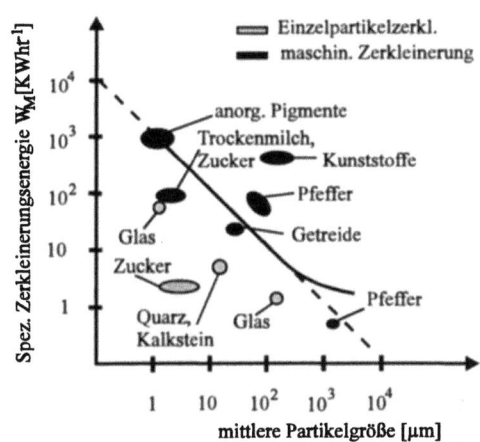

Abb. 9.17: Größe der Zerkleinerungsenergie in Abhängigkeit von der Teilchengröße (nach [1])

Zur Kennzeichnung des Ergebnisses von Zerkleinerungsprozessen dienen folgende **Ergebniswerte**:

- Bruchwahrscheinlichkeit, Bruchanteil:

Die **Bruchwahrscheinlichkeit** BW gibt die Wahrscheinlichkeit für die Zerkleinerung einer Partikel bei einer definierten Beanspruchung an.

$$BW = \frac{N_Z}{N} = \frac{M_Z}{M} \qquad (9.11)$$

N, M sind die Anzahl bzw. die Masse der beanspruchten Partikel und N_Z, M_Z sind die Anzahl bzw. die Masse der beim Zerkleinerungsprozess zerstörten Teilchen. Die Bestimmung der Anzahl der zerstörten Partikel N_Z ist außerordentlich schwierig. Es kann oft nicht entschieden werden, ob Partikel zerstört

wurden oder nicht. Experimentell wird die Bruchwahrscheinlichkeit ersetzt durch den Bruchanteil BA. Dieser wird wie folgt bestimmt:
Eine Partikelfraktion möglichst enger Korngrößenverteilung wird einer Beanspruchung unterworfen. Die Partikelgrößenverteilung sei durch das Intervall x − (Δx/2) bis x + (Δx/2) umfaßt. Nach erfolgter Beanspruchung wird der Massenanteil M_Z jener Bruchstücke ermittelt, die kleiner sind als die Untergrenze x − (Δx/2) der Ausgangspartikel. Dieser auf die Gesamtmasse M_0 bezogene Massenanteil M_Z wird als **Bruchanteil BA** bezeichnet

$$BA = M_Z / M_0 \tag{9.12}$$

Man gelangt vom Bruchanteil zur Bruchwahrscheinlichkeit BW, indem für immer kleinere Fraktionsbreiten Δx die zugehörigen Bruchanteile ermittelt werden. Die Bruchwahrscheinlichkeit ist schließlich als der Grenzwert des Bruchanteiles für $\Delta x \to 0$ definiert.

$$BW = \lim_{\Delta x \to 0} BA \tag{9.12}$$

Die **Zunahme der volumenbezogenen spezifischen Oberfläche ΔS_V** durch den Zerkleinerungsprozess: ΔS_V wird aus der Partikelgrößenverteilung berechnet oder mit Hilfe eines geeigneten Meßverfahrens als Differenz $\Delta S_V = S_{V,nach} - S_{V,vor}$ bestimmt.

9.1.3 Pharmazeutisch übliche Mühlen

Pharmazeutisch-technologisch werden Zerkleinerungen durchgeführt, um
- Wirk- und Hilfsstoffe auf die gewünschte Korngröße zu zerkleinern, um so eine hohe Dosiergenauigkeit oder eine bestimmte Auflösegeschwindigkeit zu erzielen.
- Tabletten aus Fehlchargen zu zerkleinern, um sie einer Wiederverarbeitung zuzuführen (Reprocessing).
- durch Abbaugranulierung aus vorbrikettierten Pulverpressmassen Granulate herzustellen.

Nachfolgend werden einige für diese Zerkleinerungsoperationen übliche Mühlentypen und ihre Eigenschaften näher erörtert.

9.1.3.1 Mühlen für die Beanspruchungsart I (Beanspruchung zwischen zwei Werkzeugflächen)

- Kugelmühlen:

Bei Kugelmühlen befinden sich im Inneren eines um die Längsachse rotierenden Zylinders Kugeln aus Stahl, Achat oder Hartporzellan. Mit Kugelmühlen lassen sich je nach Größe der verwendeten Kugeln Aufgabegüter des Größenbereiches von 5 μm bis zu 10 mm zerkleinern. Für die Zerkleinerung von Grobgut werden größere Kugeln, für feinere Aufgabegüter entsprechend kleinere Kugeln benutzt. Die Zerkleinerung kann trocken oder naß durchgeführt werden.

Bei den Kugelmühlen kann zwischen folgenden Ausführungsformen unterschieden werden:

- Rohrmühlen/Trommelmühlen, s. Abb. 9.18

Bei Rohrmühlen, s. Abb. 9.18 a, handelt es sich um horizontal gelagerte Rohre, die etwa zur Hälfte mit Mahlkörpern befüllt sind. Während sich an einem Rohrende eine Eintragsöffnung für das Mahlgut befindet, ist die Mahlkammer am anderen Rohrende mit einer Siebplatte versehen, durch die das gemahlene Feingut die Mühle verlassen kann. Durch diesen Sichtungsprozeß kann der gewünschte Feinheitsgrad des Mahlgutes vorgegeben werden.

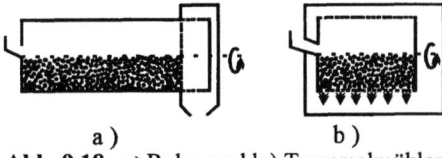

Abb. 9.18: a) Rohr- und b) Trommelmühlen

Bei Trommelmühlen, s. Abb. 9.18 b, entspricht die Trommellänge ungefähr dem Trommeldurchmesser. Der gesamte Trommelmantel ist perforiert, so daß das Mahlgut nach Erreichen des geforderten Feinheitgrades die Mahlkammer verlassen kann.

Rohr- und Trommelmühlen weisen beide das für Kugelmühlen typische Bewegungsmuster der Kugeln auf, s. Abb. 9.21. Beide Mühlenarten können kontinuierlich betrieben werden. Bei dieser Betriebsart muß auf die sorgfältige Definition einer Charge geachtet werden (GMP).

- Schwingmühlen, s. Abb. 9.19:

Schwingmühlen sind dadurch gekennzeichnet, daß meist zwei mit Kugeln befüllte Mahlkammern in einer Aufhängung montiert sind, die durch eine vertikal oder horizontal umlaufende exzentrische Masse in Schwingung versetzt wird. Aufgrund der Trägheit der Mahlkugeln ist deren Bewegungsrichtung stets um eine halbe Phase gegenüber derjenigen der Mahlkammer versetzt. Dieser Mühlentyp arbeitet chargenweise. Die Feinheit des Mahlgutes wird neben der Schwingintensität auch durch die Mahldauer bestimmt.

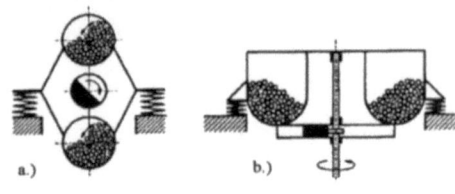

Abb. 9.19: Schwingmühlen

- Rührwerkskugelmühlen, s. Abb. 9.20:

Bei den Rührwerksmühlen wird die Mahlkammer durch ein senkrecht stehendes Rohr gebildet, in dem ein kräftiges Rührwerk angebracht ist. Durch dieses werden die Mahlkugeln in Bewegung versetzt. Das Mahlgut wird am Boden der Mahlkammer eingetragen. Aufgrund der unterschiedlichen Volumina bewegt sich das Feingut in der Mühle von unten nach oben, wo es schließlich ausgetragen wird. Der erzielte Feinheitsgrad ist von der Verweildauer des Mahlgutes in der Mühle sowie von der Intensität der Rührbewegung abhängig.

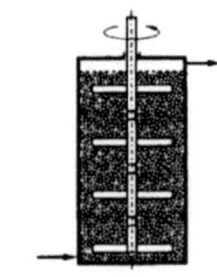

Abb. 9.20: Rührwerkskugelmühlen

Der Füllungsgrad einer Kugelmühle ist durch das Verhältnis des Schüttvolumens der Mahlkörperfüllung zum Innenvolumen der Mühle definiert. Bei Rohr- und Trommelmühlen werden Füllungsgrade im Bereich von 0.2 bis 0.3 angestrebt. Bei Schwingmühlen betragen sie etwa 0.7 bis 0.8, während bei Rührwerksmühlen Werte um 0.9 realisiert werden.

Bei den Rohr- und Trommelmühlen ergeben sich charakteristische Bewegungsmuster der Kugeln in Abhängigkeit von der Drehzahl n der Mahlkammer. Die drei in Abb. 9.21 wiedergegebenen Muster können unterschieden werden:

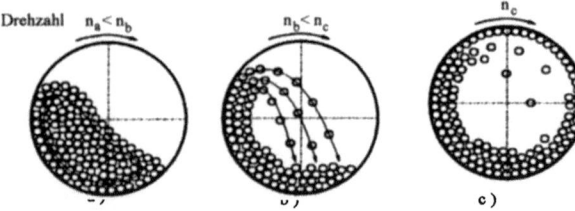

Abb. 9.21: Bewegungsmuster bei Kugelmühlen

Der Fall a) wird als Kaskadenbewegung bezeichnet, Fall b) als Kataraktbewegung und Fall c) schließlich als Zentrifugieren. Im letzten Fall findet keine Zerkleinerung statt. Um Zerkleinerung zu erreichen müssen die Drehzahlen unterhalb einer kritischen Drehzahl n_c bleiben. Zur Berechnung der kritischen

Drehzahl geht man von der Forderung aus, daß bei ihr die Zentrifugalkraft der Kugeln in Scheitel der Röhre genau so groß wie deren Schwerkraft ist. Ist m_K die Masse der Kugeln, D der Innendurchmesser der Röhre und ω_c die kritische Umfangsgeschwindigkeit, so gilt im Gleichgewicht

$$m_K \cdot \omega_c^2 \cdot \frac{D}{2} = m_K \cdot g \qquad (9.14)$$

$$\omega_c^2 = \frac{2g}{D} \qquad (9.15)$$

Unter Berücksichtigung von $\omega_c = 2\pi n$ ergibt sich somit

$$n_c = \frac{1}{\pi}\sqrt{g/(2D)} \qquad (9.16)$$

oder

$$n_c = 42.3/\sqrt{D} \qquad (9.17)$$

D wird dabei in Metern, n_c in min^{-1} angegeben.

Wird die Umdrehungsgeschwindigkeit des Rohres so gewählt, daß die Kugeln eine Kataraktbewegung ausführen, so wird das Mahlgut nicht nur durch die Reibung zwischen den sich bewegenden Kugeln beansprucht, sondern es wird gleichzeitig auch einer Schlagbeanspruchung durch die herunterfallenden Kugeln ausgesetzt. Die Intensität der Schlagbeanspruchung hängt von der Fallhöhe der Kugeln ab und ist damit wiederum von der Umdrehungszahl der Röhre abhängig. Die Berechnung der Umdrehungszahl, die zur Erzielung einer bestimmten Fallhöhe der Kugeln erforderlich ist, geht auf einen bei Höffl [7] wiedergegebenen Ansatz zurück:

Um die maximale Schlagkraft der Mühle zu erzielen lassen, muß sich diese so schnell drehen, daß beim Abwurf der Kugeln eine Flugparabel mit der größtmöglichen Fallhöhe H entsteht, s. Abb. 9.22.

Eine Kugel wird auf einer Parabelbahn ab-

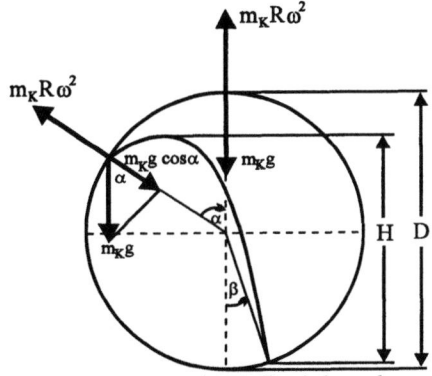

Abb. 9.22: Geometrie zur Ermittlung der Flugbahn der Kugeln (nach [7])

geworfen, wenn die zur Röhrenachse gerichtete Radialkomponente der Schwerkraft gerade größer wird als die nach außen gerichtete Zentrifugalkraft. Nach Abb. 9.22 gilt dann

$$m_K g \cos\alpha = m_K R \omega^2 \tag{9.18}$$

Damit ergibt sich für den als Abwurfwinkel bezeichneten Winkel α:

$$\cos\alpha = \frac{R\omega^2}{g} = \left(\frac{\omega}{\omega_c}\right)^2 = \left(\frac{n}{n_c}\right)^2 \tag{9.19}$$

Mit Hilfe der Bahngleichung der Wurfparabel läßt sich der Punkt, an dem die unter dem Winkel α abgeworfenen Kugeln aufschlagen, als Schnittpunkt der Wurfparabel mit dem Umfangskreis der Mühle bestimmen. Der Auftreffpunkt ist um den Winkel β vom Lot durch den Mittelpunkt der Mühle versetzt. Für β ergibt sich nach umfangreichen Berechnungen der Ausdruck

$$\beta = \pi - 3\alpha \tag{9.20}$$

Die Fallhöhe H der Kugeln im Mühleninnenraum ergibt sich aus der Höhe des Parabelscheitels über der Horizontalen durch den Mühlenmittelpunkt sowie der Höhe $H' = 0.5\, D \cos\beta$. Mit Hilfe der Beziehung $\beta = \pi - 3\alpha$, Gl. 9.20, ergibt sich somit für die auf den Mühlendurchmesser bezogene Fallhöhe

$$\frac{H}{D} = \frac{9}{4} \cdot \left(\frac{n}{n_c}\right)^2 \cdot \left[1 - \left(\frac{n}{n_c}\right)^4\right] \tag{9.21}$$

Man erhält aus diesem Ausdruck die maximale Fallhöhe, in dem die erste Ableitung, dH/dn, gleich Null gesetzt wird. Wird die so erhaltene Gleichung für die optimale **relative Drehzahl $(n/n_c)= (1/3)^{1/4}= 0.76$** aufgelöst, so ergibt sich

$$\left(\frac{H}{D}\right)_{opt} = \frac{1}{2} \cdot \sqrt{3} = 0.87 \tag{9.22}$$

Das heißt, bei einer relativen Drehzahl von 76 % werden 87 % des Mühlendurchmessers als Fallhöhe für die Kugeln genutzt.

Mit $n_B = \left(\dfrac{0.76}{\pi}\right) \cdot \sqrt{\dfrac{g}{2D}}$ resultiert die in der Praxis benutzte Gleichung

$$n_B = 32/\sqrt{D} \qquad (9.23)$$

Bei dieser Ableitung der optimalen Mahlbedingungen wurde nicht berücksichtigt, daß sich die Mahlkugeln auch gegenseitig beeinflussen, indem sie sich in der freien Bewegung einschränken (sterische Hinderung). Der Abwurf der Kugeln erfolgt deshalb unter kleineren Winkeln α. Dadurch wird der Scheitel der Wurfparabel weiter zum Lot durch den Mühlenmittelpunkt verschoben. Der Auftreffwinkel β wird dadurch größer als unter den als ideal angenommenen Bedingungen. Ferner ist zu berücksichtigen, daß sich in der Auftreffzone ebenfalls Kugeln befinden, so daß insgesamt eine Verringerung der maximalen Fallhöhe resultiert. Unter Berücksichtigung dieser durch die Praxis vorgegebenen Abweichungen von den Annahmen der Theorie ergibt sich für die Betriebskennzahlen ein Bereich von $0.6\,n_c$ bis $0.9\,n_c$. Die kleineren Drehzahlen, die eher zu einem Abrollen der Kugeln führen, werden für leichter mahlbare Produkte angewandt, während die höheren Drehzahlen zur Zerkleinerung schwieriger mahlbarer Stoffe angewandt werden, bei denen entsprechend hohe Beanspruchungen erforderlich sind.

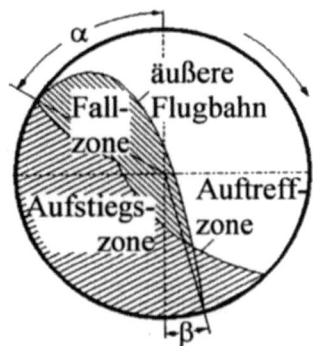

Abb. 9.23: Zonen unterschiedlicher Bewegung in einer Kugelmühle

Werden Kugelmühlen mit Drehzahlen im Bereich von $0.6\,n_c$ bis $0.9\,n_c$ betrieben, so ist in der Kugelbewegung deutlich eine Aufstiegs- und eine Fallzone erkennbar, s. Abb. 9.23.

9.1.3.2 Mühlen für die Beanspruchungsart II (Prallmühlen)

Bei Mühlen dieses Typs erfolgt die Beanspruchung durch die beim Zusammenstoß des Mahlgutes mit dem Prallkörper ausgetauschte Stoßenergie. Bezeichnen m_1 und v_1 die Masse bzw. die Geschwindigkeit eines Mahlgutkorns und analog m_2 und v_2 die Masse bzw. die Geschwindigkeit des Prallwerkzeuges, so folgt unter Beachtung der Gültigkeit des Energie- sowie des Impulserhaltungssatzes für die Stoßenergie der folgende Ausdruck

$$E_{St} = \frac{1}{2} \cdot \frac{m_1 \cdot m_2}{m_1 + m_2}(v_1 - v_2)^2 \qquad (9.24)$$

$(v_1 - v_2)$ entspricht der Relativgeschwindigkeit der beiden bewegten Körper beim Aufprall. $m_1 * m_2/(m_1 + m_2)$ ist die reduzierte Masse. Da die Masse m_2 des Prallwerkzeuges in der Regel sehr viel größer als die Masse eines Mahlgutkorns ist, gilt $m_1 + m_2 \cong m_2$. Damit folgt für die übertragene Stoßenergie

$$E_{St} = \frac{1}{2} \cdot m_1(v_1 - v_2)^2 = \frac{m_1}{2} v_{rel}^2 \qquad (9.25)$$

Für die maximale Spannung beim Stoßkontakt wurde von Rumpf [5] mittels Dimensionsanalyse die folgende Beziehung abgeleitet

$$\frac{\sigma_{max}}{E} = K \cdot \left(\frac{m_1 \cdot v_{rel}^2}{E \cdot r^3}\right)^{1/5} \qquad (9.26)$$

E ist dabei der Elastizitätsmodul des Mahlgutes, m_1 die Masse einer Mahlgutpartikel und r der Krümmungsradius der Partikel an der Aufprallstelle. In erster Näherung kann der Krümmungsradius dem Teilchenradius x gleichgesetzt werden, $r^3 \approx x^3$, so daß $m_1 \approx \rho_1 x^3$ gilt. Daraus folgt

$$\frac{\sigma_{max}}{E} = K' \cdot \left(\frac{\rho_1 \cdot v_{rel}^2}{E}\right)^{1/5} \qquad (9.27)$$

E und ρ_1 sind Stoffkonstanten. Sie sind durch folgende Beziehung mit der Ausbreitungsgeschwindigkeit c kleiner Druckstörungen (= Schallgeschwindigkeit) im elastischen Festkörper verbunden: $c = \sqrt{E/\rho_1}$. Für die maximale Spannung ergibt sich somit

$$\frac{\sigma_{max}}{E} = K' \cdot \left(\frac{v_{rel}}{c}\right)^{2/5} \qquad (9.28)$$

Die maximale Spannung ist also abhängig vom Elastizitätsmodul des Mahlgutes sowie von der Relativgeschwindigkeit der Mahlgutpartikel und des Prallkörpers, jedoch unabhängig von der Partikelgröße. Wie aus Gl. 9.26 erkennbar wird, ist die maximale Spannung umgekehrt proportional zum Krümmungsradius der Partikel an der Kontaktstelle. Kleine Krümmungsradien, d. h. scharfe Kanten, tragen zu einer starken Vergrößerung der Spannung bei und fördern so die Zerkleinerung.

Folgende Typen von Prallmühlen finden in der pharmazeutischen Technologie Verwendung:

- Stiftmühlen / Pralltellermühlen:

Bei Stiftmühlen, Abb. 9.24 a, wird die Feinheit des Mahlgutes durch die Anzahl der Stiftreihen, deren Anordnung, die Umfangsgeschwindigkeit der Rotorstiftscheibe sowie durch den Durchsatz bestimmt. Bei Produktionsgeräten liegen die Rotordurchmesser zwischen 10 und 90 cm, die Umfangsgeschwindigkeiten liegen zwischen 60 und 170 m/s.

Bei Pralltellermühlen, Abb 9.24 b, ist auf einer Rotorwelle ein Schlägerrad mit austauschbaren Schlagwerkzeugen befestigt. Es bewegt sich zwischen zwei mit Profilen versehenen Pralltellern, von denen einer sich in umgekehrter Drehrichtung zum Schlägerrad bewegt. Mit derartigen Pralltellermühlen lassen sich Feinheiten bis zu 5 µm erreichen.

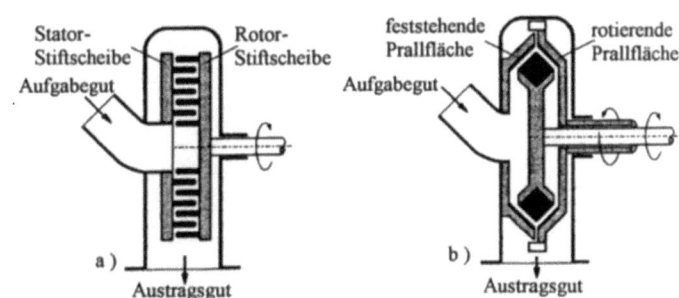

Abb. 9.24: Querschnitt durch eine Stiftmühle (a) und eine Pralltellermühle (b)

Die Rotoren mechanischer Prallmühlen erreichen im Dauerbetrieb maximale Umfangsgeschwindigkeiten von ~160 m/s ($\cong$ 600 km/h). Die Bedeutung der Prallgeschwindigkeit wird durch Versuchsergebnisse von Priemer [3] verdeutlicht: In Einzelkornmessungen wurden Glaskugeln gegen eine ebene Wand geschossen. Beträgt bei Kugeln mit einem Durchmesser von 1.2 mm die Prallgeschwindigkeit 100 m/s, so zerbrechen 95 % aller Kugeln. Werden aber Kugeln mit einem Durchmesser von 0.1 mm bei gleicher Geschwindigkeit gegen die Wand geschossen, so brechen nur noch 25 % der Kugeln. Um wieder auf eine Bruchwahrscheinlichkeit von 95 % zu kommen, muß die Prallgeschwindigkeit auf 400 m/s erhöht werden. Derartige Prallgeschwindigkeiten sind aber mit Prallmühlen nicht mehr erreichbar.

- Strahlmühlen:

Eine Strahlmühle besteht aus einer flachen zylindrischen Mahlkammer mit mehreren über den Umfang verteilten Strahldüsen. Die Düsen sind in der Regel

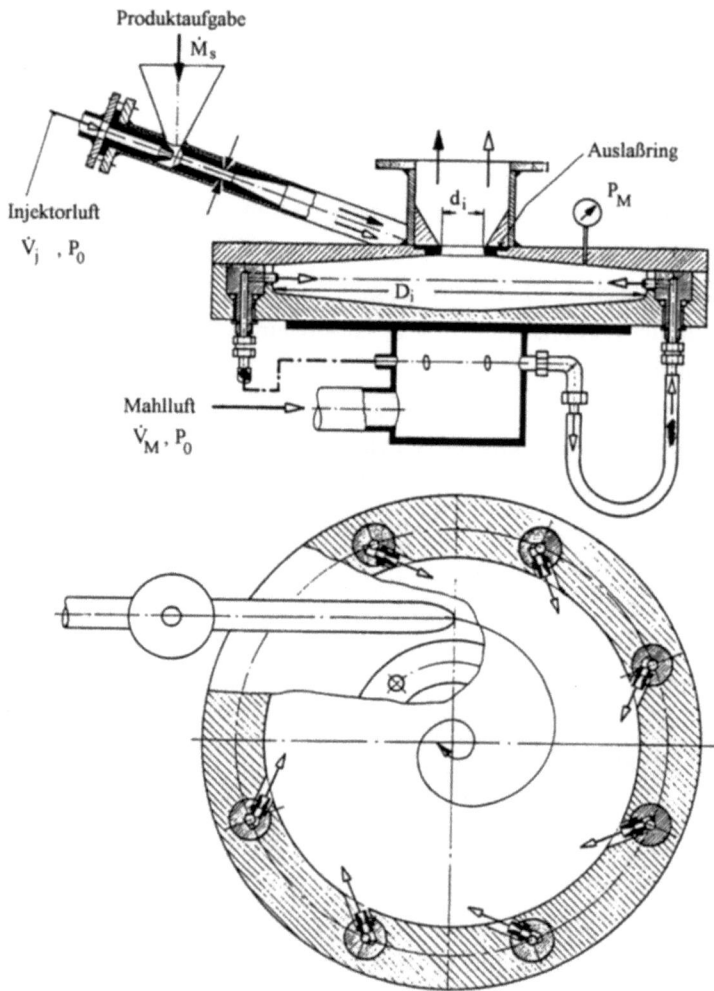

Abb. 9.24: Querschnitt durch eine Luftstrahlmühle sowie Verlauf der Luftströme, nach [4]

unter einem Winkel von 45° gegen die Tangente angestellt. Dadurch wird das eingeleitete Gas auf eine Spiralbahn gelenkt. Unterschiedliche Mahlgüter erfordern unterschiedliche Anstellwinkel, sofern die optimale Mahlleistung erzielt werden soll. Das Mahlgut wird durch ein Venturi-Rohr in die Mahlkammer eingesaugt und von dem mit hoher Geschwindigkeit strömenden Gas beschleunigt. Dabei prallen die Teilchen aufeinander und zertrümmern sich so gegenseitig. Mahlgut, das die gewünschte Feinheit erreicht hat, wird über eine Sichtbahn zur Mitte der Mahlkammer bewegt, wo es die Mahlkammer verlassen kann. Partikel, die noch nicht die gewünschte Feinheit erreicht haben, werden über die Sichtbahn wieder dem Mahlstrom zur weiteren Zerkleinerung zugeführt. In Strahlmühlen lassen sich bei Prallgeschwindigkeiten von bis zu 250 m/s Partikelgrößen von 2 µm erreichen. Bei Bedarf kann das zur Mahlung verwendete Gas auf Temperaturen weit unter den Gefrierpunkt abgekühlt werden, so daß sich auch plastisch-elastische Stoffe noch gut vermahlen lassen.

Die unter erhöhtem Druck zugeführten Gase expandieren beim Eintritt in die Mahlkammer. Sie erreichen dabei Geschwindigkeiten, die knapp oberhalb der Schallgeschwindigkeit liegen. Gleichzeitig kühlen sie dabei ab, so daß die Schallgeschwindigkeit entsprechend bei dieser niedrigeren Temperatur und nicht bei Raumtemperatur gilt.

Bei Luftstrahlmühlen kommt es aufgrund der starken Beanspruchung und Reibung der Teilchen zu sehr starken elektrostatischen Aufladungen. Um Explosionen zu verhindern, müssen die Mühlen gut geerdet sein. Die elektrostatischen Aufladungen bewirken, daß sich das gemahlene Gut abstößt und daher ein sehr großes Volumen einnimmt.

Kapitel 10: Trennverfahren

Bei der Entwicklung vieler Arzneimittel müssen Wirk- oder Hilfsstoffe in einer bestimmten Partikelgröße eingesetzt werden. Es seien dafür zwei Beispiele exemplarisch genannt:
- Die Güte einer Mischung wird unter anderem durch das Zahlenverhältnis der zu mischenden Stoffe bestimmt. Soll ein niedrig dosierter Wirkstoff gleichmäßig mit einer sehr viel größeren Hilfsstoffmenge gemischt werden, so muß der Wirkstoff fein zerkleinert werden, um bei dem vorgegebenen Mengenverhältnis zu einem für den Mischprozeß günstigen Zahlenverhältnis der zu mischenden Teilchen zu kommen. Da Zerkleinerungen aber stets zu einer Größenverteilung der Partikel führen, müssen Partikel, die eine bestimmte Größe überschreiten, abgetrennt werden.
- Pulver, die zur Inhalation gebracht werden sollen, dürfen eine Partikelgröße von 5.8 µm nicht überschreiten. Alle Partikel, die oberhalb dieser Größe liegen, verbleiben entweder im Inhalator oder im Mund- und Rachenraum. Dort können sie zu Nebenwirkungen führen, wie beispielsweise bei Kortikoiden. Partikel, die oberhalb der genannten Obergrenze für die Teilchengröße liegen, müssen also abgetrennt werden.

Ein Trennvorgang, bei dem das Trennen nach der Partikelgröße x in verschiedene Größenfraktionen erfolgt, wird als **Klassieren** bezeichnet. Eine ausführliche Behandlung der Grundoperation „Trennen" ist in der DIN 66 142 gegeben.

Der Einfachheit halber wird zunächst die Trennung eines Teilchenkollektivs in zwei Fraktionen, einen Grob- und einen Feinanteil, behandelt. Nachfolgend werden die daraus gewonnenen Erkenntnisse verallgemeinert. Im übrigen sei auf die DIN-Vorschrift verwiesen.

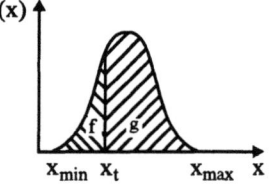

Abb. 10.1: Ideale Trennung

Alle Teilchen, die größer als eine bestimmte **Trennkorngröße** oder **Trenngrenze** x_t sind, werden als **Grobgut** bezeichnet. Teilchen, die kleiner oder gleich x_t sind, bezeichnet man entsprechend als **Feingut**. Abb. 10.1 zeigt das Ergebnis einer derartigen idealen Trennung.

Diese scharfe Trennung ist jedoch technisch nicht realisierbar. In der Praxis stellt man fest, daß das Grobgut immer noch Teilchen mit $x < x_t$ aufweist und ebenso finden sich im Feingut immer noch einige Teilchen mit $x > x_t$. Diese Anteile werden als **Fehlkorn** bezeichnet. Eine Klassierung ist um so besser, je geringer die Mengenanteile der **Fehlausträge** sind.

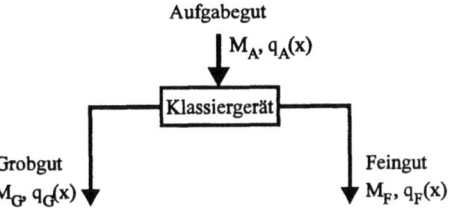

Abb. 10.2: Schema eines Klassiervorganges

Gemäß DIN wird die zu klassierende Menge als **Aufgabegut A** bezeichnet. Die Kenngrößen des Aufgabegutes wie Menge M, Verteilungsdichte q(x) bzw. Summenverteilung Q(x) werden mit einer in Klammer gesetzten Null als Hochzahl gekennzeichnet. Je nachdem, ob die Klassierung als Zweigut- oder Dreiguttrennung durchgeführt wird, entstehen zwei oder drei Teilmengen. Diese werden ebenfalls durch in Klammern gesetzte Hochzahlen gekennzeichnet. Bei einer Zweiguttrennung in Fein- und Grobgut lauten die entsprechenden Bezeichnungen für das Feingut $M^{(1)}$, $q^{(1)}(x)$ und $Q^{(1)}(x)$. Das Grobgut wird mit dem in Klammern hochgestellten Index 2 versehen, also $M^{(2)}$, $q^{(2)}(x)$ und $Q^{(2)}(x)$. Zur Vereinfachung der Schreibweise werden hier die in Klammern hochgestellten Indizes abweichend von der DIN-Vorschrift durch tiefgestellte Buchstaben ersetzt. Der Index A steht dabei für das Aufgabegut, F für das Fein- und G für das Grobgut.

Da bei einem korrekt durchgeführten Trennvorgang kein Substanzverlust entsteht, gilt für diese Grundoperation eine **integrale Mengenbilanz**

$$\boxed{M_A = M_F + M_G} \tag{10.1}$$

Durch Division mit M_A erhält man die Bilanz für die relativen Mengenanteile

$$\frac{M_G}{M_A} + \frac{M_F}{M_A} = v_G + v_F = 1 \tag{10.2}$$

Die integrale Mengenbilanz gibt die Zusammensetzung der Gesamtmenge aus den beiden Teilmengen an. Die Zusammensetzung in dem Größenbereich [x, x + dx] wird durch die **differentielle Mengenbilanz** beschrieben

$$\boxed{dM_A(x) = dM_F(x) + dM_G(x)} \tag{10.3}$$

Wird Gl. 10.3 durch M_A dividiert und werden die auf den Fein- bzw. Grobanteil bezogenen Ausdrücke mit M_F/M_F bzw. M_G/M_G erweitert, so folgt

$$\frac{dM_A(x)}{M_A} = \frac{M_F}{M_A} \cdot \frac{dM_F(x)}{M_F} + \frac{M_G}{M_A} \cdot \frac{dM_G(x)}{M_G} \qquad (10.4)$$

Daraus erhält man

$$q_A(x)dx = v_F\, q_F(x)dx + v_G\, q_G(x)dx \qquad (10.5)$$

Die Integration dieser Gleichung in den Grenzen von x_{min} bis x führt zu

$$Q_A(x) = v_F\, Q_F(x) + v_G\, Q_G(x) \qquad (10.6)$$

Unter Verwendung der Definition der relativen Mengenanteile für Grob- und Feingut, v_G und v_F, Gl. 10.2, lassen sich daraus Ausdrücke zur Berechnung der Grob- bzw. der Feingutanteile aus den Summenverteilungen ableiten

$$v_F = \frac{Q_A(x) - v_G Q_G(x)}{Q_F(x)} \qquad (\text{Gl.: } 10.7)$$

mit

$$v_F = 1 - v_G \qquad (10.8)$$

Daraus folgt

$$(1 - v_G) \cdot Q_F(x) = Q_A(x) - v_G Q_G(x) \qquad (10.9)$$

Für den Mengenanteil des Grobgutes v_G erhält man so

$$v_G = \frac{Q_A(x) - Q_F(x)}{Q_G(x) - Q_F(x)} \qquad (10.10)$$

Für den Feingutanteil ergibt sich analog

$$v_F = \frac{Q_A(x) - Q_G(x)}{Q_F(x) - Q_G(x)} \qquad (10.11)$$

In gleicher Weise lassen sich aus Gl. 10.5 die Ausdrücke zur Berechnung der Mengenanteile für das Grob- und das Feingut aus den Verteilungsdichten ableiten

$$v_G = \frac{q_A(x) - q_F(x)}{q_G(x) - q_F(x)} \qquad (10.12)$$

und

$$v_F = \frac{q_A(x) - q_G(x)}{q_F(x) - q_G(x)} \qquad (10.13)$$

Im Falle einer idealen Trennung, s. Abb. 10.1, sind der Grobgutanteil v_G bzw. der Feingutanteil v_F wie folgt definiert

$$\int_{x_{min.}}^{x_t} q_A(x)dx = v_F \qquad (10.14)$$

und

$$\int_{x_t}^{x_{max.}} q_A(x)dx = v_G \qquad (10.15)$$

10.1 Reale Trennung

Bei realen Trennvorgängen tritt nicht die in Abb. 10.1 dargestellte scharfe Trenngrenze x_t auf. Wie weiter oben erwähnt, verbleibt immer ein gewisser Feingutanteil im Grobgutanteil und umgekehrt, das sogenannte **Fehlkorn**. Daraus ergibt sich eine Überlappung der Verteilungsdichten der beiden Fraktionen $q_F(x)$ und $q_G(x)$. Bezeichnet man die kleinste Partikelgröße in der Grobgutfraktion mit x_u und entsprechend die größte Partikelgröße in der Feingutfraktion mit x_o, so erstreckt sich bei der Darstellung der Verteilungsdichten der Überlappungsbereich von x_u bis x_o. Unter Beachtung von Gl. 10.5 folgt dann für die reale Trennung

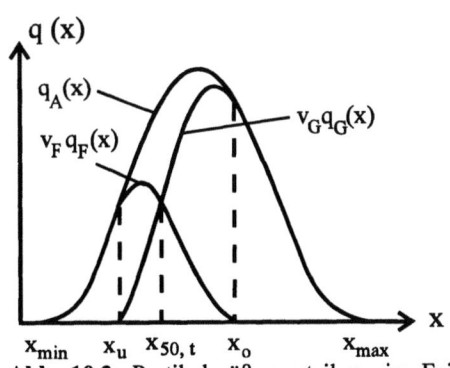

Abb. 10.3: Partikelgrößenverteilung im Fein- und Grobgut bei einer realen Trennung

$$v_G \cdot \int_{x_u}^{x_{max.}} q_G(x)dx + v_F \cdot \int_{x_{min.}}^{x_o} q_F(x)dx = \int_{x_{min}}^{x_{max}} q_A(x)dx \qquad (10.16)$$

Ein gewisses Maß an Überlappung der Grob - und Feingutfraktionen muß als grundsätzlicher Mangel bei allen Trennverfahren hingenommen werden.

Um den Fehlaustrag quantitativ darzustellen, wird eine **Trennfunktion T(x)** definiert, die gelegentlich auch als **Trenngrad** bezeichnet wird. Die Trennfunktion gibt für das Korngrößenintervall [x, x + dx] das Verhältnis der Menge an Teilchen der Größe x im Grobgut zur Menge der gleich großen Partikel im Aufgabegut an. Es gilt also

$$\boxed{T(x) = \frac{dM_G(x)}{dM_A(x)} = \frac{M_G q_G(x)dx}{M_A q_A(x)dx} = v_G \cdot \frac{q_G(x)}{q_A(x)}} \qquad (10.17)$$

Die Trennfunktion ist für ein gegebenes Trennverfahren charakteristisch. Sie ist somit ein geeigneter Parameter zu dessen Validierung.

Wie aus Abb. 10.4 zu erkennen ist, läßt sich die Trennfunktion empirisch aus der Auftragung von $q_A(x)$ und $v_G\,q_G(x)$ Punkt für Punkt als Streckenverhältnis bestimmen. Aufgrund ihrer Definition weist sie folgende Eigenschaften auf:

- Unterhalb von x_u hat sie den Wert Null, d. h. es finden sich im Grobgut keine Partikel mit Korngrößen kleiner als x_u.
- Oberhalb von x_o hat sie den Wert Eins, alle Partikel mit Korngrößen größer als x_o befinden sich im Grobgut.
- Sie nimmt den Wert 0.5 dort an, wo $v_G\,q_G(x_T) = v_F\,q_F(x_T)$, also am Schnittpunkt der Grobgut- und der Feingut-Anteilkurve. Die zugehörige Korngröße x_T heißt **Mediantrenngrenze**.

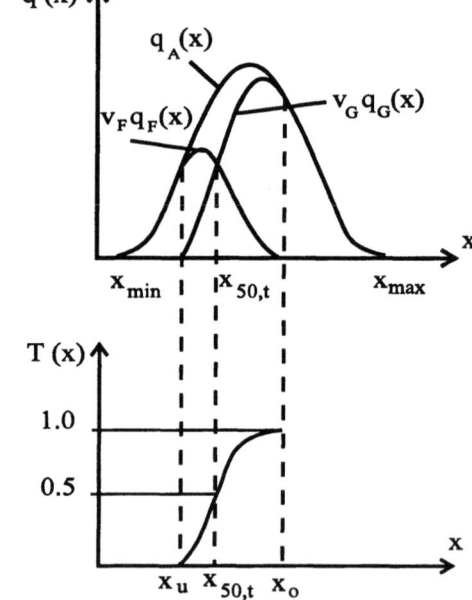

Abb. 10.4: Konstruktion einer Trennfunktion aus Verteilungsdichten

Aus der Definition der Trennfunktion

$$T(x) = v_G \cdot \frac{q_G(x)}{q_A(x)} \qquad (10.18)$$

sowie unter Berücksichtigung von Gl. 10.5 folgt

$$T(x) = 1 - v_F \cdot \frac{q_F(x)}{q_A(x)} \qquad (10.19)$$

Dieser Ausdruck ermöglicht somit die Bestimmung der Trennfunktion T(x) aus den Verteilungsdichten von Fein- und Aufgabegut. Ebenfalls unter Verwendung von Gl. 10.5 folgt für Gl. 10.18

$$T(x) = \frac{v_G q_G(x)}{v_G q_G(x) + v_F q_F(x)} \qquad (10.20)$$

Gl. 10.20 ermöglicht die Berechnung der Trennfunktion T(x) aus den Verteilungsdichten von Grob- und Feingut. Wie aus dieser Gleichung erkennbar ist, gilt für den Wertebereich der Trennfunktion

$$0 \le T(x) \le 1 \qquad (10.21)$$

Ergibt die experimentelle Bestimmung der Trennfunktion Werte, die größer als 1 sind, so hat der Trennvorgang zu einer Zerkleinerung von Partikeln des Auftragsgutes geführt.

10.1.1 Fehlausträge, Normalaustrag

Wie bereits oben erwähnt, wird die Menge an Fehlkorn als Fehlaustrag bezeichnet. Erscheint das Fehlkorn in der Grobgutfraktion, so spricht man von einem Grobgutfehlaustrag, erscheint es dagegen in der Feingutfraktion, so heißt es entsprechend Feingutfehlaustrag. Der **Normalaustrag** beschreibt die Teilchenmenge, die auf der richtigen Seite des Klassierers ausgetragen wird. Normal- als auch Fehlausträge sind also immer in bezug auf eine Trenngrenze x_t bestimmt. Im einzelnen gelten für

- den Grobgutfehlaustrag, GFA

$$\text{GFA} = v_G \cdot \int_{x_u}^{x_t} q_G(x)dx = v_G \cdot Q_G(x_t) \qquad (10.22)$$

- den Feingutfehlaustrag, FFA

$$\text{FFA} = v_F \cdot \int_{x_t}^{x_o} q_F(x)dx = v_F \cdot \left(1 - Q_F(x_t)\right) \qquad (10.23)$$

- den Grobgutnormalaustrag, GNA

$$\text{GNA} = v_G \cdot \int_{x_t}^{x_{max}} q_G(x)dx = v_G \cdot \left(1 - Q_G(x_t)\right) \qquad (10.24)$$

- den Feingutnormalaustrag, FNA:

$$\text{FNA} = v_F \cdot \int_{x_{in}}^{x_t} q_F(x)dx = v_F \cdot Q_F(x_t) \qquad (10.25)$$

10.1.2 Trennschärfe

Die Übereinstimmung von realer und idealer Trennung wird mit Hilfe der **Trennschärfe** beschrieben. Bei einer idealen Trennung sollte die Trennfunktion an der Stelle x_t eine Sprungstelle von 0 auf 1 aufweisen. Die praktisch ermittelten Trennfunktionen weisen jedoch einen sigmoiden Verlauf mit unterschiedlicher Steilheit auf. Je enger der Bereich zwischen x_u und x_o ist, desto schärfer ist die Klassierung und desto steiler ist der Verlauf der Trennfunktion. Da die Ermittlung der Trennfunktion sehr aufwendig ist und diese in der Regel an den Rändern große Ungenauigkeiten aufweist, wurde zur Beurteilung der Trennschärfe der **Trennschärfegrad** κ eingeführt. Er ist definiert als

$$\kappa = \frac{x_{25}}{x_{75}} \qquad (10.26)$$

x_{25} bzw. x_{75} sind die zu $T(x) = 0.25$ bzw. $T(x) = 0.75$ gehörenden Teilchengrößen. Nach dieser Definition gilt $\kappa = 1$ für ideale Klassierungen und $\kappa < 1$ für reale Klassierungen. Für übliche technische Klassierungen liegt der Trennschärfegrad κ im Bereich 0.3 < κ < 0.6. Für scharfe technische Klassierungen wird gefordert 0.6 < κ < 0.8 und für scharfe analytische Klassierungen 0.8 < κ < 0.9.

10.1.3 Praktische Ermittlung von Trennfunktionen

Die Trennfunktion wurde mit Gl. 10.17 definiert durch

$$T(x) = v_G \cdot \frac{q_G(x)}{q_A(x)} \quad \text{mit } v_G = \frac{M_G}{M_A} \qquad (10.27)$$

In der Praxis liegen oft nicht die stetigen Verteilungsdichtefunktionen, sondern Angaben über Partikelmengen ΔQ_i in Teilchengrößenbereichen i vor. Es gilt dafür

$$T_i = \frac{M_G}{M_A} \cdot \frac{q_{G,i} \cdot \Delta x_i}{q_{A,i} \cdot \Delta x_i} = \frac{M_G}{M_A} \cdot \frac{\Delta Q_{G,i}}{\Delta Q_{A,i}} \qquad (10.28)$$

Die Werte der Trennfunktion werden dann für alle Teilchengrößenbereiche berechnet.
Liegen nach einem Trennschritt die Verteilungssummen für das Grob- sowie für das Aufgabegut vor, so können die zur Bestimmung der Trennfunktion erforderlichen Angaben nach dem in Abb. 10.5 dargestellten Verfahren ermittelt werden.

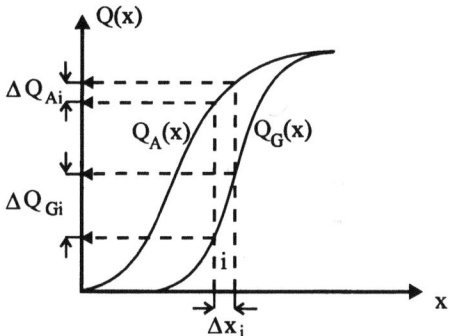

Abb. 10.5: Konstruktion der Trennfunktion aus den Verteilungssummen

Beispiel:

Auf ein Sieb werden 200 g Wirkstoff aufgegeben. Nach erfolgter Siebung mit einem Sieb der Maschenweite 6.3 µm wird ein Feingutanteil (= Durchgang) von 116 g ermittelt.
Für das Auftragsgut sowie für das Grobgut werden mit Hilfe eines Streulichtverfahrens folgende Partikelgrößenverteilungen ermittelt:

Kapitel 10: Trennverfahren

x [μm]	3.2	4.8	6.3	9.0	12.5	18.0	25.0
$Q_A(x)$	0.06	0.37	0.615	0.795	0.91	0.99	1.0
$Q_G(x)$		0.05	0.12	0.52	0.79	0.98	1.0

Ermitteln Sie die Trennfunktion T(x), die Trenngrenze sowie den Trennschärfegrad κ.

Lösung:

Der Grobgutanteil wird ermittelt als $v_G = \dfrac{M_G}{M_A} = \dfrac{84\,g}{200\,g} = 0.42$

Auswertung der Meßdaten:

i	x [μm]	Q_{Ai}	Q_{gi}	ΔQ_{Ai}	ΔQ_{Gi}	T_i
1	3.2	0.06	0.0			
				0.06	0.00	0.0
2	4.8	0.37	0.05			
				0.31	0.05	0.1
3	6.3	0.615	0.12			
				0.245	0.07	0.1
4	9.0	0.795	0.52			
				0.18	0.40	0.9
5	12.5	0.91	0.79			
				0.115	0.26	1.0
6	18.0	0.99	0.98			
				0.08	0.19	1.0
7	25.0	1.00	1.00			
				0.01	0.02	1.0

Anhand dieser Tabelle kann das in Abb. 10.6 wiedergegebene Diagramm erstellt werden Als Trenngrenze entnimmt man der Abb. 10.6: x_t = 7.5 μm. Für x_{25} wird der Wert 7.25 μm und für x_{75} der Wert 7.5 μm entnommen. Damit ergibt sich für die Trennschärfe:

$\kappa = x_{25} / x_{75} = 7.25 / 7.5 = 0.97$.

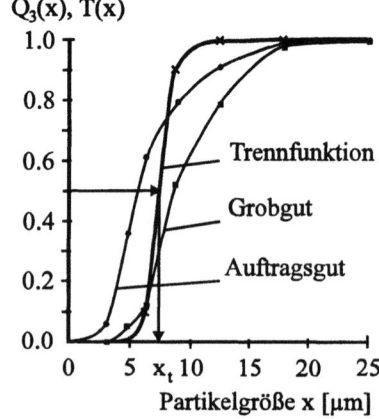

Abb. 10.6: Trennfunktion zu dem nebenstehenden Beispiel

10.2 Klassiergeräte

10.2.1 Siebtürme

Eines der einfachsten Klassierverfahren ist das Sieben. Siebe können dabei als einfache Trennsiebe eingesetzt werden, so daß der Durchgang dem Feingut und der Rückstand dem Grobgut entspricht.

Siebe können auch als Siebtürme eingesetzt werden, wobei das oberste Sieb die größte Maschenweite aufweist. Die jeweils darunter befindlichen Siebe verfügen dann über engere Maschenweiten. Ein Sieb besteht aus einem Siebrahmen (Siebring) und dem Siebboden oder Bespannung. Das oberste Sieb wird mit einem Deckel verschlossen, während das unterste Sieb auf dem Siebboden (Siebpfanne) steht. Der gesamte Siebturm wird auf eine federnd gelagerte Grundplatte montiert und kann so in eine horizontal schwingende Siebbewegung versetzt werden, die in Dauer und Intensität variiert werden kann. Die Siebbewegung dient einerseits dazu, das Siebgut gleichmäßig auf dem Siebboden zu verteilen, um jedem Korn die Möglichkeit zu geben, eine freie Maschenöffnung zu finden, und andererseits die nicht maschengängigen Körnern immer wieder von den Sieböffnungen zu entfernen. Je kleiner die Maschenweite, desto länger muß die Siebung durchgeführt werden, um reproduzierbare Ergebnissen zu erzielen. Siebe, bei denen das Siebgut ausschließlich horizontal bewegt wird, nennt man **Plansiebe**, im Gegensatz zu **Wurfsieben**, bei denen das Siebgut senkrecht zur Siebbodenebene bewegt wird.

Siebe werden nach verschiedenen Methoden gekennzeichnet. Die ISO-Norm gibt die Maschenweite der quadratischen Maschen in mm an. Das Europäische Arzneibuch charakterisiert Siebe durch eine Siebnummer. Diese entspricht der mit dem Faktor 1000 multiplizierten Maschenweite der ISO-Norm. In den USA hat sich die Angabe der Maschenzahl pro square-inch durchgesetzt. Die verschiedenen Systeme entsprechen sich jedoch, so daß die Mesh-Angaben mit Hilfe von Tabellen direkt in die Siebnummern bzw. die Maschenweiten der ISO-Norm übersetzt werden können.

Die mathematische Behandlung der Klassierung mit Hilfe eines Siebturms entspricht formal der oben behandelten Methode. Sie entspricht dem In-Reihe-Schalten von Klassierern.

10.2.1.1 Trenngradkurve bei Reihenschaltung von Klassierern

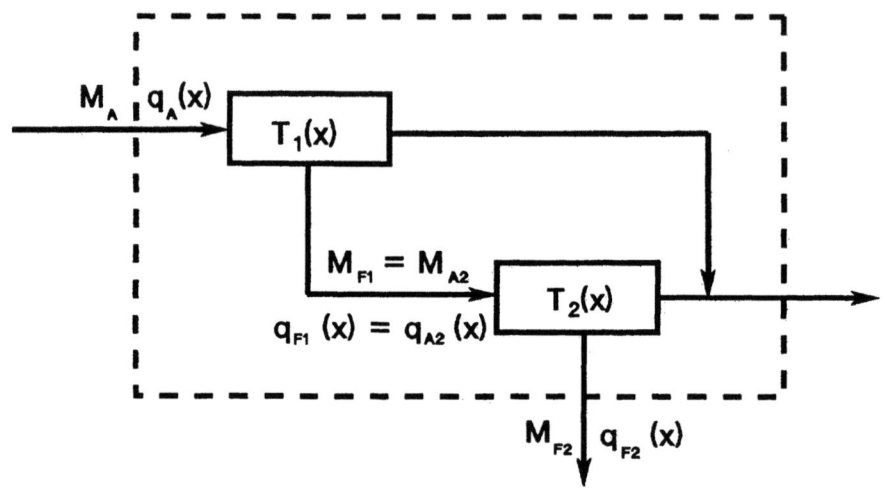

Abb. 10.7: Schema einer Reihenschaltung von Klassierern

Der unter 10.2.1 behandelte Siebturm läßt sich durch feingutseitig in Reihe geschaltete Klassierer beschreiben.

Die beiden feingutseitig in Reihe geschalteten Klassierer sind durch die Trennfunktionen $T_1(x)$ und $T_2(x)$ charakterisiert. Die Trennfunktion für den gesamten gestrichelten Bereich ist gegeben durch

$$T_{Ges.}(x) = 1 - \frac{M_{F2} \cdot q_{F2}(x)}{M_A \cdot q_A(x)} \qquad (10.29)$$

Für die einzelnen Trennstufen 1 und 2 gilt entsprechend

$$T_1(x) = 1 - \frac{M_{F1} \cdot q_{F1}(x)}{M_A \cdot q_A(x)} \qquad (10.30)$$

$$T_2(x) = 1 - \frac{M_{F2} \cdot q_{F2}(x)}{M_{A2} \cdot q_{A2}(x)} \qquad (10.31)$$

Das Auftragsgut der zweiten Stufe ist identisch mit dem Feingut der ersten Stufe. Damit gilt

Kapitel 10: Trennverfahren

$$M_{F1} q_{F1}(x) = M_{A2} q_{A2}(x) \tag{10.32}$$

Daraus folgt

$$T_2(x) = 1 - \frac{M_{F2} \cdot q_{F2}(x)}{M_{F1} \cdot q_{F1}(x)} \tag{10.33}$$

Umformen führt zu

$$M_{F2} \cdot q_{F2}(x) = [1 - T_2(x)] \cdot [M_{F1} \cdot q_{F1}(x)] \tag{10.34}$$

Wird Gl. 10.34 in die Gleichung für die Trennfunktion der gesamten Kaskade, Gl. 10.29, eingesetzt, so erhält man

$$T_{Ges.} = 1 - \frac{[1 - T_2(x)] \cdot [M_{F1} \cdot q_{F1}(x)]}{M_A \cdot q_A(x)} \tag{10.35}$$

Aus dem Ausdruck für die erste Trennstufe, Gl. 10.30, folgt

$$M_A \cdot q_A(x) = \frac{M_{F1} \cdot q_{F1}(x)}{1 - T_1(x)} \tag{10.36}$$

und somit

$$1 - T_{Ges.} = [1 - T_1(x)] \cdot [1 - T_2(x)] \tag{10.37}$$

Für den Feingutanteil der gesamten Kaskade gilt

$$v_F = \frac{M_{F2}}{M_A} \tag{10.38}$$

Für jede einzelne Stufe werden die Feingutanteile analog definiert

$$v_{F1} = \frac{M_{F1}}{M_A} \tag{10.39}$$

$$v_{F2} = \frac{M_{F2}}{M_{F1}} \tag{10.40}$$

Somit folgt für den Feingutanteil der Kaskade

$$v_F = v_{F1} \cdot v_{F2} \qquad (10.41)$$

Verallgemeinert gilt bei n Stufen

$$\boxed{1 - T_{Ges.} = \prod_{i=1}^{n}[1 - T_i(x)]} \qquad (10.42)$$

sowie

$$\boxed{v_{F\,Ges.} = (1 - v_{Ges.}) = \prod_{i=1}^{n} v_{Fi} = \prod_{i=1}^{n}\left(1 - v_{G\,i}\right)} \qquad (10.43)$$

Handelt es sich bei den Klassierern um Filter, so wird der Ausdruck

$$v_{Ges.} = (1 - v_{G\,Ges.}) \qquad (10.44)$$

als **Gesamtabscheidegrad** bezeichnet.

10.2.2 Luftstrahlsiebe

Als Klassiergeräte haben sich neben den Siebtürmen vor allem Luftstrahlsiebe durchgesetzt. Das Prinzip sei am Beispiel des Alpine-Luftstrahlsiebes erläutert. Bei einem Luftstrahlsieb wird Luft aus der Umgebung über eine rotierende Schlitzdüse durch den Siebboden geleitet. Das Siebgut wird dadurch in eine vertikale Bewegung versetzt (Wurfsieb). Die durch die Schlitzdüse einströmende Luft wird über das Abluftrohr wieder aus dem Gerät abgezogen. Die Luft passiert dabei das Analysensieb und trägt die Partikel, die kleiner als die jeweilige Maschenweite sind, mit. Das Feingut wird in einem geeigneten Abscheider quantitativ aufgefangen. Der einzelne Siebvorgang dauert nur relativ kurze Zeit, allerdings muß für jede weitere Auftrennung von Grob- oder Feingut ein neues Sieb einge-

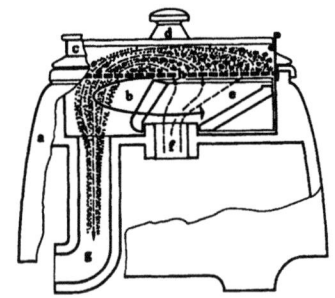

Abb. 10.7: Schema eines Luftstrahlsiebes (Alpine); e rotierende Schlitzdüse, g Abluftrohr

setzt und der Vorgang entsprechend neu durchgeführt werden. Der Vorteil der Luftstrahlsiebung liegt darin, daß die Untergrenze erst bei 10 μm liegt, während bei einfache Siebtürmen die Untergrenze bei etwa 30 μm anzusiedeln ist, da sonst die Siebzeiten zu lange werden.

10.2.3 Windsichter

Die Windsichtung ist ein Verfahren, das eine trockene Klassierung von körnigen Schüttgütern auch im Großmaßstab ermöglicht. Die Trennung erfolgt nach dem Feinheitsmerkmal Sinkgeschwindigkeit. Zur Durchführung der Trennung werden die Teilchen zwei konkurrierenden Kräften ausgesetzt, einer Massenkraft (Schwerkraft oder Fliehkraft) und einer Oberflächenkraft (Strömungswiderstand). Je nach der Massenkraft, die beschleunigend auf die Teilchen einwirkt, kann zwischen Schwer- und Fliehkraftsichtern unterschieden werden. Wirken die Massen- und die Oberflächenkräfte in entgegengesetzter Richtung, so werden die Teilchen mit unterschiedlicher Sinkgeschwindigkeit zu verschiedenen Stellen im Sichter transportiert, wo sie getrennt voneinander aufgefangen werden. Abb. 10.8 gibt einen Überblick über verschiedene Trennprinzipien bei der Windsichtung.

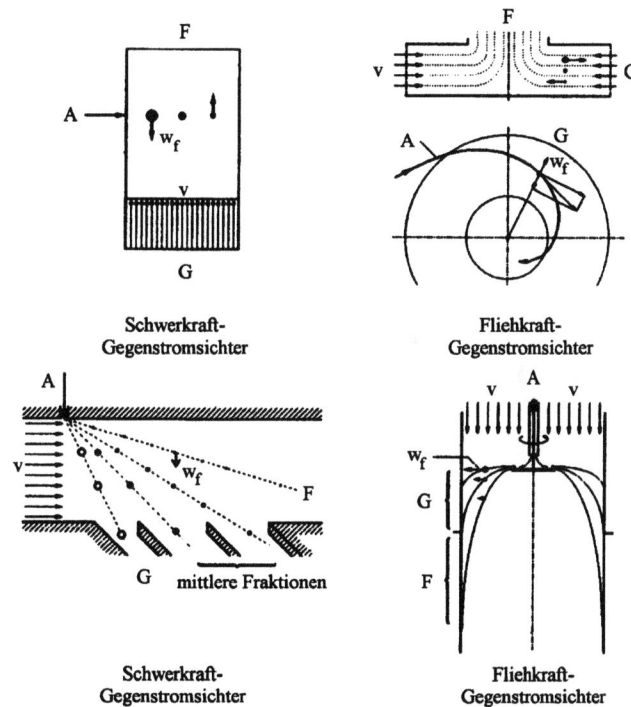

Abb. 10.8: Windsichter in verschiedenen Ausführungen.
A: Aufgabegut; G: Grobgut; F: Feingut; v: Luftgeschwindigkeit; w_f: Sinkgeschwindigkeit

Kapitel 11: Mischen

Die Grundoperation „Mischen" ist in der pharmazeutischen Technologie von grundlegender Bedeutung. Es gibt keine Arzneiform, bei deren Herstellung Mischschritte nicht erforderlich wären. Beispielsweise werden verschiedene Hilfsstoffe zusammengemischt, um ein Schüttgut mit definierten Verarbeitungseigenschaften zu erhalten, z. B. ein frei fließendes Pulver. Ferner werden in der Regel Wirkstoffe in die Hilfsstoffmischung eingearbeitet, wobei sichergestellt werden muß, daß jede aus der Mischung hergestellte Einzelarzneiform innerhalb vorgegebener Grenzen den gleichen Wirkstoffgehalt aufweist. Mischen ist jedoch nicht nur auf den festen Aggregatzustand beschränkt, die Grundoperation als solche ist auch auf das Mischen von Flüssigkeiten anzuwenden.

Obgleich sich die Techniken beim Mischen von Flüssigkeiten und von Feststoffen unterscheiden, so sind doch die Kriterien zur Beurteilung der Mischungszustände und der Mischgüte identisch.

11.1 Elementarvorgänge beim Mischen; Grundbegriffe

Stoffe, die miteinander gemischt werden, bezeichnet man als **Mischungskomponenten**. Beim Mischen werden die zunächst getrennt vorliegenden Mischungskomponenten so miteinander vereinigt, daß auch kleinste Proben, die dem Gemisch entnommen werden, jeweils die Bestandteile aller Mischungskomponenten in festen Mengenverhältnissen aufweisen. Durch einen derartigen Prozeß werden die Stoffe von einem vollkommen entmischten Zustand in einen

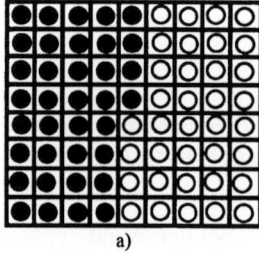 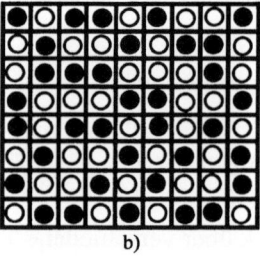

Abb. 11.1: Mischungszustände: a) vollkommen getrennt, Anfangszustand; b) zufällig gemischt, Endzustand

zufälligen Mischungszustand, s. Abb. 11.1, übergeführt.

Ein Mischungsvorgang besteht aus einer Vielzahl zufälliger Platzwechsel zwischen den Bestandteilen der Mischungskomponenten. Vertauschen nur jeweils zwei benachbarte Teilchen ihre Plätze, so spricht man von einem „**Mischen durch Diffusion**". Dieses findet vor allem in Flüssigkeiten und Gasen statt, in denen die einzelnen Teilchen aufgrund der Brown'schen Molekularbewegung Eigenbeweglichkeit aufweisen. Wechseln aber größere Gruppen von Teilchen ihre Plätze gemeinsam, so wird dies als „**Mischen durch Konvektion**" bezeichnet [1]. Dieses Mischen findet vor allem in Schüttgütern statt, wo durch Mischwerkzeuge dem Gesamtgut an einer Stelle größere Gutmengen entnommen und an anderer Stelle wieder zugefügt werden. Durch die Mischgüte wird ausgedrückt, wie gleichförmig die Teilchen der Mischungskomponenten in der Gesamtmischung verteilt sind.

11.2 Statistische Beschreibung von Mischungen

Die Beurteilung der Mischgüte ist ein sehr komplexes Problem. Die Zusammensetzung jeder Stichprobe, die einem Mischgut entnommen wird, weist eine bestimmte **zufällige** Streuung auf. Ebenso streuen die Zusammensetzungen von Proben, die zu verschiedenen Zeitpunkten eines Mischvorganges gezogen werden. Allerdings verändert sich diese Streuung **systematisch**. Bei einem korrekt durchgeführten Mischprozeß sollte die **systematische Streuung** der Probenzusammensetzungen mit zunehmender Mischzeit kleiner werden und im Idealfall gegen **die zufällige Streuung des Probenziehens** konvergieren. Aufgrund dieser Überlegungen wird einsichtig, daß die Streuung der Meßwerte, also deren Varianz, ein geeignetes Maß zur Beurteilung der Mischgüte ist. Um eine zuverlässige Bewertung zu ermöglichen, muß die experimentell ermittelte Varianz mit jenem Wert der Varianz in bezug gesetzt werden, der sich unter Berücksichtigung rein zufälliger Fehler aus der Zusammensetzung des Mischgutes berechnen läßt. Es sollen daher zunächst an idealen Mischungen, die aus Partikeln gleicher Größe und gleicher Dichte bestehen, die theoretischen Grundlagen zur Beurteilung von Mischungen erarbeitet werden.

11.2.1 Zusammenhang zwischen Teilchenhäufigkeiten und Wahrscheinlichkeiten in einer idealen Mischung

Die quantitative Behandlung der Mischgüte geht stets von einer Mischung zweier Komponenten A und B aus. Diese Annahme ist in der Praxis immer realisierbar, auch wenn mehr als nur zwei Komponenten zu mischen sind. In diesem Fall betrachtet man eine Komponente als Hauptkomponente A, z. B. der Wirkstoff, und den Rest des zu mischenden Gutes als Komponente B, z. B. die Gesamtheit der Hilfsstoffe.

Wird die Gesamtzahl der Teilchen in der Mischung, die Grundmenge, mit N bezeichnet und die Teilchenzahlen der Komponenten A und B entsprechend mit N_A bzw. N_B, so gilt

$$N_A + N_B = N \qquad (11.1)$$

Die auf die Gesamtzahl der Teilchen bezogenen *Anzahlanteile* von A bzw. B in der Mischung werden mit

$$p = N_A / N \qquad (11.2)$$

und

$$q = N_B / N \qquad (11.3)$$

bezeichnet. Unter Berücksichtigung von Gl. 11.1 folgt

$$p + q = 1 \qquad (11.4)$$

11.2.2 Wahrscheinlichkeitsverteilung bei kleinen Stichproben

Aus praktischen Gründen können nur indirekte Aussagen über die Zusammensetzung eines Mischgutes gemacht werden. Diese beruhen auf der Analyse einer begrenzten Anzahl von Stichproben, die dem Mischgut entnommen wurden.

Wird einer perfekt gemischten Grundgesamtheit ein Korn entnommen, so ist die Wahrscheinlichkeit W(A), daß dieses Korn zur Komponente A gehört, gleich dem Anzahlanteil von A, d. h.

$$W(A) = p \qquad (11.5)$$

Entsprechend gilt für die Wahrscheinlichkeit W (B), daß es zur Komponente B gehört

$$W(B) = q = 1 - p \tag{11.6}$$

Da Stichproben vom Umfang 1 keine Aussage über die Verteilung der Wahrscheinlichkeiten im Mischgut und damit über dessen Zusammensetzung erlauben, werden der Grundgesamtheit nacheinander n Teilchen entnommen. Dabei stellt sich die Frage nach der Wahrscheinlichkeit, daß unter den n Teilchen gerade k Teilchen, mit k ≤ n, zur Komponente A gehören.
Zur Behandlung dieser Fragestellung wird eine Zufallsvariable X definiert. Diese ist diskret und kann in Abhängigkeit von der Zahl der Teilchen, die zur Komponente A gehören, die ganzzahligen Werte k = 0, 1, 2,..., n annehmen. Gesucht sind die zu diesen Ereignissen gehörenden Wahrscheinlichkeiten

$$W(X = k) = w_k, \quad \text{mit } (k = 0, 1, ..., n) \tag{11.7}$$

also die Wahrscheinlichkeitsverteilung (= Verteilungsdichte) von X.
Diese Überlegung setzt voraus, daß sich die Wahrscheinlichkeiten p und q durch die Entnahme einer Probe nicht ändern. Streng mathematisch ist dies nur beim Zurücklegen der Probe in die Grundgesamtheit gegeben (Urnenmodell mit Zurücklegen). In der Praxis sind die gezogenen Proben klein im Verhältnis zur Masse der Grundgesamtheit als auch zu den Anzahlen der einzelnen Mischungskomponenten. Infolgedessen ändern sich die Werte der Wahrscheinlichkeiten p und q nur in einem praktisch nicht relevanten Ausmaß, so daß sie in erster Näherung als konstant angenommen werden können. Weiterhin wird gefordert, daß die einzelnen Stichprobennahmen voneinander unabhängig sind.
Werden der Grundgesamtheit n = 2 Teilchen entnommen, so sind folgende Ergebnisse möglich:
- Beide Teilchen gehören zur Komponente A

$$W(X = 2) = W(A) \cdot W(A) = p^2 \tag{11.8}$$

- Das erste Teilchen gehört zur Komponente A, das zweite zur Komponente B

$$W(X = 1) = W(A) \cdot W(B) = p \cdot q \tag{11.9}$$

- Das erste Teilchen gehört zur Komponente B, das zweite zur Komponente A

$$W(X = 1) = W(B) \cdot W(A) = q \cdot p \tag{11.10}$$

- Beide Teilchen gehören zur Komponente B

$$W(X=0) = q^2 \qquad (11.11)$$

Für n = 2 ergibt sich somit die Wahrscheinlichkeitsverteilung

$$W(X=0) = q^2 \qquad W(X=1) = 2q \cdot p \qquad W(X=2) = p^2 \qquad (11.12)$$

mit

$$\sum_{k=0}^{2} W(X=k) = (p+q)^2 = 1 \qquad (11.13)$$

Die Wahrscheinlichkeitsverteilung gibt für jeden Wert der Zufallsvariablen X die Wahrscheinlichkeit ihres Eintreffens an, s. 3.3.1.4.

Für n = 3 folgt nach analogen Überlegungen die Wahrscheinlichkeitsverteilung

$$W(X=0) = q^3 \quad W(X=1) = 3q^2 p \quad W(X=1) = 3qp^2 \quad W(X=3) = p^3$$
$$(11.14)$$

Analog zu Gl. 11.13 gilt

$$\sum_{k=0}^{3} W(X=k) = (p+q)^3 = 1 \qquad (11.15)$$

Durch Verallgemeinerung auf die Entnahme von n Teilchen erhält man die folgende Wahrscheinlichkeitsverteilung von X

$$W(X=0) = q^n$$

$$W(X=1) = nq^{n-1} p$$

$$W(X=2) = \frac{n(n-1)}{1 \cdot 2} q^{n-2} p^2 \qquad (11.16)$$

$$W(X=k) = \frac{n(n-1)\ldots(n-k+1)}{1\cdot 2\ldots\cdot k} q^{n-k}p^k$$

$$W(X=n) = p^n$$

Die Koeffizienten dieser Verteilung werden als Binomialkoeffizienten bezeichnet. Sie sind wie folgt definiert

$$1 = \binom{n}{0} \tag{11.17}$$

$$\frac{n}{1} = \binom{n}{1} \tag{11.18}$$

$$\frac{n(n-1)}{1\cdot 2} = \binom{n}{2} \tag{11.19}$$

oder allgemein

$$\frac{n(n-1)\cdot\ldots\cdot(n-k+1)}{1\cdot 2\cdot\ldots\cdot k} = \binom{n}{k} \tag{11.20}$$

Für die Binomialkoeffizienten lassen sich folgende Beziehungen ableiten

$$\binom{n}{k} = \frac{n(n-1)\cdot\ldots\cdot(n-k+1)(n-k)\cdot\ldots\cdot 2\cdot 1}{1\cdot 2\cdot\ldots\cdot k\cdot(n-k)\cdot\ldots\cdot 2\cdot 1} = \frac{n!}{k!(n-k)!} \tag{11.21}$$

sowie

$$\binom{n}{k} = \binom{n}{n-k} \tag{11.22}$$

Somit läßt sich die Wahrscheinlichkeit, daß sich in einer Stichprobe vom Umfang n gerade k Teilchen der Komponente A befinden, wie folgt schreiben

$$w_k = W(X=k) = \binom{n}{k} \cdot q^{n-k} \cdot p^k \qquad (11.23)$$

Entsprechend Gl. 3.6 ist die diskrete Verteilungsfunktion (= Verteilungssumme) der Zufallsvariablen X gegeben durch

$$F(X) = \sum_{k \leq X} w_k = \sum_{k \leq X} \binom{n}{k} \cdot q^{n-k} \cdot p^k \qquad (11.24)$$

Erstreckt sich die Summation über alle Werte, $k = 1,..., n$, so gilt wiederum

$$\sum_{k=0}^{n} w_k = q^n + \binom{n}{1}q^{n-1}p + ... + \binom{n}{n-1}q \cdot p^{n-1} + p^n = (p+q)^n = 1 \qquad (11.25)$$

Beispiel:

Zur Fertigung von Tabletten wird eine Wirkstoff- / Hilfsstoffmischung hergestellt. Der Wirkstoffanteil betrage 1 %. Vereinfachend wird angenommen, daß die Wirk- und die Hilfsstoffpartikel gleiche Größe und gleiche Dichte haben.

- Wie groß ist die Wahrscheinlichkeit, daß sich in einer Stichprobe aus 500 Teilchen genau k Wirkstoffteilchen befinden, $k = 0, 1, ..., 10$?

k	0	1	2	3	4	5	6	7	8	9	10
w_k	0.007	0.033	0.084	0.140	0.171	0.176	0.147	0.105	0.065	0.036	0.018

- Wie groß ist die Wahrscheinlichkeit, daß sich in der Stichprobe von 500 Teilchen höchstens 10 Wirkstoffmoleküle befinden?

$$W(X \leq 10) = \sum_{k=0}^{10} w_k = 0.982$$

Jene Zufallsvariable, für die der größte Wert der Verteilungsdichte ermittelt wird, die also bei Zufallsexperimenten am häufigsten realisiert wird, wird als Mittelwert der Verteilung bezeichnet. Sind in einer Mischung die Mischungskomponenten noch nicht gleichförmig verteilt, so wird für jeden dieser Zustände der Mittelwert bestimmt, Diese Werte unterscheiden sich von jenem Wert, der sich für den vollständig gemischten Zustand ergibt.
Unter Berücksichtigung der allgemeinen Definition des Erwartungswertes, s. Gl. 3.11, sowie der durch die Gln. 11.21 und 11.22 beschriebenen Eigen-

schaften der Binomialkoeffizienten ergibt sich für den Erwartungswert μ der Binomialverteilung

$$\mu = E(X) = \sum_{k=0}^{n} k \cdot w_k = \sum_{k=0}^{n} k \cdot \binom{n}{k} p^k q^{n-k}$$

$$= 0 \cdot \binom{n}{0} q^n p^0 + \binom{n}{1} q^{n-1} p + 2 \cdot \binom{n}{2} q^{n-2} p^2 + \ldots + n \cdot \binom{n}{n} q^0 p^n$$

$$= np \left[q^{n-1} + \frac{n-1}{1} q^{n-2} p + \ldots + p^{n-1} \right]$$

$$= np \sum_{k=1}^{n} \binom{n-1}{k-1} \cdot q^{n-k} \cdot p^{k-1} \tag{11.26}$$

mit $k' = k-1$ folgt

$$\mu = np \cdot \sum_{k'=0}^{n-1} \binom{n-1}{k'} \cdot q^{(n-1)-k'} \cdot p^{k'} = np \tag{11.27}$$

Analog wird die Varianz der Binomialverteilung berechnet, s. Gl. 3.13,

$$\sigma^2 = D^2(X) = \sum_{k=0}^{n} k^2 \cdot w_k - \mu^2 = \sum_{k=0}^{n} k^2 \cdot w_k - (np)^2$$

$$= \sum_{k=0}^{n} k(k-1) \cdot \binom{n}{k} \cdot q^{n-k} p^k + \sum_{k=0}^{n} k \cdot \binom{n}{k} \cdot q^{n-k} p^k - (np)^2$$

$$= \sum_{k=2}^{n} n(n-1) p^2 \binom{n-2}{k-2} q^{(n-2)-(k-2)} p^{k-2} + np - (np)^2$$

$$= \sum_{k''=0}^{n-2} n(n-1) p^2 \binom{n-2}{k''} q^{(n-2)-k''} p^{k''} + np - (np)^2$$

$$\sigma^2 = n(n-1) p^2 + np - (np)^2 = np(1-p) = npq \tag{11.28}$$

dabei wurde bei der Summation in der vorletzten Zeile k–2 durch k″ ersetzt. Die so ermittelte Varianz kennzeichnet die Streuung, die zum wahrscheinlichsten Mischungszustand gehört. Solange eine Mischung den bestenfalls erzielbaren Mischungszustand noch nicht erreicht hat, sind die für diese Zustände experimentell ermittelten Streuungen größer als der durch Gl. 11.28 gegebene Wert.

11.2.3 Wahrscheinlichkeitsverteilung bei sehr großem Stichprobenumfang

Wie einleitend erwähnt, ist jede Probennahme mit einem Fehler behaftet. Der Fehler der Stichprobennahme wird um so kleiner, je größer der Umfang der Stichprobe ist. Für Proben, die aus sehr großen Teilchenanzahlen bestehen, wäre eine Auswertung nach der Binomialverteilung außerordentlich aufwendig.

Nach dem Grenzwertsatz von Moivre / Laplace kann die Verteilung einer binomialverteilten Zufallsvariablen X mit dem Erwartungswert np und der Streuung npq für große n, d. h. für (npq ≥ 9), in guter Näherung durch die Normalverteilung N(np; npq) beschrieben werden. Die daraus abgeleitete Zufallsvariable Y = X/n ist dann normalverteilt nach N(p; pq/n). Bei bekannten Werten von μ und σ^2, d. h. von Mittelwert und Standardabweichung, ist die Dichtefunktion der Normalverteilung eindeutig festgelegt. Mit Hilfe der Transformation, s. Gl.3.19,

$$Z = \frac{Y - \mu}{\sigma} = \frac{\frac{X}{n} - p}{\sqrt{\frac{pq}{n}}} \qquad (11.29)$$

läßt sich die Verteilung N(p; pq/n) in die standardisierte Normalverteilung N(0;1) mit dem Mittelwert Null und der Varianz $\sigma^2 = 1$ überführen. Ihre Dichte- und Verteilungsfunktion sind dann gegeben, s. Gln. 3.42 und 3.43, durch

$$\varphi(z) = \frac{1}{\sqrt{2\pi}} e^{-\frac{z^2}{2}} \qquad (11.30)$$

bzw.

$$\Phi(z) = \frac{1}{\sqrt{2\pi}} \int_{-\infty}^{z} e^{-\frac{t^2}{2}} dt \qquad (11.31)$$

Wie bereits in 3.3.1.16 erörtert, sind die Verläufe der Dichte- und der Verteilungsfunktion der standardisierten Normalverteilung tabelliert.

11.3 Wahrscheinlichkeitsverteilungen bei realen Mischungen

Zur Beurteilung der Mischgüte werden in der Praxis der Mischung Stichproben entnommen. Um statistisch zuverlässige Aussagen zu ermöglichen, müssen diese mehr als nur ein Korn umfassen. Wie Gl. 11.29 erkennen läßt, wird die Varianz einer Stichprobe um so kleiner, je größer der Stichprobenumfang ist. Allerdings begrenzt die Größe einer Stichprobe gleichzeitig das Feststellen von Inhomogenitäten der Mischung, wenn diese Inhomogenitätsbereiche räumlich kleiner sind als die Stichprobe selbst. Die Größe der Stichprobe entscheidet somit über die geforderte Aussageschärfe der Untersuchung. Für Mischungen, die z. B. zur Herstellung einzeldosierter Arzneimittel benutzt werden, muß gefordert werden, daß die Mischung so homogen ist, daß für jede einzeln entnommene Dosis die Einheitlichkeit des Wirkstoffgehaltes gewährleistet ist. Um diese Aussage machen zu

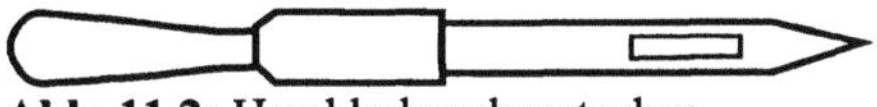

Abb. 11.2: Handdrehprobenstecher

können, dürfen die Stichproben nicht größer als eine einzelne Dosis sein.

Stichproben können sowohl dem ruhenden Schüttgut als auch einem bewegten Schüttgutstrom entnommen werden. Für die Probenentnahme bei ruhenden Schüttgütern wird im allgemeinen ein Handdrehprobenstecher benutzt, Abb. 11.2. Neben Handdrehprobenstecher werden gelegentlich auch Probenbohrer eingesetzt.

Bei der Probennahme ist zu beachten, daß sie in „einem Zug" erfolgen muß. Nur so kann Aufschluß über die Zusammensetzung einer Grundgesamtheit an der Stelle der Probennahme erhalten werden. Werden Proben nicht in „einem Zug", sondern schrittweise gezogen, so erfolgt dadurch eine örtliche Mittelung über die Eigenschaften des Mischgutes. Ein bei der Probennahme gemachter Fehler kann durch nachgeschaltete Analysen nicht mehr behoben werden.

Bei realen Mischgütern besteht die Forderung nach gleich großen Partikeln nicht mehr. Um die weitere quantitative Behandlung aber nicht zu komplizieren, wird angenommen, daß alle Partikel einer Komponente die gleiche Größe haben, wobei die Partikelgrößen der beiden Komponenten unterschiedlich sind.

Ein Mischvorgang besteht aus einer unendlich großen Folge von Platzwechseln der Teilchen der Mischungskomponenten. Unter der Voraussetzung, daß die Teilchen aller Mischungskomponenten die gleiche Größe aufweisen, können die Teilchen der beiden Mischungskomponenten ohne weitere Beschränkungen ihre Plätze vertauschen. Sind aber die Teilchen der einen Komponente deutlich größer als jene der anderen Komponente, z. B. sei das Volumen der Teilchen der Komponente A, v_A, größer als jenes der Teilchen der Komponente B, v_B, so kann ein Teilchen der Komponente A nur dann einen Platz einnehmen, an dem sich Teilchen der Komponente B befanden, wenn zuvor ein zu v_A **gleichvolumiger Verband** von i Teilchen der Komponente B einen Platzwechsel vorgenommen hat. Die kleinste Anzahl von Teilchen einer Mischungskomponente, die jeweils gemeinsam einen Platzwechsel vornehmen muß, um Mischung zu ermöglichen, wird als **Mischungselement** bezeichnet. In Abb.11.3 wird angenommen, daß jeweils 5 Einheiten der Komponente B einen zur Komponente A gleichvolumigen Verband bilden. Dementsprechend ergeben jeweils 5 Teilchen der Komponente B ein Mischungselement. In einer Stichprobe beträgt die Anzahl der Mischungselemente von B somit nur ein Fünftel der Anzahl der in ihr enthaltenen Partikel der Komponente B. Bei der Komponente A stellt dagegen jedes einzelne Teilchen ein Mischungselement dar.

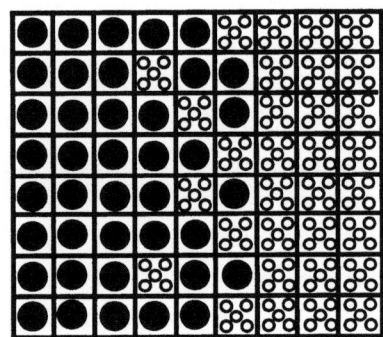

Abb.11.3: Die Anzahl der Teilchen pro Quadrat bildet ein Mischungselement

Die Anzahl der Partikel in der Stichprobe ist genau so groß wie die Anzahl der Mischungselemente.

Probenstecher entnehmen konstruktionsbedingt dem Mischgut jeweils ein gleichbleibendes Mischgutvolumen V. Dieses setzt sich aus den Beiträgen des Hohlraumvolumens sowie der Teilvolumina V_A und V_B der beiden Komponenten A und B zusammen. Für das Gesamtvolumen V gilt unter Berücksichtigung der Definition der Porosität ε, Gl. 7.27, die für das ganze Mischgut als konstant angenommen wird

$$V = \frac{V_A + V_B}{1-\varepsilon} = \text{const.} \qquad (11.32)$$

Analog zu Gl. 11.1 ergibt sich Gesamtzahl $\hat{N}$ der Teilchen in einer Stichprobe aus der Summe der Zahl $\hat{N}_A$ der Teilchen der Komponente A und der Zahl $\hat{N}_B$ der Teilchen der Komponente B in der Stichprobe

$$\hat{N} = \hat{N}_A + \hat{N}_B \qquad (11.33)$$

Diese Gesamtzahl $\hat{N}$ der Teilchen kann je nach Zusammensetzung der Stichprobe unterschiedliche Werte annehmen, da z. B. die Teilchen der beiden Komponenten sich in ihrer Größe unterscheiden können. Um weitergehende Analysen zu ermöglichen, müssen daher Fallunterscheidungen vorgenommen werden.

11.3.1 Die Partikel der Mischungskomponenten haben gleiches Volumen

Haben die Teilchen der beiden Komponenten das gleiche Volumen v, so ergibt sich für das Volumen aller $\tilde{N}_X$ Mischungselemente einer Komponente in der Stichprobe

$$V_A = \tilde{N}_A \, v \qquad (11.34)$$

bzw.

$$V_B = \tilde{N}_B \, v \qquad (11.35)$$

Da v, V und 1–ε für ein gegebenes Mischgut jedoch konstante Größen sind, folgt aus Gl. 11.32 für die Anzahl der Mischungselemente in der Stichprobe

$$\tilde{N} = \tilde{N}_A + \tilde{N}_B = \text{const.} \qquad (11.36)$$

In diesem speziellen Fall gilt also, daß ein gleichbleibendes Volumen der Stichprobe stets eine gleichbleibende Anzahl von Mischungselementen enthält. Unter der Bedingung gleicher Teilchenvolumina für beide Mischungskomponenten stellen die Teilchen selbst die Mischungselemente dar. Für die mathematische Behandlung der Mischung bedeutet dies, daß die $\tilde{N}$ Volumina v_A bzw. v_B der Mischungskomponenten der Anzahl der Teilchen der jeweiligen Komponente in der Stichprobe $\hat{N}_A$ bzw. $\hat{N}_B$ gleichgesetzt werden. Es gilt also

$$\tilde{N}_A = \hat{N}_A \qquad \tilde{N}_B = \hat{N}_B \qquad \tilde{N} = \hat{N} \qquad (11.37)$$

Die Anzahlanteile der beiden Mischungskomponenten sind dann in der Mischung und in der Stichprobe gleich.

$$\frac{\hat{N}_A}{\hat{N}} = \frac{N_A}{N} = p \qquad (11.38)$$

und

$$\frac{\hat{N}_B}{\hat{N}} = \frac{N_B}{N} = q \qquad (11.39)$$

Gleiches gilt für die Volumenanteile der beiden Komponenten. Unter Beachtung der durch Gl. 11.29 definierten Transformation folgt dann für die Varianz der Zufallsvariablen X

$$D^2(X) = \sigma_X^2 = \frac{p \cdot (1-p)}{\hat{N}} = \frac{p \cdot q}{\hat{N}} \qquad (11.40)$$

11.3.2 Die Partikel der Mischungskomponenten haben verschiedene Volumina

Weisen alle Teilchen einer Komponente jeweils das gleiche Volumen v_A bzw. v_B auf, so gilt

$$V_A = \hat{N}_A v_A \qquad V_B = \hat{N}_B v_B \qquad (11.41)$$

Für die weiteren Überlegungen wird angenommen, daß die Teilchenvolumina der Komponente A deutlich größer sind als die der Komponente B, $v_A \gg v_B$. Entsprechend der in 11.2 gegebenen Definition beschreibt die Zufallsvariable X dann das Vorliegen der größeren Partikel in der Probe bzw. der Grundmenge. Um Mischung zu erlauben, müssen i Teilchen der Komponente B als Verband einen Platzwechsel vornehmen, damit das frei gewordene Volumen durch ein Teilchen der Komponente A eingenommen werden kann. Es gilt dann

$$v_A = i \cdot v_B \qquad (11.42)$$

Für die beiden Komponenten ergeben sich also unterschiedliche Mischungselemente. Das Mischungselement der Komponente A besteht aus einem Teilchen, während ein Verband von i Teilchen der Komponente B ein zu A gleichvolumi-

Kapitel 11: Mischen

ges Mischungselement bildet. Für die Anzahl der Mischungselemente $\tilde{N}_A$ bzw. $\tilde{N}_B$ der beiden Mischungskomponenten in der Stichprobe folgt somit

$$\tilde{N}_A \equiv \hat{N}_A \tag{11.43}$$

$$\tilde{N}_B \equiv \hat{N}_B / i \tag{11.44}$$

Da die Probe die gleiche Zusammensetzung wie die Grundmenge aufweist, folgt aus den Gln. 11.43 und 11.44, daß die Anzahlanteile der Mischungselemente wiederum gleich den Volumenanteilen der beiden Komponenten sind.

$$\frac{\tilde{N}_A}{\tilde{N}} = \frac{V_A}{V_A + V_B} \tag{11.45}$$

bzw.

$$\frac{\tilde{N}_B}{\tilde{N}} = \frac{V_B}{V_A + V_B} \tag{11.46}$$

Daraus folgt, daß die beiden Wahrscheinlichkeiten p und q nun über die Volumenanteile in der Mischung bzw. in der Stichprobe zu definieren sind.

$$p = \frac{\tilde{N}_A}{\tilde{N}} = \frac{V_A}{V_A + V_B} \tag{11.47}$$

und

$$q = \frac{\tilde{N}_B}{\tilde{N}} = \frac{V_B}{V_A + V_B} \tag{11.48}$$

Die Varianz der Zufallsvariablen X in der Stichprobe mit dem Volumen V wird nach Gl. 11.40 unter Verwendung der durch die Gln. 11.47 bzw. 11.48 definierten Einzelwahrscheinlichkeiten berechnet. Anstelle der Zahl $\hat{N}$ der Partikel in der Stichprobe ist entsprechend die Zahl $\tilde{N}$ der Mischungselemente in der Stichprobe einzusetzen. Aus Gl. 11.45 erhält man unter Berücksichtigung von Gl. 11.32 für die Zahl $\tilde{N}$ der Mischungselemente

$$\frac{1}{\tilde{N}} = \frac{V_A}{V \cdot (1-\varepsilon) \cdot \tilde{N}_A} = \frac{v_A}{V \cdot (1-\varepsilon)} \tag{11.49}$$

$$D^2(X) = \sigma_X^2 = \frac{p \cdot (1-p) \cdot v_A}{V \cdot (1-\epsilon)} = \frac{p \cdot q \cdot v_A}{V \cdot (1-\epsilon)} \qquad (11.50)$$

11.4 Bestimmung und Beurteilung der Mischgüte

11.4.1 Mischgüte

Zur Beurteilung der durch den Mischprozeß erzielten Homogenität werden aus praktischen Gründen nicht mehr die in einer Stichprobe enthaltenen Mischungselemente gezählt, sondern es wird die dazu proportionale Volumenkonzentration x einer Mischungskomponente bestimmt. Diese Mischungskomponente, zweckmäßigerweise jene mit der niedrigsten Konzentration, wird auch als Markerkomponente bezeichnet. Eine Mischung wird als homogen beurteilt, wenn die Volumenkonzentrationen x_i der Markerkomponente in den an unterschiedlichen Orten des Mischers entnommenen Stichproben nur wenig um ihren Mittelwert streuen. Wie in 11.2 ausgeführt, wird die nach Gl. 3.54 berechnete Stichprobenvarianz s_X^2 als Maß für die **Mischgüte** benutzt. Es gilt

$$s_X^2 = \frac{1}{n-1} \sum_{i=1}^{n} (x_i - \bar{x})^2 \qquad (11.51)$$

Dabei ist $\bar{x}$ die aus den n Stichproben ermittelte mittlere Volumenkonzentration.

Zwischen der nach Gl. 11.51 bestimmten experimentellen Mischgüte s_X^2 und der theoretischen Mischgüte σ^2 besteht der folgende Zusammenhang

$$\chi^2 = \frac{(n-1)s_X^2}{\sigma^2} \qquad (11.53)$$

Die theoretische Mischgüte läßt sich (theoretisch) nur durch Aufteilen der gesamten Mischung in Stichproben und deren anschließender Analyse ermitteln. Sie stellt den niedrigsten Wert dar, den die experimentelle Mischgüte im Idealfall erreichen kann.

Wie Lehrbüchern der Statistik [3.4; 3.5] zu entnehmen ist, folgt die durch Gl. 11.53 definierte Zufallsvariable einer χ^2-Verteilung, wenn die Zufallsvariable X (= Volumenkonzentration der Markerkomponente in der Mischung) normal-

verteilt ist. Diese Voraussetzung ist in der Praxis nach dem Grenzwertsatz von Moivre / Laplace für übliche Stichprobenumfänge gegeben.
Die Verteilungsdichte der Zufallsvariablen χ^2 ist gegeben durch

$$\varphi_{\chi^2}(x) = C_m \, x^{\frac{m}{2}-1} \, e^{-\frac{x}{2}} \qquad (11.54)$$

mit m = (n–1) > 0 und x > 0.
Sie wird als „χ^2-Verteilung mit m Freiheitsgraden" bezeichnet. Wie Abb. 11.4 zu entnehmen ist, strebt sie mit wachsendem m gegen die Normalverteilung. C_m ist eine nur von m, nicht aber von x abhängige Größe. Sie wird so bestimmt, daß als Normierungsbedingung gilt

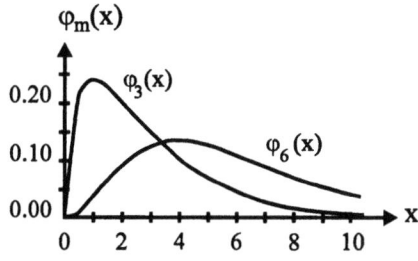

Abb. 11.4: Dichten von Chi–Quadrat - Verteilungen; m = Zahl der Freiheitsgrade

$$\int_0^\infty \varphi_{\chi^2}(x)\,dx = 1$$

Da χ^2 nur positive Werte annehmen kann, ist nach Gl. 3.30 die zugehörige Verteilungsfunktion gegeben durch

$$\Phi_{\chi^2}(x) = P(\chi^2 \leq x) = \int_0^x \varphi_{\chi^2}(x)\,dx \qquad (11.55)$$

Die Verteilungsfunktion ist für verschiedene Freiheitsgrade tabelliert. Sie gibt die Wahrscheinlichkeit an, mit der die Zufallsvariable χ^2 Werte annimmt, die kleiner als x sind.

11.4.2 Vertrauensbereich für die theoretische Mischgüte

Analog zu der in Kap. 3.3.2.4.1 beschriebenen Vorgehensweise, Abb. 3.9, läßt sich mit Hilfe der Gl. 11.55 ein Vertrauensbereich für die theoretische Mischgüte σ^2 angeben. Bezeichnet $\gamma = 1-\alpha$ die Wahrscheinlichkeit, daß χ^2 Werte annehmen kann, die kleiner als eine bestimmte Obergrenze χ_0^2 sind, so gilt nach Gl. 11.55

$$P\{\chi^2 \leq \chi_0^2\} = \int_0^{\chi_0^2} \varphi_{\chi^2}(x)dx = \Phi(\chi_0^2) = \gamma \qquad (11.56)$$

Daraus folgt unter Verwendung von Gl. 11.53

$$P\left\{\frac{(n-1)s_X^2}{\sigma^2} \leq \chi_0^2\right\} = \gamma \qquad (11.57)$$

Die Wahrscheinlichkeit, daß χ^2 Werte größer als χ_0^2 annimmt, ist somit durch das Komplementärereignis gegeben

$$P\left\{\chi_0^2 < \frac{(n-1)s_X^2}{\sigma^2}\right\} = \int_{\chi_0^2}^{\infty} \varphi_{\chi^2}(x)dx = 1 - \Phi(\chi_0^2) = 1 - \gamma = \alpha \qquad (11.58)$$

Durch identische Umformung der Ungleichung in Gl. 11.58 kann ein Konfidenzbereich für die theoretische Mischgüte σ^2 bestimmt werden. Es gilt

$$\sigma^2 < \frac{(n-1)s_X^2}{\chi_0^2} \qquad (11.59)$$

Die unbekannte theoretische Mischgüte σ^2 ist mit einer Wahrscheinlichkeit α kleiner als $\frac{(n-1)s_X^2}{\chi_0^2}$, wobei χ_0^2 jenes χ^2 bezeichnet, für das nach Gl. 11.56 die Verteilungsfunktion den Wert $\gamma = 1-\alpha$ annimmt.

11.4.3 Mindestprobenzahl zur Ermittlung der Mischgüte

Die experimentell ermittelte Mischgüte s_X^2 ist stets größer als der entsprechende theoretische Wert σ^2. Wird gefordert, daß sie mit einer Wahrscheinlichkeit α ein bestimmtes Vielfaches von σ^2 sein soll, so kann mit Hilfe der durch Gl. 11.59 gegebenen Ungleichung die Zahl n der Stichproben ermittelt werden, die mindestens untersucht werden muß, um die geforderte Genauigkeit zu erhalten. Zweckmäßigerweise wird dazu die Gl. 11.59 wie folgt umgeformt

$$\frac{\sigma^2}{s_X^2} < \frac{(n-1)}{\chi_0^2} \qquad (11.60)$$

Beispiel: Mindestprobenzahl, die zum Erzielen einer Mindestgenauigkeit bei Bestimmung der Mischgüte erforderlich ist

Es wird gefordert, daß die experimentelle Mischgüte mit einer Irrtumswahrscheinlichkeit von $\alpha = 0.05$ höchstens das Zweifache des entsprechenden theoretischen Wertes betragen soll, d. h. $s_x^2 \leq 2\sigma^2$.

Aus Gl. 11.60 folgt

$$\frac{\sigma^2}{s_x^2} = \frac{1}{2} \leq \frac{n-1}{\chi_0^2}$$

Tabellen der χ^2-Verteilung kann entnommen werden, daß für $\alpha = 0.05$ die obige Bedingung für alle $n \geq 7$ erfüllt ist. Um die geforderte Genauigkeit erzielen zu können, müssen also mindestens 7 Stichproben untersucht werden.

Für $\alpha = 0.05$ können Tabellen der Verteilungssumme der χ^2-Verteilung für verschiedene Freiheitsgrade die in Tabelle 11.1 wiedergegebenen Werte entnommen werden.

Tabelle 11.1: Quantile der χ^2-Verteilung bei der Irrtumswahrscheinlichkeit $\alpha = 0,05$ [4]

(n - 1)	5	10	15	20	25	30	35	40	45	50
χ^2	11,07	18,31	25,0	31,41	37,65	43,77	49,80	55,76	61,66	67,50

Wird $(n-1)/\chi^2$ gegen die Anzahl der gemäß Gl. 11.60 erforderlichen Stichproben aufgetragen, so ergibt sich bei einer Irrtumswahrscheinlichkeit von $\alpha = 0,05$ der in Abb. 11.2 wiedergegebene Zusammenhang.

Für $s_X^2 \leq 2\sigma^2$ entnimmt man der Abb. 11.5 eine Mindeststichprobenzahl von 7. Für $s_X^2 \leq 1{,}67\sigma^2$ sind bereits 15 Stichproben zu untersuchen. Werden an die Genauigkeit der Mischgütebestimmung noch höhere Anforderungen gestellt, so steigt der erforderliche Aufwand sehr rasch an.

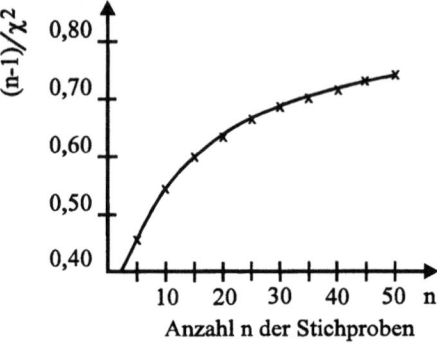

Abb.: 11.5: Genauigkeit bei der Bestimmung der Mischgüte in Abhängigkeit von der Anzahl der Stichproben

11.4.4 Erforderliche Stichprobengröße

Für Mischungen aus N Teilchen gleicher Größe wurde für die theoretische Varianz der Zufallsvariablen X der Ausdruck

$$D^2(X) = \sigma_X^2 = \frac{p \cdot (1-p)}{N} = \frac{p \cdot q}{N} \qquad (11.61)$$

abgleitet. Das heißt die theoretische Varianz der Stichprobe ist umgekehrt proportional zur Stichprobengröße.

Zwischen der Zahl N der Teilchen einer Stichprobe und deren Volumen V besteht die leicht nachvollziehbare Beziehung

$$N = \frac{V(1-\varepsilon)}{v_A} \qquad (11.62)$$

wenn v_A das Volumen eines Teilchens bezeichnet. Mit dieser Beziehung gilt für die Varianz

$$D^2(X) = \sigma_X^2 = \frac{p \cdot (1-p) \cdot v_A}{V \cdot (1-\varepsilon)} = \frac{p \cdot q \cdot v_A}{V \cdot (1-\varepsilon)} \qquad (11.63)$$

In gleicher Weise ist bei Mischungen von Komponenten mit verschiedener, aber innerhalb einer Komponente einheitlicher Partikelgröße die theoretische

Varianz durch Gl. 11.63 gegeben. v_A kennzeichnet dann das Partikelvolumen der Markerkomponente.

Die theoretische Varianz ist stets kleiner als die experimentell ermittelte. Zur Ermittlung der erforderlichen Stichprobengröße ersetzt man in Gl. 11.63 die theoretische Varianz σ_x^2 zweckmäßigerweise durch die Untergrenze χ_u^2 des angestrebten Konfidenzintervalls

$$\chi_u^2 = \frac{(n-1)s_x^2}{\chi_{m;\alpha/2}^2} \tag{11.64}$$

und löst die so erhaltene Gleichung nach dem Stichprobenvolumen V auf.

11.4.5 Zeitlicher Verlauf der Mischgüte; Bestimmung der Mischzeit

Je nach Art, wie die Mischungskomponenten in den Mischer eingebracht werden, ist die Zusammensetzung des Mischgutes bei Mischbeginn mehr oder weniger weit von der stochastischen Homogenität entfernt. Um den Fortschritt des Mischens zu kontrollieren, werden dem Mischgut zu bestimmten Zeitpunkten n Proben entnommen und auf den Gehalt x(t) an Markerkomponente A untersucht. Aus den so ermittelten Werten für die Zusammensetzung wird dann die empirische Varianz berechnet.

$$s^2(t) = \frac{1}{n} \sum_{i=1}^{n} [x_i(t) - p]^2 \tag{11.65}$$

Grundsätzlich ist jeder Meßwert x_i mit einem Meßfehler ε behaftet. Es gilt

$$x_i = \hat{x}_i + \varepsilon \tag{11.66}$$

Ist der Meßfehler ausschließlich zufälliger Art, so kann angenommen werden, daß er normalverteilt ist und den Mittelwert Null hat. Das heißt, wenn nur genügend Proben gezogen werden, ist deren Mittelwert fehlerfrei.

Dies gilt jedoch nicht für die Varianz. Wie in 3.3.1.13 gezeigt wurde, setzt sich die Varianz eines mit einem Meßfehler behafteten Meßwertes aus der Summe der Varianz des fehlerfreien Meßwertes sowie der Varianz des Meßfehlers zusammen, da die Ereignisse „Meßwert" und „Meßfehler" stochastisch unabhängig sind.

$$s^2 = \hat{s}^2 + s_\varepsilon^2 \qquad (11.67)$$

Damit die experimentell ermittelten Varianzen s^2 mit den Varianzen der fehlerfreien Meßwerte $\hat{s}^2$ verglichen werden können, muß die Fehlervarianz s_ε^2 sehr viel kleiner als die Varianz der fehlerfreien Meßwerte sein, $s_\varepsilon^2 \ll \hat{s}^2$. Dann kann in erster Näherung angenommen werden [2]

$$s^2(t) \approx \hat{s}^2 \qquad (11.68)$$

Bei der experimentellen Bestimmung des Verlaufes der Mischgüte werden die zu verschiedenen Zeitpunkten ermittelten empirischen Varianzen auf die theoretische Streuung σ^2 bezogen und gegen die Zeit aufgetragen.

Der Zeitpunkt, an dem die Mischgüte Werte erreicht, die in dem geforderten Konfidenzintervall liegen, wird als Mischzeit t_M bezeichnet. Der Verlauf der Mischgüte muß für jeden Mischvorgang experimentell bestimmt werden. Er stellt ebenfalls ein geeignetes Maß für die Validierung von Mischprozessen dar.

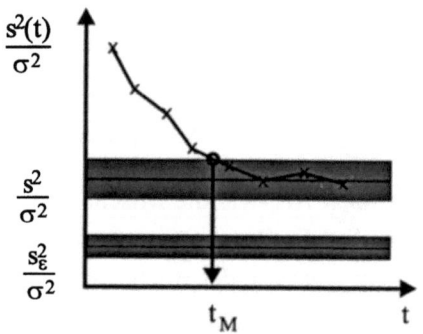

Abb. 11.6: Graphische Ermittlung der erforderlichen Mischzeit

11.4.5.1 Kritische Anmerkungen zur Mischzeit

Die obigen Ausführungen zur Mischgüte gelten nur für den Fall, daß die Qualität der Mischung durch die gleichmäßige Verteilung der Komponente A in der zweiten Mischungskomponente bestimmt wird. Ist die Qualität der Mischung aber durch andere Größen bestimmt, z. B. die Fließfähigkeit einer Pulvermischung, so muß geprüft werden, ob die angestrebte Fließfähigkeit auch mit einer gleichmäßigen Verteilung des Fließregulierungsmittels korreliert. Dies ist in vielen Fällen, z. B. bei der Verwendung von Aerosil, nicht der Fall. Stellt sich bei Erreichen der stochastischen Homogenität eine deutliche Veränderung der Mischungseigenschaften ein, so wird die Mischung als „totgemischt" bezeichnet. Die optimale Mischzeit ist dann sehr viel kürzer.

11.5 Pharmazeutisch gebräuchliche Mischer

Wie bereits ausgeführt erfolgt die Mischung von Feststoffen durch Konvektion. Um eine schnelle Konvektion zu ermöglichen, müssen die Mischelemente durch die Einwirkung äußerer Kräfte gegeneinander verschoben werden. Diese Kraftübertragung erfolgt mit Hilfe von Mischern. Zu deren Charakterisierung kann nach Müller/Rumpf [3] die Froude-Zahl Fr benutzt werden.

$$Fr = \frac{r\omega^2}{g} = \frac{4\pi^2 n^2 r}{g} \qquad (11.69)$$

n gibt die Anzahl der Umdrehungen des Mischers bzw. der Mischwerkzeuge pro Minute an, r bezeichnet den Mischerradius bzw. den Radius des Mischwerkzeuges. Die Froude-Zahl gibt das Verhältnis der vom Mischer erzeugten Zentrifugal- zur Erdbeschleunigung wieder. Ihre Größe ist ein Maß für die Einwirkung des Mischers auf das Mischgut. Sie drückt ferner aus, welche Leistung von einem Mischer erbracht werden kann. Das Produkt aus dieser Leistung und der Mischzeit ergibt die Energie, die beim Mischen in das Mischgut übertragen wird.

Die verschiedenen Mischertypen unterscheiden sich in der Art, wie die äußeren Kräfte auf das Mischgut übertragen werden. Sie können wie folgt klassifiziert werden:

- Mischer mit bewegten Mischbehältern ohne Einbauten:

Die Mischbehälter kommen in unterschiedlichen geometrischen Formen zum Einsatz, s. Abb. 11.7. Die Verschiebung der Mischelemente erfolgt ausschließlich durch freien Fall.

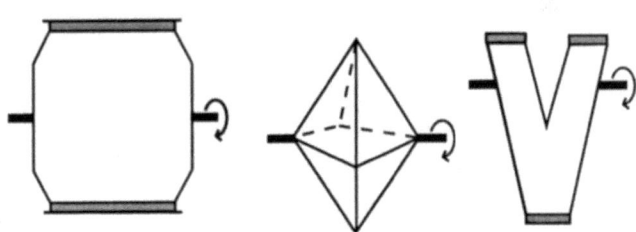

Abb. 11.7: Bauformen von Mischern ohne Einbauten, Fr < 1

- Mischer mit bewegten Mischbehältern mit Einbauten, Abb. 11.8:

Die Kraftübertragung erfolgt durch Schub und freien Fall. Wie an der Größe der Froude-Zahl erkennbar ist, werden bei diesem Mischertyp nur relativ kleine Kräfte übertragen. Dies macht sich in der Regel durch entsprechend lange Mischzeiten bemerkbar.

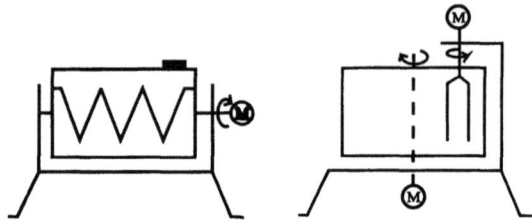

Abb. 11.8: Rotierende Mischer mit Einbauten; Fr < 1

- Mischer mit bewegten Mischwerkzeugen in feststehenden Behältern:

Die Mischer mit bewegten Mischwerkzeugen werden auch als Hochleistungsmischer bezeichnet, da sie in kurzen Zeiten große Gutmengen zu mischen ermöglichen. Die Behälter dieser Mischer sind in der Regel konusförmig, außerhalb des pharmazeutischen Bereiches oft auch trogförmig gebaut. Ihre Form muß erlauben, daß die Mischwerkzeuge alle Teile des Mischgutes gleichermaßen erfassen, damit keine Totzonen entstehen, in denen keine Mischung erfolgt. Typische Vertreter dieser Mischerart sind die soge-

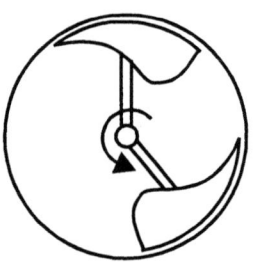

Abb. 11.9: Schema eines Pflugscharmischers, Fr > 1

nannten Pflugscharmischer, Abb. 11.9. Pflugscharähnliche Mischwerkzeuge erzeugen bei ihrer Bewegung, die je nach Bauart des Mischers horizontal oder vertikal erfolgen kann, einen intensiven Mischgutstrom, in dem eine Durchmischung durch Konvektion stattfindet. Die Froude-Zahl bei diesen Mischern ist üblicherweise größer als 1. Am Rande der Mischwerkzeuge ist daher die Zentrifugalbeschleunigung größer als die Erdbeschleunigung, so daß die Mischgutpartikel geworfen werden.

Kapitel 12: Verfahrenstechnische Grundlagen des Granulierens

Im Hinblick auf die Größe des für die Granulation gewählten Ausgangsmaterials lassen sich zwei Arten der Granulatherstellung unterscheiden, die abbauende und die aufbauende Granulation.

Bei der **abbauenden Granulation** werden durch Zerkleinerung aus gröberen Stücken feinkörnigere Granulate. Dementsprechend kann eine Zerkleinerungsoperation, die zu einem hinsichtlich der Korngröße relativ homogenen Gut führt, auch als abbauende Granulation bezeichnet werden. Die abbauende Granulation hat pharmazeutisch-technologisch kaum Bedeutung. Sie wird dann eingesetzt, wenn sogenannte Fehlchargen dem Produktionsprozess erneut zugeführt werden. Für diese Operation gelten die gleichen Prinzipien, die bei der Grundoperation Zerkleinern angesprochen wurden.

Die **aufbauende Granulation** besteht darin, zwischen kleineren Einzelpartikeln, den Primärpartikeln, Bindungen herzustellen, um so zu größeren, in der Korngröße wiederum recht einheitlichen Granulaten zu gelangen. Dies kann auf zwei unterschiedliche Weisen erfolgen:
- Die Bindungen entstehen ausschließlich zwischen trockenen Teilchen. Man spricht dann von einer **Trockengranulation**.
- Die Bindungen entstehen aufgrund der Anwesenheit von Feuchtigkeit, die entweder in den Granulatkörnern verbleibt und aufgrund von Benetzungs- und Oberflächenspannungsphänomenen zur Festigkeit der Granulatkörner beiträgt, oder zum Anlösen von Granulatbestandteilen dient und am Ende der Granulation wieder aus dem Gut entfernt wird. Eine aufbauende Granulation, die zum Aufbau der Granulate Feuchtigkeit benötigt, wird als **Feuchtgranulation** bezeichnet.

12.1 Eigenschaften von Granulaten

12.1.1 Porosität

Für Partikelschüttungen wurde die Porosität ε_P definiert durch das Verhältnis des Hohlraumvolumens V_{HP} zwischen den Partikeln zum Gesamtvolumen V_P der Schüttung

$$\varepsilon_P = \frac{V_{HP}}{V_P} \qquad (12.1)$$

Das Gesamtvolumen V_P setzt sich aus dem Hohlraumvolumen V_{HP} und dem Feststoffvolumen V_{FP} zusammen. Damit gilt

$$1 - \varepsilon_P = \frac{V_{FP}}{V_P} \qquad (12.2)$$

Bei der Granulation oder Agglomeration werden jeweils mehrere Primärpartikel zu Granulatkörnern zusammengefügt. Wird das zwischen den Primärpartikeln eines Agglomerates verbleibende Hohlraumvolumen mit V_{HA} und das Gesamtvolumen mit V_A bezeichnet, so läßt sich analog eine Agglomeratporosität definieren.

$$\varepsilon_A = \frac{V_{HA}}{V_A} \qquad (12.3)$$

Dann gilt sinngemäß für das Komplement

$$1 - \varepsilon_A = \frac{V_{FA}}{V_A} \qquad (12.4)$$

Es beschreibt den Volumenanteil der Primärpartikel am Gesamtvolumen des Granulatkorns. Das Gesamtgranulat wird aber von einer Schüttung aus sehr vielen Granulatkörnern gebildet. Diese sind ebenfalls nicht dicht gepackt, so daß sich auch Hohlräume zwischen den Granulen ergeben. Das Verhältnis des Hohlraumvolumens $V_{H,Sch}$ zwischen den einzelnen Granulen zum Gesamtvolumen V_{Sch} der Schüttung wird als Schüttungsporosität bezeichnet.

$$\varepsilon_{Sch} = \frac{V_{H,Sch}}{V_{Sch}} \qquad (12.5)$$

Der Gesamthohlraum in einer Granulatschüttung setzt sich somit aus den Hohlräumen in den Primärpartikeln, V_{HP}, den Hohlräumen zwischen den Primärpartikeln innerhalb eines Agglomerats, V_{HA}, und den Hohlräumen innerhalb der Granulatschüttung, $V_{H,Sch}$, zusammen. Für die Gesamtporosität der Schüttung gilt somit

$$\varepsilon_{ges} = \frac{V_{HP} + V_{HA} + V_{H,Sch}}{V_{Sch}} \qquad (12.6)$$

12.1.1 Festigkeit

Die Festigkeit eines Granulates ist ein Maß für die Beanspruchung, der es ohne Zerstörung ausgesetzt werden kann. Ihre Größe ist durch das Ausmaß der in den Granulen wirksamen Kräfte bestimmt. Vor jeder Granulierung ist zu überprüfen, welche Festigkeit für das Granulat gefordert wird, um dann ein geeignetes Granulationsverfahren, das zu entsprechend großen Bindungskräften führt, auswählen zu können.

12.2 Interpartikuläre Kräfte

Bei den für die Granulation relevanten interpartikulären Kräften muß zwischen solchen unterschieden werden, die nur während des Granulationsvorganges wirksam sind und auf diese Weise zum Aufbau des Granulates beitragen, und jenen, die dauerhafte Kräfte sind und so die Festigkeit des trockenen Granulates bewirken.

12.2.1 Im trockenen Zustand wirksame Kräfte – Feststoffbrücken

Die im trockenen Zustand wirksamen Kräfte haben in der Regel eine kurze Reichweite. Damit sie zur Festigkeit eines Granulates beitragen können, müssen die Einzelpartikel entsprechend eng zusammengebracht werden. Bei den Anziehungskräften zwischen Festkörperteilchen sind im wesentlichen anzusprechen
- die Van-der-Waals-Kräfte:
  Im Hinblick auf diese Kräfte wird auf die entsprechenden Ausführungen in Kap. 8 verwiesen.
- die elektrostatische Anziehung zwischen Teilchen:
  Die elektrostatische Anziehung zwischen Teilchen wird durch das Coulomb-Gesetz beschrieben. Elektrostatische Anziehung tritt nur zwischen Teilchen mit entgegengesetzter Ladung auf. Die wirksame Kraft ist proportional zum

Produkt der Ladungen der beiden Partikel sowie umgekehrt proportional zum Quadrat des interpartikulären Abstandes.
In der pharmazeutischen Praxis treten elektrostatische Kräfte vorwiegend als Abstoßungskräfte infolge elektrostatischer Aufladung bei der Handhabung von Schüttgütern auf.

- Feststoffbrücken:
Pharmazeutisch relevant ist die Bildung von Feststoffbrücken durch **Sinterung, Schmelzhaftung, erhärtende Bindemittel** sowie **Rekristallisation** gelöster Stoffe.
- Adhäsions- und Kohäsionskräfte in nicht frei beweglichen Bindemittelbrücken.
- Formschlüssige Bindungen.

12.2.1.1 Sinterung

Bei der Sinterung entstehen Feststoffbrücken dadurch, daß Moleküle an Berührungsstellen von verschiedenen Partikeln infolge ihrer thermischen Beweglichkeit aufeinander zu diffundieren und so eine Brücke zwischen den Partikeln ausbilden. Eine zur Sinterung führende Diffusion setzt bei Temperaturen ein, die oberhalb der halben bis zwei Drittel der Schmelztemperatur der Stoffe liegen. Eine Begrenzung auf Substanzen mit niedrigen Schmelzpunkten besteht nicht.

12.2.1.2 Schmelzhaftung

Stoffe mit niedrig liegendem Schmelzpunkt erreichen an Kontaktstellen leicht ihre Schmelztemperatur, wenn durch plastische Verformung oder durch reibende Bewegung die notwendige Wärme erzeugt wird. Dadurch können sich zwischen den Partikeln Brücken ausbilden, die nach dem Erstarren große Haftung aufweisen.
Schmelzhaftung tritt z. B. bei Extrusionsverfahren auf, insbesondere dann, wenn Polymere wie PEG oder Wachse als Hilfsstoffe Verwendung finden.

12.2.1.3 Erhärtende Bindemittel

Häufig werden bei der Granulation Bindemittel in einem Lösungsmittel gelöst, die beim Trocknungsprozeß nach erfolgter Granulation wieder erhärten. Als solche Bindemittel finden Verwendung:
- Stärke in Form von Kleistern (5 bis 15 %),
- Gelatine in Wasser gelöst (1 bis 3 %),
- Polyvinylpyrrolidon in Wasser gelöst (3 bis 5 %),
- Celluloseether in Wasser gelöst (1 bis 5 %).

Die Prozentangaben beziehen sich immer auf das Gewicht der trockenen Granulatmasse. Die Intensität der durch diese Bindemittel bewirkten Bindungskräfte bestimmt deren jeweils erforderliche Konzentration.

12.2.1.4 Kristallisation gelöster Stoffe

Enthalten Formulierungen leicht lösliche Stoffe, so können diese durch bloßen Zusatz von Wasser als Granulationsflüssigkeit angelöst werden. Beim anschließenden Trocknen kristallisieren sie wieder aus und bilden dabei zwischen den Primärpartikeln Brücken aus. Die leicht löslichen Stoffe können sowohl Wirk- als auch Hilfsstoffe sein.

Die Festigkeit, die ein Granulatkorn durch **Kristallbrücken** erhält, kann überschlagsmäßig berechnet werden, sofern das Gesamtvolumen des Stoffes bekannt ist, das in den Kristallbrücken auskristallisiert. Dieses Volumen kann ermittelt werden, wenn man annimmt, daß die Gesamtmenge des gelösten Stoffes in Kristallbrücken auskristallisiert. Diese Voraussetzung ist dann erfüllt, wenn sich der gelöste Stoff vor der Resttrocknung im Zwickelwasser aufkonzentriert. Dieser Fall kann eintreten, wenn
- vor Beginn der Trocknung nur eine geringe vorwiegend aus Zwickelwasser bestehende Restfeuchte vorhanden ist,
- der Feststoff so gut wasserlöslich ist, daß die gesamte in der Rezeptur enthaltene Stoffmenge im Zwickelwasser gelöst bleibt und erst in der Endphase der Trocknung ausfällt.

Ist die Löslichkeit des Stoffes hingegen gering, so kann bei beginnender Trocknung bereits eine Auskristallisation im zwischenpartikulären Bereich erfolgen, so daß keine Ausbildung von Feststoffbrücken eintritt. Kristallbrücken, die zu einer Vergrößerung der Granulatfestigkeit beitragen, kommen nur zustande, wenn die Kristallisation auf der Partikeloberfläche beginnt und die Kristalle von dort aufeinander zu wachsen.

12.2.2 Im feuchten Zustand wirksame Kräfte – Flüssigkeitsbindung

Flüssigkeitsbindungen treten vor allem während der Granulation auf. Da sie weitreichend sein können, bewirken sie einen Zusammenhalt der feinen, zu granulierenden Teilchen. Bei geeigneter Menge an zugesetzter Flüssigkeit erfolgt durch die Flüssigkeitsbindungen somit eine Verdichtung des Granulates. Dieser Zustand kann dann durch Feststoffbrücken fixiert werden.

Flüssigkeitsbindungen beruhen auf kapillaren Haftkräften in Form von Grenzflächenkräften sowie als Kapillardruck an frei beweglichen Flüssigkeitsoberflächen.

Bevor jedoch Flüssigkeitsbindungen diskutiert werden, seien zunächst einige für das Verständnis von Flüssigkeitsbrücken erforderlichen Eigenschaften von Flüssigkeiten behandelt. Weitere Eigenschaften von Flüssigkeiten werden in Kap. 15 behandelt.

12.2.2.1 Oberflächenspannung von Flüssigkeiten

Flüssigkeiten sind dadurch gekennzeichnet, daß sie gegenüber Luft, gegenüber Festkörpern oder gegenüber anderen Flüssigkeiten, mit denen sie unmischbar sind, Grenzflächen ausbilden. Die Ausbildung von Grenzflächen kommt dadurch zustande, daß die Resultierende F_{Res} der auf ein Flüssigkeitsmolekül in der Grenzfläche einwirkenden Kräfte in die Flüssigkeit hineinweist und das Molekül somit am Verlassen der Flüssigkeit in Richtung der angrenzenden Phase hindert.

Wird die Oberfläche einer Flüssigkeit vergrößert, indem mit Hilfe eines Bügels ein Flüssigkeitsfilm aus ihrer Oberfläche gezogen wird, so ist eine Arbeit gegen die Kohäsion zu verrichten. Die Arbeit dW, die zur Vergrößerung der Oberfläche um dA auf-

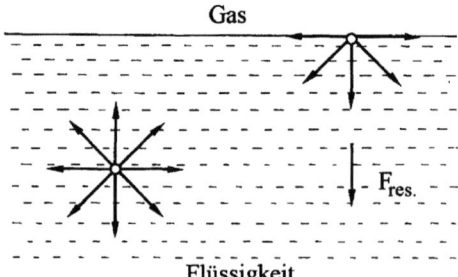

Abb. 12.1: Anisotropie der Kräfte an einer Grenzfläche

zubringen ist, wird als Oberflächenspannung σ bezeichnet.

$$\sigma = \frac{dW}{dA} \quad [J/m^2] = [N/m] \quad (12.7)$$

Zur Bestimmung der Oberflächenspannung σ wird ein Bügel der Länge l um die Strecke Δs aus der Flüssigkeit angehoben. Δs ist jene maximale Strecke, um die sich der Bügel aus der Flüssigkeit heben läßt, ohne daß der Film reißt. Die Oberfläche der Flüssigkeit wurde um den Betrag ΔA = 2l·Δs vergrößert. Dabei wurde die Arbeit ΔW = F·Δs verrichtet. Unter Verwendung der obigen Definition der Oberflächenspannung folgt

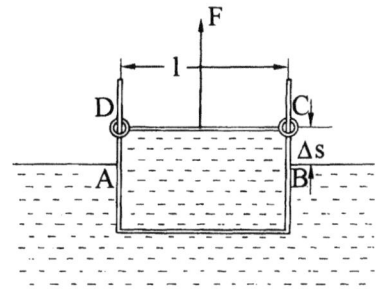

Abb. 12.2: Vorrichtung zur Messung der Grenzflächenspannung

$$\sigma = \frac{\Delta W}{\Delta A} = \frac{F \cdot \Delta s}{2l \cdot \Delta s} = \frac{F}{2l} \quad (12.8)$$

Die Grenzflächenspannung σ ist also die Arbeit, die aufgebracht werden muß, um eine Oberfläche um 1 cm² zu vergrößern. Sie ist somit identisch mit der freien Oberflächenenergie G^S pro Flächeneinheit (= 1 cm²). Die Dimension ist dementsprechend [erg cm^{-2}] bzw. [mJ m^{-2}].

In Abwesenheit von Schwerkraft oder anderer äußerer Kräfte nimmt eine Flüssigkeit stets Kugelform an. Diese zeichnet sich dadurch aus, daß sie von allen geometrischen Formen die kleinste volumenbezogene Oberfläche aufweist. Die in der Kugeloberfläche gespeicherte freie Oberflächenenergie G^S ist gegeben durch

$$G^S = 4\pi r^2 \sigma \quad (12.9)$$

Jede Änderung der Oberfläche steuert also einen Betrag ΔG^S zur Änderung ΔG der freien Energie des Systems bei.

Da nur solche Vorgänge freiwillig verlaufen, die mit einer Abnahme der freien Energie verbunden sind, müßte z. B. eine Seifenblase kollabieren, um so den Zustand kleinster Oberflächenenergie zu erreichen. Beim Schrumpfen der

Blase steigt jedoch der Innendruck des eingeschlossenen Gases und verhindert so eine weitere Größenabnahme.

Nimmt der Radius der Seifenblase von r auf r−dr ab, so verringert sich dabei die freie Energie dG um

$$-dG^S = 8\pi r \sigma dr \qquad (12.10)$$

Wenn sich der Radius der Seifenblase um dr verringert, so wird dabei das Gas im Inneren komprimiert, während gleichzeitig das umliegende äußere Gas expandiert. Mit diesen Druckänderungen erfolgt eine Verrichtung von Volumenarbeit. Diese ist gegeben durch

$$-dW = \left(p_{\text{int.}} - p_{\text{ext.}}\right) \cdot 4\pi r^2 dr \qquad (12.11)$$

Im Gleichgewicht muß der Druck im Inneren der Seifenblase, $p_{\text{int.}}$, den äußeren Luftdruck, $p_{\text{ext.}}$ sowie den durch die Oberflächenspannung resultierenden Zusatzdruck $p_{\text{add.}}$ kompensieren. Daraus folgt, daß der innere Druck größer ist als der äußere Druck und daß sich bei einem gekrümmten Flüssigkeitsfilm der höhere Druck stets auf der konkaven Seite des Filmes befindet. Der aus der Grenzflächenspannung resultierende Druck ist dementsprechend stets in das Innere des umschlossenen Raumes gerichtet.

Da die bei der Größenänderung verrichtete Volumenarbeit −dW gleich der Änderung der freien Energie −dG^S ist, folgt

$$\left(p_{\text{int.}} - p_{\text{ext.}}\right) = \Delta p = \frac{2\sigma}{r} \qquad (12.12)$$

Je kleiner also die Seifenblase, desto größer ist das Druckgefälle Δp über den Flüssigkeitsfilm hinweg. Je größer eine Luftblase ist, desto geringer ist der für eine weitere Blasenvergrößerung erforderliche Druck.

Unter realen Bedingungen, d. h. bei Anwesenheit äußerer Kräfte, nehmen Tropfen oder Blasen nur in Spezialfällen die ideale Kugelform an. Sehr viel häufiger sind Formen, bei denen die Krümmungen einzelner Oberflächenabschnitte durch zwei unterschiedliche Krümmungsradien r_1 und r_2 beschrieben werden müssen.

Jede Oberflächenänderung ist wiederum mit einer Änderung der freien Energie verbunden. Diese aber ist eine Zustandsfunktion, d. h. der Wert ihrer

Änderung ist nur vom jeweiligen Anfangs- und Endzustand abhängig, nicht jedoch vom Weg, auf dem diese Änderung durchgeführt wurde.

Ein Flächenelement der Blase werde nun in x- und y-Richtung so gestreckt, daß die Krümmungsradien r_1 und r_2 unverändert bleiben, s. Abb. 12.3. Die dabei verrichtete Arbeit ist gegeben durch

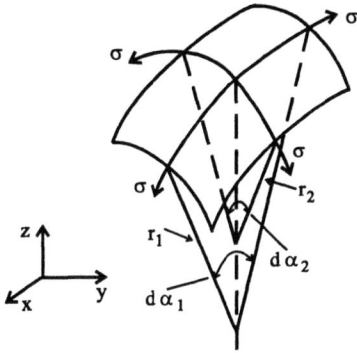

Abb. 12.3: Flüssigkeitsoberfläche in Anwesenheit äußerer Kräfte

$$\Delta W_1 = \sigma \left[(x + dx)(y + dy) - xy \right] \quad (12.13)$$

Wird das beim Ausmultiplizieren entstehende Produkt der Differentiale vernachlässigt, so folgt

$$\Delta W_1 = \sigma (x\,dy + y\,dx) \quad (12.14)$$

Erfolgt die Dehnung des Flächenelementes durch Erhöhung des inneren Druckes um Δp, so dehnt sich die Blase auch in Richtung der z-Achse um dz. Die dabei verrichtete Arbeit beträgt

$$\Delta W_2 = \Delta p \cdot (x + dx) \cdot (y + dy) \cdot dz \quad (12.15)$$

Daraus ergibt sich

$$\Delta W_2 = \Delta p\, x\, y\, dz \quad (12.16)$$

wenn die Produkte der Differentiale vernachlässigt werden.

Da sich die Krümmungsradien bei dieser Dehnung durch Erhöhung des inneren Druckes nicht verändern, gilt

$$\frac{x + dx}{x} = \frac{r_1 + dz}{r_1} \quad \text{oder} \quad dx = \frac{x \cdot dz}{r_1} \quad (12.17)$$

und

$$\frac{y + dy}{y} = \frac{r_2 + dz}{r_2} \quad \text{oder} \quad dy = \frac{y \cdot dz}{r_2} \quad (12.18)$$

Einsetzen dieser Ausdrücke in Gl. 12.14 ergibt

$$\Delta W_1 = \sigma \left(\frac{1}{r_1} + \frac{1}{r_2} \right) \cdot x\, y\, dz \qquad (12.19)$$

Im mechanischen Gleichgewicht sind die beiden Arbeiten ΔW_1 und ΔW_2 gleich. Daraus folgt

$$\Delta p = \sigma \left(\frac{1}{r_1} + \frac{1}{r_2} \right) \qquad (12.20)$$

Sind die beiden Krümmungsradien r_1 und r_2 gleich, so geht die Young-Laplace-Gleichung in den oben abgeleiteten Ausdruck für kugelförmige Blasen über.

12.2.2.1.1 Benetzung / Kapillardruck

Kommt ein Flüssigkeitstropfen mit einer festen Oberfläche in Berührung, so treten die Moleküle der Flüssigkeitsoberfläche mit den Molekülen der Festkörperoberfläche in Wechselwirkungen. Die dabei auftretenden Kräfte werden als Adhäsionskräfte bezeichnet. Sind die Adhäsionskräfte zwischen den Molekülen der Flüssigkeit und jenen des Festkörpers größer als die Kohäsionskräfte zwischen den Flüssigkeitsmolekülen, so spreitet die Flüssigkeit auf der Festkörperoberfläche. Die Spreitung ist beendet, wenn sich ein Gleichgewicht zwischen den an den Grenzflächen auftretenden Grenzflächenspannungen σ_{13} zwischen gasförmiger (1) und fester (3), σ_{12} zwischen gasförmiger (1) und flüssiger (2) und σ_{23} zwischen flüssiger (2) und fester (3) Phase einstellt. Der Kontaktwinkel zwischen der Oberfläche der festen Phase und der Tangente an den Flüssigkeitstropfen ist α. Wie aus Abb. 12.4 hervorgeht, gilt für das Gleichgewicht (Young-Dupré-Gleichung)

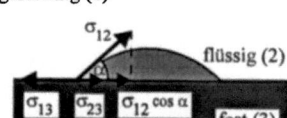

Abb. 12.4: Spreiten einer Flüssigkeit auf einem Festkörper

$$\sigma_{13} = \sigma_{23} + \sigma_{12} \cos\alpha \qquad (12.21)$$

oder

$$\sigma_{12} \cos\alpha = \sigma_{13} - \sigma_{23} \qquad (12.22)$$

Gilt $0 \leq \alpha \leq \pi/2$, so stellt sich vollkommene Benetzung des Festkörpers durch die Flüssigkeit ein.

Taucht man eine Kapillare mit dem Innenradius r in eine Flüssigkeit ein, welche die Kapillarwand benetzen kann, so steigt die Flüssigkeit in der Kapillare nach oben. Der Höhenunterschied zwischen dem Meniskus in der Kapillare und der Oberfläche der Flüssigkeit wird als die kapillare Steighöhe h_K bezeichnet.

Der Druck p_A an dem Punkt A oberhalb des Meniskus in einer Kapillare vom Radius r ist gleich dem Druck an einem Punkt C in der Flüssigkeitsoberfläche außerhalb der Kapillare. Der nach der barometrischen Formel aufgrund des Höhenunterschiedes gegebene Unterschied des Luftdruckes wird vernachlässigt. Da sich der Punkt A auf der konkaven Seite der gekrümmten Oberfläche befindet, ist der dort herrschende Druck p_A größer als der Druck p_B am Punkt B auf der konvexen Seite.

Aufgrund des geringeren Druckes p_B steigt die Flüssigkeit in der Kapillare soweit an, bis das Produkt aus der Steighöhe h_k und der Dichtedifferenz $(\rho_l - \rho_g)$ gerade gleich der Druckdifferenz $p_A - p_B$ ist. Die Dichte ρ_l der Flüssigkeit ist sehr viel größer als die Dichte ρ_g der Luft, so daß die Dichtedifferenz mit der Dichte ρ_l der Flüssigkeit gleichgesetzt werden kann.

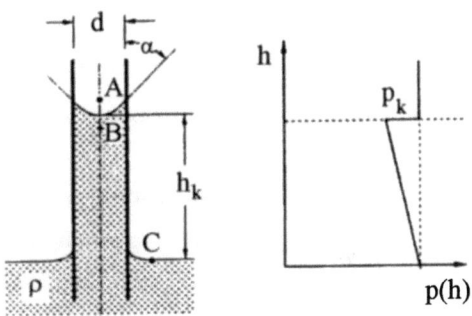

Abb. 12.5: Kapillare Steighöhe und kapillarer Unterdruck in einer zylindrischen Kapillare

Sie wird fortan nur noch mit ρ gekennzeichnet. Im Gleichgewicht gilt also

$$p_A = p_B + h_k g \rho \qquad (12.23)$$

Beziehungsweise

$$\Delta p_K = p_K = h_k g \rho \qquad (12.24)$$

Der Kapillardruck Δp_K ist proportional zur Steighöhe und erreicht direkt unterhalb des Meniskus seinen Maximalwert.

Für die weiteren Überlegungen sei die Gasphase wiederum mit dem Index 1, die Flüssigkeit mit 2 und die Kapillarwand schließlich mit 3 bezeichnet. Wenn die Flüssigkeit in der Kapillare aufsteigt, wird die Fläche ΔA der Grenzfläche Kapillarwand/Gasphase durch eine Grenzfläche Kapillarwand/Flüssigkeit ersetzt. Die dabei verrichtete Arbeit ist gegeben durch

$$W = -(\sigma_{23} - \sigma_{13}) \cdot \Delta A \qquad (12.25)$$

Nach Gl. 12.22 ist dies aber gleich

$$W = \sigma_{12} \cos \alpha \, \Delta A \qquad (12.26)$$

wobei σ_{12} die Oberflächenspannung der Flüssigkeit darstellt. Dieser Arbeitsbetrag ist aber gleich der Arbeit, die erforderlich ist, um das Flüssigkeitsvolumen V aus einer Kapillare mit dem Radius r und der Steighöhe h_k mit Luft des Druckes Δp_{gas} auszutreiben.

$$W = V \cdot \Delta p_{gas} \qquad (12.27)$$

Die Kombination der Gln 12.26 und 12.27 ergibt

$$V \cdot \Delta p_{gas} = \sigma_{12} \cos \alpha \, \Delta A \qquad (12.28)$$

Da der Gasdruck Δp_{gas} dem Kapillardruck entgegenwirken muß, ist er diesem dem Betrage nach gleich. Aufgrund dessen wird er nur noch mit Δp_K gekennzeichnet. Hat die Kapillare einen kreisförmigen Querschnitt, dann sind V und ΔA gegeben durch $\pi r^2 h_k$ bzw. $2\pi r h_k$. Somit folgt aus Gl. 12.28

$$r \Delta p_K = 2\sigma \cos \alpha \qquad (12.29)$$

Der unter dem Kapillarmeniskus entstehenden Unterdruck Δp_K, der **Kapillardruck**, ist also gegeben durch

$$\boxed{\Delta p_K = p_K = \frac{2\sigma \cos \alpha}{r} = \frac{4\sigma \cos \alpha}{d}} \qquad (12.30)$$

Aus Gl. 12.30 ist erkennbar, daß der Kapillardruck dem Kapillardurchmesser umgekehrt proportional ist. Ferner wird ersichtlich, daß der Kapillardruck um so größer ist, je größer die Oberflächenspannung der Flüssigkeit ist und je besser die Flüssigkeit auf der Festkörperoberfläche spreitet. Im Hinblick auf das Granulieren sind die beiden letzten Parameter Variablen, die durch passende Hilfsstoffauswahl beeinflußt werden können. Da grenzflächenaktive Stoffe die Oberflächenspannung der Granulierflüssigkeit stark absenken können, muß auf deren Anwesenheit in der Rezeptur besonders geachtet werden.

12.2.2.2 Anwendung auf Pulverbetten

In Pulverbetten finden sich keine Kapillaren mit konstanten Durchmessern. Vielmehr ergeben sich durch die Verbindungen zwischen den einzelnen Partikelzwischenräumen unregelmäßig geformte Poren. Zu ihrer physikalischen Beschreibung hat sich der sogenannte **hydraulische Porendurchmesser d_h** bewährt, der wie folgt definiert ist

$$d_h = \frac{4\varepsilon}{1-\varepsilon} \cdot \frac{\varphi}{S_V} = \frac{2}{3} \cdot \frac{\varepsilon}{1-\varepsilon} d_{32} \qquad (12.31)$$

Der Sauter-Durchmesser d_{32} ist definiert, s. Gl. 7.26, als

$$d_{32} = \frac{6\varphi}{S_V} \qquad (12.32)$$

Für den Kapillardruck folgt somit

$$\Delta p_K = p_K = \frac{4\sigma \cos\alpha}{d_h} = \sigma \cos\alpha \cdot \frac{1-\varepsilon}{\varepsilon\varphi} \cdot S_V \qquad (12.33)$$

$$\Delta p_K = p_K = 6\sigma \cos\alpha \cdot \frac{1-\varepsilon}{\varepsilon} \cdot \frac{1}{d_{32}} \qquad (12.34)$$

Um die Gln. 12.33 bzw. 12.34 besser an die realen Verhältnisse anzupassen, wird ein Korrekturfaktor κ eingefügt. Sein Wert liegt in der Nähe von 1. Somit erhält man

$$\Delta p_K = p_K = 6\kappa \, \sigma \cos\alpha \cdot \frac{1-\varepsilon}{\varepsilon} \cdot \frac{1}{d_{32}} \qquad (12.35)$$

Für unregelmäßig geformte Partikel liegen die Werte von κ im Bereich von 6,5 – 8.

Häufig sind die Randwinkel α schwierig zu bestimmen und die Porositäten nicht immer bekannt. In solchen Fällen kann der Kapillardruck experimentell aus der Steighöhe einer Flüssigkeit in einem Kapillarbett des interessierenden Materials ermittelt werden.

Um den Kapillardruck Δp in einem Pulverbett zu beschreiben, wird in Gl. 12.24 die Steighöhe h_k durch eine mittlere Steighöhe $\bar{h}_k$ ersetzt. Es gilt

$$\Delta p = p_K = \rho g \bar{h}_k \qquad (12.36)$$

Aus Gl. 12.36 läßt sich in Verbindung mit Gl. 12.33 der mittlere hydrodynamische Durchmesser der Kapillaren bzw. die Porosität des Pulverbettes bestimmen.

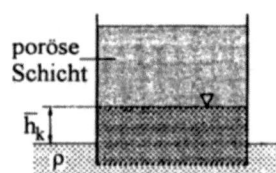

Abb. 12.6: Bestimmung der mittleren Steighöhe in einem Pulverbett

Wird einem porösen Schüttgut Flüssigkeit zugesetzt, so gibt der Sättigungsgrad S an, welchen Anteil des zur Verfügung stehenden Hohlraumvolumens V_H die Flüssigkeit einnimmt. Wird das Flüssigkeitsvolumen mit V_{Fl} bezeichnet, so gilt

$$S = \frac{V_{Fl}}{V_H} \qquad (12.37)$$

Zur weiteren Charakterisierung der von einem Schüttgut aufgenommenen Flüssigkeitsmenge wird auch der Flüssigkeitsgehalt X_V benutzt. Er drückt das Verhältnis von Flüssigkeitsvolumen V_{Fl} zum Feststoffvolumen V_F aus.

$$X_V = \frac{V_{Fl}}{V_F} \qquad (12.38)$$

In einem realen Pulverbett kann der Kapillardruck auch gemessen werden, indem der Luftraum über dem Pulverbett mit dem Sättigungsgrad S = 1 mit einem Manometer verbunden wird. Erhöht man den Luftdruck über dem feuchten Pulverbett, so tritt eine Entfeuchtung ein, bis schließlich beim Restsättigungsgrad S_R ein maximaler Druck auf dem Pulverbett liegt. Wird anschließend der Luftdruck über dem Pulverbett wieder verringert, so steigt die Flüssigkeit wieder an, erreicht aber nicht mehr den maximalen Sättigungsgrad, da einzelne Kapillarbereiche mit Luftbläschen gefüllt bleiben. Der Eintrittskapillardruck p_E ist gleich der mit der Dichte der Flüssigkeit und der Erdbeschleunigung g multiplizierten kapillaren Steighöhe h_k.

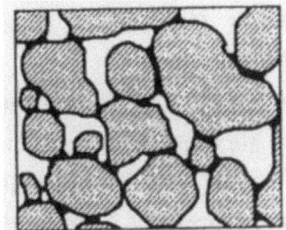

Abb. 12.7: Haftflüssigkeitsbereich

$$p_E = \rho g h_k \qquad (12.39)$$

Wie der Abb. 12.8 zu entnehmen ist, können beim Entfeuchten größere Kapillardrücke erzielt werden, als wenn nur gleichmäßig befeuchtet wird. Diesen Sachverhalt macht man sich beim Granulieren zunutze, indem ein Teil der zu granulierenden Pulvermenge mit der vollen Menge an Granulierflüssigkeit befeuchtet und so eine Überfeuchtung des Granulates erzielt wird. Diesem Granulat wird anschließend die restliche trockene Pulvermenge zugesetzt, was zur Entfeuchtung des überfeuchteten Granulates führt. Mit dieser Vorgehensweise kann eine Erhöhung des Kapillardruckes zwischen den Granulatpartikeln erzielt werden. Die resultierenden Granulate sind zugfester, als wenn die gleiche Flüssigkeitsmenge allmählich zugesetzt worden wäre.

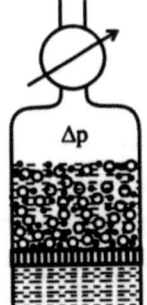
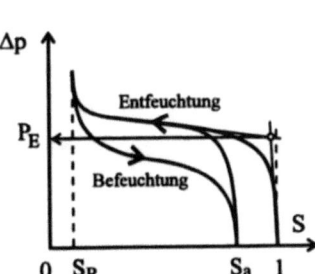

Abb. 12.8: Schema einer Apparatur zur Bestimmung von Kapillardruckkurven sowie deren Verlauf beim Be- und Entfeuchten eines Pulverbettes

12.2.2.3 Flüssigkeitsbindungen in Granulaten

Beim Granulieren treten Flüssigkeitsbindungen in zwei unterschiedlichen Formen auf,
- als Flüssigkeitsbrücken zwischen einzelnen Partikeln oder
- als Kapillarkräfte in einem Schüttgut.

Welche Art der Flüssigkeitsbindung jeweils vorherrscht, ist durch den Sättigungsgrad des Schüttgutes bestimmt.

12.2.2.3.1 Bereiche unterschiedlicher Flüssigkeitsbindung in Schüttgütern

- Haftflüssigkeitsbereich:
  Dieser Bereich ist dadurch gekennzeichnet, daß die Partikeloberflächen nur mit wenigen Lagen von Flüssigkeitsmolekülen bedeckt sind. Die Bindung der Flüssigkeit an die Festkörperoberfläche ist daher sehr fest. Die Flüssigkeitsmoleküle sind dementsprechend nicht frei beweglich und auch nicht mechanisch entfernbar. Gemäß der dünnen Belegung der Partikeloberflächen ist der Flüssigkeitsgehalt X_V sehr niedrig, er beträgt in der Regel weniger als 0.001 %.
- Zwickel- und Brückenbereich:
  Wird der Flüssigkeitsgehalt in einem Schüttgut auf mehr als 1 % erhöht, so lagert sich die Flüssigkeit an den Kontaktstellen zwischen den Partikeln wegen der dort herrschenden Potentialverhältnisse zuerst in mehreren Lagen an, Kapillarkondensation. Bei weiterer Flüssigkeitszufuhr kommt es auch an Nahstellen zwischen den Partikeln zu verstärkter Anlagerung von Flüssigkeitsmolekülen, bis sich schließlich Flüssigkeitsbrücken, s. Abb. 12.9, ausbilden.

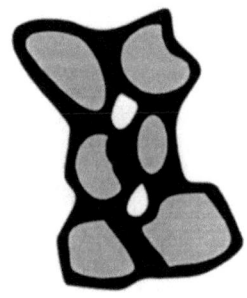

Abb. 12.9: Brückenbereich

  Dieser „Brückenbereich" ist dadurch gekennzeichnet, daß die einzelnen Flüssigkeitsbrücken isoliert bleiben und kein Kontakt zwischen ihnen besteht. Der Sättigungsgrad liegt in der Regel bei 0.3, d. h. 30 % des Hohlraumvolumens sind von Flüssigkeit erfüllt. Die Flüssigkeitsmoleküle sind weitgehend frei beweglich. Insbesondere die Flüssigkeit, die sich an Kontaktstellen mit kleinen Krümmungsradien befindet, ist stark kapillar gebunden.

- **Kapillarbereich:**
Der Kapillarbereich, s. Abb. 12.10, ist dadurch gekennzeichnet, daß alle Kapillaren des Schüttgutes einheitlich mit Flüssigkeit gesättigt sind. Der Sättigungsgrad ist demnach durch Werte knapp unterhalb von 1 bis zu 1 gekennzeichnet. Das sich bildende Agglomerat wird nur durch die Oberflächenspannung der Granulierflüssigkeit an der Oberfläche des Agglomerates zusammengehalten. Die Kräfte im Inneren des Agglomerates heben sich gegenseitig auf.

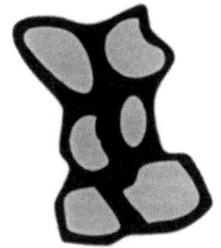

Abb. 12.10: Kapillarbereich

12.2.2.3.2 Flüssigkeitsbrücken / Brückenbereich

Flüssigkeitsbrücken bilden sich bei Sättigungsgraden unterhalb von 0.3 aus. Die Geometrie der Flüssigkeitsbrücken ist in Abb. 12.11 dargestellt. Nach Leuenberger [1] ist die Haftkraft für einander berührende Partikel gegeben durch

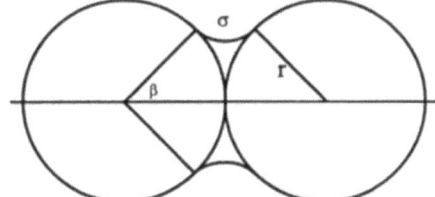

Abb. 12.11: Flüssigkeitsbrücke bei sich berührenden Primärpartikeln

$$K = \frac{2\pi r\sigma}{1+\frac{2}{\pi}-\sqrt{\frac{4}{\pi^2}-\frac{2\sqrt{2}}{\pi}\sqrt[4]{\frac{V}{\pi r^3}}}} \qquad (12.40)$$

Dabei ist σ die Oberflächenspannung der Flüssigkeit und V das Zwickelvolumen, das sich wie folgt berechnen läßt

$$V = \pi r^3 \left(\frac{1}{\cos\beta}-1\right)\left(1-\left(\frac{\pi}{2}-\beta\right)tg\beta\right) \qquad (12.41)$$

Berühren sich die Partikel nicht mehr, sondern haben einen Abstand a voneinander, s. Abb 12.12, so können die Haftkräfte nicht mehr in geschlossener Form dargestellt werden. Numerische Berechnungen von Schubert [2] ergaben, daß die Haftkraft für Öffnungswinkel β zwischen 10 ° und

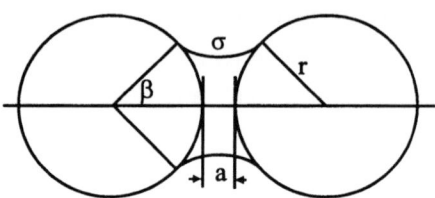

Abb. 12.12: Flüssigkeitsbrücke bei getrennten Primärpartikeln

40 ° sowie für Abstände a, die etwa 1 % des Partikeldurchmessers betragen, näherungsweise dargestellt werden kann durch

$$K \approx (2{,}2...2{,}8)\sigma r \tag{12.42}$$

Für die Zugspannung ergibt sich analog

$$\sigma_z \approx (2{,}2...2{,}8)\frac{1-\varepsilon_A}{\varepsilon_A}\frac{\sigma}{2r} \tag{12.43}$$

Die Flüssigkeitsbrücken bilden sich ebenfalls über die Kontaktstellen zwischen den einzelnen Partikeln aus. Es gelten also die gleichen Gesetzmäßigkeiten, die bei der Diskussion der Spannungsübertragung im Schüttgut abgeleitet wurden.

12.2.2.3.3 Kapillardruckbereich

Der Kapillardruckbereich ist durch eine weitgehende Sättigung des interpartikulären Hohlraumes gekennzeichnet. Der Sättigungsgrad liegt dementsprechend bei Werten oberhalb von 0.8. Die zwischen den Primärpartikeln wirksame Zugspannung σ_z ergibt sich als Produkt aus dem Sättigungsgrad S und dem Kapillardruck p_K (Gl. 12.34 bzw. 12.35)

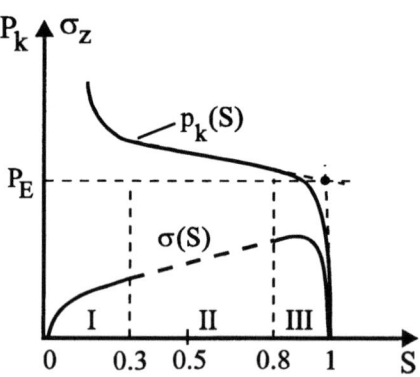

Abb. 12.13: Verlauf von Zugspannung und Kapillardruck in Abhängigkeit vom Sättigungsgrad des Pulverbettes

$$\sigma_z = S \cdot p_K = 6\kappa\,\sigma\cos\alpha \cdot \frac{1-\varepsilon_A}{\varepsilon_A} \cdot \frac{S}{d_{32}} \tag{12.44}$$

12.2.2.4 Energieverbrauch beim Granulieren als Maß für die auftretenden Bindungskräfte

Wie Abb. 12.14 zeigt, entwickeln sich bei Zugabe von Granulierflüssigkeit zu einem trockenen Gemisch von Primärpartikeln starke interpartikuläre Kräfte, die sich in einem starken Anstieg des für das Mischen benötigten Energieverbrauchs

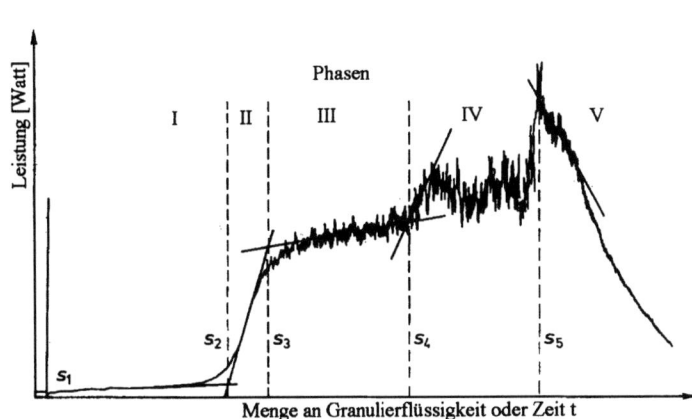

Abb. 12.14: Leistungsaufnahme eines Granuliergerätes als Maß für die beim Granulieren entstehenden Bindungskräfte [3]

zeigt. Die Funktion des Mischers besteht im wesentlichen in einer gleichmäßigen Verteilung der Granulierflüssigkeit.

Der Einfluß der Menge an Granulierflüssigkeit auf die Energieaufnahme des Mischers, die ein Maß für die zwischen den Primärpartikeln auftretenden Kräfte ist, kann in vier Phasen unterteilt werden. In der Phase I erfolgt das Befeuchten des Gutes, es treten nur sehr kleine Kräfte auf. Die Phase II ist durch einen plötzlich erfolgenden steilen Anstieg des Energiebedarfs und damit der interpartikulären Kräfte gekennzeichnet. In der Phase III steigt die Energieaufnahme mit weiterer Flüssigkeitszufuhr nur unmerklich an. Die Phase IV ist von starken Schwankungen des Energieverbrauchs bestimmt. Gegen Ende der Phase IV erfolgt ein letzter Anstieg des Energieverbrauchs, der dann in einen Abfall der Energieaufnahme bei weiterer Flüssigkeitszufuhr in die Phase V übergeht.

Der starke Anstieg der Energieaufnahme in der Phase II ist dadurch bedingt, daß sich hier aufgrund der inzwischen zugefügten Flüssigkeitsmenge kapillare Haftkräfte ausbilden. In der Phase III werden alle Kapillaren im Haufwerk gleichmäßig mit der Granulierflüssigkeit gesättigt. Dadurch ergeben sich aber nur in geringem Umfang neue kapillare Wechselwirkungen zwischen verschiedenen Teilchen, so daß die vom Mischer aufzuwendende Arbeit nahezu konstant bleibt. Bei weiterer Zufuhr von Flüssigkeit bilden sich große Agglomerate aus, die zu sehr unsteten Bewegungen und damit stark schwankenden Energieaufnahmen führen. Schließlich ergibt sich eine einheitliche Teigmasse, zu deren Bewegung ein sehr großer Energieaufwand erforderlich wird. Bei weiterer Flüssigkeitszufuhr verdünnt sich der Teig und beginnt zu fließen, was durch eine abfallende Energieaufnahme gekennzeichnet ist.

12.2.2.5 Zusammenfassender Überblick über die interpartikulären Kräfte

Die beim Granulieren in Erscheinung tretenden Kräfte unterscheiden sich in ihrer Stärke außerordentlich. Den größten Beitrag zur Zugfestigkeit liefern die durch Sintern entstehenden Feststoffbrücken. Diese Kräfte entsprechen in ihrer Stärke den Kräften, die durch Feststoffbrücken infolge Rekristallisation gelöster Stoffe vermittelt werden. In beiden Fällen handelt es sich um permanente Kräfte.

Die nächst stärkeren Kräfte werden durch Flüssigkeitsbrücken vermittelt. Sie sind temporäre Kräfte, die nur während des Granuliervorganges wirksam sind. Sie führen vor allem zu einer starken Annäherung der Primärpartikel, durch die dann die Ausbildung von Feststoffbrücken durch auskristallisierende Bestandteile ermöglicht wird bzw. durch die die Van-der-Waals-Kräfte wirksam werden können. Die schwächsten Kräfte sind die Van-der-Waals-Kräfte. In allen betrachteten Fällen ergibt sich eine deutliche Abhängigkeit der Kräfte von der Partikelgröße. Generell gilt, daß die Kräfte umgekehrt proportional zur Partikelgröße sind.

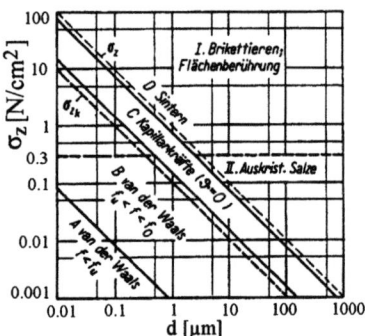

Abb. 12.15: Vergleich der verschiedenen in Granulaten wirksamen Kräfte

12.3 Geräte zur aufbauenden Granulation

Die aufbauende Granulation wird als Feuchtgranulation durchgeführt. Das zu granulierende Schüttgut wird entweder als homogene Mischung vorgelegt oder es wird im ersten Schritt in einem zur Granulation geeigneten Mischer homogen gemischt. Im nächsten Schritt wird dieses Schüttgut mit einer geeigneten Flüssigkeit, die in der erforderlichen Menge stetig zugegeben wird, befeuchtet. Die Auswahl der Granulierflüssigkeit erfolgt unter Berücksichtigung der angestrebten Bindungen und der gewünschten Bindungsstärke. Je nach Sättigungsgrad des Schüttgutes bilden sich die oben diskutierten Flüssigkeitsbindungen bzw. die mit gelösten Feststoffbrückenbildner gesättigten Zwickel aus. Durch intensives Mischen oder durch Kneten, das im Prinzip nur eine Sonderform des Mischens ist, muß sichergestellt werden, daß die eingebrachte Flüssigkeit gleichmäßig zwischen den Primärpartikeln verteilt wird. Dieser Vorgang ist mit ständigen Umlagerungen der Primärpartikel verbunden. Nach erfolgter Granulation muß die zugesetzte Granulierflüssigkeit entfernt werden. Dies erfolgt üblicherweise durch Trocknen. Dazu können die Granulate entweder einem geeigneten Trocknungsverfahren direkt zugeführt werden oder sie werden zuvor weiter ausgeformt, indem sie z. B. durch Lochscheiben gepreßt und in kleine Stäbchen geschnitten werden. Diese Stäbchen können ihrerseits nun entweder direkt oder nach erfolgter Sphäronisation einem Trocknungsverfahren zugeführt werden.

Stellvertretend für die vielen zur Durchführung der Granulation eingesetzten Geräte sollen der Granulierteller, die Granuliertrommel sowie ein Wirbelschichtgranulierer näher erläutert werden.

12.3.1 Funktionsprinzip eines Granuliertellers

Das Hauptmotiv für die Durchführung einer Granulation besteht in der Möglichkeit, das Fließverhalten des Schüttgutes zu kontrollieren. Dies ist nur gewährleistet, wenn die Granulate eine enge Teilchengrößenverteilung aufweisen. Zu diesem Zweck müssen die fertigen Granulate gesichtet werden, sofern das Granulationsverfahren zu einer breiten Teilchengrößenverteilung führt. Besser ist es allerdings, wenn das Granulierverfahren selbst einen Klassierschritt beinhaltet und so zu einer engen Kornverteilung führt. Dies ist beispielsweise bei Verwendung eines Granuliertellers gegeben.

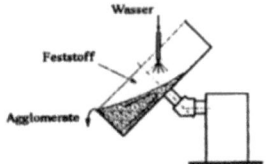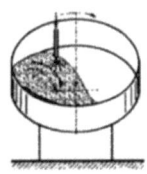

Abb. 12.16: Schema eines Granuliertellers

Auf einem Granulierteller sind die Bahnen, die die agglomerierenden Partikel beschreiben, von der Partikelmasse abhängig. Bei einer gegebenen Drehzahl n bewegen sich die schwereren Partikel auf kleineren Bahnen als die leichteren Agglomerate. Sie werden daher auf die Oberfläche der befeuchteten

Pulvermasse angehoben und schließlich aus dem Granulierteller ausgetragen. Es findet also eine Klassierung statt.

Betriebsparameter eines Granuliertellers sind der Neigungswinkel α der Tellerachse gegen die Horizontale, der Schüttwinkel β des bewegten Gutes, die Drehzahl n des Tellers bzw. die damit gegebene Winkelgeschwindigkeit ω = 2πn, der Füllgrad φ, der Werte im Bereich von 0.1 bis 0.3 aufweisen sollte, sowie das Randhöhenverhältnis H/D. Dafür haben sich Werte um 0.2 bewährt. Der Füllgrad φ ist definiert durch

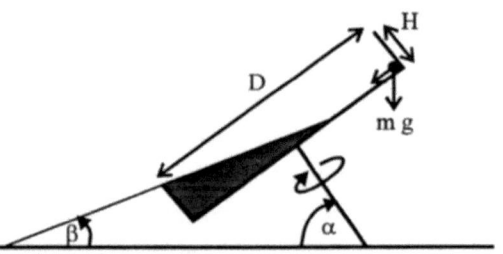

Abb. 12.17: Charakteristische Parameter eines Granuliertellers

$$\varphi = \frac{4\,V_{Schütt}}{\pi D^2\,H} = \frac{\text{Volumen des Schüttgutes}}{\text{Volumen des Granuliertellers}}$$

Für die Betriebsdrehzahl n eines Granuliertellers gelten die gleichen Grundsätze wie bei Kugelmühlen: Die kritische Betriebsdrehzahl n_c muß so gewählt werden, daß im Scheitelpunkt der Bahn der Partikel die Schwerkraftkomponente geringfügig kleiner als die Zentrifugalkaft ist, d. h. es muß gelten

$$m_A\,R\,\omega_c^2 = m_A\,g\cos\alpha$$

worin m_A die Masse eines Agglomerates darstellt

$$\omega_c = \sqrt{\frac{g\cos\alpha}{R}}$$

bzw. unter Berücksichtigung von ω = 2πn

$$n_c = \frac{1}{\pi}\sqrt{\frac{g\cos\alpha}{2D}}$$

Rechnet man g in Minuten um, so ergibt sich

$$n_c \left[\min^{-1}\right] = 42.3 \sqrt{\frac{\cos\alpha}{D}} \left[\min^{-1}\right]$$

Die tatsächliche eingestellte Drehzahl n ist stets kleiner als die so ermittelte kritische Drehzahl n_c. Das Verhältnis dieser beiden Drehzahlen wird als relative Drehzahl n / n_c bezeichnet. Es gilt

$$n \approx 0.6 \cdots 0.75 \, n_c$$

12.3.2 Funktionsprinzip einer Granuliertrommel

Bei der Granuliertrommel, s. Abb. 12.18, handelt es sich um einen Mischer, bei dem auf einer horizontal gelagerten Welle Wurfwerkzeuge angebracht sind, die eine kräftige Durchmischung des Schüttgutes ermöglichen. Von der Oberseite aus wird die Granulierflüssigkeit auf das bewegte Schüttgut

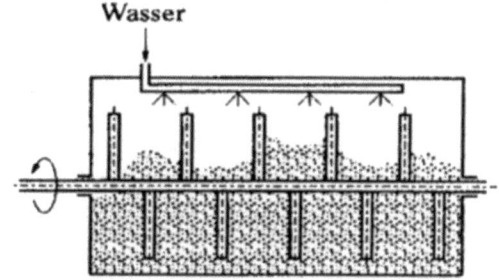

Abb. 12.18: Granuliertrommel

gesprüht. Mit zunehmendem Sättigungsgrad agglomerieren die Primärpartikel. Die Wurfwerkzeuge erfüllen zwei Aufgaben. Einerseits verhindern sie die Entstehung größerer Agglomerate, andererseits sorgen sie für eine gleichmäßige Verteilung der Granulierflüssigkeit innerhalb des Gutes. Die Drehzahl der Welle ist so zu wählen, daß die Agglomerate immer wieder von den Wurfwerkzeugen abfallen und zerteilt werden können. Ist die Drehzahl zu hoch, folgt die feuchte Masse der Bewegung der Wurfwerkzeuge und geht in eine Zentrifugalbewegung über.

Die mit Hilfe einer Granuliertrommel erhaltenen Agglomerate können entweder direkt getrocknet oder aber vor der Trocknung über Lochscheiben oder Siebe weiter geformt werden.

12.3.2.1 Funktionsprinzip eines Wirbelschichtgranulierverfahrens

Bei einem Wirbelschichtgranulierer, s. Abb. 12.19, wird das zu granulierende Gut von unten mit Luft durchströmt. Die Luft wird als das Fluid, das zu granulierende Gut als Festbett bezeichnet. Ist die Strömungsgeschwindigkeit so hoch, daß die Widerstandskraft der Luftströmung gerade gleich dem Gewicht des Festbettes ist, so vergrößern sich die Abstände zwischen den einzelnen Partikeln des Festbettes. Dieses lockert sich dadurch auf und die einzelnen Teilchen können sich freier bewegen. Läßt man das Fluid nicht gleichmäßig über die Grundfläche des Festbettes einströmen, so können die Feststoffteilchen im stärkeren Luftstrom in eine Bewegung nach oben versetzt werden, während aus den Bereichen mit kleinerer oder fehlender Fluidströmung Partikel von oben in den stärker durchströmten Bereich nachfließen. Es entsteht damit eine Strömung, die der einer Flüssigkeit ähnlich ist. Dieser Vorgang wird als Fluidisieren des Schüttgutes bezeichnet. Der Zustand, in dem die Auflockerung des Schüttgutes gerade beginnt,

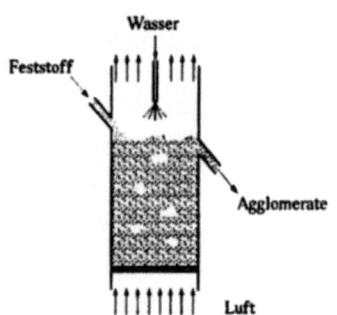

Abb. 12.19: Schema eines Wirbelschichtgranulierers

bezeichnet man als **Minimalfluidisierung**. Jene Anströmgeschwindigkeit des Fluids, die zur Minimalfluidisierung führt, wird als Lockerungsgeschwindigkeit oder Wirbelpunktsgeschwindigkeit bezeichnet. Bei Erreichen der Minimalfluidisierung vergrößern sich die Abstände zwischen den einzelnen Partikeln des Festbettes. Dementsprechend vergrößert sich die Porosität von der Festbettporosität ε_0 auf die **Lockerungsporosität ε_L**.

Unterscheiden sich die Partikel des Festbettes in ihrer Größe oder in ihrem spezifischen Gewicht sehr stark, so kann sich im aufsteigenden Fluid Entmischung einstellen und die größeren bzw. schwereren Partikel reichern sich im unteren Teil des Fluidbettes an. Es kann dabei zu inhomogenen Wirbelschichten und zur Bildung von Luftblasen kommen. Ist das Festbett sehr kohäsiv, so muß es in der Regel mechanisch gerührt werden, um eine Fluidisierung zu ermöglichen.

Bei der Wirbelschichtgranulation wird auf eine Wirbelschicht von oben Granulierflüssigkeit aufgesprüht. Die so angefeuchteten Teilchen agglomerieren aufgrund von Flüssigkeitsbrücken. Die zur Fluidisierung benutzte Luft ist in der

Regel erwärmt, so daß es gleich wieder zu einer Trocknung der Agglomerate kommt. Um feste Bindungen zu erzielen, setzt man der Granulierflüssigkeit erhärtende Bindemittel zu.

Die Geschwindigkeit der durchströmenden Luft, ihre Temperatur bzw. ihre Wasseraufnahmefähigkeit sowie die pro Zeiteinheit aufgesprühte Menge an Granulierflüssigkeit sind die wichtigsten Betriebsparameter der Wirbelschichtgranulation.

Kapitel 13: Trocknen

Trocknen ist ein Stofftrennverfahren, bei dem eine Flüssigkeit von einem Feststoff abgetrennt wird. Grundsätzlich kann Trocknung auf zwei grundlegend verschiedene Weisen erfolgen, nämlich als
- **Mechanische Trocknung:**

Bei dieser Trocknungsart wird die Flüssigkeit durch mechanische Kräfte, z. B. durch Schleudern oder Pressen, ausgetrieben. Sie wird daher auch als Entwässerung bezeichnet. Die mechanische Trocknung wird in der pharmazeutischen Technologie z. B. bei der Herstellung von Preßsäften angewandt.
- **Thermische Trocknung:**

Die thermische Trocknung besteht aus zwei Teilvorgängen:
1. der Überführung der Flüssigkeit in die Dampfphase und
2. dem Abführen des Dampfes (durch Dampfdiffusion, Dampfströmung).

Am Beispiel eines wasserhaltigen Gutes seien einige für die Trocknung wichtige Grundbegriffe erläutert. Die Überführung der Flüssigkeit in die Dampfphase wird als **Verdampfen** bezeichnet, wenn die Prozeßtemperatur am Siedepunkt liegt ($T \geq T_K$). Der Dampfdruck über der flüssigkeitsabgebenden Oberfläche $p_{D,O}$ entspricht dann definitionsgemäß dem Atmosphärendruck p. Damit die Flüssigkeitsabgabe durch Verdampfen erfolgen kann, muß das feuchte Gut auf die Siedetemperatur des Wassers erhitzt werden. Der Übergang in die Gasphase

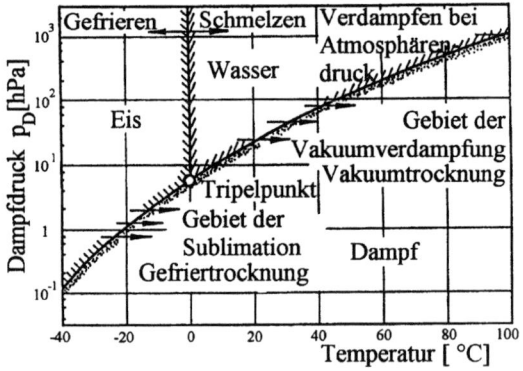

Abb. 13.1: Phasenzustandsdiagramm von Wasser

erfolgt durch **Verdunsten**, wenn die Prozeßtemperatur T oberhalb des Tripelpunktes, aber unterhalb des Siedepunktes T_K liegt ($T < T_K$). Beim Verdunsten ist der Dampfdruck $p_{D,O}$ der feuchtigkeitsabgebenden Oberfläche niedriger als der Atmosphärendruck p. Die Überführung der Flüssigkeit in die Dampfphase erfolgt somit für das Gut unter schonenderen Bedingungen als beim Verdampfen. Allerdings verlängert sich die Trocknungszeit entsprechend. Der Übergang in die Dampfphase kann auch durch **Sublimation** erfolgen ($T < T_F$). In diesem Fall liegt die Prozeßtemperatur unterhalb des Schmelzpunktes ($T < T_F$) der im festen Zustand vorliegenden Flüssigkeit. Wie Abb. 13.1 zu entnehmen ist, muß dann der Umgebungsdruck des Gutes unter 6.11 hPa abgesenkt werden. Der Dampfdruck der Flüssigkeitsmoleküle abgebenden Oberfläche liegt dann weit unterhalb des Atmosphärendruckes. Eine Trocknung, bei der die Überführung der Flüssigkeit in die Dampfphase durch Sublimation erfolgt, wird als **Gefriertrocknung** bezeichnet.

Bei thermischen Trocknungsverfahren sind grundsätzlich zwei Teilprobleme zu bewältigen:
- die Zufuhr der für den jeweiligen Phasenübergang der Flüssigkeit benötigten Energie und
- der Abtransport des Dampfes von seinem Entstehungsort

Die Art, mit der diese Probleme gelöst werden, legt fest, wo sich zu einem gegebenen Zeitpunkt der Ort der Verdunstung bzw. des Verdampfens befindet. Damit wird das Ausmaß und die Dauer der thermischen Belastung des zu trocknenden Gutes wesentlich bestimmt.

Im Hinblick auf die Art der Energiezufuhr kann zwischen folgenden Trocknungsarten unterschieden werden:
- Die **Kontakttrocknung:**

  Das zu trocknende Gut liegt in der Regel in direktem Kontakt auf einem Heizelement. Das Gut kann durch den direkten Wärmeübergang bis auf die Siedetemperatur der Flüssigkeit erwärmt werden. Durch Kontakttrocknung sind also Verdunsten und Verdampfen als Phasenübergänge der Flüssigkeit möglich. Der Ort der Verdunstung bzw. des Verdampfens liegt an der Unterseite des Gutbettes, so daß der Dampf die ganze Gutschicht durchdringen muß, bevor er abgeführt werden kann. Mit dem Trocknungsgrad nimmt die Wärmeleitfähigkeit des Gutes ab. Bei konstanter Wärmezufuhr kann daher die Guttemperatur über den Siedepunkt der Flüssigkeit ansteigen. Um zu vermeiden, daß das Gut bei der weiteren Trocknung thermisch zu stark belastet und dabei zerstört wird, ist eine sorgfältige Temperaturkontrolle erforderlich. Der Abtransport des Dampfes erfolgt mit der Luft, die über die Gutoberfläche strömt.

- **Die Strahlungstrocknung:**
  Bei der Strahlungstrocknung erfolgt die Energiezufuhr durch Infrarotstrahlung, wobei die Strahlenquelle in der Regel über dem zu trocknenden Gut angebracht ist. Der Ort der Verdunstung bzw. Verdampfung der Flüssigkeit liegt an der Gutoberfläche. In dem Maß, wie die Flüssigkeit hier verdunstet, diffundiert bis zur vollständigen Trocknung Flüssigkeit aus den tieferen Gutschichten nach. Falls sich einzelne Bestandteile des zu trocknenden Gutes in der Flüssigkeit lösen, reichern sich diese an der Oberfläche des Gutes an. Bei dieser Trocknungsart sind die im Gut auftretenden Temperaturen niedriger als bei der Kontakttrocknung, entsprechend ist die thermische Belastung geringer. Der entstandene Dampf wird mit der Luft, die über die Gutoberfläche strömt, abgeführt.
- **Die Hochfrequenztrocknung:**
  Das zu trocknende Gut wird in das hochfrequente elektrische Feld eines Mikrowellensenders eingebracht. Die Dipole der Flüssigkeit als auch des zu trocknenden Gutes versuchen jeweils der Polarisierung des Feldes zu folgen. Dabei entsteht Reibungswärme, die zu einer raschen und gleichmäßigen Temperaturerhöhung im Gut führt. Je nach Stärke des Feldes und der Dauer der Erwärmung kann die Siedetemperatur der Flüssigkeit erreicht werden. Bei der Hochfrequenztrocknung kann der Phasenübergang der Flüssigkeit sowohl durch Verdunsten als auch durch Verdampfen erfolgen. Da das Gut gleichmäßig erwärmt wird, erfolgt der Phasenübergang überall zur gleichen Zeit, es gibt also keinen speziellen Ort der Dampfentstehung. Da die Siedetemperatur der Flüssigkeit nicht überschritten werden muß, kann die thermische Belastung des Gutes gering gehalten werden. Der Abtransport des entstandenen Dampfes erfolgt mit einem Luftstrom über der Gutoberfläche.
- **Die Konvektionstrocknung:**
  Bei der Konvektionstrocknung wird die zum Phasenübergang der Flüssigkeit benötigte Wärme durch warme Luft übertragen, die über das zu trocknende Gut streicht. Die Luft nimmt dabei unter Abkühlung Feuchte auf. Da der Phasenübergang nur an der Oberfläche des Gutes stattfindet, sind die in das Gut übertragenen Wärmemengen relativ gering. Dementsprechend ist die thermische Belastung des Materials sehr niedrig. Bei dieser Trocknungsart sind die beiden Teilvorgänge, Wärmezufuhr und Abtransport des Dampfes, in einem Prozeßschritt zusammengefaßt.

- Die **Wirbelschichttrocknung**:
Auch bei der Wirbelschichttrocknung wird die zum Phasenübergang der Flüssigkeit benötigte Wärme durch erwärmte Luft zugeführt, die das zu trocknende Gut gleichmäßig durchströmt. Der Luftdruck wird so gesteuert, daß das Gut zuerst aufgelockert und schließlich in eine Wirbelbewegung versetzt wird. Wegen der hohen Geschwindigkeit, mit der die verdampfte Flüssigkeit abtransportiert wird, verläuft der Phasenübergang als Verdunstung überall im Gut gleichmäßig. Die thermische Belastung des Gutes ist sehr gering.

Bei allen bisher besprochenen Trocknungsarten wird der entstandene Dampf durch Luft bei Atmosphärendruck abgeführt. Sie werden daher zusammenfassend auch als **Lufttrocknungsverfahren** bezeichnet. Trocknungsverfahren, bei denen sowohl zur Erleichterung der Sublimation wie aber auch zum Abtransport des entstandenen Dampfes Vakuum angelegt wird, werden daher **Vakuumtrocknungsverfahren** genannt.

13.1 Grundbegriffe

Bringt man in ein evakuiertes Gefäß eine bestimmte Menge einer Flüssigkeit, wobei die Flüssigkeitsmenge das Gefäß nur zum Teil erfüllt, so verdampft ein Teil der Flüssigkeit. Bei Erreichen des Verdampfungsgleichgewichtes stellt sich im Gefäß über der Flüssigkeit ein Druck ein, der als **Sättigungsdampfdruck** p_D bezeichnet wird. Er hat für jede Flüssigkeit einen charakteristischen Wert. Für Wasser beträgt er bei 20 °C 23.3 hPa. Damit ein Molekül aus der Flüssigkeit in die Dampfphase übertreten kann, ist Arbeit zu verrichten. Reicht die kinetische Energie eines Moleküls zur Verrichtung dieser Arbeit aus, so kann ein Phasenwechsel stattfinden. Da die kinetische Energie der Flüssigkeitsmoleküle stark temperaturabhängig ist, gilt dies auch für den Sättigungsdampfdruck. Die Kurve, welche die Sättigungsdampfdrücke in Abhängigkeit von der Temperatur darstellt, wird als Dampfdruckkurve bezeichnet. Entsprechend der Boltzmann-Verteilung der kinetischen Energie der Flüssigkeitsmoleküle ist sie durch Gl. 13.1 gegeben.

$$p_D = b \cdot e^{-\frac{W}{RT}} \qquad (13.1)$$

Dabei ist W die molare Verdampfungsenergie der Flüssigkeit, b ist eine Konstante.

Normalerweise ist atmosphärische Luft nicht mit Wasserdampf gesättigt. Die in ihr enthaltene Wassermenge wird als **Feuchte** und dementsprechend eine Feuchte enthaltende Luft als **Dampf** oder **feuchte Luft** bezeichnet. Sie setzt sich aus einem Mengenanteil m_D an Feuchte und einem Mengenanteil m_L an trockener Luft zusammen. Der auf den Mengenanteil m_L an trockener Luft bezogene Mengenanteil m_D an Feuchte wird als **absolute Luftfeuchte x** bezeichnet

$$x = \frac{m_D}{m_L} \qquad (13.2)$$

Die Gesamtmenge an feuchter Luft kann durch die Angabe des Mengenanteils an trockener Luft sowie der absoluten Luftfeuchte x ausgedrückt werden

$$m_L + m_D = m_L(1+x) \qquad (13.3)$$

Wendet man auf die im gleichen Volumen V bei gleicher Temperatur T vorliegenden Mengenanteile an Feuchte bzw. trockener Luft das allgemeine Gasgesetz an, so folgt

$$m_D = \frac{p_W M_D}{R} \cdot \frac{V}{T} \qquad (13.4)$$

bzw.

$$m_L = \frac{p_L M_L}{R} \cdot \frac{V}{T} \qquad (13.5)$$

Dabei stellen M_D und M_L die Molekulargewichte des Wassers bzw. der Luft dar. p_W und p_L stehen für die im Volumen V herrschenden Partialdrücke der in der Luft enthaltenen Feuchte bzw. der Luft. Unter Berücksichtigung der beiden Gln. 13.4 und 13.5 folgt für die absolute Luftfeuchte x, Gl. 13.2,

$$x = \frac{m_D}{m_L} = \frac{p_W M_D}{p_L M_L} \qquad (13.6)$$

Die **relative Feuchte** φ von Luft ist durch das Verhältnis des in ihr herrschenden Partialdruckes p_W der Feuchte zum Sättigungsdampfdruck p_D des Wassers bei der gegebenen Temperatur T definiert

$$\varphi = \frac{p_W}{p_D} \qquad (13.7)$$

Der Gesamtdruck p von feuchter Luft setzt sich additiv aus den Partialdrucken der trockenen Luft p_L und der Feuchte p_W zusammen

$$p = p_W + p_L \qquad (13.8)$$

Damit folgt für die absolute Feuchte, Gl. 13.6, feuchter Luft

$$x = \frac{M_D}{M_L} \cdot \frac{p_W}{p - p_W} \qquad (13.9)$$

Unter Verwendung von Gl. 13.7 sowie der Molekulargewichte für Wasser und Luft, $M_D = 18.016$ g cm^{-3} bzw. $M_L = 28.96$ g cm^{-3}, erhält man

$$x = 0.622 \frac{\varphi \, p_D}{p - p_D} \qquad (13.10)$$

Die absolute Feuchte von Dampf bei einer gegebenen Temperatur kann somit durch Bestimmung der relativen Feuchte und des herrschenden Luftdruckes p mit Hilfe des nach Gl. 13.1 berechneten bzw. Tabellen entnehmbaren Sättigungsdampfdruckes p_D ermittelt werden.

13.1.1 Phasendiagramm eines Luft / Wasser-Gemisches

Wird feuchte Luft mit dem Sättigungsdampfdruck p_D abgekühlt, so kondensiert Feuchte aus, es entstehen zwei Phasen, Wasser und mit Wasserdampf gesättigte Luft. Der gleiche Vorgang, der Übergang vom Ein-Phasen-Gebiet „feuchte Luft" in das Zwei-Phasen-Gebiet, in dem wasserdampfgesättigte Luft und Wasser nebeneinander vorliegen, kann bei konstant gehaltener Temperatur durch Erhöhung des absoluten Wassergehaltes x über den Sättigungsdampfdruck p_D hinaus erreicht werden. Diagramme, welche die Bereiche aufzeigen, in denen feuchte Luft (einphasig) und das Zwei-Phasen-Gebiet existieren können, werden als Phasendiagramme bezeichnet. Zur Aufnahme des Phasendiagramms eines Luft / Wasser-Gemisches soll eine einfache Apparatur eingesetzt werden. Sie besteht aus einem durchsichtigen Würfel, s. Abb. 13.2, der nach oben mit einem reibungsfrei beweglichen Stempel verschlossen ist. Über den beweglichen Stempel lassen sich Volumen und Druck im Gasraum einstellen. Der Würfel steht mit einem großen Wärmebad in Berührung, so daß seine Temperatur jeweils eindeutig festgelegt werden kann.

Zu Beginn des Experimentes wird der Würfel mit 1 kg trockener Luft befüllt. 1 kg Luft nimmt bei Normalbedingungen ein Vo-

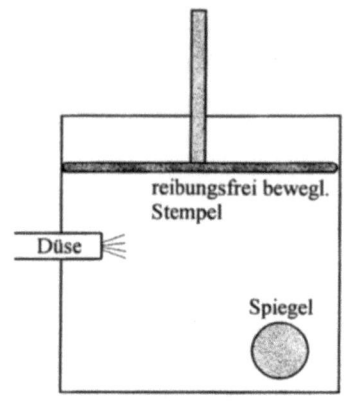

Abb. 13.2: Apparatur zur Bestimmung des Taupunktes

lumen von 773.77 l ein. (Luft hat ein Molekulargewicht von $M_L = 28.96$. Somit entspricht 1 kg Luft 34.54 mol) Über eine Düse können definierte Wassermengen als Nebel in den Luftraum eingesprüht werden. In der Anfangsphase verteilen sich die Flüssigkeitsmoleküle gleichmäßig in der Luft, sie können optisch nicht wahrgenommen werden. Es liegt eine reine Dampfphase vor.

Überschreitet bei einer gegebenen Temperatur der Wassergehalt eine kritische Konzentration, so kommt es zur Ausbildung von Wassertröpfchen, es entstehen zwei Phasen. Die Taubildung, also der Übergang von der Ein-Phasigkeit zur Zwei-Phasigkeit, kann am Beschlagen des Spiegels leicht erkannt werden.

Bei konstanter Zusammensetzung, d. h. x = const., wird beim Absenken der Temperatur bei einer definierten Temperatur das Beschlagen des Spiegels beobachtet, d. h. das Ein-Phasen-Gebiet, die Dampfphase, wird verlassen. Die Temperatur, bei der Beschlagen des Spiegels beobachtet wird, bezeichnet man als **Taupunkt**. Im Zwei-

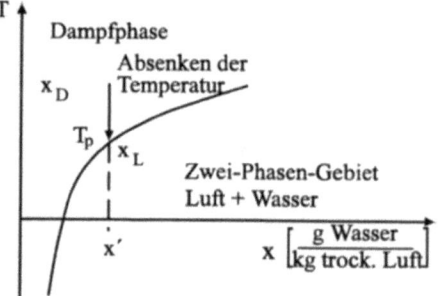

Abb. 13.3: Ermittlung des Taupunktes T_p bei konstantem Druck und konstantem Mengenverhältnis Luft/Wasser

Phasen-Gebiet liegen Luft und Wasser nebeneinander vor.

Das Verbinden der für verschiedene, aber während eines jeden Versuches konstant gehaltene Zusammensetzungen ermittelten Taupunkte bei konstantem

Druck ergibt die Taupunktskurve, s. Abb. 13.3. Bei vorgegebenem konstantem Druck und bei konstanter Wassermenge kennzeichnet der Taupunkt die niedrigste Existenztemperatur einer Dampfphase mit dem Wassergehalt x'.

Wird der Versuch so durchgeführt, daß bei konstanter Temperatur und konstantem Druck die Wassermenge x im Würfel stetig vergrößert wird, so beschlägt der Spiegel bei Erreichen der kritischen Wassermenge x'. Es wurde wiederum der für das Wertepaar x', T charakteristische Taupunkt erreicht. Verbindet man erneut alle für verschiedene Temperaturen ermittelten Taupunkte bei konstantem Druck, so erhält man abermals die Taupunktskurve. Bei vorgegebenem konstantem Druck und bei konstanter Temperatur T kennzeichnet der Taupunkt die größte Wassermenge x', bei der eine Dampfphase existieren kann.

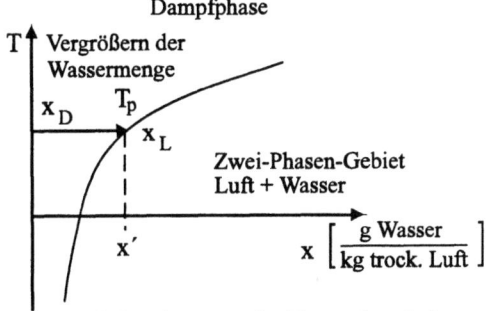

Abb. 13.4: Bestimmung des Taupunktes bei konstanter Temperatur und konstantem Druck

Der Taupunkt T_p und der zugehörige maximale Wassergehalt des Luftraumes x' seien bekannt. Bewegt man sich im Phasendiagramm auf der Isothermen von links auf den Taupunkt zu, so steigt der Wassergehalt x_D der Dampfphase an und erreicht am Taupunkt seinen Maximalwert x_L, den Wassergehalt der Luft im Zwei-Phasen-Gebiet Luft/Wasser.

13.1.2 Bestimmung des Wassergehaltes von Luft

Zur Ermittlung der absoluten Feuchte von Luft ist nach Gl. 13.10 die relative Feuchte zu bestimmen. Dies kann mit Hilfe eines Psychrometers erfolgen.

13.1.2.1 Bestimmung der relativen Feuchte mit Hilfe eines Psychrometers

Streicht Luft der Temperatur T_1, die noch in der Lage ist, Wasser aufzunehmen, über eine feuchte Oberfläche, so entzieht sie der Oberfläche Wasser. Die für den dabei stattfindenden Phasenwechsel des Wassers erforderliche Verdunstungswärme wird der Oberfläche wie auch der vorbeiströmenden Luft entzogen. Beide kühlen infolgedessen ab. Gleichzeitig steigt aufgrund des aufgenommenen Wassers der Wassergehalt der Luft an. Diese beiden miteinander gekoppelten Vorgänge, Anstieg des Wassergehaltes der Luft und Absinken ihrer Temperatur, setzen sich bis zur Wassersättigung der Luft bei der erreichten Temperatur T_2 fort. Je trockener die Luft, d. h. je niedriger ihre relative Feuchte, desto mehr Wasser kann sie aufnehmen. Dementsprechend ist auch eine größere Verdunstungswärme aufzubringen. Infolgedessen sinkt die Temperatur an der verdunstenden Oberfläche entsprechend tiefer.

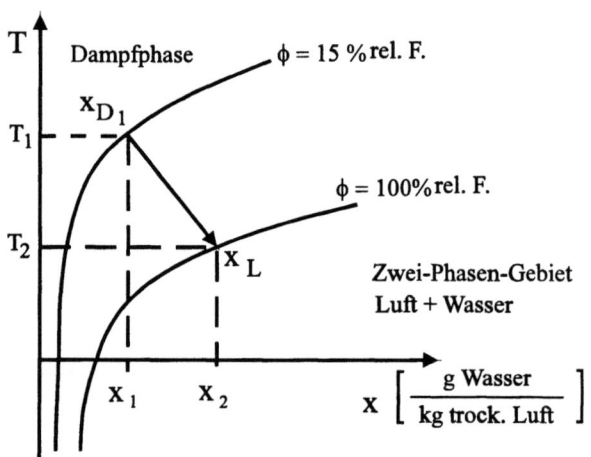

Abb. 13.5: Thermodynamische Grundlage der Bestimmung der Luftfeuchte mittels eines Psychrometers

Ein Psychrometer besteht aus zwei Thermometern, von denen eines trocken ist, während das andere mit einer mit Feuchte gesättigten Gaze umhüllt ist. Umströmt Luft mit definierter Geschwindigkeit die beiden Thermometer, so verdunstet die in der Gaze enthaltene Flüssigkeit, die Temperatur an diesem Thermometer sinkt, während die am trockenen Thermometer unverändert bleibt. Mit Hilfe der „Sprungschen Formel" oder anhand der zum Gerät gehörenden Nomogramme läßt sich aus der ermittelten Temperaturdifferenz der beiden Thermometer die relative Feuchte der vorbeiströmenden Luft bestimmen.

13.1.3 Energetik des Trocknungsvorganges

Die Sorption von Feuchte an eine Oberfläche ist ein spontan ablaufender Vorgang. Seine Umkehrung allerdings ist nur unter Energiezufuhr möglich. Die

Kapitel 13: Trocknen

einem System bei konstantem Druck zugeführte Energie dient zur Vergrößerung der inneren Energie U der einzelnen Moleküle sowie zur Verrichtung von Volumenarbeit. Diese Energie, s. 4.5 und 4.6.3.1, wird als Enthalpie H bezeichnet. Es gilt (s. Gl. 4.81)

$$\Delta H = c_p \Delta T \qquad (13.11)$$

dabei ist c_p die spezische Wärme des Systems bei konstantem Druck. Da immer nur Enthalpieänderungen ΔH gemessen werden können, wird bei der Behandlung von Trocknungsvorgängen die Temperatur $T = 0\ °C$ als unterer Bezugspunkt gewählt. Die Enthalpie bei dieser Temperatur wird willkürlich gleich Null gesetzt. Enthalpieänderungen werden dann vereinbarungsgemäß durch den Buchstaben h gekennzeichnet. Da die Temperatur immer auf $T = 0\ °C$ bezogen wird, kann somit ebenfalls auf die Differenzendarstellung verzichtet werden. Anstelle von Gl. 13.11 gilt dann

$$h = c_p T \qquad (13.12)$$

Die Enthalpie h eines zusammengesetzten Systems setzt sich additiv aus den Enthalpien der das System aufbauenden Komponenten zusammen. Die Enthalpie von 1 kg trockener Luft wird als **spezifische Enthalpie h_L der Luft** definiert. Für die Enthalpie des Ein-Phasen-Gebietes, das sich aus Luft und Wasserdampf zusammensetzt, gilt dann

$$\boxed{h = h_L + x \cdot h_D = c_{pL} T + x \cdot \left(h_V + c_{pD} \cdot T\right)} \qquad (13.13)$$

h_V ist die spezifische Verdampfungsenthalpie von Wasser, h_D steht für die spezifische Enthalpie von Wasserdampf.

Zur Erstellung des nach ihm benannten h-x-Diagramms benutzte Mollier für die Verdampfungsenthalpie h_V des Wassers den Wert 2491 kJ/kg sowie für die Wärmekapazität des Wasserdampfes c_{pD} den Wert 1.93 kJ/(kg °C). Für die spezifische Enthalpie des Wasserdampfes erhält man somit

$$h_D = 2491 + 1.93 \cdot T \ [kJ/kg] \qquad (13.14)$$

Die mit dieser Näherungsformel berechneten Werte weichen im Bereich von 0° bis 100°C um weniger als 0.004 % von den exakten Werten ab.

Wie aus Gl. 13.13 hervorgeht, steigt die Enthalpie der Luft mit der Temperatur und steigendem Wassergehalt an. Gl. 13.13 stellt die Fundamentalgleichung für sogenannte Verdunstungstrocknungsprozesse dar. Um sie leichter anwenden zu können, ist sie für den technisch relevanten Bereich als Diagramm entwickelt worden, das sogenannte h-x-Diagramm nach Mollier.

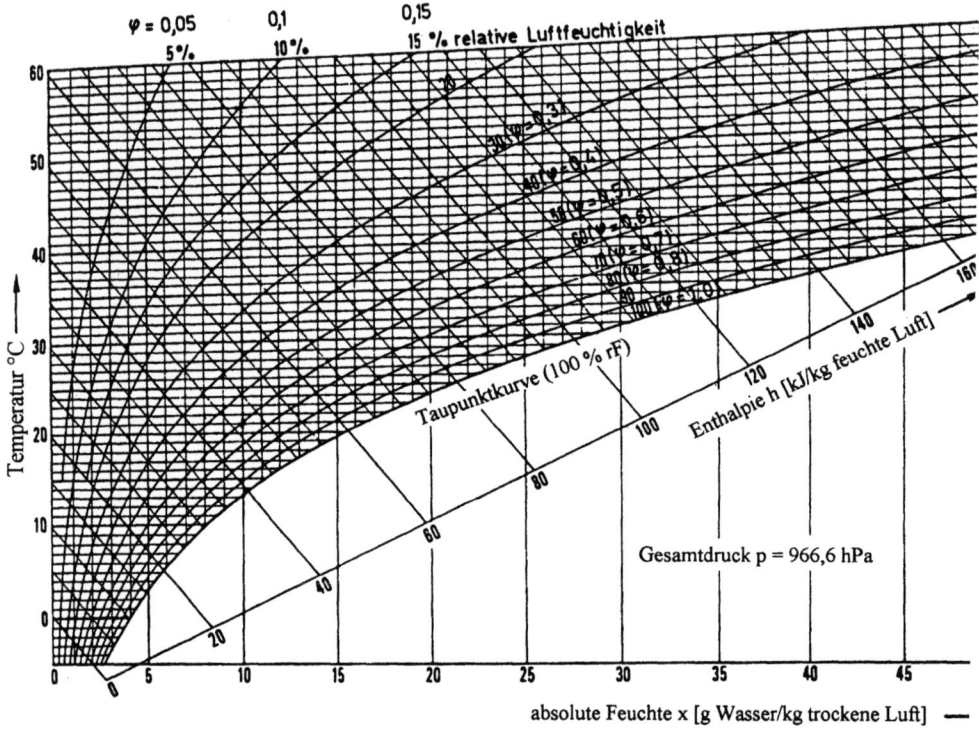

Abb. 13.6: Mollier-Diagramm

13.1.4 Aufbau und Anwendung des Mollier-Diagramms

Im Mollier-Diagramm ist die absolute Feuchte x als Abszisse und die Temperatur als Ordinate dargestellt. Es enthält ferner die Linie konstanter relativer Feuchte sowie die Adiabaten, Linien mit konstanter Enthalpie. Die einzelnen Einflußgrößen sind über die Clausius-Clapeyronsche Gleichung miteinander verknüpft. Daher ergibt sich das schiefwinklige Koordinatensystem.

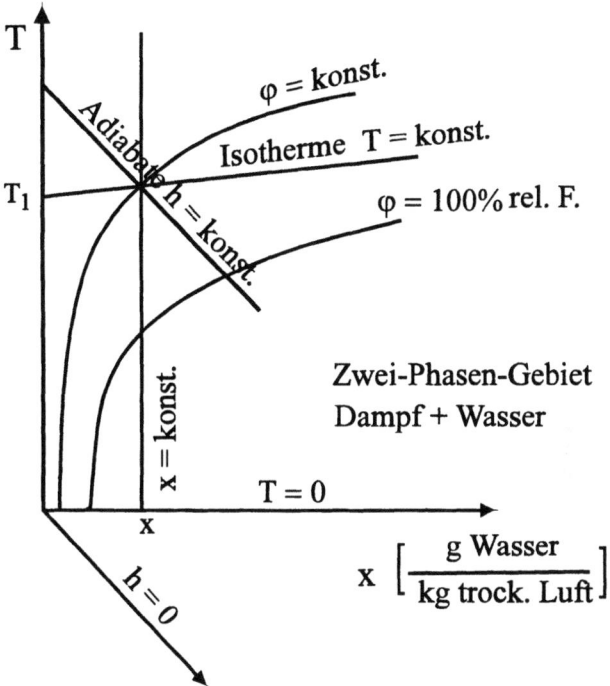

Abb. 13.7: Auszug aus dem Mollier-Diagramm

Die Bedeutung und Anwendung des Mollier-Diagramms sei an zwei Diagramm-Auszügen erläutert:

Bei einem Druck von 966,6 hPa und einer Temperatur von 23 °C enthält Luft mit 30 % relative Feuchte 9 g Wasser/kg trockener Luft, Punkt A, Abb. 13.8. Wird diese Luft auf 40 °C erwärmt, Punkt B, so erhöht sich die Enthalpie dieser Luftmenge auf 65 kJ/kg, sie kann mehr Wasser aufnehmen. Da sich die Zusammensetzung jedoch nicht ändert, bedeutet dies, daß die relative Feuchte von 30 % auf 20 % absinkt. Wird die gleiche Luft aber ausgehend vom Punkt A bei konstanter Zusammensetzung auf 12 °C abgekühlt, Punkt C, so verringert sich ihre Enthalpie sowie die Fähigkeit, Wasser in der Dampfphase zu halten, der Taupunkt wird erreicht. Wird das System noch weiter bis auf 7 °C abgekühlt, Punkt D, so folgt der Zustand des Systems der durch die Taupunktslinie vorgegebenen Veränderung, d. h. 3 g Wasser kondensieren aus. Der Wassergehalt der Dampfphase beträgt nur noch 6 g Wasser / kg trockener Luft. Der Sachverhalt, daß sich die Wasseraufnahmekapazität von Luft durch Erwärmen erhöht, bildet die Grundlage des Trocknens.

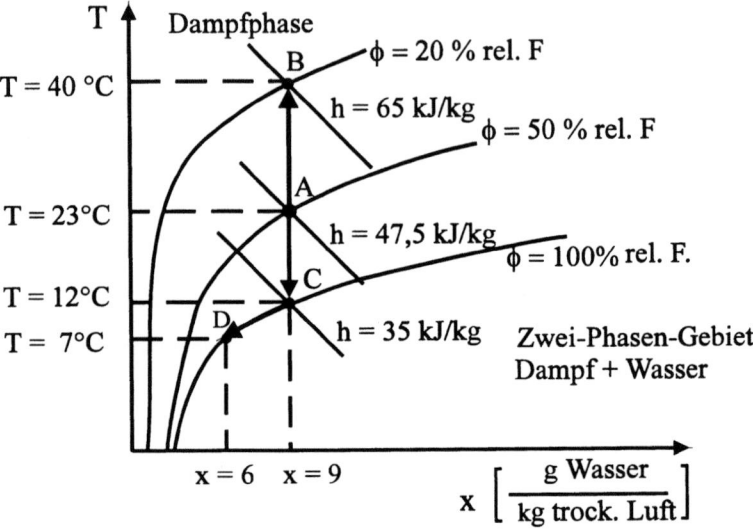

Abb. 13.8: Änderung von Enthalpie und rel. Feuchte von Luft beim Erwärmen

Umgebungsluft bei einem Druck von 966,6 hPa mit einer absoluten Feuchte von 9,5 g Wasser/kg trockener Luft wird auf 40 °C erwärmt, Abb.13.9. Dadurch sinkt die rel. Feuchte auf den Wert von 20 % ab. Wird diese Luft adiabatisch, d. h. ohne Wärmeaustausch mit der Umgebung, über eine feuchte Oberfläche (relative Feuchte = 100 %) hinweggeführt, so nimmt die Luft Feuchte auf. Da ein Teil der in der Luft gespeicherten Energie zur Verdampfung von Wasser an der feuchten Oberfläche verbraucht wird, sinkt die Temperatur der Luft. Gleichzeitig ändert sich die Zusammensetzung der Luft durch den aufgenommenen Wasserdampf solange, bis die „Kühlgrenze" erreicht ist. Die Luft ist dann mit Wasserdampf gesättigt, sie kann nicht mehr trocknen. Bei dem in Abb. 13.9 dargestellten Beispiel hat die Luft 7,5 g Wasser/kg trockener Luft von der feuchten Oberfläche aufgenommen.

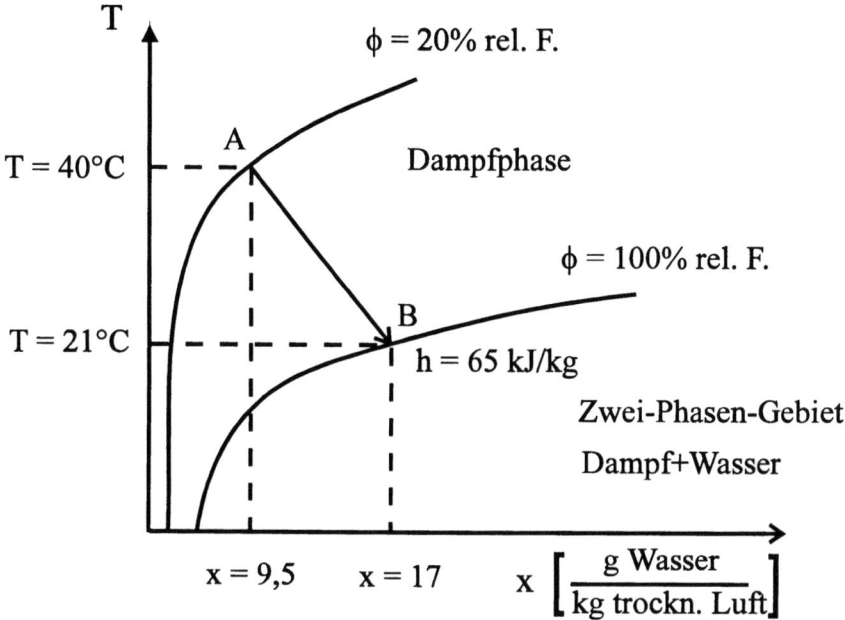

Abb. 13.9: Adiabatischer Trocknungsschritt, Wasseraufnahme erwärmter Luft

Beispiel: Berechnung der für einen Trocknungsprozeß benötigten Luftmenge
Zur Herstellung von 2.5 kg Granulat wurden 330 g Wasser benötigt. Das Granulat soll mit Luft, deren Temperatur 40 °C nicht überschreiten darf, getrocknet werden. Die Raumluft hat bei 23 °C eine relative Feuchte von 45 %.

Wieviel Luft wird zur Trocknung benötigt, wenn die Feuchte der zum Trocknen benutzten Luft maximal 80 % erreichen kann?

Um wieviel ändert sich die zum Trocknen benötigte Luftmenge, wenn kurz vor einem Gewitter die relative Feuchte der Raumluft den Wert $\varphi = 70\%$ erreicht hat?

Lösung:
Wassergehalt in der Ausgangsluft: Dem Mollier-Diagramm entnimmt man, daß bei 23 °C eine relative Feuchte von $\varphi_1 = 45\%$ einem Wassergehalt von 8.5 g/kg trockener Luft entsprechen.
Erwärmen der Luft auf 40 °C bei unveränderter Zusamensetzung: Bei 40 °C entsprechen 8.5g Wasser / kg trockener Luft einer relativen Feuchte von $\varphi_2 = 18\%$.
In einem adiabatischen Schritt kann 1 kg Luft, die auf 40 °C erwärmt wurde, bis zum Erreichen einer relativen Feuchte von $\varphi_3 = 80\%$ eine Wassermenge von (15.3 bis 8.5) = 6.8 g aufnehmen.

Insgesamt sind 330 g Wasser zu entfernen. Wenn 1 kg trockener Luft 6.8 g Wasser aufnehmen kann, werden zur vollständigen Trocknung mindestens 48.53 kg Raumluft benötigt. Dies entspricht 37550 l oder 37.6 m³.
Dem Mollier-Diagramm entnimmt man wiederum, daß bei 23 °C einer relativen Feuchte von 70 % ein Wassergehalt von 13 g pro Kilogramm trockener Luft entspricht.
Nach Erwärmen auf 40 °C entspricht diese Wassermenge einer relativen Feuchte von 27 %.
In einem adiabatischen Schritt kann die auf 40 °C erwärmte Luft bis zur Sättigung bei 80 % insgesamt (18.2 − 13.0) = 5.2 g Wasser / kg trockener Luft aufnehmen.
Zur Entfernung von 300 g Wasser werden demnach jetzt 63.46 kg Raumluft benötigt. Das sind 49105 l = 49.11 m³ Raumluft. Das sind 31 % mehr als bei einer relativen Feuchte von 45 %.

13.1.5 Wärme- und Stoffübergänge bei Konvektionstrocknung

Wie bereits angesprochen, erfolgt bei der Konvektionstrocknung die Wärmeübertragung auf das Feuchtgut durch die warme, über das Gut streichende Luft. Diese nimmt, wie im Mollier-Diagramm dargestellt, Wasserdampf auf und kühlt sich ab. Für den Wärmeübergang auf das feuchte Gut gilt

$$\frac{dQ}{dt} = \alpha(T_L - T_O) \qquad (13.15)$$

Das heißt, der Wärmeübergang ist proportional zur Differenz aus der Lufttemperatur T_L und der Temperatur der Feuchtgutoberfläche T_O. Die Porportionalitätskonstante α $Js^{-1}m^{-2}K^{-1}$ wird als Wärmeübergangszahl bezeichnet. In Tabelle 13.1 sind einige Wärmeübergangszahlen zusammengestellt.

Tabelle 13.1: Größenordnung einiger Wärmeübergangszahlen [$Js^{-1}m^{-2}K^{-1}$] (aus [1])

Kondensierender Dampf	5000 .. 12000
Siedendes Wasser	2000 .. 6000
Strömendes Wasser	500 .. 2000
Nahezu ruhendes Wasser	300 .. 500
Nahezu ruhende Luft	3 .. 10
Mittlere Luftgeschwindigkeiten	10 .. 30

Für den Übergang des Wasserdampfes in die Gasphase gilt

Kapitel 13: Trocknen

$$\frac{dm}{dt} = \beta \frac{M_D}{RT}\left(p_{W_O} - p_{W_L}\right) \quad (13.16)$$

Das Molekulargewicht M_D von Dampf beträgt $M_D = 18,016$. p_{W_O} und p_{W_L} sind die Dampfpartialdrücke an der Gutoberfläche bzw. in der Luft. Ohne nähere Ableitung sei vermerkt, daß zwischen der Wärmeübergangszahl α und der Stoffübergangszahl β die folgende Beziehung besteht [2]

$$\frac{\alpha}{\beta} = \rho c_p \left(\frac{a}{D}\right)^{2/3} \quad (13.17)$$

D wird als Diffusionszahl bezeichnet, ρ und c_p sind die Dichte bzw. die spezifische Wärme der Dampfphase an der Feuchtgutoberfläche. $a = \lambda/(c_p\rho)$ ist die Temperaturleitzahl. λ [J·s^{-1}·m^{-1}·K^{-1}] ist die Wärmeleitfähigkeit der Dampfphase. Wärme- und Stoffaustausch sind über die Verdampfungswärme h_V miteinander verknüpft. Es gilt

$$\frac{dQ}{dt} = h_V \left(\frac{dm}{dt}\right) \quad (13.18)$$

Unter Verwendung der Gln. 13.15 und 13.16 erhält man somit

$$\rho c_p \left(\frac{a}{D}\right)^{2/3} (T_L - T_O) = \frac{M_D}{RT} h_V \left(p_{W_O} - p_{W_L}\right) \quad (13.19)$$

Für die Gl. 13.19 wurden ebenfalls Diagramme erstellt, s. Abb. 13.10. Diesen kann bei bekannter Lufttemperatur T_L und bei bekanntem Dampfpartialdruck p_{W_L} die Temperatur T_O, die sich an der Feuchtgutoberfläche einstellt, entnommen werden. Es können so die für ein gegebenes Feuchtgut optimalen Trocknungsbedingungen ermittelt werden.

Beispiel:
Die Lufttemperatur T_L in einem Wirbelschichttrockner betrage $T_L=60$ °C, der Dampfpartialdruck p_{W_L} in der in den Wirbelschichttrockner einströmenden Luft betrage 40 hPa. Man entnimmt dem Diagramm, daß sich an der Oberfläche der wirbelnden feuchten Teilchen eine Temperatur von ca. 30 ° C einstellt.

13.2 Verlauf der Trocknung

Es soll der Verlauf der Trocknung diskutiert werden, wie er z. B. beim Trocknen eines Granulates erfolgt. Es lassen sich stets drei Trocknungsabschnitte identifizieren, deren Beginn durch Änderungen der Trocknungsgeschwindigkeit gekennzeichnet ist, s. Abb. 13.11.

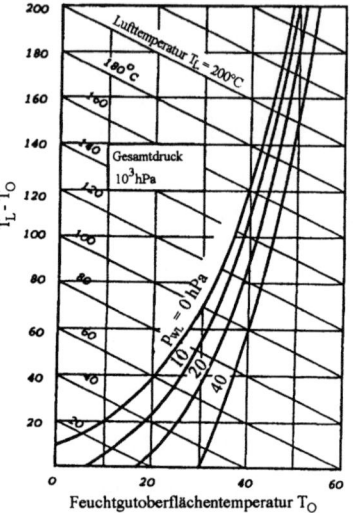

Abb. 13.10: Feuchtgutoberflächentemperatur bei verschiedenen Lufttemperaturen T_L und unterschiedlichen Dampfpartialdrucken

13.2.1 Der erster Trocknungsabschnitt

Der erste Trocknungsabschnitt ist durch eine konstante Trocknungsgeschwindigkeit charakterisiert. Diese ist im wesentlichen dadurch bedingt, daß die Oberfläche des Feuchtgutes viel freie Feuchte enthält, die direkt verdunsten kann. In diesem Abschnitt beschreiben die Gln. 13.13 und 13.14 den Wärme- und Stoffübergang.

In dem Maße wie die Oberfläche an freier Feuchte verarmt, tritt aufgrund der Kapillarwirkung Feuchte mit konstanter Geschwindigkeit nach. Die Geschwindigkeit ändert sich, wenn die kapillar gebundene Feuchte entfernt ist. Dann weist die Gutoberfläche den maximal hygroskopischen Feuchtegehalt x auf. Der maximal hygroskopische

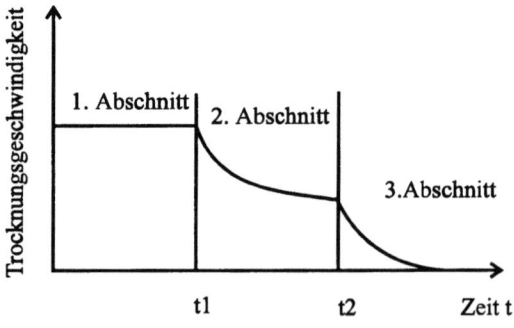

Abb. 13.11: Zeitlicher Verlauf der Trocknungsgeschwindigkeit

Feuchtegehalt eines Schüttgutes ist jener Gehalt an Feuchte, der sich bei einer relativen Feuchte von $\varphi = 100\ \%$ durch Sorption von Feuchte an die Partikeloberfläche einstellt.

Da die Feuchte unterhalb der maximal hygroskopischen Feuchte stärker gebunden ist als die kapillar vorliegende Feuchte, erfolgt die weitere Verdunstung mit einer geringeren Geschwindigkeit. Der Verlauf der Verdampfungsgeschwindigkeit über der Zeit weist einen Knickpunkt auf. Dieser markiert den Beginn eines neuen Trocknungsabschnittes.

13.2.2 Der zweite Trocknungsabschnitt

Bei Beginn des zweiten Trocknungsabschnittes weist das Feuchtgut an seiner Oberfläche gerade die Feuchte auf, die der maximal hygroskopischen Feuchte entspricht. Im Verlauf der weiteren Trocknung wandert jene Schicht, in welcher der Feuchtegehalt weiter der maximal hygroskopischen Feuchte entspricht, immer tiefer in das Gut. Der Feuchtegehalt an der Gutsoberfläche sinkt dabei auf die Gleichgewichtsfeuchte x_{Gl} ab, also jene Feuchte, die mit der vorbeiströmenden Trocknungsluft im Gleichgewicht steht. Der Wärmeübergang von der Luft auf das Gut ist nicht mehr nur proportional zur Temperaturdifferenz $(T_L - T_O)$. Vielmehr muß zusätzlich zum Wärmeübergang an der Oberfläche die Wärmeleitung im Gut berücksichtigt werden. Für den Wärmeübergang gilt nun

$$\frac{dQ}{dt} = \frac{T_L - T_O}{1/\alpha + s/\lambda} \qquad (13.20)$$

s ist dabei die mittlere Tiefe des Feuchtespiegels, also die Strecke über die die Wärme geleitet werden muß, um den Verdampfungsort zu erreichen. Sie wächst mit der Zeit ständig weiter an. Dieser Einfluß sowie die geringe Wärmeleitfähigkeit λ der trockenen Außenschicht bestimmen die exponentiell abfallende Trocknungsgeschwindigkeit immer mehr. Gleichzeitig wird der Stoffübergang verlangsamt, da der Transport primär durch Diffusion aus den tieferen Gutschichten erfolgen muß. Es gilt

$$\frac{dm}{dt} = \frac{M_D}{RT} \cdot \frac{p_{W_i} - p_{W_L}}{1/\beta + \mu s/D} \qquad (13.21)$$

μ wird als Diffusionswiderstandsfaktor bezeichnet. Er ist umgekehrt proportional zur Porosität, d. h. er beschreibt die Verengung des für die Diffusion verfügbaren Hohlraumes sowie die Verlängerung des Diffusionsweges infolge von Windungen und Querschnittsveränderungen. μ ist somit ein Maß dafür, um wieviel ein Diffusionsvorgang durch ein poröses Gut langsamer ist als eine Diffusion unter gleichen Bedingungen (Temperatur, Dampfdruckdifferenz etc.) in einer freien Schicht gleicher Dicke und gleicher Querschnittsfläche.

Im Verlauf des zweiten Trocknungsabschnittes wandert der Feuchtespiegel mit dem maximal hygroskopischen Feuchtegehalt immer tiefer in das Gut. Erreicht er schließlich den tiefsten Punkt im Gut, muß bei der weiteren Trocknung die adsorptiv stark gebundene Feuchte entfernt werden. Dadurch sinkt die Trocknungsgeschwindigkeit stärker ab, der Verlauf der Trocknungsgeschwindigkeit über der Zeit weist eine zweite Unstetigkeit auf, die den Beginn des dritten Trocknungsabschnittes markiert.

13.2.3 Der dritte Trocknungsabschnitt

Im dritten Trocknungsabschnitt fällt die Dampfdruckdifferenz $\left(p_{W_i} - p_{W_L}\right)$, die aus den Dampfdrucken im Innern p_{W_i} des Gutes und in der vorbeiströmenden Trocknungsluft p_{W_L} gebildet wird, immer weiter ab. Sie erreicht den Wert Null, wenn der Dampfdruck im Innern des Gutes schließlich mit dem Dampfdruck der Trocknungsluft im Gleichgewicht steht.

13.3 Trocknungsarten

13.3.1 Strahlungstrocknung

Bei Strahlungstrocknern wird die Wärme über elektromagnetische Strahlung (= Wellen) von einem heißen Körper auf das Feuchtgut übertragen. Reine Strahlungstrockner finden in der pharmazeutischen Technologie nur im Labormaßstab Verwendung. Sie sind zu wenig effektiv, um große Feuchtgutmengen zu trocknen. Anwendung finden sie jedoch in Kombination mit anderen Trocknungsverfahren.

13.3.2 Dielektrische Trocknung (Mikrowellen)

Bei der dielektrischen Trocknung wird das Feuchtgut als Dielektrikum in ein Strahlungsfeld zwischen Dipolen gebracht, die an einen Hochfrequenzgenerator angeschlossen sind. Um Störungen des übrigen Funkverkehrs zu vermeiden, wurden international im Mikrowellenbereich die Frequenzen 915 und 2450 Mhz für die Trocknung festgelegt. Der Hauptvorteil der dielektrischen Trocknung besteht darin, daß die Wärme direkt am Ort der Verdunstung entsteht, da die Wassermoleküle aufgrund ihres starken Dipolmomentes durch das Wechselfeld zu starken Umorientierungen gezwungen werden. Dabei findet Reibung statt, die in Wärme umgesetzt wird. Dies ist insbesondere im Endtrocknungsbereich vorteilhaft, da hier das Gut eine schlechte Wärmeleitfähigkeit aufweist.

13.3.3 Zerstäubungstrocknung (Sprühtrocknung)

Die Zerstäubungstrocknung wird zur Trocknung flüssiger Produkte eingesetzt. Sie findet daher in der pharmazeutischen Technologie nur bei Spezialprodukten Anwendung. Sie wird dann eingesetzt, wenn Stoffe schnell und temperaturschonend getrocknet werden sollen. Breitere Anwendung findet sie bei der Herstellung von Hilfsstoffen, z. B. Laktose.

Bei der Zerstäubungstrocknung wird das flüssige Produkt über Düsen oder Zerstäuberscheiben zu Tröpfchen mit Durchmessern im Bereich von wenigen 100 μm in heiße Luft versprüht. Die heiße Luft kann als Gleichstrom oder als Gegenstrom geführt werden. Bei einer Heißlufteintrittstemperatur von ca. 100 °C ergeben sich Verdunstungstemperaturen der Tröpfchen von ca. 40 °C. Die trockenen Teilchen werden über Zyklone abgeschieden.

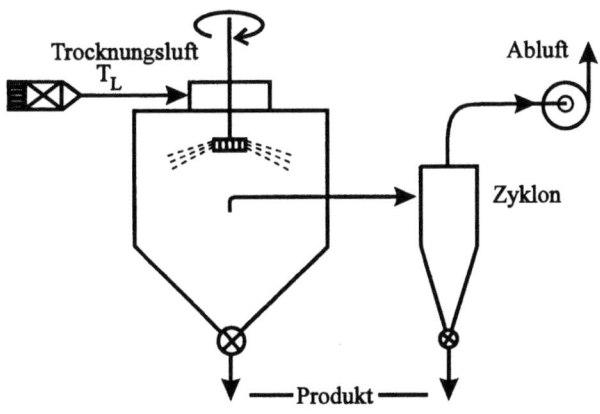

Abb. 13.12: Schema eines Zerstäubungstrockners

13.3.4 Wirbelschichttrockner

Wirbelschichttrockner können eingesetzt werden, wenn das zu trocknende Gut annähernd rieselfähig ist. Das heißt, wenn Luft, die durch das feuchte Schüttgut geleitet wird, die Möglichkeit hat, dieses aufzulockern. Unter diesen Bedingungen werden die einzelnen Teilchen gleichmäßig von trockener Luft umströmt. Der Trocknungsvorgang verläuft auch bei schonenden Temperaturen sehr rasch, so daß die thermische Belastung für das zu trocknende Gut gering bleibt.

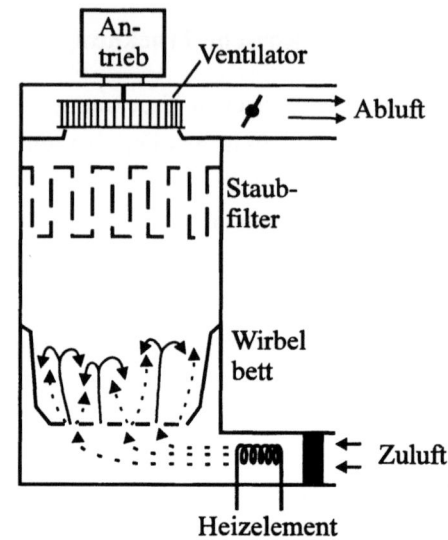

Abb. 12.13: Schema eines Wirbelschichttrockners

13.3.4.1 Bedingungen für die Bildung einer Wirbelschicht

Strömt Luft mit langsam ansteigender Geschwindigkeit durch eine geeignete, luftdurchlässige Auflagefläche gegen ein rieselfähiges Schüttgut, so beginnt sich dieses ab einer bestimmten Geschwindigkeit, der **Lockerungsgeschwindigkeit** w_L, aufzulockern. Wird die Strömungsgeschwindigkeit der Luft weiter erhöht, so beginnen die leichteren Partikel zu schweben und werden schließlich bei weiterer Geschwindigkeitserhöhung mit dem Luftstrom weggetragen. Die Luftgeschwindigkeit, die gerade zum Schweben der Teilchen führt, wird entsprechend als **Schwebegeschwindigkeit** w_s bezeichnet. Somit wird der Bereich der Strömungsgeschwindigkeit der Luft, der die Ausbildung eines Wirbelbettes erlaubt, nach unten durch die Lockerungsgeschwindigkeit und nach oben durch die Schwebegeschwindigkeit begrenzt.

Die Auflockerung eines Schüttgutes beginnt, wenn der Druckabfall beim Durchströmen der Gutschicht gleich deren Schwerkraft ist. Die Schwerkraft des Schüttgutes ist gegeben durch

$$\Delta p = H_r \left(\rho_K - \rho_G \right) \cdot \left(1 - \varepsilon_r \right) g \qquad (13.22)$$

H_r bezeichnet die Höhe der ruhenden Schüttgutschicht, ρ_K und ρ_G stellen die Dichten einer Einzelpartikel bzw. der Luft dar, ϵ_r ist die Porosität des ruhenden Schüttgutes. Der Druckabfall durch ein Schüttgut läßt sich in Analogie zum Druckabfall in einem senkrecht stehenden Rohr, s. 5.6, dimensionslos darstellen. Die Relevanzliste ist gegeben durch

$$\Delta p, w_e, x, H_r, \rho_G, \eta, \epsilon_r \tag{13.23}$$

Daraus folgt die implizite dimensionsbehaftete Darstellung

$$f(\Delta p, w_e, x, H_r, \rho_G, \eta, \epsilon_r) = 0 \tag{13.24}$$

η ist die dynamische Viskosität der Luft, x kennzeichnet eine für die Poren charakteristische Länge, w_e ist die effektive mittlere Geschwindigkeit in der Schicht. Zwischen ihr und der Strömungsgeschwindigkeit w im Leerrohr besteht die Beziehung

$$w_e = \frac{w}{\epsilon_r} \tag{13.25}$$

Nach dem π-Theorem sind 4 dimensionslose Gruppen möglich, so daß gilt

$$F(\Pi_1, \Pi_2, \Pi_3, \Pi_4) = 0 \tag{13.26}$$

Die Durchführung der Dimensionsanalyse führt zu den folgenden Kennzahlen

$$\Pi_1 = \frac{\Delta p}{\rho_G w^2} = Eu \quad \text{(Euler-Zahl)} \tag{13.27}$$

$$\Pi_2 = \frac{w\, x\, \rho_G}{\eta} = Re \quad \text{(Reynolds-Zahl)} \tag{13.28}$$

$$\Pi_3 = \frac{H_r}{x} \quad \text{(Längen-Simplex)} \tag{13.29}$$

$$\Pi_4 = \epsilon_r \quad \text{(Porosität)} \tag{13.30}$$

Um zu einem Ausdruck für den Druckabfall zu kommen, wird Gl. 13.26 nach der Euler-Zahl aufgelöst. Man erhält

$$\Pi_1 = F'(\Pi_2, \Pi_3, \Pi_4) \tag{13.31}$$

Löst man Gl. 13.31 nach der Euler-Zahl auf und berücksichtigt, daß der Druckabfall Δp der Schüttguthöhe H_r proportional ist, so gilt

$$Eu = \frac{H_r}{d} \cdot F'(Re, \varepsilon_r) \tag{13.32}$$

Die Funktion $F'(Re, \varepsilon_r)$ ist eine Widerstandsfunktion, deren Verlauf experimentell ermittelt werden muß.

Bei langsamen Durchströmungsgeschwindigkeiten w und/oder für zähe Schüttgüter ist der Strömungswiderstand praktisch nur durch Reibungskräfte bedingt. Für diese Bedingung ergeben sich kleine Reynolds-Zahlen. Für die in Gl. 13.32 enthaltene Widerstandsfunktion gilt dann

$$F'(Re, \varepsilon) = \frac{const.(\varepsilon)}{Re} \tag{13.33}$$

Die Carman-Kozeny-Gleichung beschreibt die Widerstandsfunktion, die sich ergibt, wenn die charakteristische Länge x mit dem hydraulischen Durchmesser d_h der Poren gleichgesetzt wird.

$$x \equiv d_h = \frac{4\varepsilon_r}{1-\varepsilon_r} \cdot \frac{1}{S_V} = \frac{2}{3} \cdot \frac{\varepsilon_r}{1-\varepsilon_r} \cdot d_{32} \tag{13.34}$$

Der Zusammenhang zwischen dem Sauter-Durchmesser d_{32} und der volumenbezogenen Oberfläche S_V des Schüttgutes ist durch Gl. 7.26 gegeben, wenn der Formfaktor φ gleich 1 gesetzt wird. Damit folgt unter Berücksichtigung von Gl. 13.25 für die Reynolds-Zahl, Gl. 13.28

$$Re = \frac{w_e d_h \rho_L}{\eta} = \frac{2}{3(1-\varepsilon_r)} \cdot \frac{w \, d_{32} \rho_L}{\eta} \tag{13.35}$$

Für die durch Gl. 13.33 gegebene Widerstandsfunktion gilt dann

$$F'(Re, \varepsilon_r) = \frac{const.(\varepsilon_r)}{Re} = \frac{3(1-\varepsilon_r) \cdot const.(\varepsilon_r)}{2} \cdot \frac{\eta}{w \, d_{32} \rho_G} \tag{13.36}$$

Daraus folgt für den Druckabfall Δp

$$\frac{\Delta p}{H_r} = k(\varepsilon_r) \cdot \frac{(1-\varepsilon_r)^2}{\varepsilon_r^3} \cdot \eta \cdot S_V^2 \cdot w \qquad (13.37)$$

Durch Gleichsetzen der beiden Gln. 13.22 und 13.37 erhält man für die Lockerungsgeschwindigkeit w_L

$$w_L = k'(\varepsilon_r) \cdot \frac{(\rho_k - \rho_G) \cdot \varepsilon_r^3}{\eta S_V^2 (1-\varepsilon_r)} \cdot g \qquad (13.38)$$

Die Schwebegeschwindigkeit w_s wird erreicht, wenn die an den Partikeln angreifende Schwerkraft F_{SK} gerade gleich der von der strömenden Luft ausgeübten Widerstandskraft F_W ist. Für die beiden Kräfte gilt

$$F_{SK} = \frac{\pi d^3}{6} \cdot (\rho_K - \rho_G) g \qquad (13.39)$$

und

$$F_W = 3 \eta \pi d w \qquad (13.40)$$

Gleichsetzen der beiden Gleichungen ergibt für die Schwebegeschwindigkeit w_s

$$w_s = \frac{d^2}{18 \eta} \cdot (\rho_K - \rho_G) \cdot g \qquad (13.41)$$

Die beiden Gln. 13.38 und 13.41 definieren somit den Bereich der Strömungsgeschwindigkeiten, die den Aufbau eines Wirbelbettes erlauben.

13.3.4.2 Energie- und Stoffbilanz bei der Wirbelschichttrocknung

Das Erstellen einer Energiebilanz für die Wirbelschichttrocknung ist außerordentlich komplex. Es werden daher auch die Grundzüge der Vorgehensweise aufgezeigt.

Eingangs wurde daraufhingewiesen, daß nur annähernd rieselfähige Güter in einer Wirbelschicht getrocknet werden können. Das heißt, der größte Teil des zu entfernenden Wassers liegt sorptiv gebunden vor. Ein Wirbelschichttrocknungsverfahren umfaßt daher den Endteil der Trocknungsphase I sowie die

Phasen II und III. Die Wasseraufnahmefähigkeit der zum Trocknen benutzten Luft muß sehr groß sein, um ein ausreichendes Gefälle des chemischen Potentials zwischen dem Wasser des Feuchtgutes und der Luft zu erzielen. Dies kann erreicht werden, indem die zum Trocknen benutzte Luft zuvor entfeuchtet wird. Oder sie kann auf hohe Temperaturen erwärmt werden, so daß, wie dem Mollier-Diagramm zu entnehmen ist, ihre relative Feuchte sehr stark sinkt.

Die mit dem Luftstrom in das Gut eingetragene Wärme dient dazu, einerseits das Gut und das darin enthaltene Wasser zu erwärmen sowie andererseits zur Verdunstung von Wasser. Da beide Vorgänge adiabatisch erfolgen, ist die Temperatur der Luft beim Verlassen des Wirbelschichttrockners, die Austrittstemperatur, niedriger als die Eintrittstemperatur, d. h. die Temperatur der Luft direkt vor dem Eintritt in die Wirbelschicht. Die Temperaturdifferenz ist proportional zu der dem Gut entzogenen Wassermenge. Würde keine Trocknung stattfinden, wäre keine Temperaturdifferenz feststellbar und die pro Zeiteinheit in das Wirbelbett eintretende Luftmenge wäre gleich der Menge, die das Gut wieder verläßt. Infolge der Trocknung ist aber die das Gut verlassende Luftmenge um die in der gleichen Zeiteinheit gebildete Menge an Wasserdampf vergrößert.

Aus den pro Zeiteinheit in das Trocknungsgut eingeleiteten sowie aus dem Gut austretenden Luftmengen, der Differenz zwischen Ein- und Austrittstemperatur sowie aus den in den Luftströmen gemessenen relativen Feuchten läßt sich eine Wärme- und Stoffbilanz für den Trocknungsprozess erstellen.

13.3.5 Gefriertrockner

In der pharmazeutischen Technologie wird die Gefriertrocknung überwiegend zur Trocknung von Lösungen eingesetzt, z. B. bei der Herstellung von Parenteralia. Besonders bewährt hat sich dieses Verfahren bei der Verarbeitung von Proteinen, die in gelöstem Zustand in der Regel nur eine sehr geringe Stabilität aufweisen. Bei der Gefriertrocknung bereitet man eine anwendungsfertige, gegebenenfalls sterile Lösung vor, der dann das Wasser entzogen wird. Da die Wirk- und Hilfsstoffmengen in der Regel sehr klein sind, kann sich beim Trocknen möglicherweise nur ein dünner, kaum sichtbarer Trockenkuchen ausbilden. Um Fehleindrücke zu vermeiden, setzt man der Formulierung Mannit oder Glycin als Gerüstbildner zu, die dann einen deutlich sichtbaren Trockenkuchen ergeben.

Wie der Abb. 13.14 zu entnehmen ist, weist Eis noch einen erheblichen Dampfdruck auf. Am Tripelpunkt, T = 0.0074 °C, beträgt er noch 6.6 hPa. Das heißt, daß Wassermoleküle direkt aus dem Eis in die Dampfphase übergehen können. Der Phasenübergang fest → gasförmig wird als Sublimation bezeichnet. Diese Sublimationsfähigkeit von Eis bildet die Grundlage der Gefriertrocknung. Um praktikable Trocknungszeiten zu erzielen, findet die Gefriertrocknung stets im Vakuum statt. Die Sublimationstemperatur wird nach Abb. 13.14 durch die Höhe des Unterdruckes bestimmt.

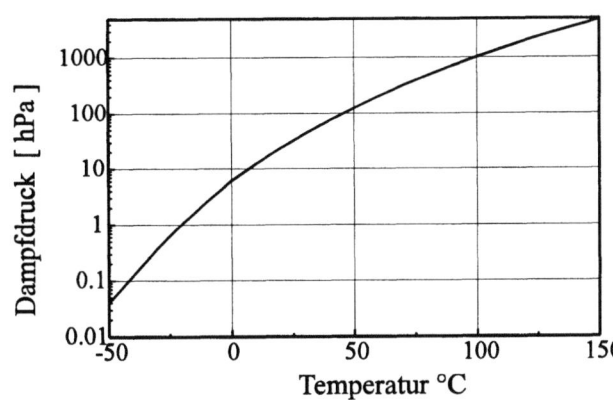

Abb.13.14: Dampfdruck von reinem Wasser / Eis in Abhängigkeit von der Temperatur

Der erste Schritt bei der Gefriertrocknung besteht im Einfrieren des Trocknungsgutes. Da das zu trocknende Gut stets gelöste Stoffe enthält, ist der Gefrierpunkt des Wasser herabgesetzt. Das Einfrieren muß daher stets unterhalb des eutektischen Punktes erfolgen. Die Größe der beim Einfrieren entstehenden Eiskristalle hat einen großen Einfluß auf die Produktqualität. Langsames Einfrieren führt zu großen, schnelles Einfrieren zu kleinen Kristallen. Große Kristalle hinterlassen beim Trocknen große Poren und ein lockereres Lyophilisat als kleine Eiskristalle. Kleine Poren führen zu einer Erhöhung des Diffusionswiderstandsfaktors und damit zu einer Verlängerung der Trocknungszeit. In gleicher Weise verzögern sie beim Wiederauflösen das Eindringen der Flüssigkeit.

13.3.5.1 Wärme- und Stoffübergänge bei der Gefriertrocknung

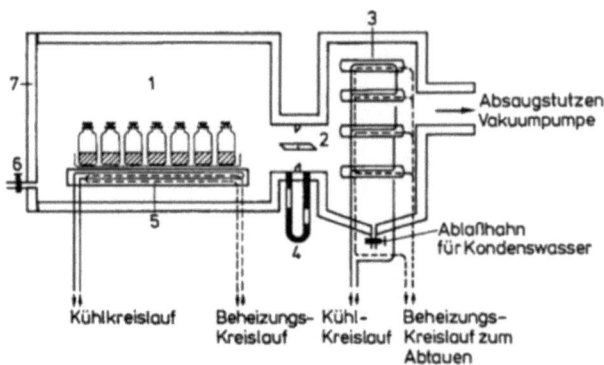

Abb. 13.15: Schema einer 2-Kammer-Gefriertrocknungsanlage.
1 Trocknungsraum, 2 Absperrklappe, 3 Kondensator, 4 Differenzdruck-Manometer, 5 kühl- und beheizbareStellfläche, 6 Belüftungsventil, 7 Beschickungstüre (nach Edwards, Kniese & Co, Marburg)

Für die Diskussion der Wärme- und Stoffübergänge bei der Gefriertrocknung sei folgende allgemeine Anordnung angenommen, Abb. 13.15:

Bei der Gefriertrocknung wird das zu trocknende Gut auf einer Trägerplatte mit einer Kontaktheizung gelagert. Durch die Kontaktheizung wird die erforderliche Sublimationsenthalpie bereitgestellt. Bei einigen Gefriertrocknungsanlagen sind zusätzlich Strahlungsheizelemente über dem zu trocknenden Gut angebracht.

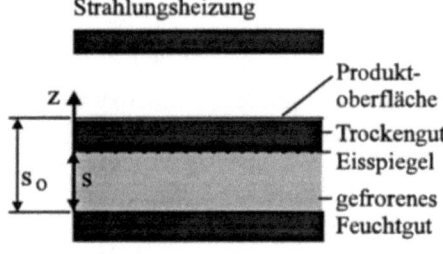

Abb. 13.16: Geometrie zur Behandlung des Wärmetransportes bei der Gefriertrocknung

Für den Wärmetransport von der Kontaktheizung in das gefrorene Feuchtgut bis hin zum Eisspiegel, an dem die Sublimation erfolgt, gilt

$$\frac{dQ}{dt} = -\lambda_{Gef.} \frac{dT}{dz} = +\lambda_{Gef.} \frac{T_{Kont.} - T_s}{s} \qquad (13.42)$$

Kapitel 13: Trocknen

Hierbei wurde angenommen, daß sich im Eis ein linearer Temperaturgradient einstellt. T_s ist die Temperatur am Eisspiegel, s die Dicke der Eisschicht und $\lambda_{Gef.}$ die Wärmeleitfähigkeit des gefrorenen Trocknungsgutes.

Ist eine Strahlungsheizung vorhanden, so wird zusätzlich die Wärmemenge $dQ_{Str.}/dt$ übertragen, die dann durch das bereits getrocknete Gut zum Eisspiegel geleitet wird. Für diese Wärmemenge gilt

$$\frac{dQ_{Str.}}{dt} = \lambda_{tr.} \frac{dT}{dz} = \lambda_{tr.} \frac{T_O - T_S}{s_0 - s} \tag{13.43}$$

$\lambda_{tr.}$ steht für die Wärmeleitfähigkeit des trockenen Gutes. Hierbei wurde wiederum ein linearer Temperaturgradient über das trockene Gut angenommen. Wird die zur Erwärmung des trockenen Gutes benötigte Wärmemenge vernachlässigt, so dient die gesamte zugeführte Wärme zur Sublimation von Eis, d. h. zur Produktion der Dampfmenge dm_D/dt, die durch das bereits getrocknete Gut abdiffundiert. Es gilt

$$\frac{dm_D}{dt} = -\frac{b}{\mu} \frac{dp_W}{dt} = \frac{b}{\mu} \frac{p_W - p_{W_0}}{s_0 - s} \tag{13.44}$$

Der Quotient b/μ wird als Stoffleitfähigkeit bezeichnet. Stoff- und Wärmeübergang stehen über die Sublimationsenthalpie $h_{Sub.}$ miteinander in Beziehung.

$$-\frac{b}{\mu} \frac{dp_D}{dt} h_{Sub.} = \lambda_{tr.} \frac{T_O - T_S}{s_0 - s} - \lambda_{Gef.} \frac{T_{Kont.} - T_S}{s} \tag{13.45}$$

Nach dem Satz von Hess, s. 4.6.3.5, setzt sich die Sublimationsenthalpie additiv aus der Schmelzenthalpie des Eises und der Verdampfungsenthalpie des Wassers zusammen. Liegen die Wärmeleitfähigkeiten im trockenen sowie im gefrorenen Gut, $\lambda_{tr.}$ bzw. $\lambda_{Gef.}$, sowie die Stoffleitfähigkeit b/μ vor, so kann der Trocknungsprozess quantitativ beschrieben werden. Da die Moleküle der Gasphase die Wärme durch das trockene Gut leiten, wird deutlich, daß $\lambda_{tr.}$ vom jeweiligen Druck sowie von jenen weiteren Faktoren abhängig ist, die einen Einfluß auf die Diffusionsgeschwindigkeit haben. Dazu gehören vor allem die Verteilung des Hohlraumvolumens sowie der Verengung der Kapillaren. Die Werte, die für $\lambda_{tr.}$ experimentell ermittelt wurden, sind sehr klein und vom jeweiligen Gut nahezu unabhängig [1]. Sie streuen in einem Bereich von $\lambda_{tr.} \approx = 0.02 - 0.08$ Wm^{-1}K^{-1}. Die Wärmeleitfähigkeit $\lambda_{Gef.}$ in dem gefrorenen Feuchtgut ist um zwei Zehnerpotenzen größer. Sie wird allerdings nur realisiert, wenn das gefrorene Feuchtgut in direktem Kontakt mit der Heizfläche bleibt.

Die Stoffleitfähigkeit b/μ gibt den Massenstrom bezogen auf die Weglänge dz und die Druckdifferenz dp$_D$ an. Sie hat damit die Dimension $\left[kg \cdot m^{-1} \cdot s^{-1} \cdot Pa^{-1} \right] = [s]$. Der Faktor b in der Stoffleitfähigkeit resultiert aus der Knudsen Molekularbewegung. Diese ist dadurch gekennzeichnet, daß die mittlere freie Weglänge eines diffundierenden Moleküls größer ist als die Durchmesser der Strömungsquerschnitte, in denen die Bewegung erfolgt. Diese Bedingung ist insbesondere bei großem Unterdruck gegeben. b ist nach der Knudsen-Theorie gegeben durch

$$b = \frac{4}{3} \sqrt{\frac{M_{H_2O}}{2\pi RT}} d^* \qquad (13.46)$$

d* ist wiederum der bereits bekannte äquivalente Poren- bzw. Kapillardurchmesser, μ ist der ebenfalls bekannte Diffusionswiderstandsfaktor. Die Erfahrung lehrt, daß der Diffusionswiderstand μ Werte im Bereich zwischen 2 und 5 annimmt. Für die äquivalenten Kapillardurchmesser d^* werden Werte zwischen 20 und 150 μm ermittelt. Damit ergeben sich für die Stoffleitfähigkeit Werte von 2 x 10^{-8} bis 8 x 10^{-9} s.

13.3.5.2 Trocknungszeit beim Gefriertrocknen

Die Überlegungen zur Trocknungszeit beim Gefriertrocknen werden exemplarisch am Beispiel der Wärmezufuhr durch Strahlung behandelt. Die Ermittlung der Trocknungszeit bei Verwendung einer Kontaktheizung erfolgt analog. Es sind lediglich die unterschiedlichen Wärmeleitfähigkeiten und die veränderten Integrationsgrenzen zu berücksichtigen, die sich aus den Temperaturdifferenzen sowie der unterschiedlichen Geometrie ergeben.

Die im Zeitintervall abgeführte Stoffmenge ist gegeben durch

$$m_D dt = \rho_i \, \varepsilon_i \, dz \qquad (13.47)$$

Kapitel 13: Trocknen

ρ_i ist dabei die Dichte des Eises, ε_i ist der vom Eis eingenommene Volumenanteil. Er ist identisch mit der Porosität des trockenen Gutes. Die Sublimationsenthalpie als Funktion des Druckes wird als konstant angenommen. Der Trocknungsprozeß kann so gesteuert werden, daß die Oberflächentemperatur T_O konstant bleibt. T_O wird daher für die weiteren Überlegungen als konstant angenommen. Dann folgt aus der Gl. 13.44 und 13.45

$$\frac{1}{h_{Subl.}} \lambda_{tr.} \frac{T_O - T_S}{z} dt = dz \rho_i \varepsilon_i \qquad (13.48)$$

Zur Integration wird die Gl. 13.48 umgeformt. Man erhält

$$\int_0^t dt = \frac{\rho_i \varepsilon_i h_{Sub.}}{\lambda_{tr.}(T_O - T_s)} \int_0^{s_0} z \, dz \qquad (13.49)$$

Nach erfolgter Integration lautet der Ausdruck für die Trocknungszeit

$$t = \frac{\rho_i \varepsilon_i h_{Sub.} s_0^2}{\lambda_{tr.}(T_O - T_S) 2} \qquad (13.50)$$

Für die Dichte des Eises kann der Wert $\rho_i = 0.917$ g cm^{-3} angenommen werden.

Beispiel: Berechnung der Gefriertrocknungszeit
Ein Produkt mit der Porosität $\varepsilon_i = 0.8$ soll bei einer Sublimationstemperatur $T_{sub.} = -20$ °C getrocknet werden. Die Oberflächentemperatur des Trockengutes betrage $T_O = 50$ °C. Das Produkt weise eine Schichtdicke von $s_0 = 8$ mm auf. Die Wärmeleitfähigkeit des Trockengutes betrage $\lambda_{tr.} = 0.03$ W·m^{-1}·K^{-1}. Eis hat eine Sublimationsenthalpie von 2840×10^3 J·kg^{-1} sowie die Dichte $\rho_i = 917$ kg m^{-3}.
Unter Verwendung von Gl. 13.50 errechnet sich die Trocknungszeit zu

$$t = \frac{917 \cdot 0.8 \cdot 2840 \times 10^3 \cdot 8^2 \times 10^{-6}}{0.03 \cdot (50 + 20) \cdot 2} = 31747 \text{ s} = 8.82 \text{ h}$$

Kapitel 14: Tablettieren

Beim Granulieren wie auch beim Tablettieren tragen interpartikuläre Kräfte zum Zusammenhalt der Agglomerate/Komprimate bei. Kennzeichnend für das Tablettieren ist die relativ hohe Druckspannung, die der Preßmasse von außen aufgeprägt wird. Diese bewirkt
- eine Verringerung der Schüttgutporosität durch Umlagerung und Zerkleinerung von Partikeln,
- eine Verringerung der interpartikulären Abstände,
- eine Erhöhung der interpartikulären Kräfte,
- eine Verformung (elastisch → plastisch) der Primärpartikel.

Das Ausmaß dieser Effekte bestimmt die Plastizität einer Preßmasse.

14.1 Preßmassen

Als Preßmassen kommen Granulate oder Mischungen feinkörniger Pulver zum Einsatz. Je nach dem Zweck, den Hilfsstoffe beim Tablettieren erfüllen, können diese in funktionale Klassen gegliedert werden. Man unterscheidet zwischen Füllstoffen, Binde- und Sprengmitteln, Formentrennmitteln und fließregulierenden Stoffen.

Füllstoffe haben die Aufgabe, zusammen mit dem Wirkstoff den größten Beitrag zum Volumen bzw. zur Masse einer Tablette zu leisten. Als Vertreter dieser Hilfsstoffklasse seien die in verschiedenen Formen eingesetzte Laktose sowie Dikalziumphosphat genannt. Als Bindemittel werden hochmolekulare Stoffe wie z. B. mikrokristalline Cellulose eingesetzt. Sie sind in kaltem Wasser nicht quellbar. Wasserquellbarkeit ist eine wesentliche Eigenschaft der als Sprengmittel eingesetzten Hilfsstoffe, wenn von der Gasentwicklung bei Brausetabletten abgesehen wird. Als Vertreter seien modifizierte Stärken wie z. B. Carboxymethylstärke aufgeführt. Diese Hilfsstoffe haben die Aufgabe, Feuchte in den Tablettenkern zu leiten und durch ihr Quellung den Zerfall der Tabletten zu beschleunigen. Sprengmittel werden daher neuerdings auch als Zerfallsbeschleuniger bezeichnet. Formentrennmittel werden eingesetzt, um ein Haften der Preßmasse an den Preßwerkzeugen zu verhindern. Gleichzeitig verringern sie den beim Ausstoßen der Tabletten auftretenden Reibungswiderstand zwischen Tablettensteg und Matrize. Salze höherer Fettsäuren, z. B. Magnesiumstearat, oder diese Fettsäuren selbst sind typische Vertreter dieser Hilfsstoffklasse. Die Gewichtseinheitlichkeit von Tabletten wird durch gleichmäßiges Befüllen des Matrizenvolumens erreicht. Dies setzt voraus, daß die Preßmasse auch bei hohen Preßgeschwindigkeiten frei fließend ist. Um dies zu gewährleisten, werden der Preßmasse in geringen Mengen Fließregulierungsmittel, z. B. kolloidale Kieselsäure (Aerosil), zugesetzt. Das genaue Wirkprinzip dieser Stoffklasse ist noch nicht bekannt. Ihr Zusatz führt jedoch in den Preßmassen zu einer Verringerung der interpartikulären Wechselwirkungen.

14.2 Tablettenpressen

Zum Komprimieren von Preßmassen können zwei unterschiedliche Pressentypen eingesetzt werden, die als Exzenter- bzw. als Rundläuferpressen bezeichnet werden.

14.2.1 Exzenterpressen

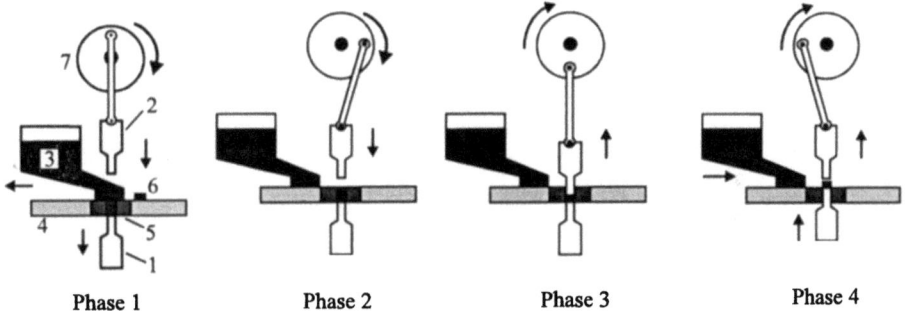

Abb. 14.1: Preßphasen bei einer Exzenterpresse

Das Pressen von Tabletten mit Hilfe von Exzenterpressen kann vereinfachend in vier Phasen gegliedert werden. Sie sind schematisch in Abb. 14.1 dargestellt. Zu Beginn der Phase 1 erreicht der Unterstempel (1) der Presse seine tiefste Position, den unteren Umkehrpunkt, und verschließt die in der Matrize (5) befindliche Bohrung. Die Matrize ist eine Stahlscheibe, die in den Matrizentisch (4) eingelassen werden kann. Der Durchmesser der Matrizenbohrung bestimmt den Durchmesser der beim Preßvorgang entstehenden Tablette. Der Oberstempel (2) erreicht gleichzeitig seine höchste Position. Der die Preßmasse enthaltende Füllschuh (3) ist auf die Matrize vorgeschoben und befüllt die Matrizenbohrung. In der Phase 2 befindet sich der Füllschuh wieder in seiner Warteposition, der Oberstempel wird in die Matrizenbohrung abgesenkt. In der Phase 3 schließlich hat der Oberstempel seine tiefste Position erreicht und übt den maximalen Preßdruck aus. Im Verlauf der weiteren Bewegung der mit dem Antrieb verbundenen Exzenterscheibe (7) wird der Oberstempel wieder aus der Matrizenbohrung herausgehoben. Gleichzeitig bewegt sich der Unterstempel nach oben und stößt die Tablette (6) aus ihrer Form. Während der Unterstempel in seiner höchsten Position verharrt, Phase 4, wird der Füllschuh wieder vorwärts geschoben. Mit seiner Vorderkante schiebt er dabei die Tablette vom Unterstempel. Sobald der Füllschuh seinen vordersten Umkehrpunkt erreicht hat, senkt sich der Unterstempel wieder auf seine tiefste Position ab, die Form wird erneut befüllt, der nächste Preßzyklus beginnt.

Mit Exzenterpressen wird in der Regel pro Preßzyklus nur eine Tablette hergestellt. Es gibt allerdings auch Preßwerkzeuge mit mehreren Stempeln und entsprechend mehreren Bohrungen in der Matrize. Diese Werkzeuge erfordern eine außerordentlich präzise Stempelführung, um Beschädigungen der Stempel zu vermeiden.

Aufgrund ihrer massiven Konstruktion können mit Exzenterpressen außerordentlich hohe Preßdrücke aufgebracht werden, wie sie beispielsweise bei der Verpressung von Tierarzneimitteln benötigt werden.

14.2.2 Rundläuferpressen

Bei einer Rundläuferpresse dreht sich der Rotor, der sowohl den Matrizentisch als auch die damit fest verbundene Halterung der Oberstempel bildet, um eine vertikal stehende Welle, s. Abb. 14.2. Die Oberstempel sind mit vertikaler Bewegungsmöglichkeit in die Oberstempelhalterung eingelassen. In den Matrizentisch sind mehrere Matrizen jeweils konzentrisch über einer Unterstempelführung eingebaut.

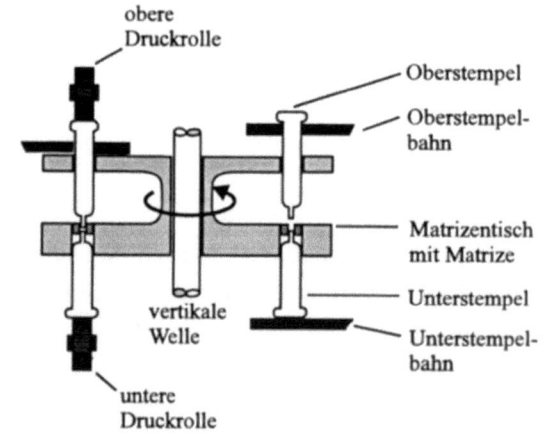

Abb. 14.2: Querschnitt durch den Rotor einer Rundläuferpresse

Die Unterstempel sind in diesen Führungen vertikal verschiebbar. Die gesamte aus Rotor, Unter- und Oberstempeln bestehende Einheit rotiert während des Preßvorganges um die vertikal stehende Welle. Unter- bzw. Oberstempelbahnen, die mit dem Rahmen der Tablettenpresse fest verbunden sind, bewirken die Vertikalbewegung der Unter- und Oberstempel während der Umdrehung des Matrizentisches. Der Fülltrichter und die Tablettenabstreifvorrichtung sind ebenfalls mit dem Rahmen der Presse fest verbunden. Wie Abb. 14.3 zeigt, kann der Preßvorgang auch bei Rundläuferpressen in vier Phasen untergliedert werden. Die Stempel gleiten während ihrer Aufwärtsbewegung auf den entsprechenden Stempelbahnen. Die jeweiligen Abwärtsbewegungen werden durch Niederzugschienen bewirkt.

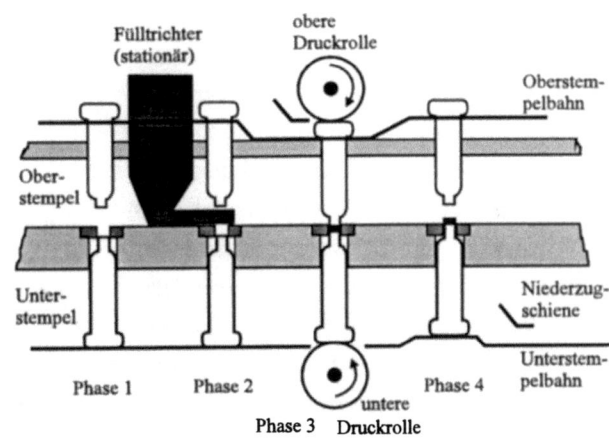

Abb. 14.3: Phasen des Preßvorganges bei einer Rundläuferpresse

An der Preßstation, Phase 3, übertragen die obere und die untere Druckrolle gleichzeitig die zur Tablettierung benötigte Preßkraft. In der Phase 4 wird der Unterstempel durch die Unterstempelbahn angehoben und stößt dabei die Tablette aus der Form. In den Bereichen der Phasen 1 und 2 ist die Unterstempelbahn zur Einstellung der Füllraumtiefe in der Höhe verstellbar.

14.3 Preßkraft/Weg-Diagramme

Die Ober- und Unterstempel als auch die Formwände der Matrizen von Tablettenpressen können mit elektronischen Kraftmeßvorrichtungen ausgerüstet werden. Gleichzeitig kann mit Wegaufnehmern der von den Ober- und Unterstempeln zurückgelegte Weg registriert werden. Es ist somit möglich, zu messen, welchen Druck der Oberstempel während der Pressung auf die Preßmasse ausübt und welcher Teil davon an den Unterstempel und an die Formwände der Matrizen übertragen wird.

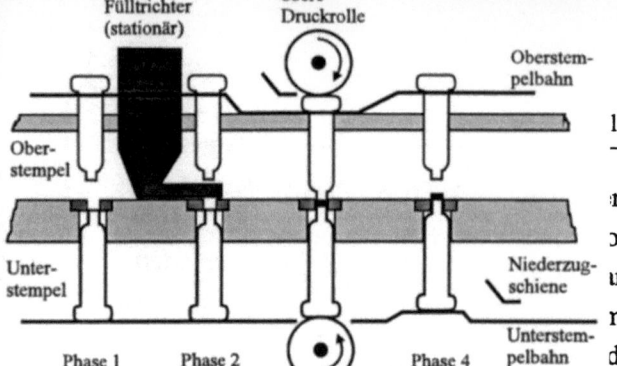

n Preßkräfte über den von ihnen da- erhält man die sogenannten Preß- ren Ergebnissen zu gelangen, ist es npelfläche zu dividieren. Das Preßdruck/Weg-Diagramm transformiert.

In Abb. 14.4 ist ein schematisches Preßkraft/Weg-Diagramm für den Oberstempel einer Exzenterpresse wiedergegeben.

In der Anfangsphase der Kompression, der sogenannten Vorverdichtungsphase A, verdichtet der in die Matrize eintauchende Oberstempel das Schüttgut. Es findet als plastischer Prozeß zunächst eine Verringerung der Schüttgutporosität statt. Die Form der Partikel bleibt unverändert. Die für die Verringerung der Porosität zugeführte Energie kann vom Schüttgut nicht mehr abgegeben werden. Je größer die Schüttgutporosität ist, desto geringer ist die Steigung der Druckkurve in dieser Phase.

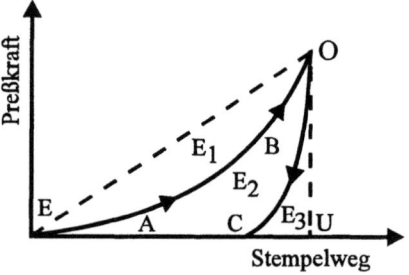

Abb. 14.4: Preßkraft/Weg-Diagramm für eine Exzenterpresse

Die sogenannte Hauptverdichtungsphase B ist durch eine größere Steigung der Druckkurve gekennzeichnet, d. h. bei geringem weiterem Eintauchen des Oberstempels in die Matrize ist ein großer Preßdruck aufzubringen. Es finden Zerkleinerungen der Partikel infolge Gutbettbeanspruchung sowie plastische Verformungen durch Sintern oder festes Fließen statt. Ein in der Regel kleiner Teil der in dieser Phase zugeführten Energie wird elastisch gespeichert. Bei Erreichen der maximalen Eintauchtiefe des Oberstempels, am sogenannten Umkehrpunkt O, wird der maximale Preßdruck ausgeübt.

Wenn sich der Stempel nach Überschreiten des Umkehrpunktes wieder aus der Matrize herausbewegt, sinkt der Druck nicht sofort auf Null ab, sondern es bleibt bis zum Erreichen des Punktes C ein Restdruck bestehen. Dieser kommt z. T. durch Rückfedern der Tablette infolge der elastisch gespeicherten Energie zustande.

Die von der Preßkraft/Weg-Kurve umschlossene Fläche ist proportional zu der von der Tablette durch plastische Verformungen aufgenommenen Energie. Dieser Energiebetrag sollte möglichst groß sein, da er unmittelbar mit der Festigkeit der Tablette verknüpft ist. Die von den Punkten O, C, U begrenzte

Fläche E_3 entspricht der elastisch gespeicherten Energie, die nach Absetzen der Druckspannung wieder freigesetzt wird. Dieser Energiebetrag sollte klein sein, da jede elastische Rückdehnung von Tablettenbestandteilen zu einer Beeinträchtigung der Festigkeit des Tablettengefüges führt.

Preßkraft/Weg-Diagrammen, die in ähnlicher Form auch für Unterstempel aufgenommen werden, kann sowohl jener Kraftanteil, der durch die Preßmasse auf den Unterstempel weitergeleitet wird, die sogenannte **Restkraft**, entnommen werden, als auch die Kraft, die zum Ausstoßen der Tabletten erforderlich ist. Letztere stellt ein Maß für die Reibung der Tablette an der Formwand dar. Sie kann daher zur Auswahl und Optimierung des benutzten Formtrennmittels herangezogen werden.

Die gleichzeitige Aufnahme von Preßdruck/Weg-Diagrammen für Ober- und Unterstempel erlaubt, die Höhe der Tablette im Augenblick des maximalen Kompressionsdruckes zu ermitteln. Aus dem Vergleich dieses Wertes mit der Steghöhe der ausgestoßenen Tablette kann auf die elastische Rückdehnung der Preßmasse zurückgeschlossen werden.

14.4 Theorie der Pulverkompression

Beim Verpressen von Pulvern muß zwischen deren Kompressibilität und deren Komprimierbarkeit unterschieden werden. Die **Kompressibilität** einer Pulverpreßmasse beschreibt deren Fähigkeit, ihr Volumen unter Druck reduzieren zu können. Die **Komprimierbarkeit** dagegen macht eine Aussage über das Vermögen einer Preßmasse, eine Tablette hoher Zug- und Bruchfestigkeit bilden zu können.

14.4.1 Kompressionsverhalten/Kompressibilität von Preßmassen

Die Analyse von Preßdruck/Weg-Diagrammen liefert Informationen über die Kompressibilität von Pulverpreßmassen. Es wurden zahlreiche Versuche unternommen, die Zusammenhänge zwischen dem zur Pressung angelegten Druck p und der Änderung der relativen Dichte D von Preßmassen quantitativ zu beschreiben. Nach Heckel [3, 4] besteht zwischen der Änderung dD der relativen Dichte D einer Preßmasse in Abhängigkeit von der Änderung dp des anliegenden Preßdruckes p die Beziehung

$$\frac{dD}{dp} = K(1-D) \qquad (14.1)$$

Die relative Dichte D ist durch das Verhältnis der Dichte ρ der Preßmasse unter dem Druck p zu ihrer wahren Dichte $ρ_w$ definiert. Sie entspricht somit dem Verdichtungsgrad, der durch 1-ε gegeben ist. ε ist die Porosität der Preßmasse unter dem Druck p. Die unbestimmte Integration von Gl. 14.1 ergibt die sogenannte **Heckel-Gleichung**

$$\ln\left(\frac{1}{1-D}\right) = Kp + C \qquad (14.2)$$

Ist die Masse des zur Preßung eingesetzten Pulvers bekannt, so kann ein Preßdruck/Weg-Diagramm in ein Preßdruck/relative Dichte-Diagramm, **Heckel-Diagramm**, transformiert werden. Wird entsprechend Gl. 14.2 der Quotient 1/(1-D) logarithmisch über dem jeweils zugehörigen Druck p aufgetragen, so können die Parameter der Heckel-Gleichung graphisch bestimmt werden.

Es zeigt sich, daß die Konstante K materialspezifisch ist. Sie ist umgekehrt proportional zur Fließgrenze eines Stoffes, also zu jener Spannung, oberhalb der plastisches Fließen des betreffenden Stoffes zu beobachten ist.

Die Heckel-Diagramme verlaufen erst bei höheren Preßdrücken linear. Unter Verwendung dieser linearen Abschnitte ist es möglich, durch Bestimmung der Materialkonstanten K Preßmassen als plastisch oder als spröde zu klassifizieren [5]. Kleine K-Werte charakterisieren eher spröde, große K-Werte eher plastische Stoffe. In Tabelle 14.1 sind K-Werte für einige pharmazeutisch gebräuchliche Hilfsstoffe zusammengestellt.

Tabelle 14.1: K-Werte für einige pharmazeutisch gebräuchliche Hilfsstoffe (nach [6])

Hilfsstoff	K-Wert [MPa^{-1}]
Saccharose	0.0056
Laktose-Monohydrat	0.0065
Dextrose	0.0076
Natriumchlorid	0.0093
Modifizierte Stärke (Starch 1500)	0.0139
Dextrate (Emdex)	0.0147
Granul. Cellulose (Elcema G 250)	0.0179
Mikrokrist. Cellulose (Avicel PH-101)	0.0200

14.4.2 Komprimierbarkeit – Ansatz nach Leuenberger

14.4.2.1 Komprimierbarkeit reiner Stoffe

Nach Leuenberger [1] wird die Querschnittsfläche A einer Tablette von N_+ bindenden und N_- nichtbindenden Flächen der Größe a gebildet. Es gilt

$$A = (N_+ + N_-)a \tag{14.3}$$

Für die Flächeneinheit a wird eine Größe im Bereich von 20–30 Å^2 angenommen, so daß sich pro Tablettenquerschnitt A sehr viele Kontakte N_0 mit

$$N_0 = N_+ + N_- \tag{14.4}$$

ergeben. Als nichtbindende Flächen werden z. B. Korngrenzen oder Mikroporen angenommen.

Zur Charakterisierung der Tablette soll deren Deformationsfestigkeit nach Hiestand [7] benutzt werden. Diese ist ein Maß für die Plastizität einer Tablette. Es wird angenommen, daß nur die bindenden Kontaktpunkte N_+ zur Deformationsfestigkeit beitragen. Die nicht-bindenden Kontakte verhalten sich inert. Dann gilt für die Deformationsfestigkeit

$$H = \lambda N_+ \tag{14.5}$$

λ ist dabei eine Proportionalitätskonstante. Unter Berücksichtigung von Gl. 14.4 ist dieser Ausdruck identisch mit

$$H = \lambda(N_0 - N_-) \tag{14.6}$$

Maximale Deformationsfestigkeit wird erreicht, wenn die Zahl der nichtbindenden Kontakte N_- gegen Null strebt, $N_- \to 0$. Für diesen Grenzfall folgt

$$H_{max} = \lambda N_{+max} = \lambda N_0 \tag{14.7}$$

Beim Komprimieren einer Pulverpreßmasse nimmt die Zahl der nichtbindenden Kontakte N_- ab. Nach Leuenberger ist die relative Abnahme $-dN_-/N_-$ der nichtbindenden Kontakte proportional zum angelegten Preßdruck p und zur Änderung der relativen Dichte dD.

$$-\frac{dN_-}{N_-} = \gamma\, p\, dD \qquad (14.8)$$

Das unbestimmte Integral von Gl. 14.8 ergibt

$$\ln N_- = -\gamma\, p\, D + C \qquad (14.9)$$

Unter Berücksichtigung der Randbedingung $N_-(P=0) = N_0$ erhält man

$$N_- = N_0 \exp(-\gamma\, p\, D) \qquad (14.10)$$

Daraus folgt unter Verwendung von Gl. 14.5 für die Deformationsfestigkeit einer Tablette

$$H = \lambda\, N_0 \left(1 - \exp(-\gamma\, p\, D)\right) \qquad (14.11)$$

bzw. unter Berücksichtigung von Gl. 14.7

$$\boxed{H = H_{max}\left(1 - \exp(-\gamma\, p\, D)\right)} \qquad (14.12)$$

Der Parameter H_{max} ist eine substanzspezifische Größe. Er wird als Verpreßbarkeitsparameter bezeichnet. Auch bei Anwendung eines unendlich hohen Preßdruckes p, p → ∞, kann dieser Wert nicht überschritten werden.

Der Kompressibilitätsparameter γ beschreibt die „Preßsuszeptibilität" einer Preßmasse. Je größer der Wert von γ ist, desto schneller wird H_{max} erreicht. Dieser Effekt ist andererseits mit einer großen Volumenreduktion bzw. einer großen Änderung der relativen Dichte D verbunden. Zur Bestimmung von γ geht man von der logarithmierten Gl. 14.12 aus

$$\ln\left(1 - H/H_{max}\right) = -\gamma\, p\, D \qquad (14.13)$$

Wird der unter Verwendung der für verschiedene Preßdrücke p ermittelten Deformationsfestigkeiten H eines Stoffes gebildete Ausdruck auf der linken Seite von Gl. 14.13 gegen das Produkt aus p · D aufgetragen, so ist γ durch die Steigung der resultierenden Geraden gegeben.

Zur Bestimmung der Deformationsfestigkeit H wird ein statischer Brinell-Härtetest [1] durchgeführt. Dazu wird eine Kugel vom Radius r mit der Kraft F in die Oberfläche einer mit dem Preßdruck p hergestellten Tablette eingedrückt.

Ist b der Radius des zurückbleibenden Eindruckes, so ist die Deformationsfestigkeit H gegeben durch

$$H = \frac{F}{2\pi r\left(r - \sqrt{r^2 - b^2}\right)} = \frac{F}{2\pi r\left(r - r\sqrt{1 - b^2/r^2}\right)} \qquad (14.14)$$

Ist der Radius r der Prüfkugel sehr viel größer als der Radius b des zurückbleibenden Eindrucks in der Tablettenoberfläche, so vereinfacht sich Gl. 14.14 zu

$$H \approx \frac{F}{2\pi r\left(r - r\left(1 - b^2/2r^2\right)\right)} = \frac{F}{\pi b^2} \qquad (14.15)$$

Die maximale Deformationsfestigkeit H_{max} wurde als Deformationsfestigkeit bei unendlich hohem Preßdruck definiert. Unter dieser Bedingung strebt die relative Dichte D einer Tablette gegen den Wert 1. Werden die bei den Preßdrücken p ermittelten Deformationsfestigkeiten H über der jeweiligen relativen Dichte aufgetragen, so kann die maximale Deformationsfestigkeit H_{max} durch Extrapolation über der relativen Dichte D = 1 abgelesen werden.

Tabelle 14.2 gibt die maximalen Deformationsfestigkeiten H_{max} sowie die Kompressibilitätsparameter für einige gebräuchliche pharmazeutische Hilfsstoffe wieder.

Tabelle 14.2: Maximale Deformationsfestigkeiten H_{max} sowie Kompressibilitätsparameter γ für einige gebräuchliche pharmazeutische Hilfsstoffe

Hilfsstoff	H_{max} [MPa]	$\gamma \times 10^2$ [MPa^{-1}]
Dikalziumphosphat	752.3	0.17
Laktose	534.3	0.32
Mannitol	308.9	0.32
Mikrokrist. Cellulose[1]	168.3	1.33
Natriumchlorid	313.4	0.93
Saccharose	492.9	0.21

[1] Avicel PH-102

Üblicherweise werden Tabletten durch die Bruchfestigkeit charakterisiert. Wie Leuenberger [1] zeigte, kann in Gl. 14.12 die Deformationsfestigkeit H durch die Bruchfestigkeit σ_B ersetzt werden. Es ergeben sich dann allerdings andere Werte für den Kompressibilitätsparameter γ als bei Verwendung der Deformationsfestigkeit. Dann gilt

$$\sigma_B = \sigma_{B\max}\left(1 - \exp(-\gamma' p D)\right) \tag{14.16}$$

Nach Newton et al. [2] läßt sich die Bruchfestigkeit σ_B einer zylinderförmigen Tablette mit dem Radius r_T wie folgt berechnen

$$\sigma_B = \frac{F_{\max.}}{\pi\, d\, r_T} \tag{14.17}$$

F ist dabei die Bruchkraft, d die Tablettendicke. σ_B ist die senkrecht zur Wirkungslinie der Bruchkraft F wirksame Zugspannung.

Bei der Ableitung der Gl. 14.17 wurde explizit angenommen, daß ein sauberer Bruch entlang der Wirkungslinie der Bruchkraft erfolgt. Ist dies nicht der Fall, so führt die Anwendung von Gl. 14.17 zu falschen Aussagen.

Bei der Bestimmung der Bruchfestigkeit, z. B. mit dem Schleuniger–Testgerät, wird mit Hilfe zweier Backen eine Druckspannung analog zu Abb. 14.5 auf eine horizontal liegende Tablette übertragen. Wie aus der Abb. 14.5 zu entnehmen ist, wird die von außen angreifende, durch die Kraft F bewirkte Spannung σ_0 in eine Horizontalspannung σ_x sowie eine Vertikalspannung σ_y und eine Schubspannung τ zerlegt. Wie der Abbildung weiter zu entnehmbar ist, kehrt die Horizontalspannung ihr Vorzeichen um und wird

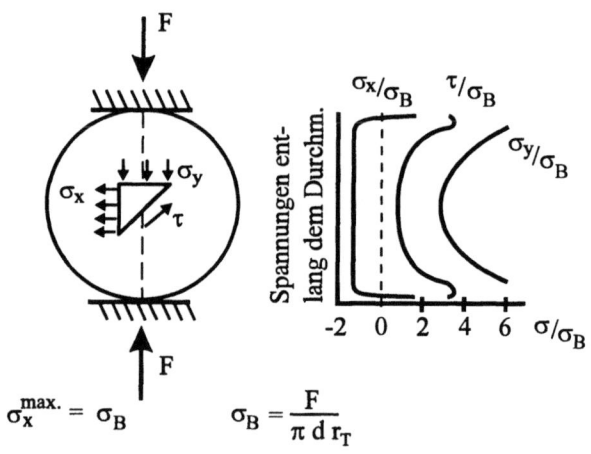

Abb.14.5: Verlauf der Spannungen in einer Tablette bei der Bestimmung der Bruchfestigkeit

so zu einer Zugspannung, die schließlich den Bruch der Tablette bewirkt. Der entsprechende Maximalwert dieser Horizontalspannung wird als Bruchfestigkeit σ_B bezeichnet.

Das Bruchverhalten einer Tablette ist stark davon abhängig, wie die Druckspannung auf die Tablette einwirkt und wie sie infolgedessen zerlegt wird. Wenn daher Angaben zur Bruchfestigkeit von Tabletten gemacht werden, muß das benutzte Testgerät unbedingt angegeben werden.

14.4.2.2 Komprimierbarkeit bei binären Mischungen

Wie im Fall reiner Stoffe A und B ist auch bei binären Mischungen die Deformationsfestigkeit H auf die Anwesenheit bindender Kontakte zurückzuführen. Die Deformationsfestigkeit von Tabletten, die aus Mischungen von Stoffen hergestellt werden, beruht auf den gleichen physikalischen Effekten, die beim Verpressen reiner Stoffe wirksam sind. Dementsprechend sollte Gl. 14.12 nach entsprechender Anpassung in der Lage sein, die Deformationsfestigkeit H_{AB} einer Tablette, welche aus den beiden Stoffen A und B hergestellt wurde, zu beschreiben. Es gilt

$$H_{AB} = H_{max\,AB}\left(1 - \exp(-\gamma_{AB}\,pD)\right) \qquad (14.18)$$

Besteht die Mischung aus x Anteilen der Komponente A und (1−x) Anteilen der Komponente B, so gelten, wie Leuenberger [1] zeigen konnte, für den Kompressibilitätsparameter γ_{AB} und die Deformationsfestigkeit H_{AB} die einfachen Beziehungen

$$\gamma_{AB} = x\gamma_A + (1-x)\gamma_B \qquad (14.19)$$

und

$$H_{max\,AB} = H_{max\,A}^{x} \cdot H_{max\,B}^{(1-x)} \qquad (14.20)$$

Dabei sind $\gamma_{A\,bzw.\,B}$ und $H_{ax\,A\,bzw.\,B}$ die Kompressibilitätsparameter bzw. die Deformationsfestigkeiten der reinen Substanzen.

14.4.3 Hinweise zur Auswahl von Hilfsstoffen

Nur plastisch gut verformbare Preßmassen erlauben die Herstellung mechanisch ausreichend stabiler Tabletten. Spröde Stoffe brechen bei ansteigenden Preßdrücken. Sie sind daher nur dann verpreßbar, wenn zusätzlich plastisch gut verformbare Hilfsstoffe in ausreichender Menge vorhanden sind, um die spröden Stoffe im Preßling einzuschließen.

Anhand der K-Werte aus den Heckel-Diagrammen können plastisch gut verformbare von spröderen Hilfsstoffen unterschieden werden. Je kleiner der K-Wert eines Hilfsstoffes ist, desto spröder ist er. Die sich viskoelastisch verhaltende mikrokristalline Cellulose hat einen K-Wert von 0.02, während die sprödere Saccharose einen K-Wert von nur 0.0056 aufweist, s. Tabelle 14.1. Allerdings ist die maximale Deformationsfestigkeit, die mit mikrokristalliner Cellulose erreicht werden kann, relativ gering, s. Tabelle 14.2. Der hohe Kompressibilitätsparameter γ zeigt, daß die maximale Druckfestigkeit rasch erreicht wird. Die Werte der drei Parameter K-Wert, maximale Deformationsfestigkeit und Kompressibilitätsparameter charakterisieren die mikrokristalline Cellulose als gutes Bindemittel. Der entsprechende Satz von Parametern für Laktose kennzeichnet diese als idealen Füllstoff. Wie der relativ niedrige Wert des Kompressibilitätsparameters aufzeigt, wird die maximale Deformationsfestigkeit nur langsam erreicht, d. h. die zur maximalen Festigkeit führenden Verformungen verlaufen relativ langsam und erfordern hohe Preßdrücke. Zusammen mit dem relativ kleinen K-Wert aus dem Heckel-Diagramm weist dies auf die Fähigkeit zur Ausbildung formschlüssiger Bindungen hin.

Teil 3:

Flüssige Arzneiformen
Allgemeine Qualitätsmerkmale
Grundoperationen

Kapitel 15: Flüssige Arzneiformen

15.1 Allgemeine Qualitätsanforderungen an flüssige Arzneiformen

Flüssige Arzneiformen sind in der Therapie weit verbreitet. Sie werden parenteral, peroral und extern appliziert. Die Qualitätsanforderungen, die an flüssige Arzneiformen gestellt werden, sind von der jeweiligen Applikationsart abhängig.

Zubereitungen, die parenteral oder am Auge angewandt werden, müssen steril sein. Sterilität wird auch für Lösungen gefordert, die als Spülungen eingesetzt werden. Von Zubereitungen zur Anwendung am Auge oder zur Applikation in die Blutbahn wird verlangt, daß sie klar und frei von Teilchen sind. Parenteral zu applizierende Arzneiformen müssen darüber hinaus frei von Pyrogenen sein.

Ist bei Zubereitungen, für die Sterilität gefordert wird, eine Mehrfachentnahme vorgesehen, so muß eine Konservierung vorgenommen werden.

15.2 Grundoperationen bei der Herstellung flüssiger Arzneiformen

Aus der Art der allgemeinen Qualitätsanforderungen und den Eigenschaften des flüssigen Zustandes resultieren die bei der Herstellung flüssiger Arzneiformen anzuwendenden Grundoperationen und Verfahren:
- Filtration zur Trennung von Partikeln und Flüssigkeiten,
- Rühren zur Beschleunigung der Durchmischung,
- Sterilisationsverfahren zur Abtötung von Mikroorganismen und Sporen.

15.3 Eigenschaften von Flüssigkeiten

Es erscheint sinnvoll, vor der Behandlung der Grundoperationen, die bei der Entwicklung und Herstellung von flüssigen Arzneiformen Anwendung finden, ausgewählte spezifische Eigenschaften von Flüssigkeiten näher zu betrachten. Einige von ihnen, z. B. die Oberflächenspannung, wurden bereits im Zusammenhang mit den in Schüttgütern wirksamen Kräften behandelt, Kap. 12. Sie seien daher nur kurz wiederholt.

Im Hinblick auf die Einwirkung von Kräften bzw. Spannungen sind Flüssigkeiten durch folgende Eigenschaften gekennzeichnet: Ruhend sind sie in der Lage, Druckspannungen zu übertragen, eine Übertragung von Zugspannungen ist jedoch nicht möglich. Unter der Einwirkung von Schubspannungen beginnen sie zu fließen, d. h. sie deformieren sich irreversibel. Die Dichte von Flüssigkeiten ist vom jeweiligen Spannungszustand nahezu unabhängig, d. h. Flüssigkeiten sind praktisch inkompressibel.

Diese besonderen Eigenschaften ergeben sich aus der Art der Wechselwirkungen der die Flüssigkeit aufbauenden Moleküle. Sie spiegeln sich in deren Oberflächen- bzw. Grenzflächenspannung, in der inneren Reibung einer strömenden Flüssigkeit sowie in deren gesamtem Strömungsverhalten wieder.

15.3.1 Einwirkung von Zugspannungen / Oberflächenspannung

Greifen Zugspannungen an der Oberfläche einer Flüssigkeit an, so bewirken sie eine Vergrößerung der Flüssigkeitsoberfläche. Wegen der Isotropie der Kräfte im Inneren einer Flüssigkeit sowie wegen der geringen Größe der intermolekularen Wechselwirkungen erfolgt keine Weiterleitung der Zugspannung durch die Flüssigkeit. Die Oberflächenspannung σ, s. 12.2.3.1, beschreibt das Ausmaß der Oberflächenvergrößerung in Abhängigkeit von der Größe der angreifenden Zugspannung.

Um ein Molekül aus dem Inneren der Flüssigkeit bis auf einen Abstand z, der kleiner als der Wechselwirkungsradius r_w ist, an die Oberfläche heranzubringen, muß wegen der dort bestehenden Anisotropie der Kräfte, s. 12.2.3.1, eine Arbeit verrichtet werden. Das bedeutet, daß ein Molekül in der Oberfläche im Vergleich zu einem Molekül im Innern der Flüssigkeit eine um den Betrag dieser Arbeit höhere potentielle Energie aufweist.

Wird also die Oberfläche einer Flüssigkeit um ΔA vergrößert, so muß dafür der Energiebetrag ΔE aufgebracht werden. Der auf den Oberflächenzuwachs ΔA bezogene Energieumsatz ΔE wird als die **spezifische Oberflächenenergie G^S** [erg cm^{-2}] = [mJ m^{-2}] bezeichnet. Es gilt

$$G^S = \frac{\Delta E}{\Delta A} \qquad (15.1)$$

Wie ein Vergleich mit Gl. 12.7 zeigt, ist die spezifische Oberflächenenergie gerade gleich der **Oberflächenspannung** σ. In Tabelle 15.1 sind die Oberflächenspannungen für einige pharmazeutisch gebräuchliche Flüssigkeiten zusammengestellt.

Tabelle 15.1: Oberflächenspannungen einiger gebräuchlicher Lösungsmittel, T = 20 °C

Lösemittel	Oberflächenspannung [mJ m^{-2}]
Wasser	72.8
Glycerin	63.4
Ölsäure	32.5
Ethanol	22.8
n-Octan	21.8

15.3.2 Einwirkung von Schubspannungen / Zähigkeit bzw. Viskosität

Zwischen einer Wand (in Abb.15.1, links) und einer beweglichen Platte (rechts) befinde sich eine dünne Flüssigkeitsschicht der Dicke z. Um die Platte der Fläche A mit einer konstanten Geschwindigkeit v parallel zur Wand zu verschieben, ist eine Kraft F aufzubringen. Es gilt

$$F \approx A \frac{dv}{dz} \quad (15.2)$$

bzw.

$$F = \eta A \frac{dv}{dz} \quad (15.3)$$

dv/dz beschreibt das Geschwindigkeitsgefälle (= Geschwindigkeitsgradient) zwischen den beiden Platten.

Die Proportionalitätskonstante η wird als **dynamische Viskosität** oder **dynamische Zähigkeit** bezeichnet. Sie hat die Dimmension [kg m^{-1} s^{-1}]. Die Flüssigkeitsschichten, die direkt an die Wand bzw. an die Platte angrenzen, sind dort fest adsorbiert. Die beim Ver-

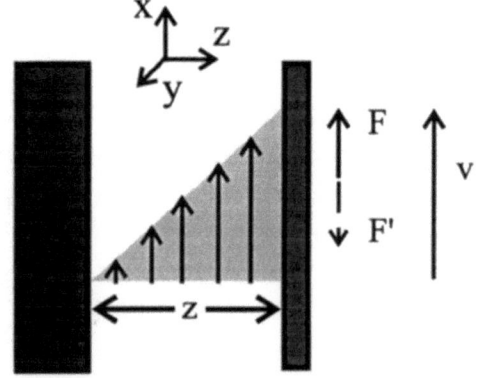

Abb. 15.1: Zur Definition der Viskosität in einer Flüssigkeit

schieben der Platte relativ zur Wand auftretende Reibung ist also eine Reibung zwischen benachbarten Flüssigkeitsschichten und nicht zwischen der Flüssigkeit und den beiden Festkörpern. Die Viskosität stellt also den Widerstand dar, mit dem eine Flüssigkeit beim Einwirken der Kraft F dem freien Fließen entgegenwirkt. Je höher die Viskosität einer Flüssigkeit ist, desto mehr Kraft muß aufgebracht werden, um den gleichen Geschwindigkeitsgradienten zu erzeugen.

Im Hinblick auf die Bildung von Emulsionen soll noch eine andere Bedeutung der Viskosität η angesprochen werden. Zu diesem Zweck werden beide Seiten der Gl. 15.3 mit dv/dz multipliziert und durch A dividiert. Man erhält

$$\frac{F}{A}\frac{dv}{dz} = \eta\left(\frac{dv}{dz}\right)^2 \qquad (15.4)$$

Unter Berücksichtigung des in Abb. 15.1 benutzten Koordinatensystems gilt

$$dv = \frac{dx}{dt} \qquad (15.5)$$

Damit läßt sich die linke Seite von Gl. 15.4 wie folgt umgruppieren

$$\frac{1}{dt} \cdot \frac{Fdx}{Adz} = \eta\left(\frac{dv}{dz}\right)^2 \qquad (15.6)$$

Das Produkt aus der Kraft F und dem infinitesimalen Weg dx entspricht einem Energiezuwachs dE. Das Produkt aus der Fläche A und dem darauf senkrecht stehenden Höhenzuwachs dz entspricht einem Volumeninkrement dV. Der Quotient dE/dV stellt somit die Energie dar, die beim Einwirken der Kraft F in das Volumenelement dV eingebracht wird. Mit dieser Umformulierung erhält man aus Gl. 15.6

$$\frac{1}{dt} \cdot \frac{dE}{dV} = \eta\left(\frac{dv}{dz}\right)^2 \qquad (15.7)$$

Diese Gleichung beschreibt die Geschwindigkeit, mit der sich unter der Einwirkung der Kraft F die Energie dE in dem Volumenelement dV ausbreitet. Die volumenbezogene Ausbreitungsgeschwindigkeit der Energie ist proportional zum Quadrat des Geschwindigkeitsgradienten in der Flüssigkeit. Der Proportionalitätskoeffizient ist durch die Viskosität gegeben. Je höher die Viskosität einer

Flüssigkeit ist, desto schneller erfolgt die Energieausbreitung pro Volumenelement.

Den Kehrwert der dynamischen Viskosität bezeichnet man auch als **Fluidität**. Der Quotient aus dynamischer Viskosität η und Dichte ρ wird als **kinematische Viskosität** $\nu = \eta/\rho$ bezeichnet. Die Einheit ist gegeben durch [$m^2\ s^{-1}$]. Sie entspricht damit einem Diffusionskoeffizienten.

Die Viskosität von Flüssigkeiten nimmt mit steigender Temperatur stark ab. Es gilt

$$\eta = K \exp(b/T) \tag{15.8}$$

Die Konstanten K und b sind für die jeweilige Flüssigkeit experimentell zu ermitteln.

15.3.3 Grenzschichtdicke

Bei der Ableitung der Viskosität wurde die Annahme gemacht, daß die Geschwindigkeit v über den ganzen Abstand z zwischen Wand und Platte linear abfällt. Die Erfahrung zeigt, daß diese Annahme nicht für beliebig dicke Schichten erfüllt ist. Wird ein oberer Grenzwert, die **Grenzschichtdicke D_{lim}**, überschritten, so ist der Geschwindigkeitsgradient nicht mehr linear. Die Dicke D_{lim} dieser Grenzschicht kann wie folgt abgeleitet werden:

Soll eine Platte der endlichen Länge l um ihre Länge gegen die Wand verschoben werden, so muß gegen die Reibung innerhalb der Flüssigkeit eine Arbeit W_R verrichtet werden. Zusätzlich muß die zwischen Wand und Platte befindliche Flüssigkeit beschleunigt werden, es muß ihr die kinetische Energie $E_{kin.}$ zugeführt werden. Die sich aus der Beschleunigung der Platte ergebende Strömung ist nur solange durch die Reibung innerhalb der Flüssigkeit kontrolliert, als die kinetische Energie $E_{kin.}$ kleiner ist als die gegen die Reibung zu verrichtende Arbeit W_R. Für die Arbeit W_R gilt

$$W_R = \eta A \frac{v}{D_{lim}} l \tag{15.9}$$

Die der Flüssigkeit der Dichte ρ zugeführte kinetische Energie $E_{kin.}$ ist gegeben durch

$$E_{kin.} = \int_0^{D_{lim}} \frac{A\rho\, dz}{2} \cdot \left(\frac{v}{D_{lim}} z\right)^2 = \frac{1}{6} A\rho D_{lim} v^2 \qquad (15.10)$$

Aρdz ist die Masse der bewegten Flüssigkeitsschicht und (zv)/D_{lim} die Geschwindigkeit der Schicht im Wandabstand z.
Aus der Forderung $E_{kin.} < W_R$ folgt

$$\frac{1}{6} A\rho D_{lim} v^2 < \eta A \frac{v}{D_{lim}} l \qquad (15.11)$$

oder

$$D_{lim} < \sqrt{\frac{6\eta l}{\rho v}} \qquad (15.12)$$

15.3.4 Strömungsprofile, laminar und turbulent

15.3.4.1 Laminare Strömung zwischen zwei parallelen Flächen

Zwischen zwei parallelen Flächen mit dem Abstand 2d soll eine Flüssigkeit mit konstanter Geschwindigkeit strömen. Wiederum zerlegt man gedanklich die Flüssigkeit parallel zu den Flächen in infinitesimal dünne Schichten. Damit diese aneinander vorbei strömen, muß zur Überwindung der Viskosität η eine Kraft in Richtung der Strömung wirken. Diese resultiert aus einem Druckgefälle in der Flüssigkeit in Strömungsrichtung.

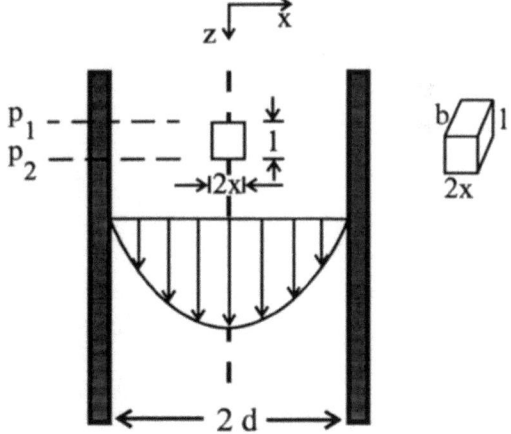

Abb. 15.2: Laminare Strömung zwischen zwei parallelen Flächen

Aufgrund der Viskosität entsteht in der strömenden Flüssigkeit ein Geschwindigkeitsgefälle senkrecht zur Strömungsrichtung. Die Geschwindigkeit v hat bei x = d den Wert v = 0. In der Mitte der strömenden Schicht, bei x = 0, erreicht v seinen Maximalwert.

Für die weiteren Überlegungen sei aus der strömenden Flüssigkeit ein Quader der Dicke 2x, der Tiefe b und der Höhe l herausgegriffen. Dieser Quader bewege sich mit der gleichen Geschwindigkeit wie die rundherum angrenzende Flüssigkeit. An seinen Ober- bzw. Unterflächen greifen die Kräfte $2x \cdot b \cdot p_1$ und $-2x \cdot b \cdot p_2$ an. An den Seitenflächen greifen entsprechend Gl. 15.3 Reibungskräfte an. Da die Flüssigkeit mit konstanter Geschwindigkeit strömen soll, muß die Summe der angreifenden Kräfte Null sein.

$$2 \eta b l \frac{dv}{dx} + 2xb(p_1 - p_2) = 0 \qquad (15.13)$$

Daraus folgt

$$\frac{dv}{dx} = -\frac{x}{\eta} \cdot \frac{(p_1 - p_2)}{l} \qquad (15.13)$$

Durch unbestimmte Integration erhält man

$$v = -\frac{x^2}{2\eta} \cdot \frac{(p_1 - p_2)}{l} + C \qquad (15.14)$$

Unter Berücksichtigung der Randbedingung v = 0 für x = ± d folgt für die Integrationskonstante C

$$C = \frac{d^2}{2\eta} \cdot \frac{(p_1 - p_2)}{l} \qquad (15.15)$$

Der auf die Höhe l bezogene Druckunterschied $(p_1 - p_2)$ wird als Druckgefälle (in Strömungsrichtung z) bezeichnet

$$\frac{(p_1 - p_2)}{l} = \frac{dp}{dz} \qquad (15.16)$$

Somit folgt aus Gl. 15.14

$$v = \frac{1}{2\eta} \cdot \frac{dp}{dz} \left(d^2 - x^2 \right) \qquad (15.17)$$

Daraus wird erkennbar, daß die Spitzen der Geschwindigkeitsvektoren auf einer Parabel liegen.

15.3.4.2 Laminare Strömung durch Rohre

Die Behandlung der laminaren Strömung durch Rohre besteht in einer einfachen Übertragung der Aussagen zur laminaren Strömung zwischen zwei ebenen Flächen auf die Geometrie eines Rohres. Anstelle eines Flüssigkeitsquaders betrachten wir nun einen Flüssigkeitszylinder mit dem Radius r und der Höhe l, an dem die gleichen Kräfte wie im zuvor besprochenen Fall angreifen. Da die Flüssigkeit auch hier mit konstanter Geschwindigkeit strömen soll, muß die Summe der angreifenden Kräfte wiederum Null ergeben. Man erhält also

$$-\eta \cdot 2\pi r \cdot l \cdot \frac{dv}{dr} = \pi r^2 (p_1 - p_2) \tag{15.18}$$

Daraus erhält man durch unbestimmte Integration über dr

$$-\frac{4\eta l}{(p_1 - p_2)} v = r^2 + C \tag{15.19}$$

Aus der Randbedingung v = 0 für r = R folgt

$$0 = R^2 + C \quad \text{bzw.} \quad C = -R^2 \tag{15.20}$$

Damit folgt aus Gl. 15.19

$$v = \frac{(p_1 - p_2)}{4 \cdot \eta \cdot l}\left(R^2 - r^2\right) = \frac{1}{4\eta} \cdot \frac{dp}{dz} \cdot \left(R^2 - r^2\right) \tag{15.21}$$

Aufgrund der Rotationssymmetrie liegen nun die Spitzen der Geschwindigkeitsvektoren auf einem Paraboloid.

15.3.4.3 Die Hagen-Poiseuille-Gleichung

In der Praxis stellt sich oft die Frage nach der Flüssigkeitsmenge (= Volumen), die bei einem gegebenen Druckgefälle durch ein Rohr mit bekanntem Radius R strömen kann. Wie man der Abb. 15.3 entnehmen kann, ist die in der Zeit t durch den Hohlzylinder zwischen r und r + dr strömende Flüssigkeitsmenge dV gegeben durch

$$dV = 2\pi \, r \, dr \, v \, t \qquad (15.22)$$

bzw. unter Berücksichtigung von Gl. 15.21

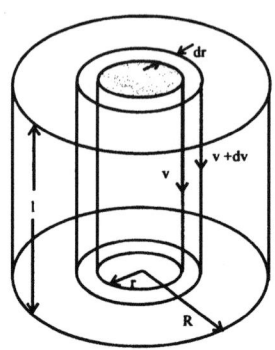

Abb. 15.3: Laminare Strömung in einem Rohr

$$dV = 2\pi \, r \, dr \, \frac{(p_1 - p_2)}{l} \, \frac{1}{4\eta}\left(R^2 - r^2\right)t \qquad (15.23)$$

Durch Integration über den ganzen Querschnitt erhält man

$$V = \frac{\pi(p_1 - p_2)t}{2\eta l} \int_0^R \left(R^2 - r^2\right) r \, dr \qquad (15.24)$$

bzw.

$$\boxed{V = \frac{\pi R^4 (p_1 - p_2) t}{8\eta l}} \qquad (15.25)$$

Die Gl. 15.25 wird auch als **Hagen-Poiseuille-Gleichung** bezeichnet.

15.3.4.4 Übergang von laminarer zu turbulenter Strömung

Flüssigkeiten sind praktisch inkompressibel. Wird eine Röhre mit unterschiedlichen Querschnitten von einer gleichmäßig dichten Flüssigkeit durchströmt, so fließt pro Zeiteinheit durch jeden Querschnitt A die gleiche Flüssigkeitsmenge (= Masse). Es gilt die sogenannte Kontinuitätsgleichung

$$A_1 v_1 \rho = A_2 v_2 \rho \quad \text{oder} \quad A_1 v_1 = A_2 v_2 \qquad (15.26)$$

Hat die Flüssigkeit im engeren Teil A_2 des Rohres, Abb. 15.4, eine höhere Geschwindigkeit, v_2, so muß sie nach den Gesetzen der Mechanik eine Beschleunigung erfahren haben, d. h. es müssen Kräfte an ihr angegriffen haben. Damit aber Kräfte an einer Flüssigkeit angreifen können, muß in ihr ein Druckgefälle bestehen. Daraus folgt, daß dort wo in einer Flüssigkeit die Geschwindigkeit zunimmt, der Druck abnehmen muß.

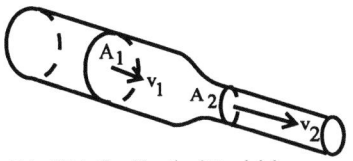

Abb. 15.4: Zur Kontinuitätsgleichung

Es sei zunächst angenommen, daß eine Flüssigkeit ein Rohr laminar durchströme, d. h. sie verläuft in parallelen Stromlinien. Tritt nun an irgendeiner beliebigen Stelle eine kleine Störung auf, so kann dies zu einer „Verbiegung" einer Stromlinie führen. Die dieser verbogenen Stromlinie folgende Flüssigkeit hat damit einen längeren Weg zurückzulegen, als die sich weiterhin geradlinig bewegende Flüssigkeit. Daraus folgt, daß sie schneller fließen muß, um den Kontinuitätsbedingungen zu genügen. Eine Erhöhung der Geschwindigkeit v in einer gekrümmten Stromlinie ist wegen des Trägheitsgesetzes auf der konvexen Seite der Stromlinie mit einer Druckerhöhung, auf der konkaven Seite aber mit einer Druckabnahme verbunden. Wären allein die zum Produkt ρv^2 proportionalen Trägheitskräfte wirksam, so würde sich die Störung verstärken, die Strömung würde instabil. Dieser Verstärkung der Störung wirkt die Viskosität entgegen. Ihr Einfluß ist proportional zur absoluten Größe η der Viskosität sowie zur Strömungsgeschwindigkeit v und umgekehrt proportional zum Durchmesser des Rohres.

Ob nun unter dem Einfluß der Störung eine Flüssigkeit weiterhin stabil strömt oder turbulent wird, hängt davon ab, ob der Trägheitseinfluß oder der Reibungseinfluß überwiegt. Die relative Größe dieser beiden Einflüsse wird durch den Quotienten

$$\frac{\text{Trägheitseinfluß}}{\text{Reibungseinfluß}} \approx \frac{\rho v^2}{v \eta / r} = \frac{\rho r v}{\eta} = \text{Re} \qquad (15.24)$$

beschrieben. Die dimensionslose Zahl Re wird als Reynolds-Zahl bezeichnet. Überschreitet die Reynolds-Zahl den kritischen Wert 1200, so findet ein Übergang von der laminaren zur turbulenten Strömung statt.

Kapitel 16: Filtrieren

Filtrieren ist ein Prozeß, bei dem die Phasen eines Zwei-Phasen-Systems voneinander getrennt werden. Eine der beiden Phasen besteht aus einem dispers vorliegenden Feststoff, während die zweite, kohärente Phase gasförmig oder flüssig sein kann. Die Abtrennung erfolgt mit Hilfe eines sogenannten Filtermittels. In der Umgangssprache verwendet man den Begriff „Filter" sowohl für das Filtermittel als auch für das zur Filtration benutzte Gerät. Hier soll der Begriff „Filter" das Filtermittel bezeichnen.

Filtration mit gasförmiger kohärenter Phase wird z. B. bei der Reinigung von Luft oder zur Überwachung der Luftreinheit in Sterilbereichen oder anderen Bereichen mit hohen Anforderungen an die Luftreinheit angewandt. Obwohl diese Filtration gerade im Hinblick auf die Überwachung der Luftreinheit in pharmazeutischen Produktionsbereichen eine breite Anwendung erfährt, soll sie hier nicht ausführlicher behandelt werden.

Technologisch weit verbreitet ist jene Filtration, bei der die disperse Feststoffphase von einer kohärenten Flüssigphase abgetrennt wird. Sie findet Anwendung z. B. beim Klären von Extrakten, beim Wiedergewinnen gefällter Wirk- oder Hilfsstoffe, bei der aseptischen Herstellung von Pulvern für Injectabilia oder bei der Entfernung von Partikeln und/oder Keimen aus Parenteralia und bei der Gewinnung von Reinstwasser, um nur einige Beispiele zu nennen.

16.1 Filtrationsarten

Je nach Gliederungskriterium lassen sich unterschiedliche Filtrationsarten unterscheiden:
- Gliedert man nach der Art, wie der Feststoff zurückgehalten wird, so kann zwischen kuchenbildender Filtration, Tiefenfiltration und Querstromfiltration unterschieden werden.
- Gliedert man nach der Größe der abzutrennenden Feststoffteilchen, so ergibt sich folgende Gliederung:
  - Filtration: Die Teilchen haben Abmessungen im Bereich von 1 µm bis zu 1 mm. Typische Anwendungen sind z. B. die Partikel- und Faserentfernung bei der Herstellung von Parenteralia.

- Mikrofiltration (MF): Die Teilchengrößen liegen in einem Bereich von rund 500 nm bis zu 1 µm. Eine typische Anwendungen besteht in der Entfernung von Mikroorganismen bei der Sterilfiltration von Lösungen.
- Ultrafiltration (UF): Bei diesem Filtrationstyp liegen die Teilchengrößen in einem Bereich von 100 bis 500 nm. Sie findet Anwendung, wenn Kolloide aus kolloidalen Lösungen oder auch Pyrogene, wie z. B. Proteine, zu entfernen sind.
- Nanofiltration (NF): Sie umfaßt den Teilchengrößenbereich unterhalb von 1 nm. Sie wird angewandt, um größere Moleküle oder Ionen aus wäßrigen Medien zu entfernen. Eines der Hauptanwendungsgebiete ist die Reinstwassergewinnung durch Umkehrosmose.

16.1.1 Kuchenbildende Filtration

Die kuchenbildende Filtration ist dadurch gekennzeichnet, daß sich die Feststoffpartikel ausschließlich auf der Filteroberfläche niederschlagen und so einen Filterkuchen bilden. Je nach Größe der abzutrennenden Partikel können die Filter in Form von Sieben, Filtertüchern oder Membranen vorliegen, wobei die Membranen aus Papier oder Polymermaterialien bestehen können. Die Filteroberfläche ist so glatt, daß keine Partikel in das Innere des Filters eindringen können. Da sich die Partikel ausschließlich auf der Filteroberfläche anreichern, wird diese Filtration auch als **Oberflächenfiltration** bezeichnet.

16.1.2 Tiefenfiltration

Die Filter, die zur Tiefenfiltration eingesetzt werden, können aus größeren Körnern, z. B. Aktivkohlefilter, oder aus Fasern bestehen. Beiden Materialien ist gemeinsam, daß sie das Eindringen von kleinen Feststoffpartikeln in das Filter erlauben. Diese werden im Filter durch physikalisch-chemische Wechselwirkungen mit den inneren Oberflächen des Filtermaterials an dieses adsorbiert.

In der pharmazeutischen Technologie wird insbesondere bei der Herstellung von Parenteralia stets ein Membranfilter hinter ein Tiefenfilter geschaltet, um sicherzustellen, daß etwaige körnige oder faserige Bestandteile des Tiefenfilters, die mit dem Eluat ausgewaschen werden können, durch das Membranfilter zurückgehalten werden. Nur so können die von den Arzneibüchern bezüglich der Partikelfreiheit gesetzten Grenzen eingehalten werden.

16.2 Vorgehensweisen beim Filtrieren

Bei der Filtration sind grundsätzlich zwei Vorgehensweisen zu unterscheiden:
- Man bringt ein definiertes Volumen einer Suspension (Trübe) in die Filtriervorrichtung ein und läßt dann den Behälter unter dem Einfluß der Schwerkraft ausfließen.
- Man führt der Filtriervorrichtung die Suspension in einem konstanten Volumenstrom zu. Die Filtration kann dann entweder ebenfalls unter der Einwirkung der Schwerkraft oder aber durch Anlegen eines Zusatzdruckes vor bzw. eines Unterdruckes nach dem Filter erfolgen. Die Dicke des Filterkuchens wächst mit der Dauer der Filtration stetig an.

Die erste Vorgehensweise wird vorwiegend in der Entwicklung sowie bei der Herstellung von Kleinchargen eingesetzt. Bei der Verarbeitung von Großchargen kommt aus ökonomischen als auch aus hygienischen Gründen vorwiegend die zweite Vorgehensweise zum Einsatz.

Je nachdem, ob der Filterkuchen Abfall oder ein weiter zu verarbeitendes Zwischenprodukt ist, muß dieser bei beiden Vorgehensweisen von Zeit zu Zeit entweder zusammen mit dem Filter entsorgt oder aber vom Filter abgetrennt und weiterverarbeitet werden. Vor allem bei der zweiten Vorgehensweise müssen dafür Abbruchkriterien definiert und erarbeitet werden. Als solche können z. B. die Höhe des Filterkuchens oder ein maximaler Druckverlust bei der Durchströmung des Filterkuchens in Frage kommen.

Es sollen nun die Gleichungen abgeleitet werden, die erforderlich sind, um Abbruchkriterien für einen Filtrationsprozess definieren zu können.

16.2.1 Filtration im Schwerefeld bei abnehmendem Flüssigkeitsüberstand

In der Regel ist bei dieser Filtrationsart die Dicke des sich bildenden Filterkuchens gering. In vielen Fällen ergibt sich nicht einmal eine geschlossene Filterkuchenfläche. Für die weitere Behandlung dieses Filtrationsvorganges sei die in Abb. 16.1 dargestellte Geometrie angenommen.
Läßt man den Behälter über dem Filter leerlaufen, so ändert sich die Höhe h des Flüssigkeitsüberstandes. Für den Volumenstrom gilt

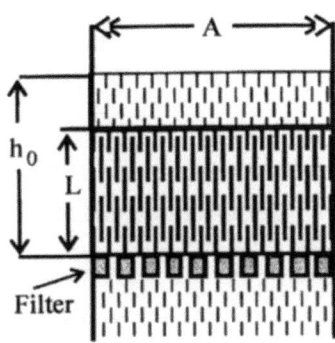

Abb. 16.1: Filtration im Schwerefeld. h_o = Höhe der Flüssigkeitssäule bei t=0, L = Höhe des Filterkuchens, A = Filterquerschnitt

$$\dot{V}(t) = \frac{dV}{dt} = A\frac{dh(t)}{dt} \qquad (16.1)$$

Da kein zusätzlicher Druck auf die Flüssigkeit ausgeübt werden soll, gilt für den Druckunterschied $\Delta p(t)$ zum Zeitpunkt t

$$\Delta p(t) = \rho g h(t) \qquad (16.2)$$

Die Abnahme der Höhe der Flüssigkeitssäule mit der Zeit t ist proportional zum Druckgefälle.

$$-\frac{dh(t)}{dt} \sim \Delta p(t) = \rho g h(t) \qquad (16.3)$$

bzw.

$$-\frac{dh(t)}{dt} = \frac{B}{\eta L}\rho g h(t) \qquad (16.4)$$

B wird als Durchlässigkeit des Filters und gegebenenfalls des Filterkuchens bezeichnet. Sie beschreibt die durch die Porosität ε und das Quadrat der mittleren Teilchengröße im Filterkuchen bestimmten Eigenschaften der durchströmten Schicht. B hat demnach die Dimension [cm²]. η bezeichnet die dynamische Zähigkeit (= Viskosität) der Flüssigkeit. Zur Lösung dieser Differentialgleichung führt man zunächst eine Trennung der Variablen durch und integriert über die Zeit von 0 bis t. Dabei ist die Anfangsbedingung für die Höhe h zu beachten, h(t=0) = h_0. Man erhält

$$h(t) = h_0 \exp(-\frac{B}{\eta L}\rho g t)$$ (16.5)

Durch Einsetzen der Gl. 16.4 in Gl. 16.1 erhält man analog für den Volumenstrom

$$\dot{V}(t) = \frac{dV}{dt} = A\frac{B}{\eta L}\rho g h_0 \exp(-\frac{B}{\eta L}\rho g t)$$ (16.9)

Der Ausdruck $\frac{B}{\eta L}\rho g$ hat die Dimension [s^{-1}]. Sein Kehrwert kann daher als eine Zeit betrachtet werden. Sie soll mit t* bezeichnet werden. Damit ergibt sich für den Volumenstrom

$$\dot{V}(t) = \frac{dV}{dt} = \frac{A h_0}{t^*} \exp(-\frac{t}{t^*})$$ (16.10)

Die Zeit t_s, die benötigt wird, bis der Flüssigkeitsspiegel die Schichtoberfläche erreicht, wird als **Filtrationszeit** bezeichnet. Zu diesem Zeitpunkt gilt, s. Abb. 16.1, h(t) = L. Damit folgt unter Berücksichtigung der Definition von t* aus Gl. 16.5

$$t_s = t^* \ln\frac{h_0}{L}$$ (16.8)

Hat die Flüssigkeit die Oberfläche der Schicht erreicht, so beginnt deren Entfeuchtung. Um Wasser aus dem Kapillarbett der Schicht zu entfernen, muß der sogenannte Eintrittskapillardruck p_E (s. Gl. 12.39) überwunden werden. Das heißt, die Schwerkraft wird um den Eintrittskapillardruck p_E verringert. Wird kein zusätzlicher äußerer Druck angewandt, so sinkt die Flüssigkeitssäule in der Schicht maximal bis zum Erreichen der mittleren kapillaren Steighöhe $\bar{h}_K$ ab. Eine Filtration im Schwerefeld ist also nur dann sinnvoll anzuwenden, wenn die Schichtdicke L deutlich größer als die mittlere kapillare Steighöhe $\bar{h}_K$ ist.

Aufgabe: Filtration unter dem Einfluß der Schwerkraft

Für einen gegebenen Prozeß sei die Entwässerung eines Filterkuchens ausreichend, wenn die feuchtbleibende Schicht nicht mehr als 10 % der Gesamtmasse beträgt. Der Filterquerschnitt A sei über die ganze Höhe konstant.
Nach Gl. 12.35 gilt für die kapillare Steighöhe h_K

$$h_K = 6\kappa \frac{\sigma \cos\alpha}{\rho g} \frac{1-\varepsilon}{\varepsilon} \frac{1}{d_{32}}$$

Für den Korrekturfaktor 6κ wird der Wert 8 angenommen (unregelmäßig geformte Teilchen). Wie hoch muß Schichtdicke mindestens sein, wenn die obige Bedingung erfüllt sein soll und die Partikel einen Sauter-Durchmesser von $d_{32} = 100$ μm aufweisen. Die Porosität der Schicht betrage $\varepsilon = 0.4$.

Lösung:
Die Grenzflächenspannung von Wasser beträgt 0.072 N/m. Da die Schicht praktisch voll benetzbar ist, wird ein Kontaktwinkel $\alpha = 13.5\,°$ ermittelt.
Einsetzen in obige Gl. ergibt

$$h_K = \frac{8 \cdot 0.070}{1000 \cdot 9.82} \cdot \frac{0.6}{0.4} \cdot \frac{1}{10^{-4}} \quad \frac{Nm^{-1}}{kg\,m^{-3}\ m\,s^{-2}\ m} = \frac{8.55 * 10^{-5}}{d_{32}} = 0.86\ m$$

Wenn die Schicht nur noch 10 % des Ausgangswassers enthalten soll, müßte bei den gegebenen Daten die Schichtdicke mindestens 8.6 m betragen. Das heißt also, der vorliegende Filterkuchen muß durch Anlegen eines zusätzlichen äußeren Druckes entwässert werden.

16.2.2 Filtration bei konstantem Volumenstrom

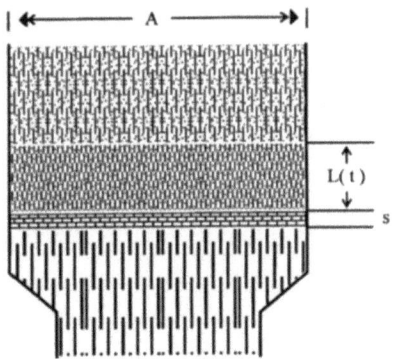

Abb. 16.2: Filtration bei konstantem Volumenstrom

Zur Behandlung der Filtration mit konstantem Volumenstrom sei die in Abb. 16.2 dargestellte Geometrie angenommen: A kennzeichne die Filterfläche, L(t) beschreibt die Höhe des Filterkuchens, s stellt die Dicke des Filters dar. Die Flüssigkeit oberhalb des Filterkuchens stellt die mit Feststoff beladene flüssige Phase, die **Suspension**, dar. Sie wird auch als **Trübe** bezeichnet. Die vom Feststoff abgetrennte, das Filter verlassende Flüssigkeit wird als **Filtrat** bezeichnet. Der Suspensionszulauf setzt sich additiv aus zwei Teilvolumina zusammen, dem Flüssigkeitsvolumen V(t) sowie dem Feststoffvolumen $V_s(t)$

$$\text{Suspensionszulauf} = V(t) + V_s(t) \tag{16.9}$$

Für die weiteren Überlegungen wird angenommen, daß sich die Konzentration der Suspension im Laufe der Zeit nicht ändert und überall den gleichen Wert aufweist. Die Konzentration kann sowohl als Massenkonzentration c_m oder als Volumenkonzentration c_V angegeben werden. Es gilt

$$c_m = \frac{m_s(t)}{V(t) + V_s(t)} \tag{16.10}$$

bzw.

$$c_V = \frac{V_s(t)}{V(t) + V_s(t)} \tag{16.11}$$

Die Abtrennung des Feststoffanteils soll als reine kuchenbildende Filtration erfolgen. Der Durchströmungswiderstand des Filters als auch der des sich bildenden Filterkuchens soll praktisch ausschließlich auf Reibungskräften beruhen. Da die Reynolds-Zahl als Verhältnis von Trägheitseinfluß und Einfluß der Reibungskräften definiert ist, heißt dies, daß die Filtration bei sehr kleinen Reynolds-Zahlen erfolgen soll. Diese Bedingung, die **zähes Fließen** kennzeichnet, ist bei kleinen Porenweiten, bei kleinen Durchströmungsgeschwindigkeiten und/oder großer Zähigkeit der Fluide erfüllt.

Filterkuchen und Filter setzen der durchströmenden Flüssigkeit einen Widerstand entgegen, der zu einem Druckverlust Δp führt. Dieser setzt sich additiv aus den beiden Druckverlusten zusammen, die durch das Filter Δp_F bzw. den Filterkuchen Δp_K bedingt sind.

$$\Delta p = \Delta p_F + \Delta p_K \tag{16.12}$$

Zur Ableitung der Filtergleichung sollen zunächst die Beziehungen für die beiden einzelnen Druckverluste abgeleitet werden. Wie man leicht einsieht, gilt für den Druckabfall Δp_F über einem Filter der Dicke s mit der Filterdurchlässigkeit B_F

$$\Delta p_F = \frac{s}{B_F} \eta \frac{1}{A} \cdot \frac{dV}{dt} \tag{16.13}$$

Wie bereits oben ausgeführt wurde, ist die Filterdurchlässigkeit eine für ein gegebenes Filter charakteristische Größe. Der Quotient aus Filterdicke und Filterdurchlässigkeit ist damit nur durch Parameter des Filters bestimmt. Er wird deshalb auch als **Filterwiderstand** β bezeichnet.

$$\beta = \frac{s}{B_F} \quad cm^{-1} \qquad (16.14)$$

Für den Druckverlust über das Filter ergibt sich somit

$$\Delta p_F = \beta \cdot \eta \cdot \frac{1}{A} \cdot \frac{dV}{dt} \qquad (16.15)$$

Für den Druckverlust über dem Filterkuchen gilt analog zu Gl. 16.13

$$\Delta p_K = \frac{L(t)}{B_K} \eta \frac{1}{A} \cdot \frac{dV}{dt} \qquad (16.16)$$

Im Hinblick auf die weitere Ableitung der Filtergleichung scheint es sinnvoll, die Zahl der Variablen zu reduzieren, da die Dicke des Filterkuchens und der Volumenstrom voneinander abhängig sind.

Der reziproke Wert der Durchlässigkeit des Filterkuchens B_K wird auch als **spezifischer Filterkuchenwiderstand** α_V bezeichnet.

$$\alpha_V = \frac{1}{B_K} \quad m^{-2} \qquad (16.17)$$

Er wird als zeitunabhängig angenommen.

Es wurde vorausgesetzt, daß der Feststoffanteil in der Suspension homogen verteilt ist und über die Dauer der Filtration gleich bleibt. Die Dicke L(t) des sich bildenden Filterkuchens ist damit proportional zu dem bis zu einem gegebenen Zeitpunkt t durchgesetzten Flüssigkeitsvolumen V(t), d. h. L(t) ~ V(t). Da aber für das Volumen $V_K(t)$ des Filterkuchens gilt,

$$V_K(t) = L(t) \cdot A \qquad (16.18)$$

folgt, daß auch dieses dem durchgesetzten Flüssigkeitsvolumen proportional ist, d. h. $V_K(t) = \kappa_V V(t)$. Das Verhältnis des gebildeten Filterkuchenvolumens zum Volumen der durchgesetzten Flüssigkeit ist somit konstant.

$$\frac{V_K(t)}{V(t)} = const. = \kappa_V \qquad (16.19)$$

Somit folgt für die Dicke L(t) des Filterkuchens

$$L(t) = \kappa_V \frac{V(t)}{A} \quad (16.20)$$

Damit ist die meßtechnisch schwer zugängliche Dicke L(T) des Filterkuchens durch das leichter meßbare Filtratvolumen V(t) ersetzt. Mit dieser Umformung folgt aus Gl. 16.16 für den Druckverlust Δp_K am Filterkuchen

$$\Delta p_K = \eta \kappa_V \alpha_V \frac{V(t)}{A^2} \frac{dV}{dt} \quad (16.21)$$

Unter Verwendung der beiden Gln. 16.15 und 16.21 folgt für den Gesamtdruckabfall

$$\boxed{\Delta p = \frac{\eta}{A} \left\{ \frac{\alpha_V \kappa_V}{A} \cdot V(t) + \beta \right\} \cdot \frac{dV}{dt}} \quad (16.22)$$

Diese Gleichung wird als **Filtergleichung** bezeichnet. Sie beschreibt den Zusammenhang zwischen den Variablen Druckverlust und Filtratvolumen als „Prozeßkennzahlen". Die übrigen Parameter sind Konstanten, die durch die Wahl der Filtrationsbedingungen, also der Filterfläche A, der Viskosität der Flüssigkeit η sowie den Filterkonstanten α, κ und β, festgelegt sind.

Aus dem Volumen V_K des Filtratkuchens läßt sich durch Multiplikation mit der Dichte ρ_K des trockenen Filtratkuchens auch dessen Masse errechnen. Dementsprechend lassen sich die beiden Konstanten α_V und κ_V auch als massebezogene Konstanten α_M bzw. κ_M darstellen. Je nach Darstellung dieser Konstanten ergeben sich für sie unterschiedliche Zahlenwerte in der Filtergleichung, ihre grundsätzliche Form ändert sich jedoch nicht, so daß für sie auch folgende allgemeine Form angegeben werden kann

$$\Delta p = \frac{\eta}{A} \left\{ \frac{\alpha \kappa}{A} \cdot V(t) + \beta \right\} \cdot \frac{dV}{dt} \quad (16.23)$$

Die Gl. 16.20 stellt den Zusammenhang zwischen der Kuchendicke und dem Filtratvolumen dar. Beide Größen sind zeitabhängig. Die zeitliche Änderung der Filterkuchendicke L(t) stellt damit die Geschwindigkeit dar, mit welcher der

Filterkuchen gebildet wird. Somit erhält man für die Kuchenbildungsgeschwindigkeit $v_K(t)$

$$v_K(t) = \frac{dL}{dt} = \frac{\kappa_V}{A}\frac{dV}{dt} = \frac{\kappa_V}{\eta}\frac{\Delta p(t)}{\alpha_V L(t) + \beta} \qquad (16.24)$$

16.2.2.1 Lösung der Filtergleichung

Grundsätzlich lassen sich alle möglichen Betriebsweisen von Filteranlagen auf drei Grundtypen zurückführen:
- Filtration bei konstanten Druckverlust Δp,
- Filtration bei konstantem Filterdurchsatz, dV/dt = const.,
- Filtration bei geregeltem Betrieb. Bei dieser Betriebsweise wird der Druckverlust in Abhängigkeit vom Filterdurchsatz nachgeregelt.

Hier soll nur der Betrieb bei konstantem Druckverlust näher betrachtet werden. Die Lösung der Filtergleichung in der allgemeinen Form, Gl. 16.23, kann durch einfache Integration erfolgen. Dazu wird die Gleichung unter Trennung der Variablen geringfügig umgeformt.

$$dt = \frac{1}{\Delta p}\left[\frac{\eta\alpha\kappa_V}{A^2}V(t) + \frac{\eta\beta}{A}\right]dV \qquad (16.25)$$

Unter Berücksichtigung der Anfangsbedingung $V(t = 0) = 0$ erhält man durch gliedweises Integrieren

$$t = \frac{\eta\alpha\kappa_V}{2A^2\Delta p}V^2(t) + \frac{\eta\beta}{A\Delta p}V(t) \qquad (16.26)$$

Das Filtratvolumen $V(t)$ ist bei konstantem Druckverlust also eine quadratische Funktion der Zeit. Lösen der quadratischen Gleichung ergibt

$$V(t) = \sqrt{\left(\frac{\beta A}{\alpha\kappa_V}\right)^2 + \frac{2A^2\Delta p}{\eta\alpha\kappa_V}t} - \frac{\beta A}{\alpha\kappa_V} \qquad (16.27)$$

Diese Gleichung beschreibt die in Abb. 16.7 wiedergegebene Filterkurve bei der Betriebsweise Δp = const..
Durch Ableiten nach der Zeit folgt für den Volumenstrom

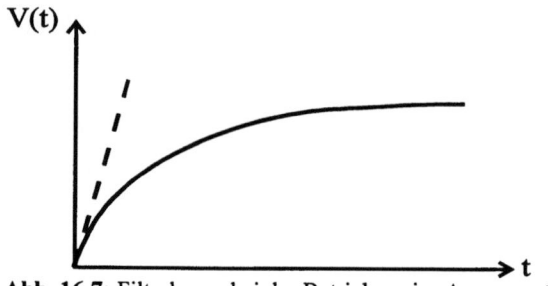

Abb. 16.7: Filterkurve bei der Betriebsweise Δp = const.

$$\frac{dV}{dt} = \frac{A\,\Delta p}{\sqrt{(\eta\beta)^2 + (2\,\alpha\,\kappa_V\,\beta\,\Delta p)\,t}} \qquad (16.28)$$

Betrachtet man den Beginn der Filtration, also bei t = 0, so liegt noch kein Filterkuchen vor. Der Volumenstrom dV/dt wird nur durch den Filterwiderstand β abgeschwächt. Es folgt aus Gl. 16.28

$$\frac{dV}{dt} = \frac{A\,\Delta p}{\eta\,\beta} \qquad (16.29)$$

Diese Gleichung beschreibt den Volumenstrom in der Anfangsphase der Filtration, also bei kleinen Werten von t, gestrichelte Gerade in Abb. 16.7. Im weiteren Verlauf der Filtration baut sich ein merklicher Filterkuchen auf, dementsprechend ist sein Beitrag zum Gesamtwiderstand nicht mehr zu vernachlässigen. In der Regel wird der Widerstand des Filterkuchens deutlich größer als der Widerstand des Filters, so daß in Gl. 16.27 die Terme vernachlässigt werden können, die den Filterwiderstand β enthalten. Man erhält dann für das Filtratvolumen

$$V(t) = \sqrt{\frac{2\,A^2\,\Delta p}{\alpha\,\eta\,\kappa_V}\,t} \qquad (16.30)$$

Der Verlauf der Filterkurve ist nun vom Einfluß des Filterkuchenwiderstandes bestimmt.

Der auf die Filterfläche A bezogene Volumenstrom dV/dt wird als **Filtrationsgeschwindigkeit** v_F bezeichnet. Unter Verwendung von Gl. 16.28 erhält man

$$v_F = \frac{1}{A} \cdot \frac{dV}{dt} = \frac{\Delta p}{\sqrt{(\eta \beta)^2 + (2 \Delta p \eta \alpha \kappa_V) t}} \qquad (16.31)$$

Wie aus dieser Funktion zu erkennen ist, nimmt die Filtrationsgeschwindigkeit mit der Zeit ab.

In Gl. 16.20 wurde eine Beziehung für die Dicke L(t) des Filterkuchens gefunden. Für die Bildungsgeschwindigkeit v_K des Filterkuchens gilt demnach

$$v_K = \frac{dL}{dt} = \frac{\kappa_V}{A} \frac{dV}{dt} = \frac{\kappa_V \Delta p}{\sqrt{(\eta \beta)^2 + (2 \Delta p \eta \alpha \kappa_V) t}} \qquad (16.32)$$

16.2.3 Empirische Bestimmung der Filtrationskonstanten bei Δp = const.

Mit Hilfe der Filtergleichung bzw. der aus ihr abgeleiteten Ausdrücke für die Dauer der Filtration, Gl. 16.26, bzw. für das Filtratvolumen, Gl. 16.27, kann ein Filtrationsvorgang vollständig beschrieben werden, sofern die Filtrationskonstanten α_V, β und κ_V bekannt sind. Üblicherweise werden diese Konstanten im Verlauf der Verfahrensentwicklung experimentell ermittelt. Dies erfolgt unter Bedingungen, die den Ähnlichkeitskriterien genügen, so daß eine direkte Übertragung vom Entwicklungs- auf den Produktionsmaßstab möglich ist (s. 5.8).

Die Konstante κ_V kann mit Hilfe ihrer Definitionsgleichung, Gl. 16.19, berechnet werden. Man verwendet dazu die Dicke des Filterkuchens L_K sowie das Filtratvolumen V am Ende der Filtrationszeit t. Es gilt dann

$$\kappa_V = \frac{A L_K}{V} \qquad (16.33)$$

Zur Bestimmung der übrigen Parameter geht man von der Gleichung für die Filtrationszeit t, Gl. 16.26, aus. Da jeder Term auf der rechten Seite der Gleichung das Filtratvolumen V(t) enthält, dividiert man die ganze Gleichung durch V(t). Es ergibt sich

$$\frac{t}{V(t)} = \frac{\eta \alpha_V \kappa_V}{2 A^2 \Delta p} \cdot V(t) + \frac{\eta \beta}{A \Delta p} \qquad (16.34)$$

Durch diese Transformation wurde eine Linearisierung der Gl. 16.26 erreicht. Wird der Quotient, gebildet aus der Filtrationszeit t dividiert durch das Filtratvolumen V(t), gegen das Filtratvolumen V(t) aufgetragen, so erhält man eine Gerade, die Filtergerade

$$y = m x + b$$

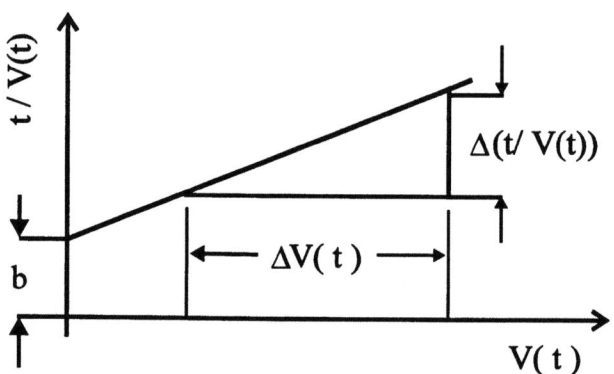

Abb. 16.8: Filtergerade mit Ordinatenabschnitt b und der Steigung $a = \Delta(t/V(t))/\Delta t$

Der Ordinatenabschnitt b ist gegeben durch

$$b = \frac{\eta \beta}{A \Delta p} \tag{16.35}$$

Für die Steigung m gilt entsprechend

$$m = \frac{\eta \alpha_V \kappa_V}{2 A^2 \Delta p} \tag{16.36}$$

Daraus erhält man durch Umformen

$$\beta = \frac{b A \Delta p}{\eta} \quad \text{bzw.} \quad \eta \beta = b A \Delta p \tag{16.37}$$

sowie

$$\eta \alpha_V \kappa_V = 2mA^2 \Delta p \qquad (16.38)$$

Da in den für die Filtration wichtigen Gleichungen die Filtrationsparameter stets mit der Viskosität η des Filtrates multipliziert sind, werden in der Regel die Größen $\eta\beta$ und $\eta\alpha_V\kappa_V$ aus den Diagrammen bestimmt.

Für Filterpapiere ermittelt man Filterwiderstände im Bereich von 8×10^9 bis 5×10^{11} m^{-2}. Filtrationsvorgänge können anhand der spezifischen Filterkuchenwiderstände α_V klassifiziert werden.

spez. Filterkuchenwiderstand	Klassifizierung
$\alpha_V < 10^{12}$ m^{-2}	Sehr gut filtrierbar
$10^{12} < \alpha_V < 10^{13}$ m^{-2}	Gut filtrierbar
$10^{13} < \alpha_V < 10^{14}$ m^{-2}	Mäßig filtrierbar
$10^{14} < \alpha_V$ m^{-2}	Schlecht filtrierbar

Kapitel 17: Rühren

In Flüssigkeiten sind die Diffusionsgeschwindigkeiten sehr viel höher als in Feststoffen. Infolgedessen können hier Austauschvorgänge, wie sie beim Lösen von Feststoffen in Flüssigkeiten, beim Mischen von miteinander mischbaren Flüssigkeiten oder beim Erwärmen oder Kühlen auftreten, auch spontan ablaufen. Die dabei auftretenden Ausgleichsgeschwindigkeiten sind allerdings sehr niedrig. In der Praxis werden daher zur Beschleunigung dieser Vorgänge Rührer eingesetzt.

Rührer werden ferner genutzt,
- wenn Feststoffe in Flüssigkeiten gleichmäßig verteilt werden sollen, z. B. beim Auflösen von Stoffen, beim Herstellen und insbesondere beim Abfüllen von Fest-/Flüssig-Dispersionen, oder
- wenn bei einem Zwei-Phasen-System, das durch zwei nicht mischbare Flüssigkeiten gebildet wird, eine Phase in der anderen dispergiert werden soll, um z. B. eine Emulsion zu bilden.

Im Gegensatz zu den meisten anderen bei der Entwicklung und Herstellung von Arzneiformen eingesetzten Apparaturen sind Rührwerke in den wesentlichen Teilen genormt. Die Bezeichnungen nach DIN 28130 sind der Abb. 17.1 zu entnehmen. Um in der weiteren Behandlung der Rührvorgänge die Verwendung von Indizes zu vermeiden, wird abweichend von der DIN-Norm der Behälterdurchmesser mit D, der Rühreraußendurchmesser mit d und die Füllhöhe mit H bezeichnet.

Um ein leichtes Reinigen zu

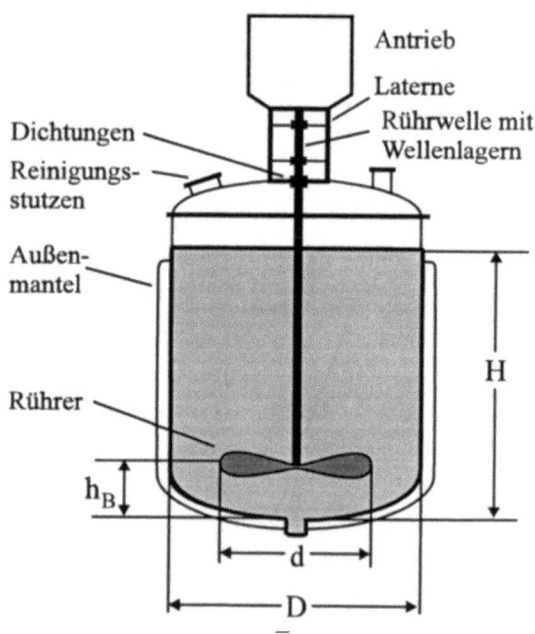

Abb. 17.1: Schema eines Rührwerkes nach DIN 28130. Die DIN-Vorschrift bezeichnet die Füllhöhe H mit h_1 den Behälterdurchmesser mit d_1 und den Rühreraußendurchmesser mit d_2

Kapitel 17: Rühren 483

ermöglichen, werden für die pharmazeutische Industrie diejenigen Geräteteile, die mit den Arzneimitteln in direkten Kontakt kommen können, aus Edelstahl hergestellt.

Der Außenmantel des Rührbehälters ermöglicht in der Regel ein Temperieren des Rührgutes. Er kann dazu von Heiz- oder Kühlflüssigkeiten durchströmt werden oder eingebaute Heiz- oder Kühlelemente enthalten.

Insbesondere bei der Herstellung von Emulsionen soll der Einschluß von Luft vermieden werden. Die für diese Prozesse eingesetzten Rührwerke können deshalb in der Regel evakuiert werden.

Für die Rührbehälter haben sich im wesentlichen die drei in Abb. 17.2 dargestellten Bodenformen durchgesetzt. Der Klöpperboden ist am weitesten verbreitet.

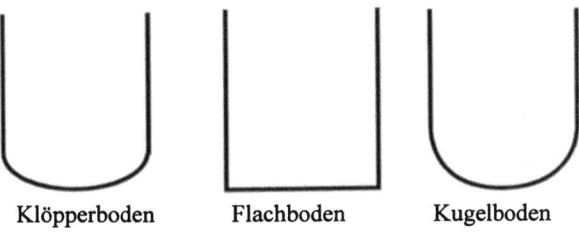

Klöpperboden Flachboden Kugelboden

Abb. 17.2: Bodenformen von Mischbehältern

17.1 Rührertypen

Die spezifische Leistung eines Rührwerkes wird durch den Rührer und das von ihm erzeugte Strömungsfeld erbracht. Charakterisiert man die Rührer nach den durch sie erzeugten Strömungsfeldern, so kann zwischen **axial-, radial-** und **tangentialfördernden** Rührern unterschieden werden, s. Abb. 17.3.

Betrachtet man die Umfangsgeschwindigkeit, mit der die verschiedenen Rührer betrieben werden, so kann zwischen **schnell- und langsamlaufenden Rührern** unterschieden werden. Schnellaufende Rüh-

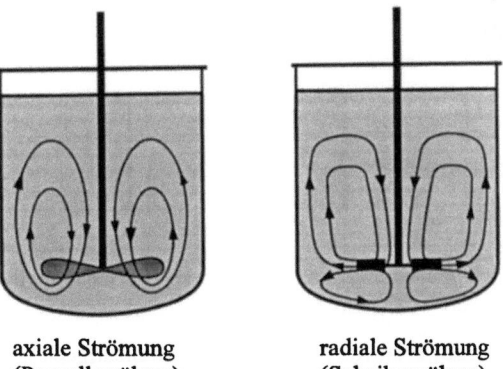

axiale Strömung radiale Strömung
(Propellerrührer) (Scheibenrührer)

Abb. 17.3: Strömungsformen bei unterschiedlichen Rührern

rer werden in der Regel bei dünnflüssigen Medien eingesetzt. Sie erzeugen hochturbulente Strömungsfelder. Langsamlaufende Rührer, z. B. die sogenannten Wendelrührer, finden ihre Hauptanwendung bei höher viskosen Flüssigkeiten. Entsprechend ihrer Bauform führen sie zu Strömungen, durch welche die eher zähen Flüssigkeiten im Rührbehältnis umgeschichtet werden.

17.2 Rührerformen und -einsatzbereiche

Im Zuge der Produktentwicklung muß für jede Problemstellung der geeignetste Rührer ausgewählt werden. Kriterien sind dabei
- das Volumen bzw. die Menge der zu rührenden Flüssigkeit
- die rheologischen Eigenschaften der Flüssigkeit, insbesondere deren Viskosität
- die angestrebte Rühr– bzw. Mischgüte sowie die dafür erforderliche Zeit
- Größe und Form des Rührbehälters
- das Ausmaß der tolerierten oder der geforderten Beanspruchung des Gutes durch Scherkräfte, z. B. beim Emulgieren
- möglichst hoher Wirkungsgrad

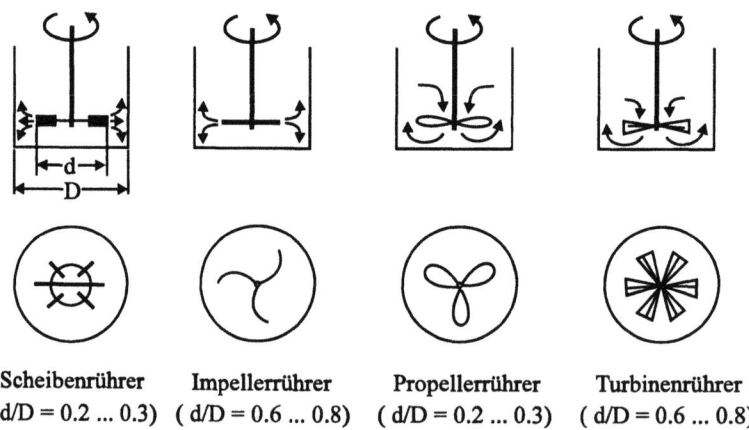

Scheibenrührer   Impellerrührer   Propellerrührer   Turbinenrührer
(d/D = 0.2 ... 0.3) (d/D = 0.6 ... 0.8) (d/D = 0.2 ... 0.3) (d/D = 0.6 ... 0.8)

Abb. 17.4: Rührer für Medien mit niedriger Viskosität ($\eta < 1$ Pa s)

Die in Abb. 17.4 wiedergegebenen Rührertypen werden für Flüssigkeiten mit niedrigen Viskositäten angewandt, d. h. im wesentlichen für wäßrige Zubereitungen, in denen Stoffe z. B. gelöst und homogen verteilt werden sollen. Die Rührerdrehzahlen richten sich nach dem Außendurchmesser des Rührers. Die

Umfangsgeschwindigkeiten sollten im Bereich zwischen 8 bis 10 m/s liegen. Beachtenswert ist das niedrige Verhältnis von Außendurchmesser d des Rührers zum Durchmesser D des Rührbehälters. Dies wird nur durch die niedrige Viskosität des Rührgutes ermöglicht.

Rührer wie sie in Abb. 17.5 wiedergegeben sind, werden zum Durchmischen von Flüssigkeiten mittlerer Viskosität, d. h. η < 5 [Pa s], eingesetzt. Dazu gehören z. B. Röntgenkontrastmittel oder Impfstoffe zur i.m.-Applikation. Die Umfangsgeschwindigkeiten dieser Rührer werden niedriger gewählt, da aufgrund der größeren Fläche, die auf die Flüssigkeit einwirkt, sowie der erhöhten Viskosität, schneller eine Mitnahme der Flüssigkeit erfolgen kann.

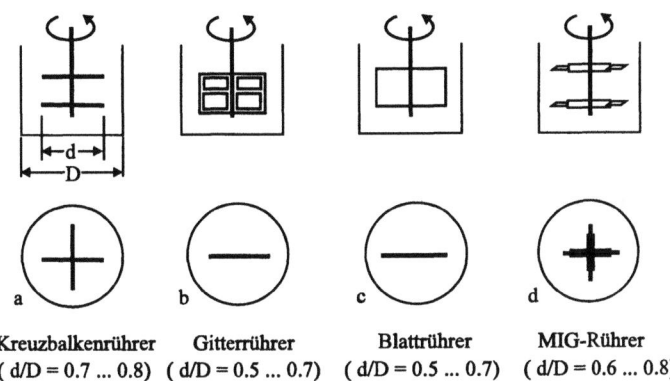

Kreuzbalkenrührer Gitterrührer Blattrührer MIG-Rührer
(d/D = 0.7 ... 0.8) (d/D = 0.5 ... 0.7) (d/D = 0.5 ... 0.7) (d/D = 0.6 ... 0.8)

Abb. 17.5: Rührer für Medien mit Viskositäten η < 5 Pa s

Die Rührer a, b und d sind mehrstufige Rührer. Beim Mehrstufen-Impulsgegenstromrührer (MIG-Rührer) sind auf jedem Rührerarm mindestens zwei Mischblätter mit entgegengesetzten Anstellwinkeln angeordnet. Dadurch wird innen und außen eine starke, aber jeweils gegenläufige axiale Strömung erreicht. Dies führt zu einer raschen und gleichförmigen Durchmischung. Entsprechend der höheren Viskosität des Rührgutes sind die Verhältnisse von Außendurchmesser des Rührers d zum Durchmesser des Mischbehälters D höher.

Die in Abb. 17.6 dargestellten Rührer werden bei Flüssigkeiten

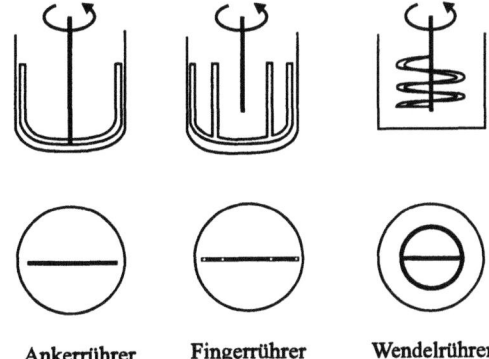

Ankerrührer Fingerrührer Wendelrührer
Für alle diese Rührer gilt: d/D = 0.95.. 0.98

Abb. 17.6: Rührer für sehr viskose Flüssigkeiten, η < 100 Pa s

sehr hoher Viskositäten eingesetzt, z. B. bei Emulgierschritten bei der Herstellung von Salben und Cremes. Die Rührer laufen in der Regel stark wandgängig, so daß sich keine Bereiche verringerter Durchmischung ergeben. Gleichzeitig wird damit sichergestellt, daß der Wärmeübergang in die oder gegebenenfalls aus der Flüssigkeit gleichmäßig erfolgen kann. Die Wandgängigkeit der Rührer drückt sich in dem hohen Verhältnis von Außendurchmesser d des Rührers zum Durchmesser D des Rührbehälter aus.

Der Vollständigkeit halber sollen an dieser Stelle auch statische Mischer erwähnt werden. Sie werden in Leitungen eingebaut, durch welche die zu mischenden Flüssigkeiten gefördert werden. Ein statischer Mischer besteht aus einem Rohr, in das die Mischblätter eingebaut sind. Diese Mischblätter sind einfache Bleche, die so in sich geschwungen sind, daß die beiden Enden um 90° gegeneinander versetzt sind. Die Mischblätter sind so in das Rohr eingebaut, daß die einander berührenden Enden ebenfalls in einem Winkel von 90° aufeinanderstehen, s. Abb. 17.7.

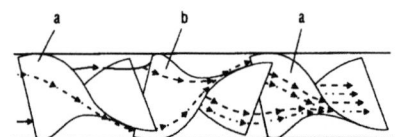

Abb. 17.7: Schemazeichnung eines statischen Mischers (Keenics)

Jedes Mischblatt teilt den Flüssigkeitsstrom in zwei Teilströme auf, die ihrerseits am nächsten Mischelement wieder in zwei Teilströme aufgeteilt werden. Gleichzeitig werden zuvor geteilte Teilströme erneut zusammengeführt. Enthält ein statischer Mischer n Mischblätter, so zerlegen diese einen gegebenen Flüssigkeitsstrom in insgesamt 2^n Teilströme. Man kann mit statischen Mischern auch für hochviskose Flüssigkeiten sehr gute Homogenitäten erzielen. Der Strömungswiederstand statischer Mischer ist im allgemeinen sehr klein.

17.3 Leistungsbedarf von Rührern

Bei Rühraufgaben müssen in der Regel große Flüssigkeitsvolumina bewegt werden. Dies bedingt einen erheblichen Energieaufwand. Insbesondere bei Emulgierprozessen müssen bestimmte Mindestenergien dem Zwei-Phasen-System zugeführt werden, damit die Innenphase hinreichend fein dispergiert wird.

Bei Mischern ist zwischen der Nettoleistung P, die von der Rührerwelle auf das Rührgut übertragen wird, und der vom Motor aufgenommenen elektrischen

Leistung $P_{el.}$ zu unterscheiden. Die Differenz zwischen der aufgenommenen elektrischen Leistung $P_{el.}$ und der an das Rührgut abgegebenen Nettoleistung P ist durch Verluste im Getriebe, den Lagern und den sonstigen Elementen des Antriebes bedingt. Das Verhältnis von Nettoleistung P zu aufgenommener elektrischer Leistung $P_{el.}$ bezeichnet man als Antriebswirkungsgrad $\eta_{Antr.}$

$$\eta_{Antr.} = \frac{P}{P_{el.}} \qquad (17.1)$$

Bei jeder Prozeßentwicklung, die Rühraufgaben einschließt, muß es Ziel sein, den Antriebswirkungsgrad so hoch zu gestalten als möglich.

Die elektrische Leistung $P_{el.}$ kann direkt gemessen werden. Die Nettoleistung dagegen muß berechnet werden. Liegt die Nettoleistung vor, so kann sie auf das Füllvolumen V bezogen werden. Man erhält so die spezifische Leistung P/V des Rührwerkes.

Mit Hilfe der Dimensionsanalyse soll eine Beziehung ermittelt werden, die es gestattet, die über die Rührerwelle übertragene Nettoleistung P zu berechnen. Die Trombenbildung, d. h. der Einfluß der Erdschwere, sei zunächst vernachlässigt. Eine erste Überlegung zeigt, daß zwischen der Nettoleistung P und den folgenden Einflußgrößen ein funktionaler Zusammenhang besteht.

$$P = f(d, n, \eta, \rho) \qquad (17.2)$$

Dabei ist d der Außendurchmesser des Rührers, n die durch die Anzahl der Umdrehungen pro Minute ausgedrückte Rührgeschwindigkeit. ρ und η stehen für die Dichte und die Viskosität des Rührgutes.

Der durch Gl. 17.2 dargestellte funktionale Zusammenhang zwischen der Nettoleistung P des Rührers und den zugehörigen Einflußgrößen lautet in impliziter Form

$$F(P, d, n, \rho, \eta) \qquad (17.3)$$

Damit ergibt sich folgende allgemeine dimensionslose Gruppe

$$d^{x_1} n^{x_2} \rho^{x_3} \eta^{x_4} P^{x_5} = \pi_m \qquad (17.4)$$

Die Dimensionen der Einflußgrößen sind gegeben durch

Einflußgröße	Dimension
n	T^{-1}
d	L
ρ	$M L^{-3}$
η	$M L^{-1} T^{-1}$
P	$M L^2 T^{-3}$

Damit ergibt sich folgendes Bildungsschema zur Erstellung des linearen Gleichungssystems

	d	n	ρ	η	P
M	0	0	1	1	1
L	1	0	-3	-1	2
T	0	-1	0	-1	-3

Bei fünf Einflußgrößen treten nur drei Basiseinheiten auf. Nach dem π-Theorem gibt es somit nur zwei linear unabhängige Lösungen und damit nur zwei dimensionslose Gruppen. Aus dem obigen Bildungsschema ergibt sich das folgende lineare Gleichungssystem

$$x_3 + x_4 + x_5 = 0$$

$$x_1 - 3x_3 - x_4 + 2x_5 = 0 \quad\quad (17.6)$$

$$- x_2 - x_4 - 3x_5 = 0$$

Da fünf Einflußgrößen, aber nur drei Einflußfaktoren gegeben sind, müssen zur Lösung des Gleichungssystems zwei Lösungsvorgaben gemacht werden.
- Lösungsvorgabe zur Bestimmung der ersten dimensionslosen Gruppe

$$x_3 = -1 \quad\quad x_4 = 0 \quad\quad x_5 = 1$$

Einsetzen dieser Vorgaben in das obige Gleichungssystem ergibt für die zweite Gleichung

$$x_1 + 3 + 2 = 0$$

bzw.

$$x_1 = -5$$

Aus der dritten Gleichung erhält man unter Verwendung dieser Lösung

$$-x_2 - 3 = 0$$

oder

$$x_2 = -3$$

Damit lautet die erste dimensionslose Gruppe

$$\pi_1 = d^{-5} n^{-3} \rho^{-1} \eta^0 P^1 = \frac{P}{\rho n^3 d^5} = \text{Ne} \tag{17.7}$$

Diese Kennzahl wird als Newton-Zahl bezeichnet und mit Ne abgekürzt. Lösungsvorgabe zur Bestimmung der zweiten dimensionslosen Gruppe

$$x_3 = 1 \qquad x_4 = -1 \qquad x_5 = 0$$

Aus der zweiten Gleichung des Gleichungssystems Gl. 17.6 folgt

$$x_1 = 2$$

Entsprechend folgt aus der dritten Gleichung

$$x_2 = 1$$

Damit resultiert die zweite dimensionslose Gruppe

$$\pi_2 = d^2 n^1 \rho^1 \eta^{-1} P^0 = \frac{d^2 n \rho}{\eta} = \text{Re} \tag{17.8}$$

Somit erhält man die bereits bekannte Reynolds-Zahl Re als zweite dimensionslose Gruppe. Zwischen den beiden dimensionslosen Gruppen besteht ein funktionaler Zusammenhang

$$\pi_1 = f(\pi_2)$$

bzw. unter Verwendung der beiden Lösungen Gln. 17.7 und 17.8

$$\frac{P}{\rho n^3 d^5} = f\left(\frac{d^2 n \rho}{\eta}\right) \qquad (17.9)$$

bzw. unter Verwendung der Abkürzungen für die Kennzahlen

$$Ne = f(Re) \qquad (17.10)$$

Diese Gleichung wird als **Leistungscharakteristik** eines Rührers bezeichnet. Sie muß im Verlauf der Prozeßentwicklung für jeden Rührertyp experimentell ermittelt werden.

Die Newton-Zahl hat folgende physikalische Bedeutung: Sie stellt das Verhältnis von Widerstandskraft F_w zu der durch den Staudruck bewirkten Kraft $\rho w^2 A$ dar.

$$Ne = \frac{F_w}{\rho w^2 A} \qquad (17.11)$$

A ist die Anströmfläche am Rührer, sie ist proportional zum Außendurchmesser des Rührers, $A \approx d^2$. w ist die Umfangsgeschwindigkeit des Rührers, w = n*d, wobei n die Anzahl der Umdrehungen pro Minute angibt. Die Rührerleistung ist aber definitionsgemäß durch das Produkt von Widerstandskraft und Geschwindigkeit gegeben, $P = F_w \cdot w$. Daraus folgt für die Widerstandskraft F_w = P/w = P/(nd). Durch Einsetzten in Gl. 17.11 wird die oben gegebene Interpretation der Bedeutung der Newton-Zahl bestätigt.

$$Ne = \frac{P}{n \cdot d} \cdot \frac{1}{\rho(n \cdot d)^2 \cdot d^2} = \frac{P}{\rho \cdot n^3 \cdot d^5} \qquad (17.12)$$

Die physikalische Bedeutung der Reynolds-Zahl wurde ja bereits mehrfach angesprochen.

Muß man weitere dimensionsbehaftete Einflußgrößen auf die Nettoleistung P berücksichtigen, so resultiert für jede weitere Einflußgröße eine weitere dimensionslose Zahl. Wird so z. B. der Einfluß der Gravitation, also die Trombenbildung, berücksichtigt, so resultiert zusätzlich die Froude-Zahl Fr = $n^2 d/g$ als zusätzliche dimensionslose Gruppe.

Wie bei der Behandlung der Dimensionsanalyse aufgezeigt wurde, gibt die Dimensionsanalyse keinen Hinweis auf die Art des funktionalen Zusammenhanges zwischen den dimensionslosen Gruppen. Dieser muß experimentell er-

mittelt werden. Man trägt dazu die experimentell ermittelte Newton-Zahl über der zugehörigen Reynolds-Zahl auf. Man erhält so den Verlauf der Leistungscharakteristik des Rührers. Nach Zlokarnik (1974) ergeben sich die in Abb. 17.8 wiedergegebenen Leistungscharakteristiken.
In Abb. 17.8 sind drei Bereiche zu erkennen:

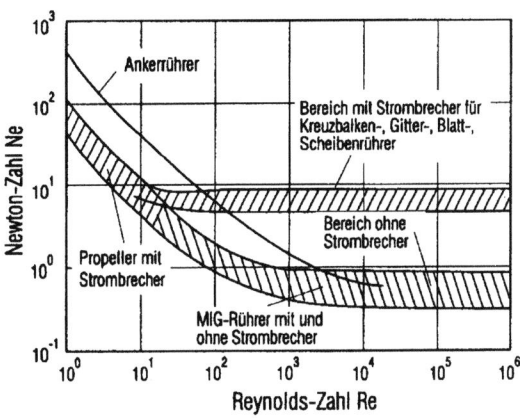

Abb. 17.8: Leistungscharakteristiken für verschiedene Rührer (nach Zlokarnik, 1974)

- Laminarer Bereich mit Reynolds-Zahlen Re < 10 bis Re ≈ 100. Die hohen Reynolds-Zahlen gelten für stark wandgängige Rührer, wie z. B. Wendelrührer. Die Rührer werden weitgehend nur laminar umströmt, Turbulenzen treten praktisch nicht auf. Die Mischwirkung ist daher gering. In diesem Bereich gilt, daß die Newton-Zahl umgekehrt proportional zur Reynolds-Zahl ist.

$$Ne = K_l / Re$$

Die Proportionalitätskonstante K_l kann für Re = 1 der Leistungscharakteristik, Abb. 17.8, entnommen werden. Die Nettoleistung des Rührers ist primär durch die Zähigkeit des Rührgutes bestimmt.

- Turbulenter Bereich mit Reynolds-Zahlen Re > 10^2 für Rührer ohne Strombrecher und Re > 5×10^4 für Rührer mit Strombrechern. Neben der Zähigkeit des Rührgutes bestimmt nun auch dessen Dichte die Nettoleistung des Rührers. Da die Reynolds-Zahlen deutlich größer sind als im laminaren Bereich I, unterscheiden sich die Ne-Re-Kurven der einzelnen Rührer in der Regel stark, so daß sie für jeden Einzelfall zu bestimmen sind. Die Mischwirkung ist in diesem Bereich deutlich verbessert.

- Übergangsbereich für Reynolds-Zahlen Re ≈ 10 bis 5×10^4. In diesem Bereich verläuft die Leistungscharakteristik für die verschiedenen Rührertypen sehr unterschiedlich. Wie aus dem nahezu waagrechten Verlauf der Ne-Re-Kurve zu erkennen ist, ist die Nettoleistung weitgehend unabhängig von der Reynolds-Zahl.

Ist die Leistungscharakteristik bekannt, z. B. Abb. 17.8, so kann die Nettoleistung P gemäß Gl. 17.13 berechnet werden.

$$P = Ne \cdot \rho \cdot n^3 \cdot d^5 \tag{17.13}$$

Entsprechend gilt für die spezifische Leistung

$$\frac{P}{V} \approx Ne \cdot \rho \cdot n^3 \cdot d^2 \tag{17.14}$$

da wegen der vorausgesetzten geometrischen Ähnlichkeit gilt: $V \approx d^3$.

17.4 Bestimmung der Rührerdrehzahl bzw. der Mischzeit

Soll durch das Rühren eine gleichmäßige Konzentrationsverteilung im gesamten Rührgut erfolgen, so bezeichnet man die Operation auch als Homogenisieren. Die Mischgüte (oder auch der Homogenitätsgrad) ist ein Maß dafür, wie weit zu einem bestimmten Zeitpunkt während des Rührprozesses Homogenität bereits erreicht wurde. Die Mischgüte ist analog bestimmt, wie beim Mischen von Pulvern. Zu bestimmten Zeitpunkten t des Rührvorganges werden an verschiedenen Stellen des Rührbehälters Stichproben gezogen. Man bestimmt die Konzentrationen c_i einer Markersubstanz (Tracer) in den Stichproben. Aufgrund der Einwaagen ist die Konzentration c bekannt, die sich bei idealer Durchmischung ergeben muß. Man bestimmt nun die empirische Streuung s(t) der Stichprobenkonzentrationen $c_i(t)$ um c und trägt diese gegen die Mischzeit auf.

Als Mischzeit Θ bezeichnet man jene Zeitdauer, die benötigt wird, bis die empirische Streuung der Stichprobenwerte genauso groß ist wie die Streuung der Meßwerte einer idealen Mischung. Es können selbstverständlich auch Mischdauern angegeben werden, die zu anderen Homogenitätsgraden gehören. Dann ist es erforderlich, neben der jeweiligen Mischzeit auch den zugehörigen Homogenitätsgrad anzu-

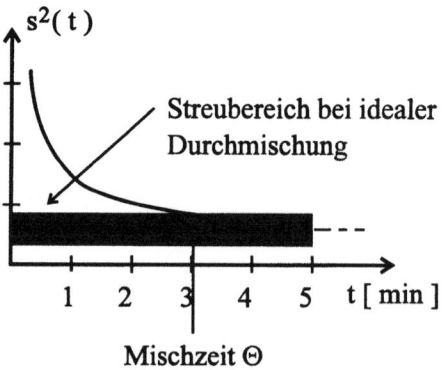

Abb. 17.9: Verlauf des Homogenitätsgrades, Bestimmung der Mischzeit

geben.

Wie bereits ausgeführt wurde, können sich die verschiedenen Rührer in ihrer Mischleistung stark unterscheiden. Rühreranordnungen werden durch das Verhältnis D/d des Durchmessers D des Behältnis zum Außendurchmesser d des Rührers charakterisiert. Es ist daher ausreichend, die Nettoleistung wie auch die Mischzeit nur auf den Außendurchmesser d des Rührers zu beziehen.

Es ist leicht einsichtig, daß beim Mischen zweier Flüssigkeiten mit angenähert gleicher Viskosität η und Dichte ρ die Mischzeit Θ neben dem Außendurchmesser d des Rührers auch von diesen beiden Stoffparametern sowie der Drehzahl n des Rührers abhängt. Übungshalber sei die Dimensionsanalyse noch einmal ausführlich durchgeführt

$$\Theta = f(n, d, \rho, \eta) \qquad (17.15)$$

bzw. in impliziter Form

$$F(\Theta, n, d, \rho, \eta) \qquad (17.16)$$

Aus dieser Form ergibt sich wiederum die allgemeine Darstellung der für die Beschreibung des Mischens erforderlichen dimensionslosen Gruppen.

$$\pi_m = \Theta^{x_1} n^{x_2} d^{x_3} \rho^{x_4} \eta^{x_5} \qquad (17.17)$$

Der nächste Schritt besteht wiederum in der Zusammenstellung der Dimensionen der Einflußgrößen.

Einflußgröße	*Dimension*
Θ	T
n	T^{-1}
d	L
ρ	$M L^{-3}$
η	$M L^{-1} T^{-1}$

Aus den Exponenten der drei Basiseinheiten erstellt man wiederum das Bildungsschema zur Gewinnung des linearen Gleichungssystems zur Bestimmung der Exponenten x_i der allgemeinen dimensionslosen Gruppe.

	Θ	n	d	ρ	η
M	0	0	0	1	1
L	0	0	1	−3	−1
T	1	−1	0	0	−1

Das zugehörige lineare Gleichungssystem lautet dann

$$x_4 + x_5 = 0$$

$$x_3 - 3\,x_4 - x_5 = 0$$

$$x_1 - x_2 - x_5 = 0$$

Nach dem π-Theorem sind bei fünf Einflußgrößen und drei Basiseinheiten zwei dimensionslose Gruppen zu erwarten. Dementsprechend sind auch zwei Lösungsvorgaben zu machen.
- Lösungsvorgabe zur Bestimmung der ersten dimensionslosen Kennzahl

$$x_3 = 0 \qquad x_4 = 0 \qquad x_5 = 0$$

Aus der dritten Gleichung des linearen Gleichungssystems folgt

$$x_1 = x_2$$

und damit

$$x_1 = 1 \qquad x_2 = 1$$

Damit folgt für die erste dimensionslose Gruppe

$$\pi_1 = \Theta\,n \qquad (17.18)$$

Diese dimensionslose Gruppe gibt an, wie viele Umdrehungen erforderlich sind, um eine festgelegte Mischgüte zu erreichen. Das Produkt n · Θ wird als **Durchmischungskennzahl** bezeichnet.
- Lösungsvorgabe zur Bestimmung der zweiten dimensionslosen Kennzahl

$$x_1 = 0 \qquad x_2 = 1 \qquad x_4 = 1$$

Damit folgt aus der zweiten Gleichung des linearen Gleichungssystems

$$x_5 = -1$$

Durch Einsetzen in die zweite Gleichung folgt

$$x_3 = 2$$

Damit ist die zweite dimensionslose Gruppe gegeben durch

$$\pi_2 = \Theta^0 n^1 d^2 \rho^1 \eta^{-1} = \frac{n \rho d^2}{\eta} = Re \qquad (17.19)$$

Somit gilt

$$\pi_1 = f(\pi_2) \qquad (17.20)$$

bzw.

$$n \cdot \Theta = f(Re) \qquad (17.21)$$

Diese Gleichung wird als **Mischzeitcharakteristik** bezeichnet. Die Mischzeitcharakteristiken für verschiedene Rührer sind in Abb. 17.10 wiedergegeben.

Liegt für einen bestimmten Rührertyp die Mischcharakteristik vor, so kann bei Kenntnis der Dichte ρ und der Zähigkeit η des Rührgutes und bei festgelegter Drehzahl die Mischzeit berechnet werden.

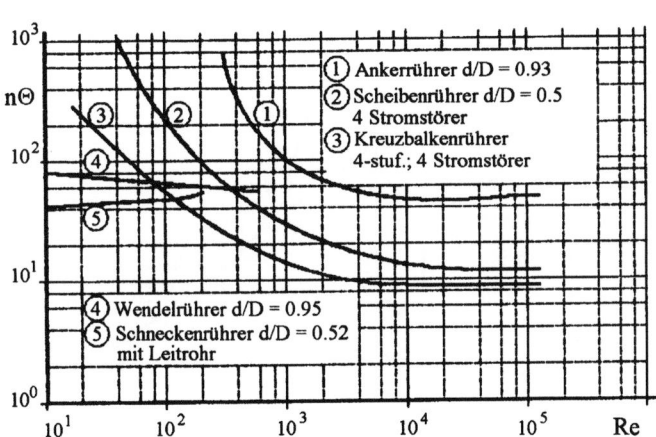

Abb. 17.10: Mischzeitcharakteristiken verschiedener Rührertypen

Wie ebenfalls leicht einzusehen ist, ist die Durchmischungskennzahl abhängig vom Verhältnis Füllhöhe H zum Behälterdurchmesser D. Mit steigendem Wert des Verhältnisses H/D steigt auch die Mischungsdauer an. Für einen Kreuzrührer mit Strömungsbrechern wurde im Bereich $10^3 < Re < 10^5$ wurde die folgende Beziehung ermittelt [4].

$$n\Theta = 16.5 (H/D)^{2.6}$$

17.5 Rührerauswahl

Bei der Auswahl des besten Rührers spielt vor allem der Energieverbrauch eine entscheidende Rolle. Derjenige Rührer ist für eine Aufgabe am besten geeignet, der beim geringsten Energieverbrauch die beste Rührleistung aufweist. Von Zlokarnik [4] wurde ein Zusammenhang zwischen der in Abb. 17.9 wiedergegebenen Mischerleistung und der in Abb. 17.10 dargestellten Mischzeitcharakteristik erarbeitet. Er schlägt vor, zu diesem Zweck die die Leistung charakterisierende Newton-Zahl Ne zu modifizieren.

$$\text{Ne Re}^3 \, (D/d) \equiv P \cdot D \cdot \rho^2 / \eta^3 \tag{17.22}$$

Die Durchmischungskennzahl wurde ebenfalls modifiziert.

$$n \cdot \theta \cdot \text{Re}^{-1} \cdot (D/d)^{-2} \equiv \Theta \cdot \eta / (D^2 \cdot \rho) \tag{17.23}$$

Trägt man für verschiedene Mischer die so modifizierte Leistungskennzahl über der ebenfalls modifizierten Durchmischungskennzahl auf, so erhält man die in Abb. 17.11 wiedergegebenen Verläufe.

Derjenige Mischer, der für eine gegebene Mischzeit den geringsten Energieverbrauch aufweist, also im Diagramm am niedrigsten liegt, ist für die Rühraufgabe am besten geeignet.

Abbildung 17.11 wird zur Auswahl des besten Mischers wie folgt angewandt: Man berechnet zuerst

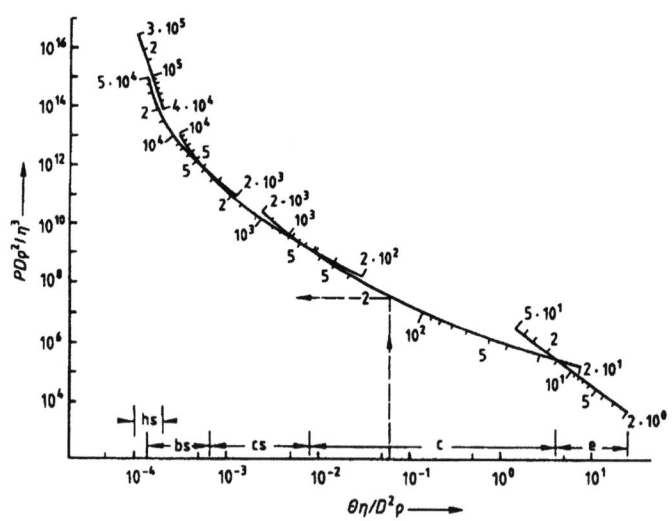

Abb. 17.11: Kurve zur Ermittlung des Rührers, der bei gegebener Mischzeit den geringsten Energieverbrauch hat. s = Rührer mit Strömungsbrecher, h = Propellerrührer, b = Gitterrührer, c = Blattrührer, e = Wendelrührer

die modifizierte Durchmischungszahl und markiert diesen Wert auf der Abszisse. Es läßt sich dann unmittelbar aus der Grafik entnehmen, welcher Rührer für die gegebene Aufgabe am besten geeignet ist. Auf dem zuvor markierten Punkt errichtet man ein Lot. Sein Schnittpunkt mit der Kurve ergibt den Wert der Reynolds-Zahl. Aus dieser läßt sich die Drehfrequenz n des Rührers berechnen. Man ermittelt dann den zu dieser Reynolds-Zahl gehörenden Ordinatenwert, aus dem sich dann die Nettoleistung P ermitteln läßt.

Das Vorgehen soll anhand des von Zlokarnik [4] benutzten Beispieles erläutert werden. Gegeben seien
- Behälterdurchmesser: $D = 1$ m
- Zähigkeit des Rührgutes: $\eta = 1$ kg m^{-1} s^{-1} = 1 Pa·s
- spez. Dichte des Rühgutes: $\rho = 1$ kg m^{-3}
- Mischdauer: $\Theta = 60$ s
- Verhältnis der Durchmesser: $D/d = 2$; $d = 0.5$ m

Mit diesen Zahlenwerten ergibt sich für die modifizierte Durchmischungszahl der Wert 6×10^{-2}. Dieser Wert ist auf der Abzisse eingetragen. Er liegt im Bereich c, der Blattrührer ohne Strömungsbrecher bezeichnet. Es ist also ein solcher Rührer am besten geeignet. Auf dem Punkt 6×10^{-2} wird das Lot errichtet. Es schneidet die Kurve bei 170. Dieser Wert entspricht dem Wert der Reynolds-Zahl. Unter Verwendung der Definition der Reynolds-Zahl errechnet sich daraus die Drehfrequenz des Rührers wie folgt

$$n = \frac{Re \cdot \eta}{d^2 \cdot \rho} = \frac{170 \cdot 1}{0.25 \cdot 1000} = 0.68 \text{ s}^{-1}$$

Daraus folgt für die Anzahl der Umdrehungen pro Minute: $n = 40.8 \approx 41$ Upm. An der Ordinate liest man für die modifizierte Leistungskennzahl den Wert 3×10^{-7} ab. Aus der Definition dieser Kennzahl kann man die Nettoleistung berechnen. Man erhält

$$P = \frac{3 \times 10^{-7} \cdot \eta^3}{D \cdot \rho^2} = \frac{3 \times 10^{-7} \cdot 1}{1 \cdot 10^6} = 30 \text{ kg m}^2 \text{ s}^{-3} = 30 \text{ W}$$

Kapitel 18: Kinetik und Sterilisationsverfahren

Obgleich chemische Stoffumwandlungen nicht zu den Grundoperationen der pharmazeutischen Technologie gehören, ist eine Beschäftigung mit den Grundlagen der Reaktionskinetik unerläßlich. Denn sowohl eventuell auftretende Instabilitäten von Wirk- oder Hilfsstoffen als auch die mit der Sterilisation verbundenen Prozesse sind Stoffumwandlungen und können dementsprechend mit dem Instrumentarium der Reaktionskinetik behandelt werden. Darüber hinaus kann die Freigabe von Wirkstoffen aus Arzneiformen, deren Resorption und Verteilung im Organismus sowie deren Elimination aus dem Organismus mit Hilfe kinetischer Gleichungen beschrieben werden. Kinetik ist also allgemeiner zu sehen als nur als Kinetik von Stoffumwandlungen.

Kennt man z. B. die Geschwindigkeit und die Temperaturabhängigkeit einer Instabilität, also deren Kinetik, so kann das Ausmaß der Veränderung in Abhängigkeit von der Zeit und von den Lagerungsbedingungen berechnet und damit für das Arzneimittel eine Verwendbarkeitsfrist festgelegt werden. Analog erlaubt die Kenntnis der Reaktion von Mikroorganismen auf Sterilisationsbedingungen festzulegen, wie lange Keime gegebenen Bedingungen unterworfen werden müssen, um die Sterilitätsanforderungen der Arzneibücher zu erfüllen.

18.1 Grundgleichungen der Kinetik

Trotz der allgemeineren Gültigkeit der Grundgleichungen der Kinetik sollen diese anhand der Kinetik von Stoffumwandlungen, der Reaktionskinetik, eingeführt werden.

Für die folgenden Überlegungen sei angenommen, daß die Bedingungen für die stofflichen Veränderungen im jeweiligen System überall gleich sind. Es erfolgen dann **Reaktionsabläufe in homogenen Systemen.**

Das Ausmaß, in dem sich ein Stoff mit der Zeit umwandelt, wird durch die **Reaktionsgeschwindigkeit v** beschrieben. Kennt man die Reaktionsgleichung, so kann die Reaktionsgeschwindigkeit mit Hilfe der sogenannten **Reaktionslaufzahl** ξ beschrieben werden, s. 4.6.4.1. Die Reaktionslaufzahl ξ ändert sich um den Wert 1, wenn die Reaktion um einen Formelumsatz fortschreitet.

$$d\xi = -\frac{dn_a}{v_a} \qquad (18.1)$$

Sehr oft wird die Reaktionsgeschwindigkeit auch durch die zeitliche Veränderung der Konzentration c eines Reaktionspartners beschrieben. In der Regel benutzt man dazu die Abnahme der Konzentration eines Ausgangsproduktes.

$$v = -\frac{dc}{dt} \tag{18.2}$$

Je nachdem, wie die empirisch ermittelte Reaktionsgeschwindigkeit von der Zahl der reagierenden Stoffe und deren Konzentration abhängt, kann zwischen mehreren Reaktionsordnungen unterschieden werden.

Ist die Geschwindigkeit einer Reaktion unabhängig von der jeweils vorliegenden Stoffkonzentration c, gilt

$$-\frac{dc}{dt} = k_{n=0} \cdot c^0 \tag{18.3}$$

so liegt eine **Reaktion 0. Ordnung** vor. Reaktionen nullter Ordnung treten bei Stoffumwandlungen nur sehr selten auf. Pharmazeutisch-technologisch bedeutsam sind sie vor allem im Hinblick auf die Freigabe von Wirkstoffen aus Depotarzneiformen. Diese sollen oft eine über lange Zeiten konstante Freigaberaten aufweisen.

Ist die Reaktionsgeschwindigkeit aber der Konzentration c_A eines Stoffes A proportional,

$$-\frac{dc}{dt} = k_{n=1} c_A^1 = k_{n=1} c^1 \tag{18.4}$$

so kennzeichnet dies eine **Reaktion 1. Ordnung**. Die Proportionalitätskonstante k wird als **Geschwindigkeitskonstante** bezeichnet. Reaktionen 1. Ordnung treten z. B. bei Zerfallsprozessen oder bei Abkühlvorgängen auf. Auch das Absterben von Mikroorganismen kann durch kinetische Gleichungen 1. Ordnung beschrieben werden. Ebenso sind die in der Pharmakokinetik auftretenden Gleichungen in der Regel 1. Ordnung.

Bei einigen Reaktionen stellt man fest, daß die Reaktionsgeschwindigkeit vom Produkt der Konzentrationen zweier Stoffe, z. B. A und B, abhängig ist.

$$-\frac{dc}{dt} = k'_{n=2} c_A c_B \tag{18.5}$$

Eine solche Reaktion wird als Reaktion 2. Ordnung bezeichnet. Oft werden chemische Reaktionen, an denen mehrere Ausgangsprodukte beteiligt sind, durch derartige Kinetiken beschrieben.

Aufgrund der Stöchiometrie chemischer Reaktionen stehen die beiden Konzentrationen der Ausgangsprodukte stets in einem festen Verhältnis $b = c_B/c_A$. Es gilt also

$$c_A \cdot c_B = c_A \cdot bc_A = bc_A^2 = bc^2 \qquad (18.6)$$

Unter Verwendung dieser Gleichheit folgt für die Kinetik einer Reaktion 2. Ordnung, Gl. 18.5

$$-\frac{dc}{dt} = k_{n=2} bc^2 \qquad (18.7)$$

Da zur Bestimmung der Reaktionsgeschwindigkeit in der Regel nur die Änderung der Konzentration eines Stoffes ermittelt wird, kann auf die Kennzeichnung mit dem Index verzichtet werden.

Bei einem Vergleich der obigen kinetischen Gleichungen ist zu erkennen, daß die **Ordnung einer Reaktion gleich dem Exponenten der Konzentration in der jeweiligen Gleichung** ist. Somit für die Reaktionsgeschwindigkeit folgende allgemeine Gleichung

$$-\frac{dc}{dt} = k_n c^n \qquad (18.8)$$

Die zu einem bestimmten Zeitpunkt t vorliegende Konzentration eines Stoffes ergibt sich durch Integration der kinetischen Gleichungen unter Berücksichtigung der Anfangsbedingung $c_{t=0} = c_0$. Damit erhält man für eine Reaktion 0. Ordnung nach erfolgter Trennung der Variablen

$$-\int_{t=0}^{t} dc = k_{n=0} \int_{0}^{t} dt$$

$$c = c_0 - k_{n=0} t \qquad (18.9)$$

Analog erhält man für eine Reaktion 1. Ordnung durch Integration von Gl. 18.4

$$\int_{t=0}^{t} \frac{dc}{c} = -k_{n=1} \int_{0}^{t} dt$$

bzw.

$$c = c_0 \exp(-k_{n=1} t) \tag{18.10}$$

Entsprechend ergibt sich durch Integration von Gl. 18.7 für eine Reaktion 2. Ordnung

$$\int_{t=0}^{t} \frac{dc}{c^2} = -k_{n=2} \int_{0}^{t} dt$$

bzw.

$$c(t) = \frac{c_0}{1 + c_0 k_{n=2} bt} \tag{18.11}$$

Wegen des Vorteils der dimensionslosen Darstellung bezieht man oft die zu einem Zeitpunkt t vorliegende Konzentration c(t) auf die konstante Ausgangskonzentration c_0. Ferner werden Reaktionskonstanten, die wie im Fall einer Reaktion 0. Ordnung durch die Ausgangskonzentration zu dividieren bzw. wie im Fall einer Reaktion 2. Ordnung mit der Ausgangskonzentration zu multiplizieren sind, zu einer neuen Konstanten zusammengefaßt. Man erhält so aus Gl. 18.9 für eine Reaktion 0. Ordnung

$$\frac{c(t)}{c_0} = 1 - \frac{k_{n=0}}{c_0} t \equiv 1 - kt \tag{18.12}$$

Aus der logarithmierten Gl. 18.10 folgt für eine Reaktion 1. Ordnung

$$\ln \frac{c(t)}{c_0} = -k_{n=1} t \equiv -kt \tag{18.13}$$

Aus Gl. 18.11 erhält man entsprechend für eine Reaktion 2. Ordnung

$$\frac{1}{c(t)/c_0} = 1 + k_{n=2} b c_0 t \equiv 1 + k t \tag{18.14}$$

Die so gebildeten k-Werte sind die temperaturabhängigen Geschwindigkeitkonstanten der jeweiligen Reaktionsgleichungen, in denen alle konstanten Grössen zusammengefaßt sind.

Bei der Ableitung der Gln. 18.12–18.14 wurde immer die Abnahme der Konzentration von Ausgangsprodukten betrachtet. Die Gleichungen beschreiben demgemäß einen Stoffabbau. Wegen der Massenerhaltung sind bei einer Stoffumwandlung die Konzentrationen an abgebautem Stoff $c_A(t)$ sowie die Konzentration an neu gebildetem Stoff $c_P(t)$ miteinander verknüpft.

$$c_{A0} - c_A(t) = c_P(t) \quad \text{bzw.} \quad c(t) = c_0 - c_P(t) \tag{18.15}$$

Diese Beziehung gilt unabhängig vom jeweiligen Mechanismus der Umwandlung. Wird Gl. 18.15 in die Gln. 18.11-14 eingesetzt, wobei auf die spezielle Kennzeichnung des Ausgangsproduktes verzichtet wird, so daß gilt $c_{A0} = c_0$ und $c_A(t) = c(t)$, so erhält man die entsprechenden Gleichungen für die Bildung des Reaktionsproduktes P.

Für eine Reaktion 0. Ordnung ergibt sich

$$1 - \frac{c_P(t)}{c_0} = 1 - kt \tag{18.16}$$

Für eine Reaktion 1. Ordnung folgt

$$1 - \frac{c_P(t)}{c_0} = \exp(-kt) \tag{18.17}$$

Entsprechend gilt für eine Reaktion 2. Ordnung

$$1 - \frac{c_P(t)}{c_0} = (1 + kt)^{-1} \tag{18.18}$$

18.1.1 Bestimmung der Geschwindigkeitskonstanten

Um die Geschwindigkeitskonstanten aus experimentellen Daten zuverlässig bestimmen zu können, muß die betreffende Reaktion mindestens zu 50 % abgelaufen sein. Bei kleineren Formelumsätzen kann nur schwer zwischen den verschiedenen Reaktionsordnungen unterschieden werden. Zur Bestimmung der Geschwindigkeitskonstanten werden die Gln. 18.9–18.11 in eine Linearform transformiert.

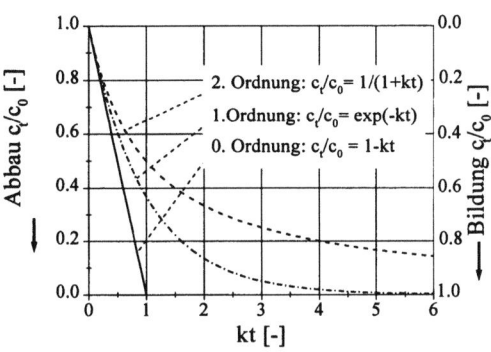

Abb. 18.1: Konzentrationsverlauf bei Abbau- bzw. Bildungsreaktionen unterschiedlicher Ordnung

Man erhält so für eine Reaktion 0. Ordnung

$$\frac{c(t)}{c_0} = -\frac{k}{c_0}t$$

Trägt man die auf die Anfangskonzentration c_0 bezogene Konzentration $c(t)$ gegen die Zeit auf, s. Abb.18.2, so erhält man eine Gerade, deren Steigung der durch die Anfangskonzentration c_0 dividierten Geschwindigkeitskonstanten entspricht.

Zur Bestimmung der Geschwindigkeitskonstanten 1. Ordnung geht man von Gl. 18.13 aus. Man trägt dazu den natürlichen Logarithmus der auf die Anfangskonzentration c_0 bezogenen Konzentration $c(t)$ gegen die Zeit auf, s. Abb. 18.3. Die Steigung der resultierenden Geraden entspricht der negativen Geschwindigkeitskonstanten einer Re-

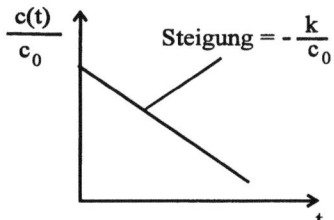

Abb. 18.2: Graphische Bestimmung der Geschwindigkeitskonstanten 0. Ordnung

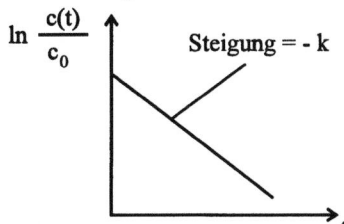

Abb. 18.3: Graphische Bestimmung der Geschwindigkeitskonstanten 1. Ordnung

aktion 1. Ordnung.

Für eine Reaktion 2. Ordnung kann direkt von Gleichung 18.14 ausgegangen werden, da sie bereits Geradenform aufweist. Man trägt entsprechend die durch die Konzentration c(t) dividierte Anfangskonzentration c_0 gegen die Zeit auf, s. Abb. 18.4. Die Steigung der Geraden entspricht der Geschwindigkeitskonstanten 2. Ordnung.

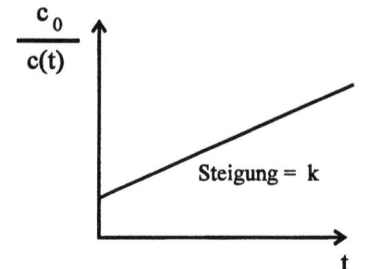

Abb. 18.4: Graphische Bestimmung der Geschwindigkeitskonstanten 2. Ordnung

Mit Hilfe der linearisierten Gleichungen können die Steigungen der Geraden und damit die Geschwindigkeitskonstanten auch durch lineare Regression ermittelt werden.

18.1.2 Temperaturabhängigkeit der Geschwindigkeitskonstanten

Damit bei einer Stoffumwandlung zwei Moleküle miteinander reagieren können, müssen diese miteinander in Kontakt kommen. Diese Voraussetzung ist erfüllt, wenn sie infolge der Brownschen Molekularbewegung zufällig zusammenstoßen. Die Geschwindigkeitskonstante ist ein Maß für die Wahrscheinlichkeit eines solchen Zusammenstoßes, der zu einer Reaktion führt. Mit steigender Temperatur wächst die Geschwindigkeit, mit der die Teilchen die Brownsche Molekularbewegung ausführen, stark an. Damit wächst auch die Zahl der zu einer Reaktion führenden Zusammenstöße. Dementsprechend ändert sich die Geschwindigkeitskonstante mit der Temperatur. Nach Arrhenius gilt

$$k = k_0 \exp\left[-\frac{E_a}{R} \cdot \frac{1}{T}\right] \qquad (18.19)$$

bzw. in logarithmischer Darstellung

$$\ln \frac{k}{k_0} = -\frac{E_a}{R} \cdot \frac{1}{T} \qquad (18.20)$$

Dabei ist E_a die Aktivierungsenergie [J/mol], R die allgemeine Gaskonstante (8,134 Jmol^{-1}K^{-1}) und k_0 die Geschwindigkeitskonstante [s^{-1}] bei unendlich hoher Temperatur, d. h. bei 1/T = 0.

k_0 ist die maximale Geschwindigkeitskonstante, die sich ergibt, wenn alle Zusammenstöße zu einer Reaktion führen würden. Ihr Wert läßt sich mit Hilfe der kinetischen Gastheorie berechnen.

Gl. 18.20 läßt sich wie folgt umformen

$$\ln k = \ln k_0 - \frac{E_a}{R} \cdot \frac{1}{T} \qquad (18.21)$$

Diese Gleichung stellt eine Gerade dar. Wird der Logarithmus der bei verschiedenen Temperaturen gemessenen Reaktionsgeschwindigkeitskonstanten k gegen den Kehrwert der zugehörigen absoluten Temperatur T aufgetragen, so erhält man ein sogenanntes Arrhenius-Diagramm, s. Abb.18.5. Die Steigung der Geraden ist gegeben durch $-E_a/R$. Der Ordinatenabschnitt entspricht $\ln k_0$.

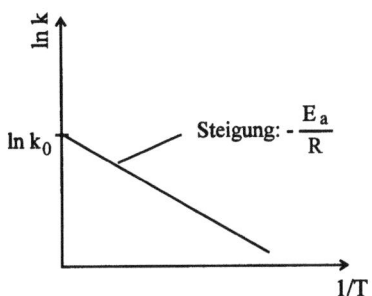

Abb. 18.5: Arrhenius-Diagramm zur Bestimmung der Aktivierungsenergie

18.2 Anwendung der Grundgleichungen der Kinetik auf Sterilisationsverfahren

Die Abtötung von Mikroorganismen unter dem Einfluß von Strahlung oder Hitze erfolgt nach einer Kinetik 1. Ordnung. Die Stoffkonzentration wird entsprechend ersetzt durch die Anzahl der vermehrungsfähigen Keime pro Volumen- oder Masseneinheit. Sie wird ebenfalls durch c gekennzeichnet und soll im weiteren Text vereinfachend als Keimzahl bezeichnet werden. Die nach einer Einwirkzeit t noch vorliegende Keimzahl (pro Volumeneinheit) ist dann gegeben durch

$$c(t) = c_0 \exp(-kt) \qquad (18.22)$$

Die Zeit, in der die Keimzahl vom Ausgangswert N_0 auf den Wert $N(t)$ abgefallen ist, ermittelt sich aus Gl. 18.22 zu

$$t = \frac{1}{k} \ln \frac{c_0}{c(t)} = \frac{2.303}{k} \lg \frac{c_0}{c(t)} \qquad (18.23)$$

Nimmt man an, die Keimzahl sei im Verlauf der Einwirkzeit auf ein Zehntel der Anfangskonzentration abgesunken, so gilt

$$c(t) = \frac{c_0}{10}$$

Durch Einsetzen in Gl. 18.23 erhält man

$$t = \frac{2.303}{k} \lg \frac{c_0}{c_0/10} = \frac{2.303}{k} \qquad (18.24)$$

Wie diese Überlegung zeigt, ist die Zeit t, in der sich die Keimzahl um einen bestimmten Bruchteil verringert, unabhängig von der Ausgangskeimzahl c_0. Sie ist bestimmt durch die Geschwindigkeitskonstante des Abtötens des gegebenen Keimes bei einer definierten Temperatur sowie durch die Größe des Bruchteils der Anfangskonzentration, der nach der Einwirkzeit t noch überleben darf. Aus Gl. 18.23 erhält man

$$\lg c(t) = -\frac{k}{2.303} t + \lg c_0 \qquad (18.25)$$

18.2.1 Dezimalreduktionszeit

Wird also der Logarithmus der Keimzahl c(t) über der Einwirkzeit t der Temperatur T oder der Strahlung aufgetragen, so erhält man eine Gerade mit einer negativen Steigung, s. Abb. 18.6. Zum Zeitpunkt t = 0 gilt: lg c(t=0) = lg c_0.

Die Steigung der Geraden ist gegeben durch –k/2,303. Somit kann die Geschwindigkeitskonstante eines definierten Sterilisationsverfahrens für eine gegebene Keimart graphisch leicht ermittelt werden.

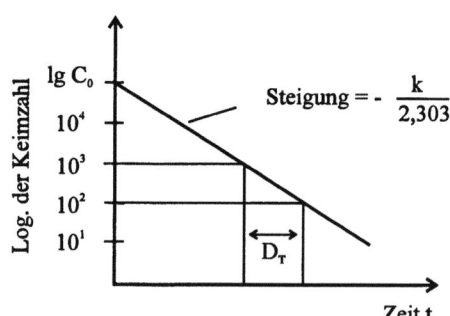

Abb. 18.6: Dezimalreduktionszeit D_T

Die Einwirkzeit t, innerhalb der die Keimzahl um eine Zehnerpotenz verringert wird, bezeichnet man als **Dezimalreduktionszeit D_T** oder D_T-Wert. Sie ist von der Keimart und vom Sterilisationsverfahren abhängig. Die Temperatur, für die der jeweilige Wert bei einem Hitzesterilisationsverfahren gilt, wird als Index angegeben.

Tabelle 18.1: Dezimalreduktionswerte für ausgewählte Keime

Keimart	$D_{121°C\ -2\ bar;\ feuchte\ Hitze}$
Bacillus cereus	2,3 s
Bacillus stearothermophilus	408 s (Phosphatpuffer, pH = 7)

18.2.2 z-Wert

Wie oben ausgeführt, ist die Geschwindigkeitskonstante stark temperaturabhängig. Je niedriger die Temperatur, desto geringer ist die Steigung der Geraden, die sich in einen t-lg c(t)-Diagramm ergibt, s. Abb. 18.7.
Aus der Gleichung 18.23 folgt für die Temperatur T_1

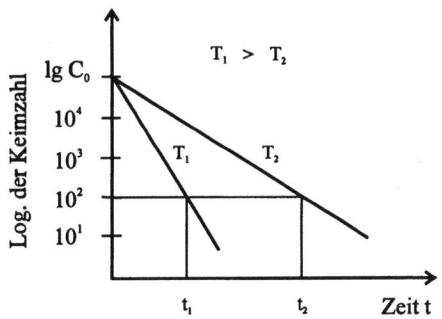

Abb.: 18.7: Zeit zur Erzielung des gleichen Sterilisationseffektes bei unterschiedlichen Sterilisationstemperaturen

$$\lg \frac{c(t)}{c_0} = -\frac{k_1}{2,303} t_1 \qquad (18.25)$$

Entsprechend ergibt sich für die Temperatur T_2

$$\lg \frac{c(t)}{c_0} = -\frac{k_2}{2,303} t_2 \qquad (18.26)$$

Soll bei beiden Temperaturen die gleiche Reduktion der Keimzahl erfolgen, d. h. soll also der gleiche Effekt erzielt werden, so gilt

$$k_1 t_1 = k_2 t_2 \qquad (18.27)$$

bzw.

$$\frac{k_1}{t_2} = \frac{k_2}{t_1} \qquad (18.28)$$

Bei dieser Ableitung wurde stillschweigend vorausgesetzt, daß der zur Keimreduktion führende Mechanismus sich in Abhängigkeit von der Temperatur nicht ändert. Unter dieser Voraussetzung kann man Gl. 18.19 in Gl. 18.27 einsetzen und erhält

$$t_1 k_0 \exp\left(-\frac{E_a}{RT_1}\right) = t_2 k_0 \exp\left(-\frac{E_a}{RT_2}\right) \tag{18.29}$$

Da der Mechanismus laut Voraussetzung unverändert bleibt, sind E_a und k_0 für beide Temperaturen T_1 und T_2 gleich. Es folgt also aus Gl. 18.29

$$\ln\frac{t_1}{t_2} = -\frac{E_a}{R}\left(\frac{1}{T_2} - \frac{1}{T_1}\right) \tag{18.30}$$

Um zu ermitteln, wie sich eine Änderung der Sterilisationstemperatur auf die zur Erzielung eines gleichen Effektes erforderliche Einwirkzeit t auswirkt, ist es zweckmäßig, eine bestimmte Temperatur T* und die entsprechende Einwirkzeit t* als Bezugspunkte festzulegen. Man erhält so

$$\ln\frac{t}{t^*} = -\frac{E_a}{R}\left(\frac{1}{T^*} - \frac{1}{T}\right) \tag{18.31}$$

Die Wertepaare (t, T) sind dadurch gekennzeichnet, daß sie zum gleichen Sterilisationseffekt, $c(t)/c_0$ = const., führen wie das Bezugswertepaar (t*, T*). Da das Bezugswertepaar fest definiert ist, kann Gl. 18.31 wie folgt umgeformt werden

$$\ln t = \ln t^* - \frac{E_a}{RT^*} + \frac{E_a}{RT} = \text{const.} + \frac{E_a}{RT} \tag{18.32}$$

Trägt man zwei Wertepaare (t, T), die durch den gleichen Sterilisationseffekte gekennzeichnet sind, in einem ln t/(1/T)-Diagramm auf, so erhält man eine Gerade mit der Steigung E_a/R. Auf ihr liegen alle Sterilisationsbedingungen mit gleichem Effekt. Dabei ist allerdings zu prüfen, ob für alle so ermittelten Bedingungen die Voraussetzung, daß sich der Abtötungsmechanismus nicht ändert, erfüllt bleibt.

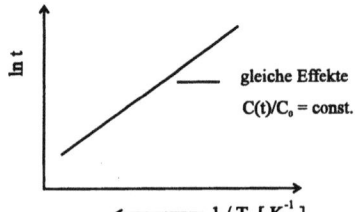

Abb. 18.8: Effektgleiche Sterilisationsbedingungen

Insbesondere in der pharmazeutischen Literatur findet sich noch eine andere, durch einfache Umformung erhaltene Darstellung der Gl. 18.31

$$\lg \frac{t}{t^*} = -\frac{E_a}{2.303 R T T^*}(\vartheta - \vartheta^*) \qquad (18.32)$$

Dabei ist ϑ die in °C angegebene Sterilisations- bzw. Bezugstemperatur. Es hat sich hierfür die folgende Schreibweise eingebürgert

$$\lg \frac{t}{t^*} = -\frac{1}{z}(\vartheta - \vartheta^*) \qquad (18.33)$$

mit

$$\boxed{z = \frac{2.303 R T T^*}{E_a}} \qquad (18.34)$$

Wie Gl. 18.34 zeigt, ist z temperaturabhängig. Für enge Temperaturbereiche kann Gl. 18.33 durch eine Gerade angenähert werden. Trägt man den Logarithmus des Quotienten t/t* über der Sterilisationstemperatur ϑ auf, so ergibt sich eine Gerade mit der Steigung $-1/z$, s. Abb. 18.9. Durch Umformen erhält man aus Gl. 18.33 für z den Ausdruck

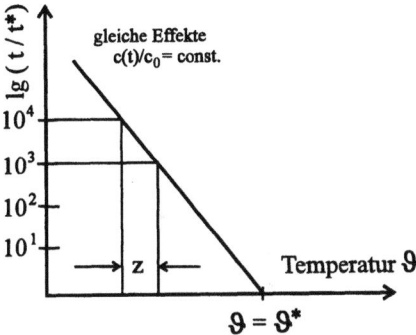

Abb. 18.9: Konstanter Abbaueffekt im lg t / Temperatur-Diagramm

$$z = \frac{(\vartheta - \vartheta^*)}{\lg \frac{t^*}{t}} \qquad (18.34)$$

Setzt man $t = t^*/10$, so folgt aus Gl. 18.34

$$z = (\vartheta - \vartheta^*) \qquad (18.35)$$

Der z-Wert entspricht also jener Temperaturerhöhung, die erforderlich ist, um den gleichen Effekt in 1/10 der Zeit zu erzielen.

18.2.3 Vergleich der Sterilisation in gespanntem Wasserdampf vs. trockener Hitzesterilisation

In der pharmazeutischen Technologie sind zwei Sterilisationsverfahren von besonderer Bedeutung:
- die Sterilisation in gespanntem Wasserdampf sowie
- die Sterilisation mittels trockener Hitze.

Innerhalb der letzten Jahre gewinnt zusätzlich die Sterilisation mit Hilfe von Mikrowellen an Bedeutung. Erste Anlagen sind seit 1996 in der pharmazeutischen Industrie im Einsatz.

Die Sterilisation in gespanntem Wasserdampf wird vor allem zur Sterilisation von flüssigen Arzneimitteln angewandt. Dazu werden die aseptisch hergestellten, in das Endbehältnis abgefüllten und verschlossenen Arzneimittel in einen Dampfsterilisator, Autoklav, eingebracht. Der Autoklav wird dann verschlossen. Wasser, das in keinem direkten Kontakt mit den Arzneimittelbehältnissen steht, wird zum Verdampfen gebracht. Der entstehende Wasserdampf verdrängt die zunächst im Autoklaven befindliche Luft, die über einen dafür vorgesehenen Entlüfter entweichen kann. Hat das über den Entlüfter austretende Luft/Dampf-Gemisch die konstante Temperatur des Wasserdampfes erreicht, so wird auch der Entlüfter verschlossen. Im Autoklaven steigt dadurch der Druck an. Parallel dazu erhöht sich die Siedetemperatur des Wassers. Üblicherweise wird der Druck im Autoklaven so eingestellt, daß sich eine Dampftemperatur von 121 °C ergibt. Da die Zubereitung bereits aseptisch hergestellt wurde, sollten die Arzneimittel steril sein, so daß die Hitzesterilisation nur noch eine zusätzliche Sicherheitsmaßnahme darstellt. Somit kann durch das Arzneibuch für die Sterilisationsdauer der Standardwert von 15 min bei 121 °C festgelegt werden.

Soll eine Zubereitung, die kein Fertigarzneimittel, sondern z. B. ein Zwischenprodukt darstellt, die somit auch nicht pyrogenfrei sein muß, steril gelagert werden, so kann die Dauer der Sterilisation mit Hilfe des Dezimalreduktionswertes D_T und der Anzahl n der Zehnerpotenzen, um die die Keimzahl pro Volumen- oder Masseneinheit verringert werden soll, nach der **als Effektivität F der Sterilisation** bezeichneten Beziehung berechnet werden.

$$F = n \cdot D_T \tag{18.35}$$

Der zeitliche Verlauf der Sterilisation gliedert sich in fünf Phasen, s. Abb.18.10:

- Die Beschickungsphase, während der die Arzneimittel in den Autoklaven eingebracht werden.
- Die Aufheizphase, in der die Arzneimittel auf die Sterilisationstemperatur, z. B. 121 °C, erhitzt wird.
- Die Haltephase, während der die Temperatur im Arzneimittel der Sterilisationstemperatur entspricht. Ihre Dauer entspricht der jeweils erforderlichen Sterilisationszeit.
- Die Abkühlphase, in der die Temperatur im Autoklaven soweit abgesenkt wird, daß die Arzneimittel problemlos gehandhabt werden können. Beim Absenken der Temperatur nimmt auch der Druck sowohl im Autoklaven als auch im Inneren der Endbehältnisse ab. Damit der Innendruck der Endbehältnisse nicht größer wird als der Druck innerhalb des Autoklaven, muß dieser entsprechend langsam belüftet werden.
- Die Entleerungsphase.

Während der Aufheizphase findet ein Wärmeübergang vom Wasserdampf auf die Außenwandung des Endbehältnisses und schließlich in die pharmazeutische Zubereitung statt. Dementsprechend steigt der Dampfdruck über der meist wäßrigen Zubereitung an. Der im Inneren des Endbehältnisses maximal erreichbare Druck ergibt sich aus dem Dampfdruck der Zubereitung bei der Sterilisationstemperatur sowie dem Zusatzdruck, der durch die Expansion der im Behältnis befindlichen Luft aufgebaut wird. Da die Zubereitung in der Regel gelöste Stoffe enthält, wird dieser Dampfdruck etwas kleiner sein als der Dampfdruck des Wassers im Autoklaven.

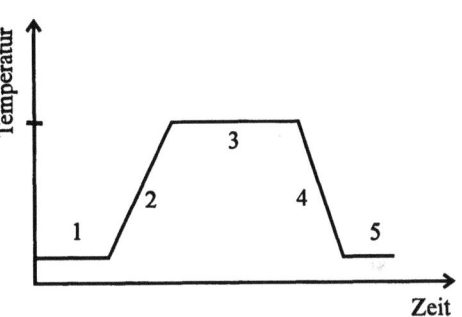

Abb. 18.10: Die Phasen eines Sterilisationsprozesses. (1) Beschickungsphase, (2) Aufheizphase, (3) Haltephase, (4) Abkühlphase, (5) Entleerungsphase

Die trockene Hitzesterilisation wird in der Regel nur für Primärpackmittel, Glas sowie für Geräte angewandt. Entscheidend ist, daß sie stets bei relativ hohen Temperaturen und bei Normaldruck durchgeführt wird. Das Europäische Arzneibuch 1996 sieht folgende Bedingungen vor, s. Tabelle 18.2:

Tabelle 18.2: Temperaturen und Dauer der Hitzesterilisation nach EP 1996

Sterilisationstemperatur	Sterilisationsdauer
160 °C	2 Std.
170 °C	1 Std.
180 °C	30 min.

Wird die Sterilisationstemperatur im Inneren des Endbehältnisses durch Mikrowellen erzeugt, so muß ein äußerer Gegendruck erzeugt werden, der dem Dampfdruck im Inneren der Behältnisse bei der Sterilisationstemperatur entgegenwirkt. Anderenfalls muß mit dem Zerplatzen der Behältnisse gerechnet werden.

Wie aus den Angaben zu den Sterilisationsdauer der Verfahren hervorgeht, ist die Sterilisation in der trockenen Hitze weniger effektiv als die Sterilisation in gespanntem Wasserdampf. Bei beiden Sterilisationsverfahren erfolgt die Erwärmung des Arzneimittels durch einen Wärmeübergang zwischen dem gespannten Wasserdampf bzw. der trockenen Luft und der Oberfläche des Endbehältnisses, durch die anschließende Wärmeleitung durch das Behältnismaterial und schließlich durch deren Übergang in die flüssige Zubereitung. Energieträger beim Wärmeübergang sind die Moleküle des gespannten Wasserdampfes bzw. der trockenen Luft. Der Wärmeübergang erfolgt durch den Impulsaustausch beim Stoß dieser Moleküle auf die Oberfläche des Endbehältnisses, in dem sich die zu sterilisierende Zubereitung befindet. Die Weiterleitung durch das feste Packmaterial bzw. durch die flüssige Zubereitung erfolgt durch thermische Schwingungen.

Für der Wärmeübergang dQ/dt ist folgende Situation zu beachten: Die Temperatur ϑ_1 im Wasserdampf bzw. in der bewegten trockenen Luft ist stets höher als die Temperatur ϑ_2 an der Oberfläche des Endbehältnisses. Für den Wärmeübergang gilt

$$\frac{dQ}{dt} = A \cdot \alpha \cdot (\vartheta_1 - \vartheta_2) \tag{18.36}$$

Der Proportionalitätskoeffizient α wird als Wärmeübergangszahl oder Wärmeübergangskoeffizient bezeichnet. Seine Dimension ist gegeben durch [$Js^{-1}m^2K$]. Er unterscheidet sich für verschiedene Stoffe sehr stark, s. Tab. 18.3.

Tabelle 18.3: Wärmeübergangszahlen für verschiedene Stoffe [3]

Stoff	Wärmeübergangszahl [$Js^{-1}m^2K$]
Kondensierender Dampf	5000 ... 12000
Siedendes Wasser	2000 ... 6000
Nahezu ruhende Luft	3 ... 10

Die Wärmeleitung kann durch das Fouriersche Grundgesetz der Wärmeleitung beschrieben werden. Es lautet

$$\frac{dQ}{dt} = -A \cdot \lambda \cdot \frac{\Delta \vartheta}{s} \quad (18.37)$$

Der Wärmefluß dQ/dt durch eine Schicht mit der Fläche A ist proportional zum Temperaturgradienten $\Delta\vartheta/s$ über der Schichtdicke s. Die Proportionalitätskonstante λ wird als Wärmeleitfähigkeit bezeichnet. Sie ist für den jeweiligen Stoff bei gegebenen Bedingungen eine Konstante. Für wäßrige Zubereitungen weist sie Werte im Bereich von 0.1 – 0.8 $Js^{-1}mK$ auf.

Die Wärmeleitung ist für die genannten Sterilisationsverfahren im wesentlichen vergleichbar. Der Unterschied besteht in der Größe des Temperaturgradienten. Der nachhaltigste Unterschied besteht jedoch im Wärmeübergang. Er ist in gespanntem Wasserdampf mindestens um den Faktor 1000 höher als in der trockenen Hitze, so daß die unterschiedliche Effektivität der beiden Verfahren auf den unterschiedlichen Wärmeübergang zurückzuführen ist.

18.2.4 Strahlensterilisation

Für Produkte, die nicht hitzesterilisierbar sind, ist eine Sterilisation mit ionisierender Strahlung zugelassen. Üblicherweise werden für diese Zwecke β- oder γ-Strahler eingesetzt. Tuben für Dermatika werden typischerweise strahlensterilisiert.

Die Strahlensterilisation wird in speziellen Unternehmen durchgeführt. Es wird daher auf eine tiefergehende Behandlung dieser Verfahren verzichtet.

Die zur Sterilisation eingesetzten Strahlen führen nicht nur zur Bildung von Ionen oder Radikalen in den eventuell vorhandenen Mikroorganismen sondern auch im Arzneimittel. Es ist daher sorgfältig zu prüfen, ob durch die Strahlensterilisation Instabilitäten an Wirk- und Hilfsstoffen hervorgerufen werden.

Teil 4:

Disperse Arzneiformen

Unter dem Begriff „disperse Arzneiformen" werden Arzneiformen zusammengefaßt, deren gemeinsames Charakteristikum der Aufbau aus zwei Phasen ist. Eine dieser beiden Phasen ist in der anderen mehr oder minder fein dispergiert. Sie wird als disperse Phase oder auch als innere Phase bezeichnet. Die andere Phase stellt entsprechend die äußere Phase dar. Sie wird auch als kohärente Phase bezeichnet.

Besteht die disperse Phase aus kleinsten Feststoffpartikeln, so bezeichnet man eine solche disperse Arzneiform als Suspension. Die äußere Phase von Suspensionen ist stets flüssig. Ist die Innenphase ebenfalls flüssig, so liegt eine Emulsion vor. Bei Emulsionen kann eine weitere Unterscheidung aufgrund der unterschiedlichen chemischen Natur der beiden Phasen vorgenommen werden. Die Existenz zweier flüssiger Phasen erfordert, daß diese nicht mischbar sind. Dies ist gegeben, wenn eine Phase stark hydrophil, die andere hingegen stark lipophil ist. Als hydrophile Phase findet man überwiegend Wasser, das in bestimmten Ausmaß weitere Stoffe, z. B. Wirk- und Hilfsstoffe, in gelöster Form enthalten kann. Die Zusammensetzungen der lipophilen Phasen variieren sehr stark. In der Regel bestehen sie aus einem Ölkörper, der weitere Fette oder Wachse in gelöster, mizellarer oder flüssigkristalliner Form enthalten kann. Ist die Innenphase hydrophob, besteht sie also aus einem Ölkörper, so bezeichnet man die Emulsion als Öl-in-Wasser- oder O/W-Emulsion. Im umgekehrten Fall, also bei Vorliegen einer wäßrigen Innenphase spricht man von einer Wasser-in-Öl- oder W/O-Emulsion.

Alle dispersen Arzneiformen sind ferner dadurch gekennzeichnet, daß sie außerordentlich große Phasengrenzflächen und damit eine sehr große Grenzflächenenergie ΔG aufweisen, die derartige Arzneiformen thermodynamisch sehr instabil macht. Es müssen daher zur Stabilisierung Maßnahmen ergriffen werden, um diese Grenzflächenenergie auf ein Minimum herabzusetzen. Diese werden als **thermodynamische Stabilisierungsmaßnahmen** bezeichnet. Aufgrund des hohen Dispersitätsgrades der Innenphase unterliegen diese Partikel der Brownschen Molekularbewegung. Das heißt, sie befinden sich in ständiger ungerichteter Bewegung. Dabei können sie mit andern dispersen Teilchen zusammenstoßen. Ist die Anziehung zwischen den beiden Teilchen größer als die Abstoßung, haften die Teilchen aneinander. Man bezeichnet diesen Vorgang als Koaleszenz bzw. Agglomeration. Sind die dispersen Teilchen fest, so behalten sie bei der Agglomeration zwar ihre Identität, verlieren aber die kinetische Unabhängigkeit. Dadurch verringert sich die Zahl der freibeweglichen dispersen

Partikel. Sind die dispersen Teilchen aber flüssig, so können die beiden Teilchen, die dann als Tröpfchen bezeichnet werden, zusammenfließen. Sie verlieren dabei sowohl ihre kinetische Unabhängigkeit als auch ihre Identität. Dieser Vorgang wird als Koaleszenz bezeichnet. Diese geht mit einer Verringerung der Phasengrenzfläche einher. Ergreift man Maßnahmen, um die Häufigkeit von Zusammenstößen disperser Partikel zu reduzieren, mit dem Ziel stabilere Systeme zu erhalten, so spricht man von **kinetischen Stabilisierungsmaßnahmen**.

Die Wechselwirkungen zwischen den Teilchen der dispersen Phasen sind für feste als auch für flüssige Teilchen gleich. Um sie einheitlich behandeln zu können, wird in den folgenden Abschnitten dieser Unterschied nicht erwähnt. Die Bestandteile der Innenphase werden als Teilchen oder Partikel bezeichnet, auch wenn es sich im Einzelfall um ein Tröpfchen handelt. Ebenso wird einheitlich von Agglomeration gesprochen, obgleich im Fall von Tröpfchen auf die Agglomeration deren Zusammenfließen folgen kann.

Die Auswahl geeigneter thermodynamische und kinetischer Stabilisierungsmaßnahmen ist eine der Hauptaufgaben bei der Entwicklung und Herstellung disperser Arzneiformen. Sie wird vor allem durch sinnvolle Auswahl der einzusetzenden Hilfsstoffe, in geringerem Umfang durch die angewandten Grundoperationen, gelöst. Um gezielte Ansätze für Stabilisierungsmaßnahmen entwickeln zu können, ist es wichtig, die physikalischen Gründe für die Instabilität und für die möglichen Stabilisierungsmaßnahmen zu kennen. Diese sollen daher nachfolgend vertieft behandelt werden.

Kapitel 19: Pharmazeutisch übliche disperse Arzneiformen

Im Hinblick auf die pharmazeutische Anwendung muß bei dispersen Arzneiformen zwischen Emulsionen, die zu den sogenannten halbfesten Arzneiformen gehören, und Suspensionen unterschieden werden.

19.1 Halbfeste Arzneiformen

Emulsionssysteme werden vom EuAB 97 je nach Emulsionstyp als Salben bzw. als Cremes bezeichnet. Sie sind vor allem zur Anwendung auf der Haut bzw. auf Schleimhäuten sowie am Auge vorgesehen. Sie sollen Wirkstoffe abgeben, die eine lokale Wirkung ausüben oder die nach Permeation durch die Haut die Blutbahn erreichen und so systemisch wirken können. Darüber hinaus können Salben durch ihre Anwesenheit auf der Haut eine Hautschutzfunktion ausüben oder den Wassergehalt der Haut beeinflussen und so z. B. eine erweichende Wirkung haben. Ferner werden Salben zur Kühlung der Haut angewandt. In diesem Fall muß die kohärente Außenphase relativ leicht und unter hohem Energieverbrauch verdunstbar sein.

Das Arzneibuch unterscheidet nun je nach Zusammensetzung zwischen verschiedenen Salben. Handelt es sich um einheitliche Grundlagen, die also keine dispersen Systeme sind, so werden sie als Salben im engeren Sinne oder als Salbengrundlage bezeichnet. Können diese Salben nur in sehr kleinem Umfang Wasser aufnehmen, so werden sie als **hydrophobe Salben** bezeichnet, um sie von den wasseraufnehmenden und den hydrophilen Salben zu unterscheiden. Die **wasseraufnehmenden Salben** sind in der Lage unter Emulsionsbildung größere Mengen an Wasser aufzunehmen. Ist eine derartige Zubereitung dann mit Wasser mischbar, so wird diese als **hydrophile Salbe** bezeichnet. Einengend wird dann ausgeführt, daß sie überwiegend aus Gemischen von festen und flüssigen Macrogolen bestehen. Mehrphasensysteme werden vom Arzneibuch schließlich als Cremes bezeichnet. Ist die Zubereitung vom O/W-Typ, so wird sie als **hydrophile Creme**, im Falle des W/O-Typs als **hydrophobe Creme** bezeichnet. Der Vollständigkeit halber seien auch die Gele erwähnt. Hierbei handelt es sich um Flüssigkeiten, die durch geeignete Quellmittel streichfähig gemacht werden. Sind die Flüssigkeiten mit Wasser mischbar, so wird die Zubereitung als **hydrophiles Gel,** im anderen Fall als **hydrophobes Gel** bezeichnet.

Diese traditionellen Bezeichnungen sind sehr ungünstig, da sie weder den kolloidchemischen und strukturellen Gegebenheiten dieser Systeme noch den therapeutisch relevanten Eigenschaften dieser Zubereitungen Rechnung tragen. Eine einfachere Nomenklatur könnte sich an der medizinischen Anwendung orientieren. Auf offenen Wunden sowie in der Akutbehandlung werden Zubereitungen eingesetzt, die mit Wasser mischbar sind und in geringem Umfang Wasser binden können. Sofern es sich um Emulsionssysteme handelt, liegen O/W-Systeme vor. Sie sollten alle als Cremes bezeichnet werden. Diese Bezeichnung entspräche der Bezeichnung „Tagescreme" in der Kosmetik. Für chronische Behandlungen und bei trockenen Hautzuständen werden mit Wasser nicht mischbare Zubereitungen eingesetzt. Sind diese Zubereitungen Emulsionen, so liegt der W/O-Typ vor. Solche Zubereitungen könnten als Salben bezeichnet werden. Das Pendant in der Kosmetik sind die „Nachtcremes". Sollen die Zubereitungen schließlich ganz wasserfrei sein, so könnten sie als Fettsalben bezeichnet werden.

Unter dem Begriff „disperse Arzneiformen" sollen vorerst primär die O/W- bzw. W/O-Emulsionssysteme verstanden werden.

19.2 Suspensionen

Suspensionen werden am Auge, zur Injektion in Muskelgewebe oder in Gelenkkapseln sowie zur Inhalation eingesetzt. Bei der Anwendung am Auge sowie bei Injektion müssen die Zubereitungen steril sein. Wenn man von der inhalativen Anwendung absieht, werden Suspensionen eingesetzt, wenn ein Depoteffekt erzielt werden soll oder wenn die Wirkstoffe in physiologisch verträglichen kohärenten Phasen nicht löslich sind. So gibt es Kristallsuspensionen von Gestagenen, die als ölige Suspension in Muskelgewebe injiziert werden und eine Kontrazeption über einen Zeitraum von 3 Monaten bewirken. Die Mehrzahl der Treibgasaerosole liegt als Suspension vor. Generell muß an Suspensionen die Forderung gestellt werden, daß die Größe der dispersen festen Teilchen unverändert bleibt. Das heißt, falls Agglomeration stattfindet, muß gewährleistet sein, daß die Agglomerate durch einfaches Schütteln wieder in die Primärpartikel zerfallen. Diese Forderung schließt ebenfalls die leichte Redispergierbarkeit ein, falls in der Suspension eine Sedimentation auftritt.

Kapitel 20: Eigenschaften der Komponenten disperser Systeme

20.1 Eigenschaften der flüssigen Komponenten

20.1.1 Oberflächenspannung

Die Oberflächenspannung wurde bereits in 12.2.3.1 behandelt. Es werden daher nur noch einige zum Verständnis disperser Arzneiformen wichtige Ergänzungen nachgetragen.

Schon bei früherer Gelegenheit wurde gezeigt, daß das Produkt aus der Oberflächenspannung σ und der Oberflächenvergrößerung dA einer Änderung der Gibbs-Energie des Systems entspricht. Der allein auf die Oberflächenänderung entfallende Anteil der Gibbs-Energie G eines Systems sei durch das hochgestellte s gekennzeichnet.

$$dG^s = \sigma \cdot dA \qquad (20.1)$$

Daraus folgt

$$\sigma = \left(\frac{dG^s}{dA}\right)_{T,p} \qquad (20.2)$$

Daraus folgt, daß für die Oberflächenspannung alle thermodynamischen Beziehungen gelten, die auch für die Gibbs-Energie gelten. So gilt insbesondere

$$G^s = \sigma = H^s - T \cdot S^s \qquad (20.3)$$

Für die Temperaturabhängigkeit der Oberflächenspannung folgt

$$\left(\frac{dG^s}{dT}\right)_p = \left(\frac{d\sigma}{dT}\right)_p = -S^s \qquad (20.4)$$

Der Ausdruck $(d\sigma/dT)_p$ wird als Temperaturkoeffizient der Oberflächenspannung bezeichnet. Ersetzt man in Gl. 20.3 den Oberflächenanteil der Entropie durch Gl. 20.4, so ergibt sich

Kapitel 20: Eigenschaften der Komponenten disperser Systeme

$$\sigma = H^s + T\left(\frac{d\sigma}{dT}\right)_p \qquad (20.5)$$

Mit Hilfe dieser Beziehungen kann die Oberflächenenergie bei verschiedenen Temperaturen berechnet werden.

Tabelle 20.1: Oberflächenspannung und Temperaturkoeffizienten einiger Flüssigkeiten [1] bei 20 °C

Flüssigkeit	σ [mJ m^{-2}]	$(d\sigma/dT) = -S^s$ [mJ m^{-2} K^{-1}]	$H^s = \sigma - T(d\sigma/dT)$ [mJ m^{-2}]
Wasser	72.88	- 0.1477	116.16
1-Hexan	18.42	- 0.1072	49.83
1-Octan	21.76	- 0.0991	50.80
1-Dodecan	25.60	- 0.0891	51.71
1-Octadecan	28.49	- 0.0852	53.45
1-Methylmyristat	29.40	- 0.0800	52.84
Methylstearat	30.65	- 0.0775	53.36
Methyloctanoat	27.93	- 0.1002	57.29
1-Octanol	27.50	- 0.0795	50.79
Glycerintrioleat	34.63	- 0.0699	55.11
Glycerin-1.3-dioleat-2-palmitat	26.49	- 0.0444	42.50

Der Temperaturkoeffizient der Oberflächenspannung gibt an, um wieviel sich die Oberflächenspannung bei einer Temperaturänderung $\Delta T = 1$ K ändert. Ist die Oberflächenspannung σ_1 einer Flüssigkeit bei einer Temperatur T_1 gegeben, so berechnet sich deren Wert σ_2 bei der Temperatur T_2 nach

$$\sigma(T_2) = \sigma(T_1) + (T_2 - T_1) \cdot \frac{d\sigma}{dT} \qquad (20.6)$$

Beispiel:
Der Temperaturkoeffizient der Oberflächenspannung für Wasser beträgt $d\sigma/dt = -0.1477$ mJ m^{-2} K^{-1}. Bei 20°C hat Wasser die Oberflächenspannung $\sigma = 72.88$ mJ m^{-2}. Wie groß ist die Oberflächenspannung bei 25°C?

Lösung:
Gemäß Gl. 20.6 folgt:

$$\sigma(25°C) = 72.88 - 5 \cdot 0.14477 = 72.14 \text{ mJ m}^{-2}$$

Eine Temperaturerhöhung von 20 auf 25 °C bewirkt also eine Abnahme der Oberflächenspannung von Wasser um 0.74 mJ m^{-2}.

Wie dieses Beispiel zeigt, verringert sich die Oberflächenspannung mit steigender Temperatur. Mit steigender Temperatur nimmt die thermische Energie der Flüssigkeitsmoleküle zu und schwächt so deren intermolekulare Wechselwirkungen ab.

Die Abnahme der Oberflächenspannung mit steigender Temperatur ist vor allem bei der Emulgierung zu bedenken. Diese erfolgt bei Temperaturen, die deutlich höher sind als die Lagertemperaturen der Emulsion. Bei der Auswahl der Emulgatoren muß der bei der Lagertemperatur zu stabilisierende Zustand berücksichtigt werden.

Zerschneidet man eine Flüssigkeitssäule mit einer Grundfläche von 1 cm^2 so, daß zwei Säulen mit gleicher Grundfläche entstehen, so ist dafür die Arbeit

$$\zeta = \zeta_{11} = 2\sigma \qquad (20.7)$$

zu verrichten. Diese Arbeit wird als Zerreiß- oder Kohäsionsarbeit bezeichnet. Der Index 11 soll wiederum andeuten, daß die beiden getrennten Flüssigkeiten aus dem gleichen Material bestehen.

20.1.2 Grenzflächenspannung

Die Oberfläche einer Flüssigkeit stellt streng genommen eine Grenzfläche zwischen Luft und der Flüssigkeit dar. Wegen der geringen Wechselwirkungen der Flüssigkeitsmoleküle mit der Luft, können diese Wechselwirkungen vernachlässigt werden. Werden allerdings zwei nichtmischbare Flüssigkeiten miteinander in Kontakt gebracht, bildet sich zwischen ihnen eine Grenzfläche aus.

Die Grenzflächenspannung gibt analog zur Oberflächenspannung an, welche Arbeit zur Vergrößerung der Grenzfläche um eine Flächeneinheit erforderlich ist. Es zeigt sich, daß die Grenzflächenspannung zwischen zwei Flüssigkeiten stets kleiner ist als die größte

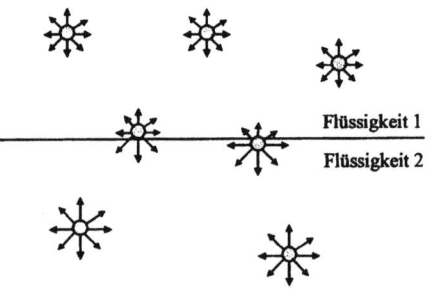

Abb. 20.1: Grenzflächenspannung zwischen zwei Flüssigkeiten

der beiden Oberflächenspannungen. Dieser Sachverhalt läßt sich gut veranschaulichen, Abb. 20.1.

Ohne auf die Natur der zwischenmolekularen Kräfte im einzelnen einzugehen, ist leicht einzusehen, daß die an der Oberfläche der Flüssigkeit 1 liegenden Moleküle Wechselwirkungen mit den Molekülen der Flüssigkeit 2 eingehen und umgekehrt. Dadurch ist weniger Arbeit aufzuwenden, um Moleküle aus dem Inneren der Flüssigkeit in die Grenzfläche einzubringen, als wenn die beiden Flüssigkeiten direkt an Luft grenzen würden.

Wie ein Blick auf Tabelle 20.2 zeigt, kann die Grenzflächenspannung auch kleiner sein als die Oberflächenspannungen der einzelnen Flüssigkeiten. Sie kann auch nahezu gleich Null werden. Wird die Grenzflächenspannung gerade gleich Null, so können die Moleküle aus dem Inneren der einen Flüssigkeit ohne Energieaufwand in die andere Flüssigkeit hinüberdiffundieren. Die beiden Flüssigkeiten sind spontan mischbar.

Tabelle 20.2: Oberflächenspannung σ_2 sowie Grenzflächenspannungen σ_{12} und Adhäsionsarbeiten ζ_{12} verschiedener Flüssigkeiten gegen Wasser ($\sigma_1 = 72.58$ mJ m^{-2}) bei 22°C [2]

Flüssigkeit	σ_2 [mJ m^{-2}]	σ_{12} [mJ m^{-2}]	ζ_{12} [mJ m^{-2}]
1-Hexan	18.21	51.20	39.59
1-Octan	21.56	50.58	43.16
Decan	23.90	51.24	45.24
Paraffin (Nujol)	28.35	52.50	48.34
1-Octanol	27.34	8.50	91.42
Butanol	44.50	1.60	95.40

Nach Dupré ist zur Trennung zweier Flüssigkeiten, deren Grenzfläche 1 cm^2 beträgt, eine Adhäsionsarbeit ζ_{12} (im Gegensatz zur Kohäsionsarbeit bei nur einer Flüssigkeit) zu verrichten. Es gilt

$$\zeta_{12} = \sigma_1 + \sigma_2 - \sigma_{12} \qquad (20.8)$$

Das Korrekturglied σ_{12} ist die Grenzflächenspannung zwischen den beiden Flüssigkeiten.

Sind die beiden Oberflächenspannungen σ_1 und σ_2 einander gleich, so ist die Grenzflächenspannung $\sigma_{12} = 0$. Die Adhäsionsarbeit geht somit in die Kohäsionsarbeit über. Führt man einem aus zwei nicht mischbaren Flüssigkeiten bestehenden System Wärme zu, so vergrößert sich dadurch die Beweglichkeit der einzelnen Flüssigkeitsmoleküle. Das hat eine verminderte Orientierung der Moleküle an der Grenzfläche zur Folge, das heißt die Grenzflächenspannung sinkt mit zunehmender Temperatur. Die Temperaturkoeffizienten der Grenzflächenspannung sind allerdings relativ gering.

20.1.3 Spreitung

Bisher wurde nur der Fall diskutiert, daß zwei nichtmischbare Flüssigkeiten übereinander geschichtet werden. Es seien zwei nichtmischbare Flüssigkeiten unterschiedlicher Dichte gegeben. Wird ein Tropfen der spezifisch leichteren Flüssigkeit auf die dichtere aufgebracht, so unterliegen die Moleküle im Tropfen der Einwirkung der Adhäsionskraft an der Grenzfläche der beiden Flüssigkeiten sowie der im Inneren des Tropfens wirkenden Kohäsionskraft.
Je nach Größe dieser beiden Kräfte sind zwei Fälle zu unterscheiden

a) Die Kohäsionskraft ist größer als die Adhäsionskraft, das heißt $\zeta_{22} > \zeta_{12}$. Aufgrund der stärkeren Kohäsionskraft bleiben die Moleküle der spezifisch leichteren Flüssigkeit in engem Kontakt und versuchen die Gestalt mit der kleinstmöglichen Oberfläche anzunehmen, etwa die bekannte Öllinse auf Wasser.
Unter Verwendung der Definitionsgleichungen 20.7 und 20.8 folgt aus $\zeta_{22} > \zeta_{12}$

$$\sigma_1 < \sigma_2 + \sigma_{12} \qquad (20.9)$$

Da die Oberflächenspannungen tangential an der Oberfläche angreifen, ergibt sich für Gl. 20.9 die in Abb. 20.2 wiedergegebene graphische Darstellung.

Die drei Kräfte greifen an dem Berührungspunkt der beiden Flüssigkeiten und der Luft an. Entsprechend den Gesetzen der Vektoraddition ist die Resultierende der beiden Kräfte σ_2 und σ_{12} der Oberflächenspannung σ_1 entgegengerichtet. Sie bewirkt den Zusammenhalt der Flüssigkeit 2. Das Verhältnis von σ_2 und σ_{12} bestimmt seinerseits die genauere Gestalt des Tropfens der Flüssigkeit 2.

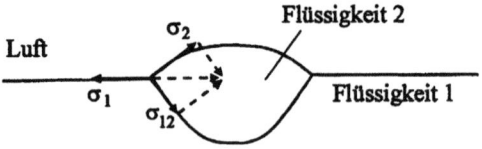

Abb. 20.2: Spreitung bei zwei nichtmischbaren Flüssigkeiten

b) Die Kohäsionskraft ist kleiner als die Adhäsionskraft, das heißt $\zeta_{22} < \zeta_{12}$. Unter Verwendung der beiden Definitionsgleichungen 20.7 und 20.8 erhält man

$$\sigma_1 > \sigma_2 + \sigma_{12} \qquad (20.10)$$

Die Spannung in der Oberfläche der Flüssigkeit 1 ist größer als die Summe aus der Oberflächenspannung σ_2 und der Grenzflächenspannung σ_{12}. Das hat zur Folge, daß die Moleküle der Flüssigkeit 2 eine Beschleunigung in Richtung von σ_1 erfahren. Die Flüssigkeit 2 spreitet auf der Flüssigkeit 1.
Die Differenz

$$p_{Sp} = \sigma_1 - (\sigma_2 + \sigma_{12}) \qquad (20.11)$$

die offenbar für das Spreitungsverhalten zweier Flüssigkeiten maßgeblich ist, bezeichnet man als **Spreitungsdruck p_{Sp}**.

Bei positivem Spreitungsdruck wird die zweite Flüssigkeit auf der ersten gespreitet. Bei negativem Spreitungsdruck hingegen versucht die zweite Flüssigkeit eine möglichst kleine Oberfläche anzunehmen. Tab. 20.3 gibt die Spreitungsdrucke einiger Flüssigkeiten auf Wasser wieder.

Tabelle 20.3: Spreitungsdrücke p_{sp} organischer Flüssigkeiten auf Wasser, T= 22 °C [2]

Flüssigkeit	p_{sp} [mJ m^{-2}]
Ethanol	50.40
1-Octanol	37.00
Ölsäure	24.50
Anilin	24.45
Chloroform	13.04
Benzol	10.80
Hexan	1.80
Tetrachlorkohlenstoff	1.20
Octan	0.00
Decan	-2.50
Cyclohexan	-3.20

Zusammenfassend ist festzustellen, daß polare Gruppen die Spreitung auf Wasser begünstigen, hydrophobe Gruppen dagegen die Spreitung herabsetzen. Dies ist bei homologen Reihen besonders deutlich zu erkennen.

20.2 Tenside

20.2.1 Grenzflächenspannung an Mischphasen; Adsorption

Bisher wurden nur chemisch reine Flüssigkeiten in Betracht gezogen. Nachfolgend soll nun untersucht werden, in welcher Form gelöste Stoffe die Ober- bzw. Grenzflächenspannung beeinflussen können.

Wie oben gezeigt wurde, ist die Bildung einer Oberfläche ein reversibler Vorgang, d. h. die zur Vergrößerung der Oberfläche erforderliche Energie (= Arbeit) wird bei Verkleinerung der Oberfläche wieder freigesetzt. Die von einem System verrichtbare Arbeit wird als Gibbs- oder auch freie Energie G bezeichnet. Im Falle einer Oberfläche ist die Gibbs-Energie eine Funktion der Fläche A und der Oberflächenspannung σ. Jede Änderung der Oberflächenenergie muß daher mit einer Änderung von mindestens einer dieser Größen einhergehen. Da grundsätzlich nur Verringerungen der Oberflächenenergie freiwillig verlaufen, gilt

$$-dG_F = -d(\sigma A) = -\sigma dA - A d\sigma \qquad (20.12)$$

Das heißt, eine Verringerung der Oberflächenenergie ist bei konstanter Oberflächenspannung durch eine Verkleinerung der Fläche dA oder bei konstanter Oberfläche durch eine Verringerung der Oberflächenspannung dσ möglich.

Während bei chemisch reinen Phasen eine Änderung der Oberflächenspannung nicht möglich ist, kann sich bei Mischphasen die Oberflächenspannung dadurch verringern, daß Stoffe, die eine geringere Ober- bzw. Grenzflächenspannung als das Lösungsmittel haben, aus dem Inneren der Lösung in die Oberfläche bzw. Grenzfläche einwandern (Gibbs-Thomson-Theorem).

Stoffe, die mit steigender Konzentration eine Verringerung der Oberflächenspannung bewirken, bei denen also der Ausdruck dσ /dc ein negatives Vorzeichen hat, werden als **oberflächenaktiv** oder als **Tenside** bezeichnet.

Wird der Tensidgehalt einer Lösung vergrößert, so sinkt die Grenzflächenspannung nur solange, bis die Grenzfläche vollständig von Tensidmolekülen belegt ist. Eine weitere Erhöhung der Tensidkonzentration führt dazu, daß sich die Tensidmoleküle im Inneren der Lösung zu sogenannten Mizellen zusammenlagern. Jene Tensidkonzentration, bei welcher die Grenzflächenspannung ihren niedrigsten Wert erreicht hat und bei der die Bildung von Mizellen beginnt, wird als **kritische Mizellbildungkonzentration, CMC**, bezeichnet. Wie in Abb. 20.3 schematisch dargestellt, wird sie graphisch als Schnittpunkt der Tangenten an die beiden Abschnitte der Oberflächenspannungs-/Tensidkonzentrationskurve ermittelt

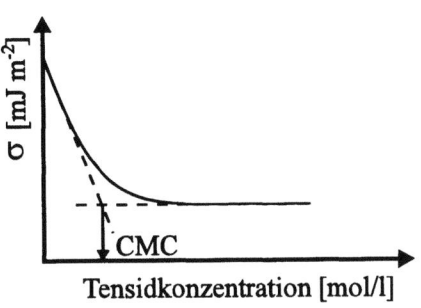

Abb. 20.3: Graphische Bestimmung der CMC

Um später die Eigenschaften oberflächenaktiver Substanzen besser diskutieren zu können und um zu quantitativen Ausdrücken für die verschiedenen Eigenschaften zu gelangen, soll das Gibbs-Thomson-Theorem näher betrachtet werden. Das zu untersuchende System sei durch AA'CC' begrenzt, s.Abb. 20.4. Die willkürlich gelegte Fläche BB' grenze die „Oberflächenphase" gegen das Innere des Systems ab.

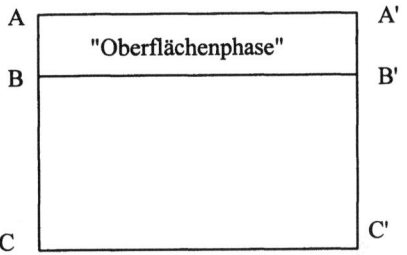

Abb. 20.4: Geometrie zur Ableitung des Gibbs-Thomson-Theorems

In 4.6.6 wurde die von einem System verrichtbare Arbeit als Gibbs- oder auch freie Energie G bezeichnet. Zwei Phasen stehen dann miteinander im Gleichgewicht, wenn sie wechselseitig keine Arbeit gegeneinander verrichten. Die Arbeit, die eine Phase verrichten kann, wird als das Potential dieser Phase bezeichnet. Speziell heißt das auf ein Mol einer Komponente bezogene Potential chemisches Potential μ, s. Gl. 4.140.

$$\mu = \frac{dG}{dn} \qquad (20.13)$$

Als Zustandsfunktion setzt sich die Gibbssche freie Energie G additiv aus den Energiebeiträgen der einzelnen Komponenten zusammen. Für eine Lösung, die aus einem Lösungsmittel und einer gelösten (grenzflächenaktiven) Komponente besteht, gilt, wenn der Index 1 das Lösungsmittel, der Index 2 die gelöste Komponente kennzeichnet

$$G = n_1\mu_1 + n_2\mu_2 \qquad (20.14)$$

n_1, n_2 sind die Molzahlen des Lösungsmittels bzw. der gelösten Komponente. Ändert man die Zusammensetzung der Lösung, so ändert sich auch die Gibbs-Energie

$$dG = \mu_1 dn_1 + \mu_2 dn_2 \qquad (20.15)$$

Das vollständige Differential der Gl. 20.14 lautet

$$dG = n_1 d\mu_1 + \mu_1 dn_1 + n_2 d\mu_2 + \mu_2 dn_2 \qquad (20.16)$$

Eine Übereinstimmung der Gln. 20.15 und 20.16 ist gegeben, wenn gilt

$$n_1 d\mu_1 + n_2 d\mu_2 = 0$$

Diese als **Gibbs-Duhemsche Gleichung** bezeichnete Beziehung stellt eine Relation zwischen den chemischen Potentialen der Komponenten einer Lösung her

$$d\mu_1 = -\left(\frac{n_2}{n_1}\right) d\mu_2 \qquad (20.17)$$

Während Gl. 20.14 die Gibbs-Energie für eine Lösung, etwa die Lösung eines Emulgators im Bereich BB'CC', beschreibt, muß bei einem durch eine Oberfläche begrenzten Gebiet zu der durch die Zusammensetzung gegebenen freien Energie noch die Oberflächenenergie hinzuaddiert werden. Die Molzahlen und chemischen Potentiale der Komponenten der Oberflächenphase sollen durch ein ' gekennzeichnet werden

$$G' = n'_1 \mu'_1 + n'_2 \mu'_2 + \sigma A \qquad (20.18)$$

Das vollständige Differential dieser Gleichung ist gegeben durch

$$dG' = n'_1 d\mu'_1 + \mu'_1 dn'_1 + n'_2 d\mu'_2 + \mu'_2 dn'_2 + \sigma dA + A d\sigma \qquad (20.19)$$

Unter Berücksichtigung der Oberflächenarbeit und bei vorgegeben chemischen Potentialen der einzelnen Komponenten gilt analog zu Gl. 20.15

$$dG' = \mu_1' \, dn_1' + \mu_2' \, dn_2' + \sigma \, dA \qquad (20.20)$$

Eine Übereinstimmung der beiden Gln. 20.19 und 20.20 ist gegeben, wenn

$$n_1' d\mu_1' + n_2' d\mu_2' + A \, d\sigma = 0 \qquad (20.21)$$

Ein Gleichgewicht zwischen den beiden Phasen liegt nach dem oben gesagten vor, wenn

$$d\mu_1' = d\mu_1 \quad \text{und} \quad d\mu_2' = d\mu_2 \qquad (20.22)$$

Unter Berücksichtigung dieser Gleichgewichtsbedingungen, Gl. 20.22, sowie von Gl. 20.17 folgt aus Gl. 20.21

$$-\frac{d\sigma}{d\mu_2} \cdot A = n_2' - \frac{n_1' \cdot n_2}{n_1} \qquad (20.23)$$

Bliebe das Verhältnis der Moleküle der gelösten Komponente zu denen der Lösungsmittelmoleküle in den beiden Phasen gleich, müßte gelten

$$\frac{n_2'}{n_1'} = \frac{n_2}{n_1} \quad \text{bzw.} \quad n_2' = \frac{n_1' \cdot n_2}{n_1} \qquad (20.24)$$

Dies würde aber bedeuten, daß $-d\sigma/d\mu_2 = 0$ ist. Das steht jedoch im Widerspruch zur Beobachtung, daß die zugesetzte gelöste Komponente eine Verringerung der Oberflächenspannung bewirkt. Da der Ausdruck

$$n_2' - \frac{n_1' \cdot n_2}{n_1} > 0 \qquad (20.25)$$

aus Gl. 20.23 größer als Null ist, heißt dies, daß die Konzentration der gelösten Komponente in der Oberflächenphase größer ist als die Konzentration der gelösten Komponente im Inneren der Lösung. Das heißt, es wurden Moleküle der gelösten Komponente an der Grenzfläche adsorbiert.

Der durch Gl. 20.25 definierte Konzentrationsüberschuß der gelösten Komponente in der Oberflächenphase wird als **Oberflächenexzeß E** (oder Belegungsdichte der Grenzfläche) bezeichnet. Der auf die Flächeneinheit (= 1 cm^2) bezogene Oberflächenexzeß ist die **molare Flächenkonzentration** Γ = E/A.

Wie in Lehrbüchern der physikalischen Chemie [3] gezeigt wird, besteht zwischen der Aktivität a bzw. der Konzentration c eines Stoffes und dessen chemischem Potential die Beziehung

$$\mu = \mu_0 + RT\ln a \qquad (20.26)$$

bzw.

$$\mu = \mu_0 + RT\ln c \qquad (20.27)$$

Dabei ist μ_0 das chemische Potential dieses Stoffes unter Standardbedingungen. Durch Differenzieren erhält man

$$d\mu = RT \cdot d(\ln c) = RT \cdot \frac{dc}{c} \qquad (20.28)$$

Unter Verwendung dieses Ausdruckes ergibt sich somit aus Gl. 20.23 für die molare Flächenkonzentration des adsorbierten Anteils

$$-\frac{d\sigma}{d\mu_2} = -\frac{d\sigma}{da_2} \cdot \frac{a_2}{RT} \approx -\frac{d\sigma}{dc_2} \cdot \frac{c_2}{RT} = \Gamma \qquad (20.29)$$

Die Gl. 20.29 bzw. die durch Umformen erhaltene Gl. 20.30

$$\boxed{d\sigma = -RT\Gamma d(\ln c_2)} \qquad (20.30)$$

sind die fundamentalen Beziehungen zur Diskussion der Eigenschaften oberflächenaktiver Stoffe.

Führt man die Ableitung unter Berücksichtigung der Aktivitäten durch und zieht in Betracht, daß Emulgatoren auch als Ionen vorliegen können, so ergibt sich die allgemeine Form der Gleichung

$$d\sigma = -nRT\Gamma d(\ln a_2) \qquad (20.31)$$

n nimmt dabei für nichtionogene Emulgatoren den Wert 1, für 1:1-ionogene Emulgatoren den Wert 2 an.

Die molare Flächenkonzentration Γ gibt also die Erhöhung der Tensidkonzentration in einem Quadratzentimeter der Grenzfläche im Vergleich zur Zusammensetzung der Restlösung in Mol an. Sie hat also die Dimension [mol/cm^2]. Das Produkt aus der molaren Flächenkonzentration und der Loschmidt-Zahl N_L ergibt die Anzahl der Tensidmoleküle in einer Fläche von 1 cm^2. Wird dagegen die Fläche von 1 cm^2 durch die Zahl der darin befindlichen Tensidmoleküle dividiert, so erhält man den Flächenbedarf a eines Tensidmoleküls in der Grenzfläche (1 cm = 10^8 Å).

$$a = \frac{10^{16}}{N_L \cdot \Gamma_{max}} [\text{Å}^2] \qquad (20.32)$$

20.2.1.1 Bestimmung der maximalen Belegungsdichte der Grenzfläche

Wird die bei einer verschiedenen Konzentration c des Tensids gemessene Oberflächenspannung σ gegen den natürlichen Logarithmus der Tensidkonzentration aufgetragen, so ist die Steigung der resultierenden Kurve dσ/d(ln c) proportional zur molaren Flächenkonzentration Γ des in der Grenzfläche adsorbierten Tensidanteils. Nach Überschreiten der CMC ändert sich die Oberflächenspannung bei weiterer Erhöhung der Emulgatorkonzentration nicht mehr, der Oberflächenexzeß bleibt konstant, er hat den Maximalwert erreicht.

Beispiel: Bestimmung derOberflächenexzeßkonzentration und des Flächenbedarfes eines Tensids

Für 2-Pyridinium-dodecanoat werden bei 25 °C in Abhängigkeit von der Tensidkonzentration folgende Oberflächenspannungen gemessen (Daten aus [13])

c [mol dm^{-3}]	log c	σ [mJ m^{-2}]
0.013	-1.9	40.0
0.007	-2.15	40.0
0.0051	-2.29	40.0
0.0038	-2.42	43.3
0.0017	-2.76	49.6
0.0009	-3.05	55.3
0.0004	-3.37	61.2

Daraus lassen sich die mit den Konzentrationsänderungen verbundenen Änderungen der Oberflächenspannung entnehmen:

Δ log c	Δσ [mN m^{-1}]	Δσ/Δ log c
0.13	3.3	25.38
0.34	6.3	18.55
0.29	5.7	19.77
0.32	5.9	18.44

Für die Quotienten Δσ/Δlog c wird der folgende Mittelwert ermittelt

$$20.5 \pm 3.3$$

Durch Einsetzen dieses Mittelwertes in die folgende Gleichung

$$\Gamma = \frac{1}{2.303RT}\left(\frac{-d\sigma}{d\log c}\right)$$

erhält man mit R = 8.314 J mol^{-1} K^{-1}:

$$\Gamma = 3.59 \times 10^{-10} \text{ mol cm}^{-2}$$

Der Flächenbedarf A eines Tensidmoleküls berechnet sich nach

$$A = 10^{14}/(N_L \Gamma) \text{ nm}^2 \text{ bzw. } A = 10^{16}/(N_L \Gamma) \text{ Å}^2$$

zu 0.462 nm^2 = 46.2 Å^2.

Beispiel: Emulgatorbedarf zur Herstellung einer Emulsion
50 ml Ölphase sollen unter Verwendung von Na-Laurylsulfat zu einem O/W-System verarbeitet werden.
Wieviel Emulgator wird mindestens benötigt, um einen geschlossenen Emulgatorfilm zu erzeugen, wenn kein Teilchen größer als 10 µm (= 1 x 10^{-4} [cm]) sein soll und alle Tröpfchenradien mit gleicher Wahrscheinlichkeit auftreten.

Lösung
1. Bestimmung der Tröpfchenzahl:
Wenn alle Radien mit gleicher Wahrscheinlichkeit auftreten, dann beträgt das mittlere Tropfenvolumen:

$$\bar{v} = \int_0^R \frac{1}{r} \cdot \frac{4\pi}{3} r^3 dr$$

$$\bar{v} = \frac{4\pi}{9} R^3$$

Bei R = 5 x 10^{-4} cm folgt

$$\bar{v} = 1.75 \cdot 10^{-10} \text{ cm}^3$$

50 ml Ölphase werden unter der obigen Annahme in 2.86×10^{11} Tröpfchen zerteilt.

2. Bestimmung der Grenzfläche:
Wenn die Tröpfchen alle Radien bis zu 5 µm mit gleicher Wahrscheinlichkeit annehmen, so ist die Verteilungsdichte der Radien gegeben durch 1/r. Die mittlere Oberfläche eines Tröpfchens beträgt dann

$$\bar{a} = 2\pi R^2$$

$$\bar{a} = 1.57 \cdot 10^{-6} \, cm^2$$

Bei 2.86×10^{11} Tröpfchen resuliert daraus eine Gesamtgrenzfläche von $4.49 \times 10^5 \, cm^2$.

3. Bestimmung der erforderlichen Emulgatormenge:
Der Flächenbedarf eines Na-Laurylsulfatmoleküls in einer Kugelmizelle wird mit

$$a = 63 \, Å^2 = 6.3 \times 10^{-15} \, cm^2$$

angegeben.
Zur Belegung der Grenzfläche werden dann 7.13×10^{19} Tensidmoleküle benötigt. Dies entspricht 1.18×10^{-4} mol.
Das Molekulargewicht von Na-Laurylsulfat beträgt 288.4.
Zur Belegung der Grenzfläche werden mindestens 34.2 mg Tensid benötigt.

20.3 Diskussion von Emulgatoreigenschaften

Tenside oder Emulgatoren sind Moleküle, die sich aus einem hydrophoben und einem hydrophilen Molekülteil zusammensetzen. Sie sind daher amphiphil. Während die lipophilen Teile der Emulgatormoleküle überwiegend aus aliphatischen und/oder aromatischen Kohlenwasserstoffen bestehen, können die hydrophilen Gruppen sehr unterschiedlicher chemischer Struktur sein. Je nach Art der Gruppe unterscheidet man zwischen
- ionischen,
- amphoteren und
- nichtionischen

Emulgatoren.

Die hydrophilen Gruppen ionischer Emulgatoren dissoziieren in Wasser und sind daher elektrisch geladen. Je nach Ladungsart können die ionischen Emulgatoren in kationen- bzw. anionenaktive Emulgatoren weiter untergliedert werden. Der Ladungszustand amphoterer Emulgatoren hängt vom pH-Wert des Lösungsmittels ab.

Es gibt zahlreiche Versuche, die Eigenschaften von Emulgatoren zu beschreiben. Genannt seien die Traube-Regel, die Bancroft-Regel, das HLB-System und die Methode der Phaseninversionstemperatur (PIT). Alle diese Ansätze haben zum Ziel, die Funktion der Emulgatoren zu beschreiben und Kriterien zu deren Auswahl bei der Entwicklung einer Emulsion zu liefern.

20.3.1 Traube-Regel

Bereits 1891 veröffentlichte Traube eine Arbeit, in der er aufzeigte, daß innerhalb einer homologen Reihe, die Leistungsfähigkeit eines Emulgators mit jeder neu hinzukommenden Methylengruppe $-CH_2-$ verdreifacht wird.

Die folgende Tabelle gibt die Konzentration verschiedener Essigsäureester an, die zur Erzielung einer bestimmten Oberflächenspannung des Wassers bei 18 °C erforderlich sind.

Tab. 20.4: Leistungsfähigkeit von Essigsärealkylestern

Tensid	c [mol/l]	Steighöhe [mm]
Methylester	1	58.1
Ethylester	1/3	58.0
Propylester	1/9	57.7
i-Butylester	1/27	58.8
i-Amylester	1/81	59.9

20.3.2 Bancroft-Regel

Bancroft ermittelte 1913 eine Beziehung zwischen der Löslichkeit eines Emulgators und dem mit diesem Emulgator erzielbaren Emulsionstyp. Grundlage seines 1915 erweiterten Ansatzes [4] war die Feststellung, daß eine Substanz, die als Emulgator wirken soll, an der Grenzfläche zwischen den beiden Flüssigkeiten adsorbiert werden und dort einen zusammenhängenden Film bilden muß. Ist der Emulgator wasserlöslich, so führt er zur Bildung eines O/W-Systems. Ein in Öl löslicher Emulgator ermöglicht die Bildung von W/O-Systemen. Verallgemeinernd läßt sich die Aussage von Bancroft wie folgt formulieren: Diejenige Phase, in der sich der Emulgator löst, bildet die zusammenhängende Aussenphase.

Cassel [5] leitete aus den Gesetzen der Grenzflächenthermodynamik eine Erklärung der Bancroft-Regel ab. Ausgangspunkt dieser Überlegungen war die Behauptung, daß der Oberflächenexzeß des die Emulsion stabilisierenden Emulgatorfilms von dessen Krümmung abhänge. Da sich der Grenzflächenfilm mit den benachbarten Phasen im Gleichgewicht befindet, ist das chemische Potential innerhalb des ganzen Systems konstant. Das chemische Potential μ_r einer gekrümmten Grenzfläche mit dem Krümmungsradius r und der Grenzflächenspannung σ_{12} läßt sich mit dem chemischen Potential μ_0 einer ebenen Grenzfläche wie folgt verknüpfen

$$\mu_r = \mu_0 + \frac{2\sigma_{12}}{r(c_1 - c_2)} \qquad (20.28)$$

Dabei sind c_1 und c_2 die Emulgatorkonzentrationen der Innen- bzw. der Außenphase.

Da aber ein gekrümmter Grenzflächenfilm nur dann stabil sein kann, wenn sein chemisches Potential kleiner als das einer planaren Oberfläche ist, $\mu_r < \mu_0$, folgt aus obiger Gleichung $c_2 > c_1$, das heißt die Emulgatorkonzentration der Außenphase muß höher sein als die der Innenphase.

Neben einer Bestätigung der Bancroft-Regel sagt diese Ableitung weiter aus, daß die Stabilität eines Emulgatorfilms in einem gegebenen System umso größer wird, je kleiner der Radius der Emulsionströpfchen ist.

20.3.3 Das HLB - System

Im Jahre 1948 führte die Atlas Powder Company das HLB-System [6] ein. Die Abkürzung HLB steht für "Hydrophilic-Lipophilic Balance", also für das Verhältnis der Größe und Stärke der hydrophilen und lipophilen Bestandteile eines Emulgators. In den Arbeiten von Griffin wurden die Grundlagen und die Regeln zur Berechnung der HLB-Werte veröffentlicht [7].

Nach Griffin hat ein Emulgator zwei Funktionen: Er soll die Emulsionsbildung erleichtern und anschließend die gebildete Emulsion stabilisieren. Diese zweite Funktion, die bereits bei der Emulgierung einsetzt, besteht im wesentlichen in der Festlegung, ob eine Emulsion vom O/W- bzw. W/O-Typ ist. Der HLB-Wert eines Emulgators bezieht sich auf diese zweite Funktion. Er beschreibt also mehr die Art des Einflusses eines Emulgators als dessen Leistungsfähigkeit.

Eine Korrelation zwischen den physikalischen Eigenschaften eines Emulgators und seinem HLB-Wert besteht nicht, obgleich in vielen Fällen eine Parallele zur Löslichkeit besteht. So sind in der Regel Emulgatoren mit einem niederen HLB-Wert in Öl, jene mit einem höheren HLB-Wert in Wasser löslich. Den extrem öllöslichen Emulgatoren wurde ein HLB-Wert von 1, den extrem wasserlöslichen ein HLB-Wert von zunächst 20 und später nach Erweiterung der HLB-Skala ein Wert von 40 zugewiesen.

Während anfangs HLB-Werte in einer zeitaufwendigen Reihe von Untersuchungen an Emulsionssystemen ermittelt wurden, teilte Griffin 1954 Formeln mit, die es gestatten, die HLB-Werte von Emulgatoren aus deren chemischer Zusammensetzung zu ermitteln. So lassen sich die HLB-Werte von nichtionogenen Fettsäureestern wie folgt berechnen

$$HLB = 20\left(1 - \frac{S}{A}\right) \quad (20.29)$$

S ist dabei die Verseifungszahl des Esters und A ist die Säurezahl der Fettsäure. Die Säurezahl A entspricht der Menge an Kaliumhydroxid gemessen in mg, die erforderlich ist, um die in 1 g Substanz enthaltenen freien Säuren zu neutralisieren. Analog gibt die Verseifungszahl die Menge an Kaliumhydroxid, gemessen in mg, an, die erforderlich ist, um 1 g Ester zu verseifen. Damit kann die Verseifungszahl auch als Maß für das Molekulargewicht des Esters benutzt werden. Eine hohe Verseifungszahl weist dann auf ein niedriges Molekulargewicht hin.

Für solche Fettsäureester, deren Verseifungszahl nur schlecht bestimmbar ist, kann der HLB-Wert nach

$$HLB = \frac{1}{5} \cdot (E + P) \quad (20.30)$$

ermittelt werden. E gibt den prozentualen Gewichtsanteil der Polyethylenglykolketten und P den entsprechenden Gewichtsanteil des mehrfunktionellen Alkohols an.

Bei Emulgatoren, deren hydrophile Gruppe nur aus Ethylenoxid besteht sowie für Kondensationsprodukte aus Polyethylenglykolen und Fettsäuren vereinfacht sich die Gleichung. Es gilt

$$HLB = \frac{E}{5} \quad (20.31)$$

Diese Formeln können bei nichtionogenen Emulgatoren, die Propylenoxid, Butylenoxid, Stickstoff, Schwefel usw. enthalten, nicht angewandt werden. Auch für ionogene Emulgatoren gibt es keine entsprechenden Formeln. In diesen Fällen muß die Ermittlung des HLB-Wertes aus Untersuchungen an Emulsionssystemen erfolgen.

Der HLB-Wert eines Gemisches aus zwei Emulgatoren A und B läßt sich berechnen nach

$$HLB = x_A \cdot HLB_A + x_B \cdot HLB_B \qquad (20.32)$$

Dabei geben x_A und x_B die Mengenanteile der Emulgatoren im Gemisch an. HLB_A und HLB_B sind die HLB-Werte der Emulgatoren A bzw. B.

Beispiel: Berechnung des HLB-Wertes eines Emulgatorgemisches
40 % Polyoxyethylenlaurylalkohol, $x_A = 0.4$, $HLB_A = 16.9$.
60 % Polyoxyethylencetylalkohol, $x_B = 0.6$, $HLB_B = 5.3$.
HLB = (0.4 * 16.9) + (0.6 * 5.9) = 12.2.

Tabelle 20.5: HLB-Werte einiger gebräuchlicher Emulgatoren; N = Neutralmolekül, A = Anion

HLB	Typ	Handelsname	Chemische Bezeichnung
1	N	Miglyol 812	Triglycerid gesättigter Fettsäuren
1.8	N	Span 85, Arlacel 85	Sorbitantrioleat
2.1	N	Span 65	Sorbitantristearat
2.8	N	Arlacel 186	Propylenglykolmonostearat
3.1	N	Emulgator S	Pentaerythritmonostearat
3.7	N	Arlacel 83	Sorbitansesquioleat
4.3	N	Span 80, Arlacel 80	Sorbitanmonooleat
4.7	N	Span 60, Arlacel 60	Sorbitanmonostearat
4.9	N	Brij 72	Polyoxyethylen(2)stearylether
5.5	N	Tegin	Glycerinmonostearat
6.7	N	Span 40, Arlacel 40	Sorbitanmonopalmitat
7.5	N	Atlas-G-2242	Polyoxyethylendioleat
8.0	N	Atlas-G-3608	Polyoxypropylenstearat
8.6	N	Span 20, Arlacel 20	Sorbitanmonolaurat
9.0	N	Atlas-G-2111	Polyoxyethylen-oxypropylen-oleat
9.6	N	Tween 61	Polyoxyethylen(4)sorbitanmonostearat

9.7	N	Brij 30	Polyoxyethylen(4)laurylether
10.0	N	Tween 81	Polyoxyethylen(5)sorbitanmonooleat
10.5	N	Tween 65	Polyoxyethylen(20)sorbitantristearat
11.0	N	Tween 85, Arlacel 165	Polyoxyethylen(20)sorbitantrioleat
11.6	N	Cremophor AP (fest)	Polyethylenglykol-400-monostearat
12.4	N	Brij 76	Polyoxyethylen(10)stearylether
12.9	N	Brij 56	Polyoxyethylen(10)cetylether
13.3	N	Tween 21	Polyoxyethylen(4)sorbitanmonolaurat
14.0	N	Tagat R1	Polyoxyethylenglycerinmonorinoleat
14.9	N	Tween 60	Polyoxyethylen(20)sorbitanmonostearat
15.3	N	Brij 78	Polyoxyethylen(20)stearylether
15.6	N	Tween 40	Polyoxyethylen(40)monopalmitat
16.0	N	Myrij 51	Polyoxyethylenmonostearat
16.9	N	Brij 35	Polyoxyethylen(23)laurylether
18.0	A		Natriumoleat
20.0	A		Kaliumoleat
40.0	A	Texapon K 12	Natriumdodecylsulfat

Um zu einer stabilen Emulsion zu gelangen, sollten die HLB-Werte der Emulgatoren den HLB-Werten der lipophilen Hilfsstoffe bezogen auf den angestrebten Emulsionstyp entsprechen.

Die nachfolgende Tabelle gibt für einige Hilfsstoffe die zur Emulgierung erforderlichen HLB-Werte wieder.

Tabelle 5: Erforderliche HLB-Werte einiger gebräuchlicher Hilsstoffe

Hilfsstoff	W/O-Emulsion	O/W-Emulsion
Stearinsäure	...	17
Cetylalkohol	...	13
wasserfreies Lanolin	8	15
Öle:		
Baumwollsamenöl	...	7.5
Mineralöl	4	10–12
Petrolöl	4	10.5
Wachse:		
Bienenwachs	5	10–16
Paraffin	4	9

Beispiel: Berechnung des erforderlichen HLB-Wertes eines Emulgators
Die Ölphase bestehe aus Bienenwachs, Mineralöl und pflanzlichen Ölen:

Hilfsstoff	Menge in %	HLB	Inkrement
Bienenwachs	10	15	1.5
Mineralöl	53	10	5.3
Pflanzliches Öl	37	9	3.5
Geschätzter erforderlicher HLB			10.3

Von Davies [8] wurde das Verfahren zur Berechnung der HLB-Werte weiterentwickelt. Nach Griffin macht der HLB-Wert eine Aussage über den Typ der mit einem Emulgator erzielbaren und für eine bestimmte Zeit stabilen Emulsion. Davies versuchte, den HLB-Wert mit der relativen Koaleszenzgeschwindigkeit von O/W- und W/O-Emulsionen und der Verteilung des Emulgators zwischen der Öl- und Wasserphase zu korrelieren. Er nahm dabei an, daß die Koaleszenzgeschwindigkeit im wesentlichen durch die hydrodynamischen Gegebenheiten, durch die Oberflächenpotentiale sowie durch die durch die Hydratation bedingten Energiebarrieren kontrolliert ist. Die Größe der Energiebarriere ist nach Davies wiederum in Beiträge von Molekülgruppen aufspaltbar (Inkrementenmethode). Mit Hilfe der von ihm abgeleiteten Gleichungen war es möglich, aus den relativen Koaleszenzgeschwindigkeiten Gruppennummern (Inkremente) zu ermitteln. Mit diesen Werten können gemäß der Gleichung

$$HLB = \Sigma(\text{hydrophile Gruppenbeiträge}) + n(\text{Gruppenbeitrag pro } CH_2\text{-Gruppe}) + 7 \quad (20.33)$$

die HLB-Werte von Tensiden berechnet werden. Die Tabellen 20.7 und 20.8 geben einige Gruppenbeiträge und für verschiedene Emulgatoren den Vergleich zwischen experimentell bestimmten und berechneten HLB-Werten wieder.

Tabelle 20.7: Gruppenbeiträge zur Berechnung von HLB-Werten nach Davies

Hydrophile Gruppen	Gruppenbeitrag
$-SO_4^- Na^+$	38.7
$-COO^- K^+$	21.1
$-COO^- Na^+$	19.1
N (tertiäres Amin)	9.4
Ester (Sorbitanring)	6.8

Forts. S. 540

Forts. Tabelle 20.7

Freier Ester		2.4
– COOH		2.1
Freie Hydroxylgruppe		1.9
–O–		1.3
Hydroxylgruppe (Sorbitanring)		0.5
Lipophile Gruppen:		
– CH_2 –		–0.475
– CH_3		–0.475
= CH –		–0.475
Komplexe Gruppen:		
– (CH_2 – CH_2 – O) –		0.33
– (CH_2 – CH_2 – CH_2 – O –) –		– 0.15

Tabelle 20.8: Vergleich experimentell bestimmter und nach Davies berechneter HLB-Werte

Emulgator	HLB- Wert	
	experimentell	berechnet
Na-Dodecylsulfat	40.	40.00
K-Oleat	20.	20.03
Sorbitanmonolaurat	8.6	8.5
Sorbitantristearat	2.1	2.1
Cetylalkohol	1.0	1.3
Sorbitantetrastearat	0.5	0.3

20.3.4 Die Phaseninversionstemperaturmethode [9]

Eine der Hauptschwächen des HLB-Systems ist die totale Vernachlässigung von Temperatureinflüssen.

Steigende Temperaturen bewirken eine Abnahme der Hydratation der hydrophilen Gruppen. Damit werden die Emulgatormoleküle insgesamt apolarer. Dementsprechend müßte sich ihr HLB-Wert verringern. Parallel zu diesem Verhalten des Emulgators kann sich dabei eine bei niederen Temperaturen hergestellte O/W-Emulsion in eine W/O-Emulsion umkehren. Analog sollte sich eine bei höheren Temperaturen hergestellte W/O-Emulsion bei Abkühlung in eine O/W-Emulsion umwandeln.

Die Temperatur, bei der diese Umwandlung des Emulsionstyps auftritt, wird als **Phaseninversionstemperatur PIT** bezeichnet. Diese Temperatur ist dadurch gekennzeichnet, daß hier der Einfluß der lipophilen und der hydrophilen Eigenschaften eines Emulgators gerade gleich groß ist.

Von Shinoda und seinen Mitarbeitern wurde vorgeschlagen, diese Phaseninversionstemperatur als Auswahlkriterium für Emulgatoren anzuwenden. Als Regel wird angegeben, daß die Phaseninversionstemperatur eines zur Bildung einer O/W-Emulsion auszuwählenden Emulgators um 20 – 60 °C höher liegen sollte als die Lagertemperatur der Emulsion. Analog sollte die PIT eines Emulgators für eine W/O-Emulsion 10 – 40 °C unterhalb der Lagertemperatur liegen.

Zur Bestimmung der PIT wird eine Emulsion aus gleichen Teilen einer Öl- und einer Wasserphase mit 3 – 5 % Emulgator erwärmt und bei verschiedenen Temperaturen geschüttelt. Es wird dann die Temperatur bestimmt, bei der die jeweilige Emulsion ihren Typ umkehrt.

Eine rechnerische Bestimmung der PIT ist bis jetzt noch nicht möglich, doch scheint die PIT für eine vorgegebene Zusammensetzung einer Emulsion eine Funktion des HLB-Wertes zu sein. Denn je größer das Verhältnis des hydrophilen zum lipophilen Anteil des Moleküls ist, desto größer ist die zur Dehydratation erforderliche Temperatur. Darüber hinaus ist die PIT von der Emulgatorkonzentration abhängig. Sie scheint bei gegebenen Emulgierbedingungen für Emulgatoren auf Polyoxyethylenbasis bei einer Konzentration von 3 – 5 % stabil zu werden, wenn eine definierte Länge der Polyoxyethylenkette vorgegeben ist. Weisen die Längen der Polyoxyethylenketten eine Verteilung auf, so fällt die PIT sehr rasch ab, wenn der kurzkettige Anteil der Polyoxyethylenreste hoch ist, und entsprechend langsamer, wenn der Anteil der längeren Polyoxyethylenketten überwiegt.

Die PIT einer Emulsion, deren Ölphase ein binäres Gemisch ist, läßt sich wie folgt berechnen

$$\text{PIT (Misch.)} = x_A \, \text{PIT}_A + x_B \, \text{PIT}_B \qquad (20.34)$$

Dabei sind x_A und x_B die Volumenbrüche der beiden Öle A bzw. B.

20.3.5 Diskussion von Emulgatoreigenschaften auf thermodynamischer Grundlage

Von Rosen [10] wurde darauf hingewiesen, daß bei Emulgatoren zwischen deren **Leistungsfähigkeit** („efficiency") und deren **Wirksamkeit** („effectiveness") unterschieden werden muß.

Die Leistungsfähigkeit eines Emulgators drückt sich in der Konzentration aus, die erforderlich ist, um die Grenzflächenspannung um einen bestimmten Betrag herabzusetzen. Unter Verwendung dieser Definition wird erkennbar, daß die Traube-Regel eine Aussage über die Leistungsfähigkeit von Emulgatoren einer homologen Reihe macht. Als praktisches **Maß für die Leistungsfähigkeit** eines Emulgators hat sich dabei der Logarithmus jener Konzentration erwiesen, die ausgehend vom reinen Lösungsmittel zu einer Verringerung der Ober- bzw. Grenzflächenspannung um 20 mJm^{-2} führt.

Die Wirksamkeit soll dagegen durch die durch den Emulgator maximal erzielbare Verringerung der Oberflächenspannung, d. h. die bei Erreichen der CMC erzielten Verringerung der Oberflächenspannung, gemessen werden.

Um die Adsorption nicht durch die Löslichkeit des Emulgators zu begrenzen, sollen die nachfolgenden Diskussionen auf Temperaturen oberhalb der Krafft-Punkte der jeweiligen Emulgatoren beschränkt werden. Als **Krafft-Punkt eines Emulgators** wird jene Temperatur bezeichnet, bei der seine Löslichkeit stark ansteigt. In der Regel liegen die Krafft-Punkte, z. B. von Seifen, in der Nähe des Schmelzpunktes der entsprechenden Fettsäuren.

Wählt man als beliebige Referenz eine bestimmte Emulgatorkonzentration c_1 in der Lösung mit zugehöriger Oberflächenspannung σ_1, so erhält man durch bestimmte Integration von Gl. 20.30 für die Verringerung der Oberflächenspannung von dieser Konzentration bis hin zur CMC den Ausdruck

$$\Delta\sigma = \sigma_1 - \sigma_{CMC} = -RT\Gamma_{max}(\ln c_1 - \ln CMC) \qquad (20.35)$$

Die gesamte Verringerung der Oberflächenspannung bezogen auf den Wert σ_0 des reinen Lösungsmittels ist gegeben durch

$$\Delta\sigma_{CMC} = (\sigma_0 - \sigma_1) + (\sigma_1 - \sigma_{CMC})$$

bzw. unter Berücksichtigung von Gl. 20.35

$$\Delta\sigma_{CMC} = \sigma_0 - \sigma_1 + nRT\Gamma_{max} \ln\left(\frac{CMC}{c_1}\right) \quad (20.36)$$

Die Gl. 20.36 stellt somit einen quantitativen Ausdruck für die Wirksamkeit eines Emulgators dar.

Bei einer Vielzahl von Emulgatoren hat der Oberflächenexzeß bei einer Verringerung der Ober- bzw. der Grenzflächenspannung um 20 mJm^{-2} seinen Maximalwert, $\Gamma = \Gamma_{max}$, bereits erreicht, s. Abb. 20.5.

Somit kann diejenige Emulgatorkonzentration $c_{\Delta\sigma = 20}$, die ausgehend vom reinen Lösungsmittel zu einer Verringerung der Oberflächenspannung $\sigma_0 - \sigma_1 = 20$ mJm^{-2} führt, sinnvollerweise als Referenz gewählt werden. Durch Einsetzen in Gl. 20.36 erhält man

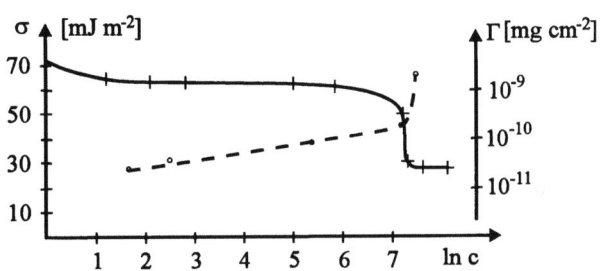

Abb. 20.5: Oberflächenspannung (massiv) und Oberflächenexzeß (gestrichelt) einer wäßrigen Texapon-Lösung, T = 20 °C

$$\Delta\sigma_{CMC} = 20 + n\,RT\Gamma_{max} * \ln(CMC/C_{\Delta\sigma=20}) \quad (20.37)$$

Die Gln. 20.36 und 20.37 besagen, daß die Wirksamkeit eines Emulgators im Hinblick auf die Verringerung der Oberflächen- bzw. Grenzflächenspannung bei konstanter Temperatur von drei Faktoren abhängig ist

1. dem maximalen Oberflächenexzeß Γ_{max},
2. der kritischen Mizellbildungskonzentration CMC,
3. der Leistungsfähigkeit, mit der die Oberflächen- bzw. Grenzflächenspannung vermindert werden kann.

Je größer der maximale Oberflächenexzeß Γ_{max}, je größer die kritische Mizellbildungskonzentration CMC und je niedriger die zur Verringerung der Oberflächen- bzw. Grenzflächenspannung um 20 mJm^{-2} erforderliche Emulgatormenge ist, desto größer ist die Verringerung der Ober- bzw. Grenzflächenspannung bei der CMC, d. h. desto wirksamer ist der Emulgator. Einige dieser Faktoren können sich allerdings gegenläufig verhalten. So reduzieren z. B. nichtionische Emulgatoren in der Regel die Oberflächenspannung bei niedrigen Emulgatorkonzentrationen, weisen aber nur einen niedrigen Oberflächenexzeß auf, so daß sie insgesamt nur schwach wirksam sind.

Der Vergleich der Energiebilanzen der Mizellbildung und der Übertragung von Tensidmolekülen aus der Lösung in die Grenzfläche eröffnet einen weiteren Einblick in die Eigenschaften von Emulgatoren.

Die Mizellbildung läßt sich formal durch die Gleichung

$$m\,E\text{ (in der Phase I)} \rightarrow E_m \qquad (20.38)$$

beschreiben. Das heißt m freie Emulgatormoleküle lagern sich zu einer Mizelle E_m zusammen. Dabei bleiben die hydrophilen Gruppen der Emulgatormoleküle in der polaren Umgebung der Wassermoleküle, während die hydrophoben Ketten miteinander in engen Kontakt kommen und sich so eine hydrophobe Umgebung schaffen. Die bei der Mizellbildung, Gl. 20.38, auftretende Änderung der Gibbsschen freien Energie, ΔG_{MB}, ist somit weitgehend durch die Änderung der Umgebung der hydrophoben Ketten bedingt, wobei allerdings auch die durch die Assoziation bedingte Entropieänderung mit in Betracht zu ziehen ist. Im Gleichgewichtszustand gilt

$$\Delta G_{MB} \approx m\Delta G_M - TS_M + mTS_E^0 - m\Delta G_E = 0$$

Daraus folgt unter Beachtung der Gleichgewichtsbedingung

$$\Delta G_E = RT \ln CMC$$

$$\Delta G_{MB} \approx m\Delta G_M - TS_M + mTS_E^0 - m\,RT \ln CMC = 0 \qquad (20.39)$$

bzw.

$$\Delta G_{M.} + TS_{(E)}^0 - \frac{1}{m}TS_{M.} - RT \ln CMC = 0 \qquad (20.40)$$

Dabei ist ΔG_M die Änderung der Gibbs-Energie beim Übergang eines Emulgatormoleküls aus der Lösung in die Mizelle, S^0_E die Standardentropie der monomeren Emulgatormoleküle, S_M die Entropie der mizellaren Anordnung.

Der Vorgang der Adsorption in der Grenzfläche wird formal beschrieben durch

$$E\text{ (in der Phase I)} \rightarrow E\text{ (ads.)} \qquad (20.41)$$

Bei der Adsorption in der Grenzfläche verbleiben die hydrophilen Gruppen in der polaren Umgebung der Wassermoleküle, während sich die hydrophoben Gruppen aufgrund der engen Packung in der Grenzfläche eine hydrophobe Umgebung schaffen. Da der Emulgatorfilm in der Grenzfläche zwischen zwei Phasen liegt, ist die hierbei auftretende Änderung der Gibbsschen freien Energie ΔG_{Gr} beim Einbringen der Emulgatormoleküle in den Grenzflächenfilm von jener bei der Mizellbildung verschieden. Unter Berücksichtigung der bei Bildung des Grenzflächenfilms auftretenden Entropieänderung ergibt sich für das Gleichgewicht der Adsorption in der Grenzfläche

$$\Delta G_{Gr} \approx \Delta G_{tr} - T\,S_{ads} + TS_E - RT \ln C = 0 \qquad (20.42)$$

Dabei ist S_{ads} die Entropie der Emulgatormoleküle in der Grenzfläche, C die Emulgatorkonzentration in der Phase I. Wird für sie speziell die Konzentration $C_{\Delta\sigma=20}$, für die abkürzend auch C_{20} geschrieben wird, gewählt, so folgt aus den Gln. 20.40 und 20.42

$$\ln \frac{CMC}{C_{20}} = \frac{1}{RT}\left\{\Delta G_M - \Delta G_{tr} + T S_{ads} - \frac{1}{m} T S_M\right\} \qquad (20.43)$$

Aufgrund der dichten Belegung der Grenzfläche mit Emulgatormolekülen weisen die Emulgatorfilme einen sehr hohen Ordnungsgrad und damit nur eine sehr niedrige Entropie, S_{ads}, auf. Die Zahl der Emulgatormoleküle m ist im allgemeinen relativ hoch, d. h. der Ausdruck $[1/m]*TS_M$ ist ebenfalls sehr klein. Die beiden Ausdrücke können somit praktisch als konstant betrachtet werden. Unter Verwendung von

$$K_M = -\frac{S_M}{m \cdot R} \quad \text{und} \quad K_{ads} = \frac{S_{ads}}{R} \qquad (20.44)$$

ergibt sich für Gl. 20.43

$$\ln\left(\frac{CMC}{C_{20}}\right) = \frac{\Delta G_M - \Delta G_{tr}}{RT} + K_M + K_{ads} \qquad (20.45)$$

Die Wirksamkeit eines Emulgators ist also im wesentlichen durch die Differenz der Gibbsschen freien Energien der Mizellbildung und der Übertragung der Emulgatormoleküle in die Grenzfläche bestimmt.

Nach Langmuir [11] läßt sich die Wirksamkeit eines Emulgators in Strukturbeiträge aufgliedern. So läßt sich zum Beispiel für die Gibbs-Energie der Mizellbildung bzw. des Transfers eines aus einer Kohlenwasserstoffkette und einer hydrophilen Endgruppe (HG) bestehenden Emulgators schreiben

$$\Delta G_M = \Delta G_M(-CH_3) + a\,\Delta G_M(-CH_2-) + \Delta G_M(HG) \qquad (20.46)$$

bzw.

$$\Delta G_{tr} = \Delta G_{tr}(-CH_3) + a\,\Delta G_{tr}(-CH_2-) + \Delta G_{tr}(HG) \qquad (20.47)$$

a gibt die Zahl der CH_2-Gruppen pro Molekül an.

Die $\Delta G_{tr}(-CH_3)$ und $\Delta G_M(-CH_3)$ unterscheiden sich nur durch kleine Beträge von den entsprechenden Werten der Methylengruppe, so daß

$$\Delta G_M(-CH_3) = \Delta G_M(-CH_2-) + p \qquad (20.48)$$

bzw.

$$\Delta G_{tr}(-CH_3) = \Delta G_{tr}(-CH_2-) + l \qquad (20.49)$$

Die Beiträge der hydrophilen Endgruppen HG sind innerhalb einer homologen Reihe konstant. Somit ergibt sich für die molare freie Energie der Mizellbildung bzw. der Adsorption, wenn die Beiträge p bzw. l sowie die der hydrophilen Endgruppen zu den Konstanten K_M bzw. K_{ads} hinzuaddiert werden

$$\Delta G_M = N_L \cdot a \cdot \Delta G_M(-CH_2-) + \overline{K}_M \qquad (20.50)$$

und

$$\Delta G_{tr} = N_L \cdot a \cdot \Delta G_{tr}(-CH_2-) + \overline{K}_{ads} \qquad (20.51)$$

Setzt man die Gln. 20.50 und 20.51 in Gl. 20.45 ein, so folgt

$$\ln\frac{CMC}{C_{20}} = a\,N_L\frac{\Delta G_M(-CH_2-) - \Delta G_{tr}(-CH_2-)}{RT} + \overline{K}_M + \overline{K}_{ads} \qquad (20.52)$$

oder unter Verwendung der Boltzmann-Konstanten $k = R/N_L$

$$\ln\frac{CMC}{C_{20}} = \frac{a\{\Delta G_M(-CH_2-) - \Delta G_{tr}(-CH_2-)\}}{kT} + \overline{K}_M + \overline{K}_{ads} \qquad (20.53)$$

Die Leistungsfähigkeit eines Emulgators kann somit ebenfalls auf Strukturbeiträge zurückgeführt werden. Für die bei Erreichen der CMC zu erzielende Verringerung der Oberflächenspannung folgt aus Gl. 20.37

$$\Delta\sigma = 20 + nRT\Gamma_{max}\left[\frac{a\{\Delta G_M(-CH_2-) - \Delta G_{tr}(-CH_2-)\}}{kT} + \overline{K}_M + \overline{K}_{ads}\right]$$

(20.54)

Die Gl. 20.53 läßt sich wie folgt umformulieren

$$\ln CMC - \ln C_{20} = \frac{a\Delta G_M(-CH_2-)}{kT} + \overline{K}_M - \frac{a\Delta G_{tr}(-CH_2-)}{kT} + \overline{K}_{ads}$$

(20.55)

Dabei ist

$$\ln CMC = \frac{a\Delta G_M(-CH_2-)}{kT} + \overline{K}_M \qquad (20.56)$$

und

$$\ln C_{20} = \frac{a\Delta G_{tr}(-CH_2-)}{kT} - \overline{K}_{ads} \qquad (20.57)$$

Die beiden Gln. 20.56 und 20.57 erlauben die Bestimmung von ΔG_M (-CH$_2$-) und ΔG_{tr} (-CH$_2$-), denn die Ausdrücke auf der linken Seite sind direkt meßbar. Trägt man die Ausdrücke ln CMC bzw. ln C$_{20}$ gegen a, die Zahl der Methylengruppen, auf, so gibt die Steigung der Geraden die Werte von ΔG_M (-CH$_2$-)/kT bzw. ΔG_{tr}(-CH$_2$-)/kT und die Ordinatenabschnitte $\overline{K}_M$ bzw. $\overline{K}_{ads}$ wieder. Tabelle 20.9 gibt die entsprechenden Werte für eine Reihe von Emulgatortypen wieder.

Tabelle 20.9: Strukturinkremente der Transfer- und der Mizellbildungsenhtalpie

Emulgator	T[°C]	Grenzfläche	ΔG_{tr} (–CH$_2$–) [J mol^{-1}]	ΔG_M (–CH$_2$–) [J mol^{-1}]
C_nH_{2n+1} SO$_4^-$ Na$^+$ n = 8, 10, 12, 14, 16, 18	50	Wasser/Heptan	– 1767.8	
C_nH_{2n+1} SO$_4^-$ Na$^+$ n = 8, 10, 12, 14, 16	70	Wasser/Luft	– 1561.3	
$C_nH_{2n+1}C_5H_5N^+$ Br$^-$ n= 8,12, 14	30	Wasser/Luft	– 1589.9	
C_nH_{2n+1} SO$_4^-$ Na$^+$ n = 8, 10, 12, 14, 16	40	Wasser/Luft		– 1777.8
C_nH_{2n+1}OOC(CH$_2$)$_2$SO$_3^-$ Na$^+$ n = 8, 10, 12	30	Wasser/Luft		– 1921.3

Anhand der ΔG-Werte kann jenes a bestimmt werden, das bei einem gegebenen Emulgatortyp erforderlich ist, um die Gibbs-Energie der Grenzfläche möglichst nahe an Null abzusenken.

20.3.6 Leistungsfähigkeit verschiedener Emulgatoren

Obgleich die Bestimmung der CMC, d. h. die Aufnahme eines σ/c-Diagramms, zu den elementaren Untersuchungen an Emulgatoren zählt, sind nur relativ wenige derartige Daten für pharmazeutisch gebräuchliche Emulgatoren publiziert. Tabelle 20.7 gibt für einige Emulgatorreihen die natürlichen Logarithmen der Kehrwerte jener Emulgatorkonzentrationen C_{20} an, die zu einer Verringerung der Oberflächenspannung um 20 mJm^{-2} führen, sowie die Quotienten aus der CMC und C_{20} wieder. Je leistungsfähiger ein Emulgator ist, desto größer ist der Zahlenwert von ln (1/C_{20}).

Wie ein Blick auf Tabelle 20.10 zeigt, steigt bei ionischen Emulgatoren die Leistungsfähigkeit mit jeder zusätzlich eingeführten Methylengruppe an. Das heißt, bei Verlängerung der hydrophoben Kette um weitere Methylengruppen sinkt innerhalb einer homologen Reihe die zur Verringerung der Oberflächenspannung um 20 mJm^{-2} erforderliche Emulgatorkonzentration (vgl. Traube-Regel). Allerdings ist die Steigerung der Leistungsfähigkeit bei kürzeren aliphatischen Resten ausgeprägter als bei längeren Ketten.

Tabelle 20.10: Kennzahlen der Leistungsfähigkeit verschiedener Emulgatoren [13]

Emulgator	Grenzfläche	T [°C]	ln (1/C)$_{\Delta\sigma = 20}$	CMC/C$_{20}$
C$_8$H$_{17}$SO$_4^-$ Na$^+$	Wasser/Heptan	50	3.71	4.0
C$_{10}$H$_{21}$SO$_4^-$ Na$^+$	„	50	4.87	4.4
C$_{14}$H$_{29}$SO$_4^-$ Na$^+$	„	50	7.62	4.5
C$_{16}$H$_{33}$SO$_4^-$ Na$^+$	„	50	8.95	5.0
C$_{18}$H$_{37}$SO$_4^-$ Na$^+$	„	50	10.18	5.0
C$_{12}$H$_{25}$SO$_4^-$ Na$^+$	Wasser / Luft	25	5.92	1.7
C$_{14}$H$_{29}$SO$_4^-$ Na$^+$	„	25	8.52	2.6
n-C$_{12}$H$_{25}$(OC$_2$H$_4$)$_8$OH	„	25	11.97	17.3

Bei polyoxyethylenierten nichtionischen Emulgatoren bewirkt die Einführung der ersten Oxyethylengruppe eine starke Vergrößerung der Leistungsfähigkeit. Die Einführung weiterer Oxyethylengruppen reduziert dagegen die Leistungsfähigkeit geringfügig. Generell ist jedoch die Leistungsfähigkeit nichtionischer Emulgatoren sehr viel größer als diejenige ionischer Emulgatoren mit der gleichen Anzahl an Kohlenstoffatomen. Bei polyoxyethylierten Verbindungen des Typs R(OC$_2$H$_4$)$_x$ SO$_4^-$Na$^+$ wäre die durch die Einführung der ersten Oxyethylengruppe bewirkte Leistungssteigerung auch durch eine Verlängerung des Alkylrestes um 2 1/2 Methylengruppen zu erzielen. Die Einführung weiterer Oxyethylengruppen scheint die Leistungsfähigkeit nicht weiter zu beeinflussen.

20.4 Assoziate von Tensidmolekülen

Bei Erreichen der CMC sinkt die Grenzflächenspannung einer Tensidlösung nicht weiter ab. Gleichzeitig treten in der Lösung „schlagartig" Tensidaggregate, „Mizellen", auf. Eine weitere Erhöhung der Tensidkonzentration der Lösung läßt die Monomerkonzentration praktisch unverändert, die Mizellkonzentration steigt an. Der Vorgang gleicht somit einem Kondensationsprozeß, wenn man die Mizellen mit der kondensierten Flüssigkeit und die Tensidmonomeren mit dem Dampf gleichsetzt. Dieses kooperative Verhalten weist darauf hin, daß selbst kleine Mizellen schon einige Dutzend Tensidmoleküle enthalten müssen.

Die Assoziation von Tensidmolekülen in Mizellen ist mit einem Entropieverlust verbunden. Wenn der Vorgang dennoch freiwillig verläuft, so muß er mit einem erheblichen Enthalpiegewinn verbunden sein. Mit Hilfe statistisch thermodynamischer Methoden kann aufgezeigt werden, daß eine Assoziatbildung nur dann erfolgen kann, wenn $\tilde{\mu}_s^0 < \mu_1^0$, wobei $\tilde{\mu}_s^0$ das mittlere Standardpotential eines Assoziates aus s Tensidmolekülen und μ_1^0 das Standardpotential einer Einzelmizelle ist. Wenn nur Mizellen mit s ≥ m auftreten, dann muß für alle denkbaren Aggregate im Lückenbereich zwischen 2 ≤ s ≤ m umgekehrt gelten $\tilde{\mu}_s^0 > \mu_1^0$.

Die Amphiphilie von Emulgatormolekülen ist auf die Anwesenheit einer polaren, d. h. hydrophilen Kopf- und einer hydrophoben Schwanzgruppe zurückzuführen. Somit ergibt sich für ein Emulgatormolekül das in Abb. 20.6 wiedergegebene Schema.

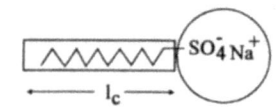

Abb. 20.6: Einfaches Modell eines Emulgatormoleküls

Für Alkylketten wurde von Tanford [14] für die Kettenlänge l_c sowie für das Kettenvolumen v folgende Näherung ermittelt

$$l_c [\text{Å}] = 1.5 + 1.27 \, n \qquad (20.58)$$

$$v [\text{Å}^3] = 27.5 + 27 \, n \qquad (20..59)$$

Als weitere für die Packung wichtige Größe ist die „Stirnfläche" a anzusprechen, jener Teil der Oberfläche der polaren Kopfgruppe des Tensidmoleküls, mit der es an die umgebende äußere Phase grenzt.

Untersuchungen der Assoziatbildung bei Tensiden zeigen, daß nach Überschreiten der CMC zuerst Kugelmizellen gebildet werden. In diesen drängen sich die hydrophoben Schwanzgruppen in das Innere der Kugel und bilden eine ölähnliche Phase. Die hydrophoben Ketten sind in der Regel nicht im voll gestreckten Zustand, sondern weisen

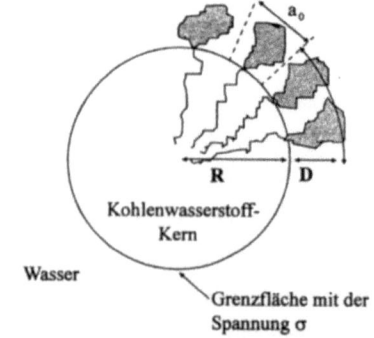

Abb. 20.7: Schema einer Kugelmizelle

nur etwa 80 % der Länge bei voller Streckung auf. Bilden N Tensidmoleküle die Mizelle, so gelten folgende Beziehungen:

Für das Volumen

$$\frac{4}{3}\pi R^3 = N v \qquad (20.60)$$

Für die Oberfläche

$$4\pi R^2 = N a \qquad (20.61)$$

Werden die beiden Gln. 20.60 und 20.61 nach der Zahl N der Tensidmoleküle in der Mizelle aufgelöst und anschließend gleichgesetzt, so ergibt sich

$$\frac{4\pi R^3}{3v} = \frac{4\pi R^2}{a} \qquad (20.62)$$

bzw.

$$\frac{3v}{a} = R \qquad (20.63)$$

Da die Tensidmoleküle nicht voll gestreckt sind, gilt

$$R \leq l_c \qquad (20.64)$$

Somit folgt für Gl. 20.63

$$\frac{3v}{a} = R \leq l_c$$

bzw.

$$\boxed{\frac{v}{a\,l_c} \leq \frac{1}{3}} \qquad (20.65)$$

Nimmt die pro Kopfgruppe zur Verfügung stehende Fläche ab, so lagern sich die Tenside in Form von zylindrischen Mizellen zusammen.

Es gelten analoge Überlegungen wie im Fall der Kugelmizelle. Das Volumen eines von N Molekülen aufgebauten Zylinders beträgt

$$\pi R^2 x = N v \qquad (20.66)$$

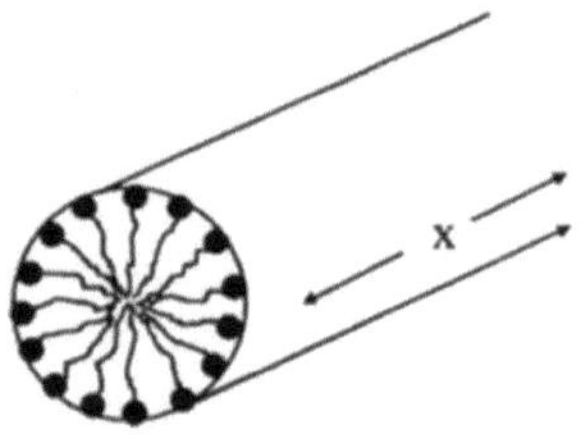

Abb. 20.8: Schema einer Zylindermizelle

Die Oberfläche beträgt entsprechend

$$2\pi R x = N a \qquad (20.67)$$

Daraus leitet sich als Packungskriterium ab

$$R = \frac{2v}{a} \leq l_c \qquad (20.68)$$

bzw.

$$\boxed{\frac{v}{a l_c} \leq \frac{1}{2}} \qquad (20.69)$$

Bei weiterem Konzentrationsanstieg aggregieren die Emulgatormoleküle in Form von Zwei-Schicht-Membranen, Bilayern.

Bei solchen Bilayern ist das Volumen gegeben durch

$$2 R x y = N v \qquad (20.70)$$

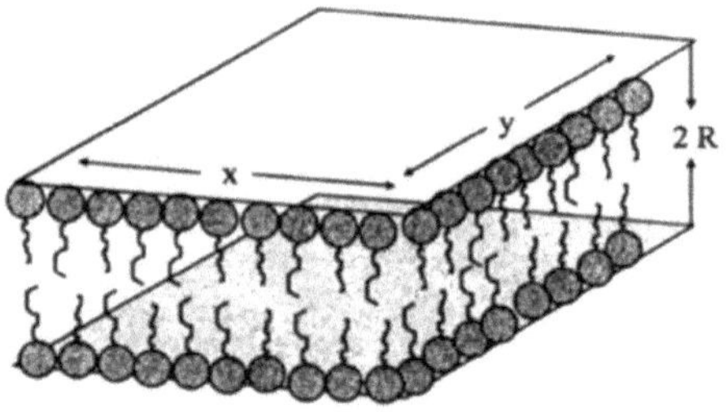

Abb. 20.9: Schema eines Tensidbilayers

Analog erhält man für die Oberfläche

$$2 x y = N a \qquad (20.71)$$

Durch Gleichsetzen der nach N aufgelösten Gleichungen ergibt sich

$$R = \frac{v}{a} \leq l_c \qquad (20.72)$$

Kapitel 20: Eigenschaften der Komponenten disperser Systeme

Daraus ergibt sich als Packungskriterium

$$\boxed{\frac{v}{a\,l_c} \leq 1} \qquad (20.73)$$

Ohne weitere Erläuterung sei angeführt, daß sich für

$$\frac{v}{a\,l_c} > 1 \qquad (20.74)$$

in apolaren kohärenten Phasen Invertmizellen bilden können.

Zusammenfassend ergeben sich also aus den Packungskriterien folgende Existenzbereiche von mizellaren Strukturen

Sphärische Mizellen: $\qquad \dfrac{v}{a\,l_c} < \dfrac{1}{3}$

Zylindrische Mizellen: $\qquad \dfrac{1}{3} < \dfrac{v}{a\,l_c} < \dfrac{1}{2}$

Vesikel, Bilayer: $\qquad \dfrac{1}{2} < \dfrac{v}{a\,l_c} < 1$

Invertierte Strukturen: $\qquad \dfrac{v}{a\,l_c} > 1$

Aus den Packungskriterien folgt, daß sich das Packungsverhalten von Mizellen durch folgende Faktoren stark beeinflußen läßt:
- die Hydrophilie der polaren Gruppe: Bei unverändertem apolaren Molekülteil drückt sich eine Zunahme der Hydrophilie in einer Vergößerung von a aus. Das heißt der Existenzbereich der Kugelmizellen wird sehr stark vergrößert.
- Temperaturänderung: Eine Erhöhung der Temperatur ist mit einer Abnahme der Hydratation der polaren Gruppe verbunden. Sie bewirkt damit eine Verkleinerung der Stirnfläche und damit eine Vergößerung des Existenzbereiches der Kugelmizelle und somit einen verzögerten Übergang zu zylindrischen Mizellen.

- Zusatz von Kosurfactants: Kosurfactants sind Moleküle, die mit den apolaren Molekülteilen eines Emulgators in Wechselwirkung treten. Sie bewirken so bei unveränderter Kettenlänge eine Vergrößerung des Volumens v der apolaren Kette. Bei unveränderten Stirnflächen a bewirken sie so eine Verkleinerung des Existenzbereiches von Kugelmizellen und führen so zu einem rascheren Übergang in andere Strukturbereiche.
- Ionenstärke der Lösung: Eine Erhöhung der Ionenstärke führt zu einer Verstärkung der Wechselwirkung mit den polaren Gruppen und damit zu einer Vergrößerung der Stirnfläche a. Damit sollte eine Vergrößerung des Existenzbereiches der Kugelmizellen einhergehen.

Eine Ausweitung des Existenzbereiches von Kugelmizellen geht einher mit einer Vergrößerung der Mizelle, d. h. Erhöhung der Zahl an Tensidmolekülen, die in einer Mizelle festgelegt sind.

Die oben abgeleiteten Aussagen stehen in voller Übereinstimmung mit experimentellen Befunden:
- Die Zugabe von Salzen zu Na-Dodecylsulfatlösungen, also eine Erhöhung der Ionenstärke, führt zu einer Vergrößerung der Mizellen.
- Polyoxyethylendodecylether ($C_{12}E_m$) bilden bei Raumtemperatur Kugelmizellen, falls ihre polaren Gruppen groß genug sind. Bei kleinen polaren Gruppen bilden sie lamelläre Strukturen aus. Für $C_{12}E_6$ und $C_{12}E_8$ werden Mizellen gebildet, während $C_{12}E_4$ lamelläre Strukturen bildet.

Zusammenfassend ist festzuhalten, daß sich mit einer gegebenen qualitativen Zusammensetzung einer Emulsion eine Vielzahl unterschiedlicher Strukturen darstellen lassen.

20.4.1 Dreieckskoordinaten

Emulsionssysteme bestehen immer aus mindestens drei Komponenten, der Wasserphase, der Ölphase sowie dem Emulgator. Um die Befunde, die im Verlauf einer Entwicklung oder einer Untersuchung an einem derart komplexen System erhoben werden, darstellen zu können, benutzt man ein Dreieckskoordinatensystem. Seine Achsen bestehen aus den drei Seiten eines gleichseitigen Dreiecks. Die Eckpunkte A, B, C stellen die reinen Komponenten dar.

Auf jeder Seite des Dreiecks sind binäre Gemische dargestellt. So stellt die Achse AB alle binären Gemische der Komponenten A und B dar. Die Komponente C hat hier den Molenbruch $x_C = 0$. Auf den Parallelen zu AB hat x_C jeweils konstante Werte. Entsprechend stellt die Achse AC die binären Gemische der Komponenten A und C dar. Auf den Parallelen zu AC hat x_B jeweils konstante Werte. Punkte im Inneren des Dreiecks stellen ternäre Gemische der durch die Molenbrüche x_A, x_B und x_C definierten Zusammensetzung dar.

Da die Summe der Molenbrüche den Wert 1 hat, ist ein Punkt der Zusammensetzung (x_A, x_B, x_C) bereits durch den Schnittpunkt von zwei Geraden, die parallel zu den Achsen AB, AC oder BC verlaufen, eindeutig festgelegt. Soll entsprechend ein Punkt P der Zusammensetzung (x_A, x_B, x_C) in ein Dreieckskoordinatensystem eingetragen werden, so wird z. B. der Schnittpunkt der Geraden, die Gemische mit konstantem x_A darstellt, mit der Geraden, die Gemische mit konstantem x_B darstellt, ermittelt.

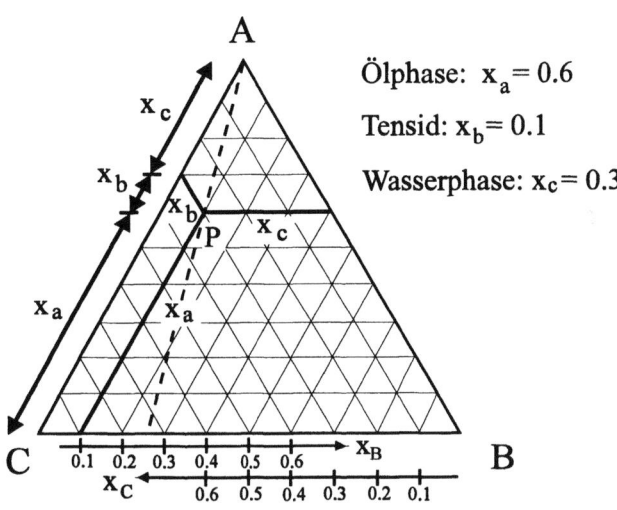

Ölphase: $x_a = 0.6$
Tensid: $x_b = 0.1$
Wasserphase: $x_c = 0.3$

Abb. 20.10: Dreiecksdiagramm zur Darstellung ternärer Mischungen

Zieht man von einem Eckpunkt des Dreiecks unter einem beliebigen Winkel eine Gerade zur gegenüberliegenden Seite, so weisen alle Punkte auf dieser Geraden das gleiche Mengenverhältnis auf wie der Schnittpunkt dieser Geraden mit der gegenüberliegenden Seite. Die Menge der Komponente, die durch den als Ausgangspunkt gewählten Eckpunkt repräsentiert wird, hat an diesem Eckpunkt den Wert 1 bzw. 100 % und nimmt bis zum Erreichen der gegenüberliegenden Seite bis auf Null ab.

Beispiel:
Die Ölphase einer Emulsion betrage 60 % der Zusammensetzung. Der Anteil der Wasserphase betrage 30 %, jener des Emulgators 10 %. Wo liegt der die Zusammensetzung charakterisierende Punkt im Dreieckskoordinatensystem?
Lösung: s. Abb. 20.10.

Beispiele für Phasendiagramme von Wasser-/Tensid-/Ölmischungen für Tenside mit unterschiedlichen HLB-Werten:

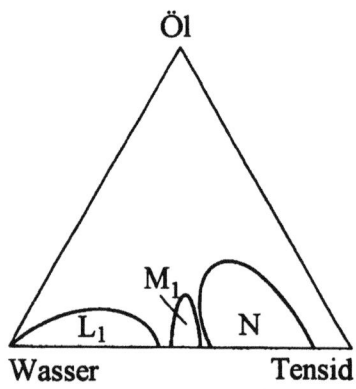

Abb. 20.11a: Mizellstrukturen bei einem Tensid mit einem HLB >> 10

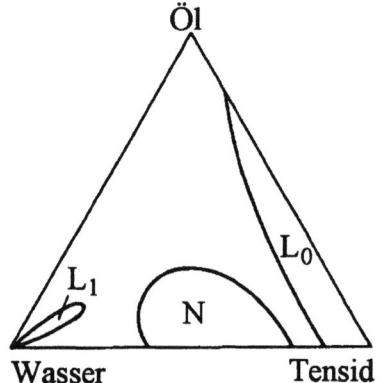

Abb. 20.11b: Mizellstrukturen bei einem Tensid mit einem HLB kaum > 10

Die Abbilldungen 20.11a – c sind unter Zuhilfenahme der Regeln zur Darstellung von Mischungen mit Hilfe von Dreieckskoordinaten zu interpretieren: In Abb. 20.11a ist zu erkennen, daß auf der Koordinatenachse Tensid/Öl keine Strukturen eingezeichnet sind. Dies drückt aus, daß ein derart polarer Emulgator in Öl nicht erkennbar in Lösung geht. Ebenso sind Öl und Wasser nicht miteinander mischbar. Bei unterschiedlichen Tensidkonzentrationen in der Wasserphase bilden sich aber Mischungen aus. Je nach Emulgatorgehalt bilden sich den Packungskriterien entsprechend unterschiedliche mizellare Strukturen aus. Bei relativ niedrigem Emulgatorgehalt bilden sich zunächst Kugelmizellen aus, die in der Lage sind, Öl in ihre Innenphase aufzunehmen, zu solubilisieren. Dieser einphasige Bereich wird mit L_1 bezeichnet. Bei weiterer Erhöhung der Emulgatorkonzentration werden dann zylindrische Mizellen ausgebildet, die sich ihrerseits zu Hexagonalstrukturen zusammenlagern. Dieser Bereich wird mit M_1 („*middle phase*") bezeichnet. Bei sehr großen Emulgatorkonzentrationen ordnen sich die Emulgatormoleküle schließlich in Lamellen an. Dieser Lamellarbereich wird mit N (für „*neat phase*") gekennzeichnet. Der Lamellarbereich kann relativ viel Öl einlagern, ohne daß wesentliche Strukturänderungen auftreten.

In der Abb. 20.11b liegt ein Emulgator vor, der eine deutliche Lipophilie aufweist, was an dem großen Mischungsbereich entlang der Tensid-Öl-Koordinatenachse erkennbar ist. Die lipophilen Gruppen des Emulgators lösen sich in der Ölphase. Dadurch wird ihr Volumen v praktisch unendlich groß, d. h. der als Packungskriterium definierte Quotient $v/(a \, l_c)$ wird sehr viel größer als 1, es bilden sich inverse Mizellen aus. Der Bereich inverser Mizellen wird mit L_0 bezeichnet. Es ist ferner noch eine sehr geringe Wasserlöslichkeit des Emulgators zu beobachten. Bei diesen kleinen Emulgatorkonzentrationen bilden sich Kugelmizellen aus, Bezeichnung entsprechend L_1. Erhöht man die Emulgatorkonzentration, so bilden sich wiederum Lamellarphasen aus, Bezeichnung N. Diese sind wiederum in der Lage größere Mengen Öl einzulagern.

In Abb. 20.11c schließlich liegt ein Emulgator mit großem lipophilem Rest vor. Dementsprechend mischen sich Emulgator und Öl über einen sehr weiten Konzentrationsbereich. Die lipophilen Reste interagieren stark mit den Bestandteilen der Ölphase und vergrößern damit das von dem lipophilen Rest eingenommene Volumen v. Entsprechend der Packungskriterien bilden sich wieder die mit L_0 bezeichneten inversen Mizellarstrukturen aus, die im Inneren der Mizellen Wasser enthalten können. Bei sehr hohen Emulgatorkonzentrationen bilden sich wiederum Lamellarstrukturen aus, die nun zwischen den Lamellen größere Mengen Wasser einlagern können.

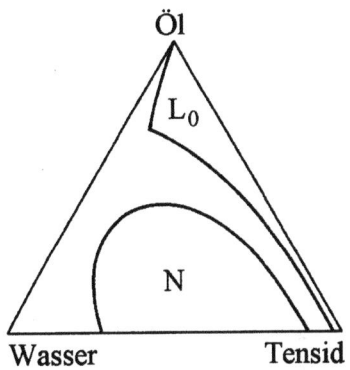

Abb. 20.11c: Mizellstrukturen bei einem Tensid mit einem HLB < 10

Der als Neatphase bezeichnete Lamellarbereich befindet sich zwischen den beiden mizellaren Bereichen, dem L_1- und dem L_0-Bereich.

Kapitel 21: Stabilisierung disperser Systeme

Die Auswahl von Emulgatoren nach den im vorangehenden Kapitel dargestellten Aspekten erlaubt die Herstellung von Emulsionen, die nur noch minimale Grenzflächenenergien aufweisen. Sie sind daher thermodynamisch relativ stabil. Allerdings können die Emulsionströpfchen bei einem Zusammenstoß infolge thermischer Bewegung unter Bildung größerer Tröpfchen zusammenfließen. Sie sind kinetisch instabil. Durch gezielte Beeinflussung der Potentiale der dispersen und der kohärenten Phase kann eine kinetische Stabilisierung der einzelnen Tropfen erreicht werden.

21.1 Stabilität disperser Systeme bei verschiedenen Potentialverläufen

Die Bestandteile der dispers vorliegenden Phase können sich durch ihre intermolekularen Wechselwirkungspotentiale beeinflussen. Bei den Wechselwirkungspotentialen kann man, wie noch detaillierter ausgeführt wird, zwischen anziehenden und abstoßenden Potentialen unterscheiden, s. Abb. 21.1, oben. Ist wie im Fall 1 das Abstoßungspotential bei größeren Abständen sehr klein im Vergleich zum anziehenden Potential, so ist das sich durch die Überlagerung der beiden Teilpotentiale ergebende Gesamtpotential negativ, d. h. die Teilchen werden sich in jedem Fall anziehen und agglomerieren. Die Arzneiform ist instabil. Im Fall 2 sind die beiden Teilpotentiale so beschaffen, daß auch bei größeren Abständen zwischen den Teilchen noch ein schwaches anziehendes Potential wirksam ist. Bei kürzeren Abständen überwiegt allerdings die Abstoßung, so daß sich die Teilchen

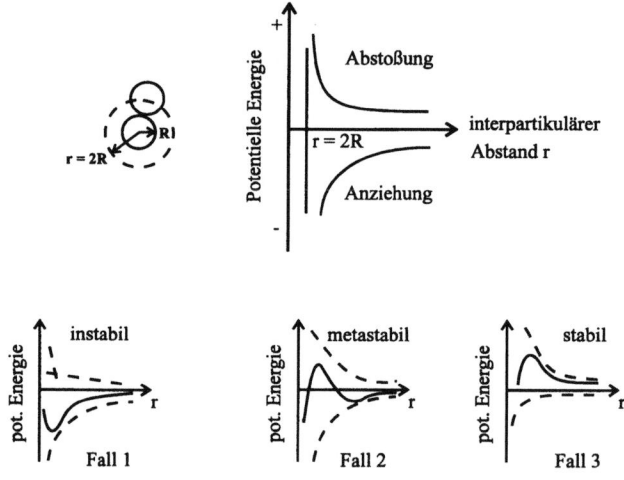

Abb. 21.1: Stabilität disperser Systeme bei unterschiedlichen Potentialverläufen

nicht weiter annähern können, wenn ihre thermische Energie niedriger ist als die Potentialbarriere. Allerdings bewirkt die Überlagerung der beiden Teilpotentiale vor Erreichen des abstoßenden Bereiches ein lokales anziehendes Minimum des Gesamtpotentiales. Dieses wird als sekundäres Minimum bezeichnet. Nähern sich Teilchen bis auf einen Abstand einander an, der dem sekundären Minimum entspricht, so verlieren sie bis zu einem bestimmten Ausmaß ihre kinetische Unabhängigkeit. Durch Zufuhr kleinerer äußerer Energien, z. B. durch Schütteln, können diese Agglomerate aber wieder zerstört werden. Derartige Arzneiformen sind also metastabil. Dominiert hingegen wie im Fall 3 die Abstoßung bei allen interpartikulären Abständen, so stoßen sich die Teilchen bei Annäherung ab, eine Agglomeration kann nicht stattfinden. Die Arzneiform ist stabil.

Da bei der Arzneiformenentwicklung die Bedingungen geschaffen werden sollen, die eine möglichst große Stabilität der Arzneiformen gewährleisten, werden die Potentiale und die sie beeinflussenden Parameter eingehender besprochen. In der Entwicklung kann durch Auswahl geeigneter Hilfsstoffe das Ausmaß dieser Potentiale kontrolliert werden.

21.2 Die anziehenden Wechselwirkungen

21.2.1 Wechselwirkungen zwischen einem Paar isolierter Moleküle

Moleküle, deren Verhalten nicht durch die allgemeinen Gasgesetze beschreibbar ist, sind dadurch gekennzeichnet, daß sie paarweise miteinander in Wechselwirkung treten können. Die Wechselwirkungspartner können dabei Ionen, permanente Dipole oder induzierte Dipole sein. Bei den induzierten Dipolen muß weiter zwischen spontan induzierten und verzögert induzierten Dipolen unterschieden werden. Für die Diskussion der Wechselwirkungen zwischen den einzelnen Molekülen ist es von besonderem Interesse, die potentielle Energie der jeweiligen Wechselwirkung in Abhängigkeit vom Abstand x der Wechselwirkungspartner zu kennen. Diese wird durch die sogenannten Potentiale Φ beschrieben. In Tabelle 21.1 sind die Potentiale der Wechselwirkungen zwischen Ionen und permanenten Dipolen zusammengefaßt.

Tabelle 21.1: Potentiale der Wechselwirkungen zwischen Ionen und permanenten Dipolen

Wechselwirkung zwischen	Potential Φ	Exponent n von x in $\Phi \propto x^{-n}$
Ion 1 – Ion 2 (Coulomb)	$\dfrac{(z_1 e)(z_2 e)}{4\pi\varepsilon_0 \cdot x}$	1
Ion 1 – Permanent. Dipol 2	$\dfrac{(z_1 e)\mu_2 \cos\vartheta}{4\pi\varepsilon_0 \cdot x^2}$	2
Permanent. Dipol 1 – Permanent. Dipol 2	$\dfrac{(\text{const.})\mu_1 \cdot \mu_2}{4\pi\varepsilon_0 \cdot x^3}$	3

In obiger Tabelle kennzeichnet z die Valenz des jeweiligen Ions, e entspricht der Ladung eines Elektrons im Vakuum, ε_0 ist die Dielektrizitätskonstante des Vakuums, ϑ ist der Winkel zwischen der Dipolachse und der Linie, welche die Zentren der beiden Moleküle verbindet. Die Konstante const. im dritten Ausdruck hängt von der Orientierung der beiden Dipole ab. Sind die beiden Dipole parallel ausgerichtet, so hat sie den Wert +2, bei antiparalleler Ausrichtung den Wert –2. Für beliebige Ausrichtungen ergibt sich der Wert $\sqrt{2}$.

Die Wechselwirkung zwischen den beiden Ionen entspricht der Coulomb-Wechselwirkung im engen Sinne, während die beiden andern Wechselwirkungen als Coulomb-ähnlich bezeichnet werden können. Je nach Ladung der Ionen und/oder der Orientierung der Dipole kann das Potential sowohl positive als auch negative Werte annehmen. Ein positives Potential entspricht einer Abstossung, ein negatives dagegen einer Anziehung zwischen den beiden Molekülen. Je größer der Exponent des intermolekularen Abstandes x ist, desto schneller fällt das Potential ab.

Eine weitere Gruppe von Wechselwirkungen zwischen Neutralmolekülen ist in Tabelle 21.2 zusammengefaßt.

In Tabelle 21.2 stellt $\alpha_{0,i}$ die Polarisierbarkeit des i-ten Moleküls dar. ν_i kennzeichnet die Schwingungsfrequenzen der Elektronen des Moleküls i.

Tab. 21.2: Potentiale der Wechselwirkung zwischen Neutralmolekülen

Wechselwirkung zwischen	Potential Φ	Exponent n von x in $\Phi \propto x^{-n}$
Permanent. Dipol 1 – Induz. Dipol 2 (Debye)	$\dfrac{\left(\alpha_{0,1}\mu_1^2 + \alpha_{0,2}\mu_2^2\right)}{(4\pi\varepsilon_0)^2 \cdot x^6}$	6
Permanent. Dipol 1 – Permanent. Dipol 2 (freie Rotation der Dipole, Keesom)	$-\dfrac{2}{3} \cdot \dfrac{\mu_1^2 \cdot \mu_2^2}{(4\pi\varepsilon_0)^2 kT \cdot x^6}$	6
Induziert. Dipol 1 – Induziert. Dipol 2 (London)	$-\dfrac{3h}{2} \cdot \dfrac{\nu_1\nu_2}{\nu_1+\nu_2} \cdot \dfrac{\alpha_{0,1}\alpha_{0,2}}{(4\pi\varepsilon_0)^2 \cdot x^6}$	6

Die in Tabelle 21.2 dargestellten Wechselwirkungen werden auch unter dem Begriff „**Van-der-Waals**"-**Wechselwirkungen** zusammengefaßt. Sie sind **immer negativ**, d. h. sie bewirken stets eine Anziehung.

Neben den in den Tabellen 21.1 und 21.2 zusammengefaßten Potentialbeiträgen muß stets noch die im Nahbereich zwischen den Molekülen wirksame Abstoßung berücksichtigt werden. Sie ist nicht exakt beschrieben. Die Erfahrung zeigt, daß sie gut angenähert wird durch

$$\Phi = +\frac{\xi}{x^{12}} \tag{21.1}$$

Der Parameter ξ kann aus der Kompressibilität von Feststoffen oder bei Gasen aus dem Virialkoeffizienten bestimmt werden.

Das Gesamtwechselwirkungspotential zwischen zwei Molekülen ergibt sich somit als Summe der Abstoßungs- sowie im wesentlichen der Van-der-Waalsschen Anziehungsbeiträge.

$$\Phi = \xi x^{-12} - \beta x^{-6} \tag{21.2}$$

Der Faktor β steht für die konstanten Anteile des Debyeschen-, des Keesomschen- oder des Londonschen Potentialbeitrages.

Die beiden Terme in Gl. 21.2 stellen einander entgegengerichtet wirksame Potentiale dar. Ihre Überlagerung führt daher immer zu einem Minimum der potentiellen Energie.

Der zwischenmolekulare Abstand x_m, bei dem dieses Minimum gerade erreicht wird, kann aus Gl. 21.2 durch Ableitung nach dem zwischenmolekularen

Abstand und anschließendes Null-Setzen der ersten Ableitung erhalten werden. Man erhält

$$x_m = \left(\frac{2\xi}{\beta}\right)^{1/6} \qquad (21.3)$$

Unter Verwendung dieses Minimumabstandes ergibt sich für das Minimumpotential Φ_m

$$\Phi_m = -\frac{\beta}{2} x_m^{-6} = -\xi x_m^{-12} \qquad (21.4)$$

Mit Hilfe von Gl. 21.4 können die beiden Konstanten β und ξ aus Gl. 21.2 eliminiert werden. Man erhält

$$\Phi = -\Phi_m \left[\left(\frac{x}{x_m}\right)^{-12} - 2\left(\frac{x}{x_m}\right)^{-6} \right] \qquad (21.5)$$

Die Gln. 21.2 und 21.5 sind unterschiedliche Darstellungen des sogenannten 6-12-Kraft-Gesetzes, das auch als Lennard-Jones-Potential bezeichnet wird. Der Verlauf des Lennard-Jones-Potentials von Methan ist in Abb. 21.2 wiedergegeben. Die Lennard-Jones-Parameter für Methan haben die Werte $\xi = 6.2 \times 10^{-134}$ Jm^{12} und $\beta = 2.3 \times 10^{-77}$ Jm^6. Kurve 1 stellt das Abstoßungs-, Kurve 2 das Anziehungspotential und Kurve 3 die Überlagerung der beiden Potentiale dar.

21.2.2 Die Van-der-Waals-Anziehung

Wie bereits erwähnt bewirken die in Tabelle 21.2 zusammengefaßten Potentiale, die alle

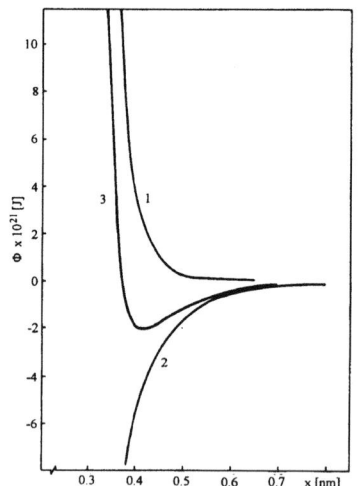

Abb. 21.2: Wechselwirkungspotential zwischen zwei Methanmolekülen

mit der 6. Potenz des Teilchenabstandes x abnehmen, eine Anziehung. Da sie alle in unterschiedlichem Ausmaß gleichzeitig wirksam sind, ist es zweckmäßig, sie zu einem anziehenden Potential Φ_A zusammenzufassen

$$\Phi_A = -\frac{1}{(4\pi\varepsilon_0)^2}\left(2\alpha_{0,1}\mu_1^2 + \frac{2}{3}\frac{\mu_1^4}{kT} + \frac{3}{4}h\nu_1\alpha_{0,1}^2\right)x^{-6} = -\beta_{11}x^{-6} \qquad (21.6)$$

Der Wechselwirkungsparameter β_{11} ist dabei wie folgt definiert

$$\beta_{11} = \frac{1}{(4\pi\varepsilon_0)^2}\left(2\alpha_{0,1}\mu_1^2 + \frac{2}{3}\frac{\mu_1^4}{kT} + \frac{3}{4}h\nu_1\alpha_{0,1}^2\right) \qquad (21.7)$$

Der Index 11 zeigt an, daß es sich um ein Wechselwirkungspotential zwischen zwei gleichen Molekülen handelt. Dividiert man diese Gleichung durch β_{11} so erhält man

$$1 = f_D + f_K + f_L \qquad (21.8)$$

Die Größen f_i mit i = D, K, L, geben den relativen Anteil des jeweiligen Potentials am Gesamtwechselwirkungspotential an. In Tabelle 21.3 sind die Anteile dieser Teilpotentiale am Gesamtwechselwirkungspotential Φ_A für ausgewählte Moleküle wiedergegeben.

Tab. 21.3: Prozentuale Beiträge des Keesom-, Debye- bzw. London-Anteils am Gesamtwechselwirkungspotential; Dipolmomente und Polarisierbarkeiten aus [1]

Verbindung	μ [Debye]	$\frac{\alpha}{4\pi\varepsilon_0} \times 10^{30}$ [m^3]	$\beta \times 10^{77}$ [Jm^{-6}]	Beitrag zum Gesamtpotential in %		
				f_K	f_D	f_L
Ethanol	1.73	5.49	3.40	42.6	9.7	47.6
t-Butanol	1.67	9.46	5.46	23.1	9.7	67.2
Ethylether	1.30	8.57	4.51	10.2	7.1	82.7
Benzol	0.0	10.5	4.29	0	0	100.
Wasser	1.82	1.44	2.10	85.3	4.5	10.2

1 Debye = 3.336×10^{-30} C m

Beispiel: Berechnung des prozentualen Beitrages der Keesom-, Debye- und London-Anteile am Gesamtwechselwirkungspotential zweier Wassermoleküle bei 20°C.
Dipolmoment: $\mu = 1.82$ Debye = 6.072×10^{-30} C m
Polarisierbarkeit: $\alpha = 1.598 \times 10^{-40}$ C^2 m^{-2} J^{-1}

$4\pi\varepsilon_0 = 1.11 \times 10^{-10}$ C^2 m^{-2} N^{-1} , $\dfrac{\alpha}{4\pi\varepsilon_0} = 1.44 \times 10^{-30}$ m^3

Boltzmann-Konstante: 1.38×10^{-23} J K^{-1}

Elektrische Ladung eines Elektrons: $e = 1.602 \times 10^{-19}$ C

Masse des ruhenden Elektrons: $m_e = 9.11 \times 10^{-31}$ kg

Lösung

Mit diesen Zahlenwerten ermittelt man für den Keesom-Anteil:

$$\frac{2}{3} \cdot \frac{\mu^4}{(4\pi\varepsilon_0)^2 kT} = \frac{2(6.072 \times 10^{-30})^4}{3(1.38 \times 10^{-23})(293)(1.11 \times 10^{-10})^2} = 1.819 \times 10^{-77} \text{ Jm}^6$$

Analog berechnet man für die Debye-Anteil am Wechselwirkungsparameter:

$$\frac{2\alpha\mu^2}{(4\pi\varepsilon_0)^2} = \frac{2(1.44 \times 10^{-30})(6.072 \times 10^{-30})^2}{1.11 \times 10^{-10}} = 9.565 \times 10^{-79} \text{ Jm}^6$$

Zur Berechnung des Anteils der Londonschen Dispersion am Wechselwirkungsparameter wird die charakteristische Frequenz des Wassers benötigt. Sie ist gegeben durch

$$\nu = \frac{1}{2\pi} \sqrt{\frac{e^2}{\alpha_0 m_e}}$$

Durch Einsetzen der Zahlenwerte für Wasser folgt

$$\nu = \frac{1}{2\pi} \sqrt{\frac{(1.66 \times 10^{-19})^2}{(1.598 \times 10^{-40})(9.11 \times 10^{-31})}} = 2.11 \times 10^{15}$$

Somit ermittelt man für den Anteil der Londonschen Dispersion am Wechselwirkungsparameter:

$$\frac{3}{4} \cdot \frac{h\nu\alpha^2}{(4\pi\varepsilon_0)^2} = \frac{3(6.63 \times 10^{-34})(2.11 \times 10^{15})(1.44 \times 10^{-30})^2}{4} = 2.176 \times 10^{-78} \text{ Jm}^6$$

Aufsummieren über die drei Anteile am Wechselwirkungsparameter ergibt für β_{11} den Wert $\beta_{11} = 2.132 \times 10^{-77}$ J m^6. Werden die verschiedenen Anteile durch β_{11} dividiert und mit 100 multipliziert, so erhält man die prozentualen Beiträge f_i der einzelnen Wechselwirkungen. Es folgt

$$f_K = 85.3 \text{ \%}$$

$$f_D = 4.5 \%$$

$$f_L = 10.2 \%$$

Bei Wasser ist der Hauptanteil der Van-der-Waals-Wechselwirkung auf die Wechselwirkung zwischen den frei rotierenden permanenten Dipolen zurückzuführen.

21.3 Interpartikuläre Wechselwirkung

Die bisherigen Überlegungen haben sich auf die Wechselwirkungen zwischen einzelnen Molekülen beschränkt. Lagern sich mehrere Moleküle zu Partikeln zusammen, so ergeben sich die Wechselwirkungen zwischen zwei Partikeln durch die Summation über alle Wechselwirkungen zwischen allen die Partikel aufbauenden Molekülen. Das heißt, die interpartikulären Wechselwirkungen setzen sich additiv aus den paarweisen Wechselwirkungen aller Moleküle zusammen.

Für den Übergang von der Wechselwirkung zwischen zwei Molekülen zur Wechselwirkung zwischen zwei Partikeln seien die in Abb. 21.3 wiedergegebenen Fälle angenommen. Die Radien und interpartikulären Abstände im Fall b seien ein konstantes Vielfaches k der Radien und Abstände des Falles a mit k > 1. So gilt z. B. für die Radien

$$R_a = k \cdot R_b$$

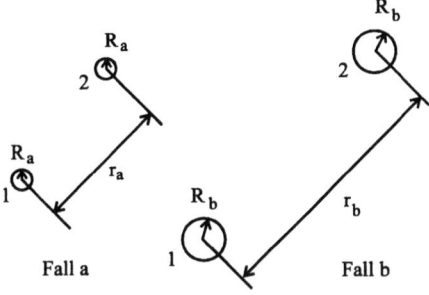

Abb. 21.3: Zwei Partikel mit dem Radius R und dem interpartikulären Abstand r.

Die Zusammensetzung der beiden Partikel sei jeweils gleich. Entsprechend der obigen Aussage zieht jedes Molekül der Partikel 1 jedes Molekül aus der Partikel 2 an. Ist ρ die spezifische Dichte des Materials mit dem Molekulargewicht M, so enthält ein Kubikzentimeter dieses Materials $\rho N_L/M$ Moleküle. Ein Volumenelement dV_{1a} der Partikel 1a enthält dann entsprechend $(\rho N_L/M)dV_{1a}$, ein Volumenelement dV_{2a} der Partikel 2a $(\rho N_L/M)dV_{2a}$ Moleküle. Stehen die Moleküle dieser beiden Volumenelemente miteinander in Wechselwirkung, so ergeben sich $(\rho N_L/M)^2 dV_{1a}dV_{2a}$ paarweise Wechselwirkungen. Die potentielle Energie der Wechselwirkung $d\Phi_A$ zwischen diesen beiden Volumenelementen ist dann gegeben durch die Zahl der paarweisen Wechselwirkungen, multipliziert mit dem durch Gl. 21.6 definierten Anziehungspotential eines Einzelpaares.

$$d\Phi_{A,a} = -\left(\frac{\rho N_L}{M}\right)^2 \beta r_a^{-6} dV_{1a} dV_{2a} \qquad (21.9)$$

Das Gesamtpotential der Anziehung Φ_A zwischen den beiden Partikeln 1a und 2a erhält man durch Integration über alle Volumenelemente der beiden Partikel.

$$\Phi_{A,a} = -\left(\frac{\rho N_L}{M}\right)^2 \beta \int\int_{1\,und\,2} \frac{dV_{1a} dV_{2a}}{r_a^6} \qquad (21.10)$$

Für den Fall b in Abb. 21.3 folgt für das Anziehungspotential Φ_A analog zu obiger Gleichung

$$\Phi_{A,b} = -\left(\frac{\rho N_L}{M}\right)^2 \beta \int\int_{1\,und\,2} \frac{dV_{1b} dV_{2b}}{r_b^6} \qquad (21.11)$$

Da aber in den beiden in Abb. 21.3 wiedergegebenen Fällen vorausgesetzt wurde, daß alle Radien und Abstände in einem konstanten Verhältnis k zueinander stehen, $R_b = kR_a$ und $r_b = kr_a$, folgt für die Volumenelemente dV_{1b} und dV_{2b} entsprechend

$$dV_{1b} = k^3 dV_{1a} \quad \text{bzw.} \quad dV_{2b} = k^3 dV_{2b} \qquad (21.12)$$

Einsetzen von Gl. 21.12 in Gl. 21.11 ergibt

$$\Phi_{A,b} = -\left(\frac{\rho N_L}{M}\right)^2 \beta \int\int_{1\,und\,2} \frac{(k^3 dV_{1a}) \cdot (k^3 dV_{2a})}{k^6 r_a^6} \qquad (21.13)$$

Wie man erkennt, kürzt sich in Gl. 21.13 der Skalierungsfaktor k heraus. Es folgt somit

$$\Phi_{A,a} = \Phi_{A,b} \qquad (21.14)$$

Das heißt, die Anziehungskraft zwischen den Partikeln in den beiden Fällen a und b ist gleich. Oder verallgemeinert: Das Anziehungspotential zwischen zwei sphärischen Partikeln ist stets gleich groß, wenn ihre interpartikulären Abstände im gleichen Verhältnis zueinander stehen wie ihre Radien. So üben zwei Partikel mit dem Radius 0.5 nm und dem Abstand 2 nm die gleiche Anziehung aufeinander aus wie zwei Partikel mit dem Radius von 5 nm und einem Abstand von 20 nm. Dieser Sachverhalt gilt nur für Wechselwirkungen, die mit der 6. Potenz des interpartikulären Abstandes abnehmen.

Wie die bisherigen Überlegungen zeigen, handelt es sich um dieselbe Art von Kräften, die einerseits für die Kondensation von Gasen als auch andererseits für die Agglomeration von Partikeln im Falle von Suspensionen bzw. für die Koagulation von Emulsionströpfchen maßgeblich sind. Die im Hinblick auf die Stabilität disperser Systeme gegebene Analogie zur Kondensation von Gasen zeigt weiter auf, daß es sowohl Bedingungen gibt, unter denen die Flockung bzw. die Koagulation disperser Systeme unvermeidlich ist, als auch Bedingungen, unter denen derartige Systeme stabil sind. Gase kondensieren, wenn die anziehenden Wechselwirkungspotentiale groß sind im Vergleich zur thermischen Energie kT dieser Moleküle. Kleinere kolloidale Partikel sind stabil gegen Agglomeration bzw. Koagulation, wenn die Potentialbarriere deutlich grösser ist als ihre thermische Energie kT.

21.3.1 Wechselwirkung zwischen makroskopischen Körpern

Bei den bisherigen Überlegungen zu den interpartikulären Wechselwirkungen wurde angenommen, daß die Teilchen gleichgroß und kugelförmig seien. Diese Forderung ist jedoch für Partikel, wie sie in dispersen Arzneiformen vorkommen, in der Regel nicht gegeben. Die Wechselwirkungen zwischen zwei derartigen Partikeln, die aus vielen Molekülen bestehen, setzen sich auch in diesem Fall additiv aus den paarweisen Wechselwirkungen der Moleküle beider Partikel zusammen. Um das Gesamtpotential der Wechselwirkungen zwischen zwei Partikeln zu erhalten, muß also über alle einzelnen paarweisen Wechselwirkungspotential e aufsummiert werden. Dies wurde erstmalig von Hamaker [2] für eine Vielzahl unterschiedlicher Geometrien durchgeführt. Es soll hier diese Aufsummation nur für die

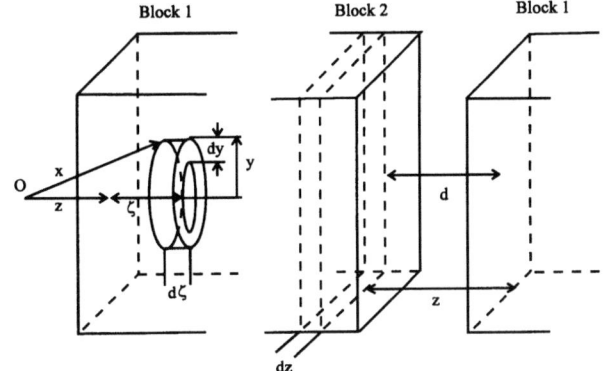

Abb. 21.4: Geometrie zur Ermittlung der Wechselwirkung zwischen zwei ebenen Blöcken

Wechselwirkung zwischen zwei Blökken mit ebenen Flächen und aus jeweils dem gleichen Material nach dem von Himenz [3] vorgeschlagenen Verfahren durchgeführt werden. Wie in Abb. 21.4 dargestellt, soll zuerst die Wechselwirkung eines einzelnen Moleküls mit einem Block berechnet werden. Anschließend erfolgt der Übergang von dem einen Molekül auf einen zweiten Block.

Es seien zwei Blöcke gegeben, die jeweils an einer Seite von einer ebenen Fläche begrenzt sind. Ansonsten ist ihre Ausdehnung unendlich. Beide Blöcke bestehen aus identischen Molekülen. Um zu einer möglichst einfachen Beschreibung der Wechselwirkung zwischen den beiden Blöcken zu kommen, soll zunächst, wie in Abb. 21.4 links wiedergegeben, die Wechselwirkung eines Moleküls, das sich bei O befindet, mit den Molekülen des Blockes betrachtet werden. O liegt im Abstand z auf einer Normalen zur ebenen Begrenzungsfläche des Blockes. Der Abstand von O zu allen Molekülen, die sich in dem in Abb. 21.4 wiedergegebenen ringförmigen Volumenelement befinden, sei x. Das Volumen des ringförmigen Volumenelementes ist gegeben durch $dV = 2\pi y dy d\zeta$. Das Wechselwirkungspotential zwischen dem Molekül bei O und den gleichen Molekülen im ringförmigen Volumenelement ist dann gegeben durch

$$d\Phi = -\left(\frac{\rho N_L}{M}\right) \cdot \beta \cdot \frac{2\pi y dy d\zeta}{x^6} \qquad (21.15)$$

Laut Abb. 21.4 wurde angenommen, daß sich das ringförmige Volumenelement im Abstand ζ parallel zur ebenen Begrenzungsfläche im Inneren des Blockes liegt. Zwischen den verschiedenen Abständen besteht die Beziehung

$$x^2 = (z+\zeta)^2 + y^2 \qquad (21.16)$$

Durch Einsetzen in Gl. 21.15 folgt

$$d\Phi = -\left(\frac{\rho N_L}{M}\right) \cdot \beta \cdot \frac{2\pi y dy d\zeta}{\left[(z+\zeta)^2 + y^2\right]^3} \qquad (21.17)$$

Aufgrund der Parametrisierung von x, Gl. 21.16, liefert eine Integration über dy und dζ in den Grenzen $0 < y < \infty$ und $0 < \zeta < \infty$ das Volumen des Blockes. Es sei zunächst über y integriert. Mit $u = (z+\zeta)^2 + y^2$ erhält man

Kapitel 21: Stabilisierung disperser Systeme

$$\int_0^\infty \frac{y\,dy}{\left[(z+\zeta)^2+y^2\right]^3} = \frac{1}{2}\int_0^\infty \frac{du}{u^3}$$

$$= -\frac{1}{2}\cdot\frac{1}{2}\left\{\frac{1}{u^2}\right\}_0^\infty = \frac{1}{4}\cdot\frac{1}{(z+\zeta)^4} \qquad (21.18)$$

Die anschließende Integration über ζ ergibt

$$\frac{1}{4}\int_0^\infty \frac{d\zeta}{(z+\zeta)^4} = -\frac{1}{4}\left[\frac{1}{3(z+\zeta)^3}\right]_0^\infty = \frac{1}{12z^3} \qquad (21.19)$$

Somit ergibt sich als Ergebnis der Integration von Gl. 21.17

$$\Phi = -\left(\frac{\rho N_L}{M}\right)\cdot\beta\cdot\frac{\pi}{6z^3} \qquad (21.20)$$

Bemerkenswerterweise ist nur der senkrechte Abstand des Moleküls von der ebenen Begrenzungsfläche des Blockes für das Wechselwirkungspotential maßgeblich. Die übrigen Dimensionen des Blockes spielen keine Rolle.

Zur Ableitung der **Wechselwirkungen zwischen zwei Blöcken**, deren plane Begrenzungsflächen den Abstand d voneinander haben, s. Abb. 21.4, wird jetzt angenommen, der Punkt O befinde sich nun im Inneren des Blockes 2. Entsprechend der obigen Ableitung bewirkt jedes Molekül, das sich in einer Scheibe der Dicke dz im Abstand z vom Block 1 befindet, ein Wechselwirkungspotential Φ der durch Gl. 21.20 gegebenen Form. Um das gesamte Wechselwirkungspotential zu erhalten, muß dieses Potential der Wechselwirkung eines Moleküls mit Block 1 mit der Gesamtzahl der Moleküle in Block 2 multipliziert werden. Das Volumenelement der Dicke dz und der Einheitsfläche enthält wiederum $\{(\rho N_L)/M\}dz$ Moleküle. Somit beträgt der Potentialbeitrag dieses Volumenelementes

$$d\Phi = -\left(\frac{\rho N_L}{M}\right)^2 \frac{\beta\pi}{6}\cdot\frac{dz}{z^3} \qquad (21.21)$$

Das Gesamtpotential ergibt sich nun durch Integration dieser Gleichung über z in den Grenzen von d bis unendlich, da die Oberfläche des Blockes 1 im Nullpunkt der z-Achse liegt. Die Integration ergibt für das gesamte anziehende Potential

$$\Phi_A = -\left(\frac{\rho N_L}{M}\right)^2 \cdot \frac{\beta \pi}{12 d^2} \tag{21.22}$$

Der Index A soll verdeutlichen, daß bei diesen Ableitungen nur der anziehende Anteil des gesamten Wechselwirkungspotentials betrachtet wurde.

Der Ausdruck $(\rho N_L \pi / M)^2 \beta$ wird üblicherweise zu einer für die jeweilige Molekülart spezifischen Konstanten, der sogenannten **Hamaker-Konstanten A**, zusammengefaßt.

$$A = \left(\frac{\rho N_L \pi}{M}\right)^2 \cdot \beta \tag{21.23}$$

Unter Verwendung der so definierten Hamaker-Konstanten ergibt sich der Ausdruck für das anziehende Wechselwirkungspotential zu

$$\Phi_A = -\frac{A}{12 \pi d^2} \tag{21.24}$$

Der Wechselwirkungsparameter hat die Dimension [J m^6]. Der Klammerausdruck in der Hamaker-Konstanten hat die Dimension [m^{-3}]^2. Somit ergibt sich für die Hamaker-Konstante die Dimension [J]. Bei der Integration von Gl. 21.23 wurde das Volumenelement betrachtet, das durch die Einheitsfläche multipliziert mit dz gegeben ist. Die anschließende Integration erfolgte nur über die z-Koordinate. Somit gibt Gl. 21.22 das anziehende Wechselwirkungspotential der einander gegenüberliegenden Flächen pro Flächeneinheit an. Im Fall der beiden Blöcke nimmt das anziehende Wechselwirkungspotential für wachsende Abstände mit dem Quadrat des Abstandes ab. Für andere Geometrien der miteinander in Wechselwirkung stehender Körper ergeben sich andere Gesetzmässigkeiten, nach denen das Anziehungspotential mit dem Abstand abnimmt. Für einige Spezialfälle seien die sich ergebenden Ausdrücke für das Anziehungspotential in Tabelle 21.4 wiedergegeben.

Tabelle 21.4: Anziehende Wechselwirkungspotentiale zwischen zwei Teilchen unterschiedlicher Geometrie

Geometrien	Potential Φ_A	Legenden
Zwei Kugeln	$-\dfrac{A}{6}\Big[\dfrac{2R_1R_2}{s^2+2R_1s+2R_2s} + \dfrac{2R_1R_2}{s^2+2R_1s+2R_2s+4R_1R_2}$ $+ \ln\Big(\dfrac{s^2+2R_1s+2R_2s}{s^2+2R_1s+2R_2s+4R_1R_2}\Big)\Big]$	R_1, R_2 = Radien
Zwei Kugeln mit gleichem Radius R	$-\dfrac{A}{6}\Big[\dfrac{2R^2}{s^2+4Rs} + \dfrac{2R^2}{s^2+4Rs+4R^2} +$ $\ln\Big(\dfrac{s^2+4Rs}{s^2+4Rs+4R^2}\Big)\Big]$	$R_1 = R_2 = R$
Zwei Kugeln mit gleichem Radius R	$-\dfrac{AR}{12s}$	$R \gg s$
Zwei Kugeln mit ungleichen Radien	$-\dfrac{AR_1R_2}{6s(R_1+R_2)}$	$R_1, R_2 \gg s$[1]

[1] s ist der auf der Verbindungslinie der Zentren gemessene Abstand der beiden Kugeloberflächen

Eine Abschätzung der Größe der Hamaker-Konstanten für die Wechselwirkung zweier Blöcke ergibt ungefähr folgende Werte: $A \approx 10^{-20}$ bis 10^{-19} J. Wird der Mittelwert davon als Richtgröße genommen, so ergeben sich nach Gl. 21.24 für zwei Blöcke mit den Abständen 1 bzw. 10 nm die Potentiale von 1.33 bzw. 1.33×10^{-2} mJ m^{-2}.

21.3.2 Einfluß der kontinuierlichen Phase auf die Van-der-Waals-Anziehung zwischen dispersen Teilchen

Bei den bisherigen Überlegungen wurde stets angenommen, daß sich die miteinander in Wechselwirkung stehenden Partikel im Vakuum befinden. Diese Annahme ist aber für disperse Arzneiformen nicht zutreffend. Hier muß die kontinuierliche Phase als „Medium"

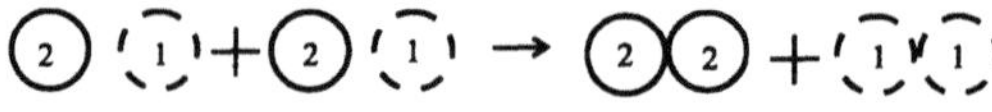

Abb. 21.6: Pseudochemische Reaktion zur Darstellung des Einflusses der kohärenten Phase auf die Van-der-Waals-Wechselwirkung; 1 = kohärente Phase, 2 = Partikel der dispersen Phase

zusätzlich in die Überlegungen einbezogen werden. Dazu soll eine pseudochemische Reaktion betrachtet werden, s. Abb. 21.6. Die mit einer 2 bezeichneten Partikel stellen die disperse Phase dar. Die mit 1 und einer gestrichelten Linie versehenen Partikel kennzeichnen das Lösungsmittel. Im links dargestellten Ausgangszustand stellen die einzelnen Partikel der dispersen als auch der kohärenten Phase kinetisch eigenständige Einheiten dar. Die Partikel nähern sich dann einander an und es kommt zur Paarbildung zwischen den Teilchen der dispersen Phase einerseits und den Teilchen der kohärenten Phase andererseits. Es sind damit nur noch die Paare kinetisch unabhängige Teilchen.

Diese Paarbildung ist mit einer Änderung der potentiellen Energie verbunden. Diese ist gegeben durch

$$\Delta\Phi = \Phi_{11} + \Phi_{22} - 2\Phi_{12} \tag{21.46}$$

Die Indizes kennzeichnen, von welchen Partikeln die einzelnen Potentialbeiträge stammen. Die Potentialdifferenz $\Delta\Phi$ beschreibt das Ausmaß der Abschwächung der Wechselwirkung zwischen den Partikeln der dispersen Phase durch die kontinuierliche Phase. Die Potentiale Φ auf der rechten Seite dieser Gleichung hängen stets in gleicher Weise von den Größen- und Abstandsparametern ab. Sie unterscheiden sich jedoch in den Molekülparametern, die vollständig in der Hamaker-Konstanten enthalten sind. Aus den Potentialtermen in Gl. 21.46 können daher die jeweils gleichen Faktoren ausgeklammert werden, so daß die Änderung der potentiellen Energie bei dieser Pseudoreaktion durch den folgenden Ausdruck in den Hamaker-Konstanten dargestellt wird

$$A_{212} = A_{11} + A_{22} - 2A_{12} \tag{21.47}$$

Der Index 212 bringt zum Ausdruck, daß zwei Teilchen der Art 2, der dispersen Phase, durch ein Teilchen der Art 1, der kohärenten Phase, voneinander getrennt sind.

Die Hamaker-Konstante A_{12} wird näherungsweise durch das geometrische Mittel der Hamaker-Konstanten der beiden getrennt miteinander in Wechselwirkung stehenden Arten A_{11} und A_{22} dargestellt.

$$A_{12} \cong \sqrt{A_{11} \cdot A_{22}} \qquad (Gl..\ 21.48)$$

Einsetzen von Gl. 21.48 in Gl. 21.47 ergibt

$$A_{212} = \left(\sqrt{A_{11}} - \sqrt{A_{22}}\right)^2 \qquad (21.49)$$

Dies ist die **effektive Hamaker-Konstante**. Sie beschreibt die Wechselwirkungen zwischen Teilchen, die in einer kohärenten Phase dispergiert sind.

Gl. 21.49 läßt allgemeine Schlüsse über die effektive Hamaker-Konstante zu

- Da die effektive Hamaker-Konstante durch einen quadratischen Ausdruck definiert ist, hat sie stets einen positiven Wert unabhängig von der relativen Größe von A_{11} und A_{22}. Das heißt mit anderen Worten, daß zwei Teilchen immer eine Anziehung aufeinander ausüben, sei es im Vakuum oder dispergiert in einer kohärenten Phase.

- Die Dispergierung von Teilchen in einem kohärenten Medium führt immer zu einer Anziehung, die gegenüber der Anziehung zwischen den gleichen Teilchen im Vakuum deutlich verringert ist. Die effektive Hamaker-Konstante wird über das Quadrat aus der Differenz der beiden Wurzelausdrücke für die Hamaker-Konstante A_{ii} für die Wechselwirkung zwischen gleichen Materialien gebildet. Sie ist daher stets kleiner als die kleinste der beiden Hamaker-Konstanten für die Wechselwirkung zwischen gleichen Materialien.

- Da die Hamaker-Konstanten A_{ii} für alle Materialien nahezu in der gleichen Größenordnung liegen, ist die effektive Hamaker-Konstante in der Regel um zwei Zehnerpotenzen kleiner als der kleinste A_{ii}-Wert.

Beispiel: Berechnung der effektiven Hamaker-Konstanten
A_{11} habe den Wert 7.5×10^{-20} J und A_{22} den Wert 3.4×10^{-20} J, der Wert der effektiven Hamaker-Konstanten beträgt so $A_{212} = 8.0 \times 10^{-21}$ J.

Die Oberflächenspannung σ einer Flüssigkeit entspricht der Kohäsion ζ_{ii}, also dem Potential, das überwunden werden muß, wenn zwei Flüssigkeitssäulen mit einem Querschnitt einer Flächeneinheit um den Abstand d_0 voneinander getrennt werden. Nach dem Wechselwirkungspotential zwischen zwei Blöcken, Gl. 21.24, gilt somit

$$2\sigma_{ii} = \frac{A_{ii}}{12\pi d_0^2} = \zeta_{ii} \qquad (21.50)$$

Somit kann aus bekannten Oberflächen- bzw. Grenzflächenspanungen mit Hilfe der Gl. 21.49 eine Abschätzung der effektiven Hamaker-Konstanten vorgenommen werden. d_0 stellt dann den Abstand zwischen zwei Flüssigkeitsmolekülen dar.

Aus den bisherigen Ausführungen über den Effekt der kohärenten Phase wird deutlich, daß sie zu einer Abschwächung der Wechselwirkungspotentiale der Teilchen der dispersen Phase beiträgt. Sie bewirkt so in jedem Fall eine Stabilisierung bezogen auf den Zustand im Vakuum. Die Abschirmung, d. h. die Stabilitätserhöhung, ist um so größer, je stärker sich die Hamaker-Konstanten der beiden Phasen unterscheiden. Sind die Hamaker-Konstanten der beiden Phasen gleich, so findet keine Abschwächung der Wechselwirkungen statt.

Ein für die Entwicklung disperser Arzneiformen besonders interessanter Fall ergibt sich, wenn zwei unterschiedliche disperse Materialien in einer kohärenten Phase dispergiert sind, z. B. wenn einer Partikelsuspension zusätzlich sehr feine Partikel als Stabilisatoren zugesetzt werden. Es liegt dann die durch Abb. 21.7 wiedergegebene Situation vor.

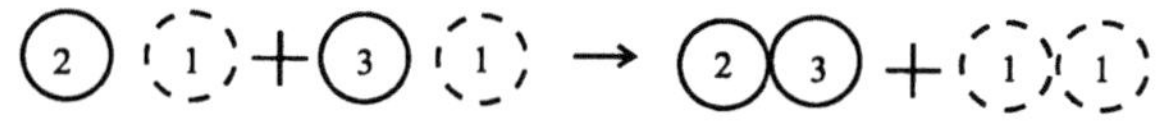

$$②\ (\widetilde{1}) + ③\ (\widetilde{1}) \rightarrow ②③ + (\widetilde{1})(\widetilde{1})$$

Abb.21.7: Pseudochemische Reaktion zur Darstellung des Einflusses der kohärenten Phase auf die Van-der-Waals-Wechselwirkung bei zwei unterschiedlichen dispersen Phasen; 2, 3 = Partikel der dispersen Phasen 2 und 3, 1 = kohärente Phase

Die Änderung der potentiellen Energie ist gegeben durch

$$\Delta\Phi = \Phi_{11} + \Phi_{23} - \Phi_{12} - \Phi_{13} \qquad (21.51)$$

Entsprechend der obigen Ausführungen ist dieser Unterschied wiederum durch die unterschiedlichen Beiträge der Hamaker-Konstanten bedingt, da die gleichen Anteile der Einflüsse von Größe und Abstand wieder herausgekürzt werden können. Es gilt somit

$$A_{312} = A_{11} + A_{23} - A_{12} - A_{13} \qquad (21.52)$$

Werden die „gemischten" Hamaker-Konstanten A_{ij} wiederum durch die geometrischen Mittel der A_{ii} und A_{jj} ersetzt, so erhält man

$$A_{312} = \left(\sqrt{A_{11}}\sqrt{A_{11}}\right) + \left(\sqrt{A_{11}A_{33}}\right) - \left(\sqrt{A_{11}}\sqrt{A_{22}}\right) - \left(\sqrt{A_{11}}\sqrt{A_{33}}\right) \qquad (21.53)$$

Daraus ergibt sich durch Umformen

$$A_{312} = \left(\sqrt{A_{33}} - \sqrt{A_{11}}\right) \cdot \left(\sqrt{A_{22}} - \sqrt{A_{11}}\right) \qquad (21.54)$$

Jeder einzelne Faktor dieses Produktes kann entweder positiv oder negativ sein. Ist nur ein Faktor negativ, so ist auch die effektive Hamaker-Konstante negativ. Da das Vorzeichen des Potentials analog zu Gl. 21.24 negativ ist, bewirkt eine negative effektive Hamaker-Konstante ein positives Potential. Es beschreibt dann eine Abstoßung. Da jeweils nur eine der beiden Klammern in Gl. 21.54 negativ sein darf, um ein abstoßendes Potential zu erhalten, ist diese Bedingung erfüllt, wenn der Wert der Hamaker-Konstanten der kohärenten Phase zwischen den Werten der Hamaker-Konstanten der beiden dispersen Phasen liegt, also wenn entweder $A_{22} > A_{11} > A_{33}$ oder $A_{33} > A_{11} > A_{22}$ ist.

Ist diese Bedingung erfüllt, führt die Bildung von Paaren aus Partikeln der beiden verschiedenen dispersen Phasen somit zu einer Abstoßung zwischen diesen Paaren. Das heißt also, die Anlagerung von dispersen Partikeln der einen Art an ebenfalls dispers vorliegende Partikel der anderen Art führt zu einer Abstoßung zwischen diesen Agglomeraten und damit zu einer Stabilisierung derartiger disperser Systeme. In der pharmazeutischen Literatur wird für Stoffe, die in diesem Sinne zur Stabilisierung von dispersen Systemen eingesetzt werden, leider immer noch fälschlicherweise der Begriff „Feststoffemulgator" benutzt. Da die Wirkung nichts mit einer Emulgatorwirkung zu tun hat, sollte dieser Begriff nicht mehr verwandt werden.

Die Stoffe, die in diesem Sinne zur Stabilisierung eines dispersen Systems eingesetzt werden, sollten sehr viel kleiner sein als die zu stabilisierenden Partikel. Aerosil kann z. B. pharmazeutisch eingesetzt werden. Bei technischen dispersen Systemen wird gelegentlich auch Ruß verwendet.

Wird Gl. 21.50 nach der Hamaker-Konstanten A_{ii} aufgelöst, so erhält man

$$A_{ii} = 24\sigma_{ii}\pi d_0^2 \qquad (21.55)$$

Wird dieser Ausdruck in Gl. 21.54 eingesetzt, so ergibt sich

$$A_{312} = 24\pi d_0^2 \left(\sqrt{\sigma_{33}} - \sqrt{\sigma_{11}}\right) \cdot \left(\sqrt{\sigma_{22}} - \sqrt{\sigma_{11}}\right) \qquad (21.56)$$

Aus dieser Formulierung der Gleichung 21.54 wird deutlich, daß eine Agglomeration energetisch ungünstig wird, wenn die Oberflächenspannung der kohärenten Phase zwischen den Oberflächenspannungen der beiden dispersen Phasen liegt.

21.4 Abstoßende Wechselwirkungen

Die abstoßenden Wechselwirkungen sind entweder auf die elektrostatischen Wechselwirkungen oder aber auf sterische Einflüsse zurückzuführen. Es sollen daher zunächst die Grundlagen der elektrostatischen Wechselwirkungen und der durch diese bewirkten Abstoßungspotentiale behandelt werden.

21.4.1 Die elektrische Doppelschicht

Um zu einem besseren Verständnis der Ladungsverteilung und dementsprechend zum Potentialverlauf in der Nähe einer Oberfläche zu gelangen, soll zunächst das Verhalten von Silberiodidpartikeln in einer gesättigten wäßrigen Lösung etwas näher betrachtet werden.

Bei 25 °C beträgt die Löslichkeitskonstante für AgI in Wasser 7.5×10^{-17}. Das heißt, in einer gesättigten Lösung, die keine anderen Ionen enthält, beträgt die Konzentration von Ag^+ und von I^- jeweils 8.66×10^{-9} mol·l^{-1}. Baut man unter diesen Bedingungen in der Lösung ein elektrisches Feld auf, so wandern die Silberiodidpartikel zur Anode. Sie tragen also eine negative Ladung. Durch Zugabe von Salzen, wie $AgNO_3$ oder KI, die also zusätzliche Silber- bzw. zusätzliche Iodidionen in die Lösung einbringen, kann das Mengenverhältnis der Ag^+- und der I^--Ionen verschoben werden, vorausgesetzt, die Löslichkeitskonstante des Silberiodids bleibt unverändert.

Erhöht man in der Lösung die Konzentration der Ag^+-Ionen durch Zugabe von $AgNO_3$, so nimmt die Wanderungsgeschwindigkeit der Silberiodidteilchen ab. Beträgt die Konzentration der Ag^+-Ionen schließlich 3.0×10^{-6} moll^{-1}, so bewegen sich die Teilchen nicht mehr, sie sind also elektrisch neutral. Diese

Konzentration wird als Nullpunktskonzentration bezeichnet. Bei weiterer Erhöhung der Konzentration der Ag$^+$-Ionen nimmt die Wanderungsgeschwindigkeit der Silberiodidpartikel wieder zu, allerdings erfolgt die Bewegung jetzt zur Kathode hin. Das heißt, die Teilchen tragen jetzt eine positive Ladung.

Dieser Befund ist wie folgt zu verstehen: Liegen Kristalle eines Salzes in ihrer gesättigten Lösung vor, so besteht an der Kristalloberfläche, die eine Phasengrenzfläche darstellt, ein dynamisches Gleichgewicht zwischen den Ionen in Lösung und den Ionen an der Kristalloberfläche. Das heißt, die Anzahl der Ionen, die pro Zeiteinheit an der Oberfläche adsorbiert werden, ist genau so groß wie die Zahl der Ionen, die die Oberfläche wieder verlassen. Hat nun z. B. das Anion eine größere Affinität zur Kristalloberfläche, so ist dessen Austauschhäufigkeit kleiner, als der Anzahl der Anionen in der Lösung entsprechen würde. Die Fluktuation findet vorwiegend zwischen den Kationen statt. Wird die Zahl der Kationen in der Lösung weiter erhöht, so treffen pro Zeiteinheit mehr Kationen auf der Partikeloberfläche auf und senken so die Adsorptionswahrscheinlichkeit der Anionen. Bei Erreichen der Nullpunktskonzentration ist die Anzahl der Kationen so hoch, daß sie den Effekt der höheren Affinität der Anionen kompensieren können. Es werden dann pro Zeiteinheit genau so viele Anionen wie Kationen an der Oberfläche adsorbiert, die Oberfläche ist elektrisch neutral.

Mit Hilfe der Nernst-Gleichung, Gl. 21.57 kann die elektrische Potentialdifferenz ermittelt werden, die mit einem Konzentrationsunterschied verbunden ist. Bei der Nullpunktskonzentration, c_{NP}, ist das elektrische Potential an der Oberfläche der AgI-Teilchen Null. Bei einer anderen, von c_{NP} verschiedenen Konzentration c ist das Potential der Teilchenoberfläche φ_0 gegeben durch

$$\varphi_0 = \frac{kT}{e} \cdot \ln\left(\frac{c}{c_{NP}}\right) = \frac{2.303 RT}{F} \cdot \log\left(\frac{c}{c_{NP}}\right) \qquad (21.57)$$

F ist dabei die Faraday-Konstante, $F = N_L e$. Wendet man die Gl. 21.1 auf das Beispiel des AgI bei 25 °C an, so ergibt sich bei Vernachlässigung der übrigen Ionen eine nur durch die Silberionen bedingte Potentialdifferenz von

$$\varphi_0 = 25.7 \cdot \ln\frac{8.7 \times 10^{-9}}{3.0 \times 10^{-6}} = -150 \text{ mV} \qquad (21.58)$$

Dabei wurden folgende Werte eingesetzt: k = 1.380 × 10⁻²³ JK⁻¹, e = 1.602 × 10⁻⁹ C = (As), 1V = 1 J A⁻¹ s⁻¹. Das Potential ist also negativ, da eine Adsorption an der Teilchenoberfläche erfolgt (anziehendes Potential).

Die Änderung des elektrischen Potentials an der Teilchenoberfläche, die durch Konzentrationsänderungen bedingt ist, ist durch die Ableitung von Gl. 21.57 gegeben.

$$d\varphi_0 = \frac{kT}{e} \cdot \frac{dc}{c} \qquad (21.59)$$

Die am Beispiel der AgI-Teilchen beobachteten Befunde gelten für jede Art von Grenzflächen in einer Lösung. Solange die Ionenkonzentration c in der Lösung von der Nullpunktskonzentration c_{NP} der Ionen an der Grenzfläche verschieden ist, besteht zwischen der Grenzfläche und der Lösung eine Potentialdifferenz, deren Größe durch die Nernst-Gleichung gegeben ist.

Aufgrund der bevorzugten Adsorption von Iodidanionen auf der Oberfläche der AgI-Teilchen kommt es in diesen zu einer Abstoßung von Elektronen in der Teilchenoberfläche, wodurch diese eine positive Aufladung erfährt. Diese Ladungsschicht in der Teilchenoberfläche bildet zusammen mit den solvatisierten Ionen in der Lösung eine **elektrische Doppelschicht**, s. Abb. 21.8. Die Ladungsschicht an der inneren Teilchenoberfläche wird als innere, die Schicht der solvatisierten Ionen als äußere Helmholtz-Schicht bezeichnet. Die äußere Helmholtz-Schicht wird mit der Ebene gleichgesetzt, die durch die Rümpfe der solvatisierten Ionen verläuft. Das Helmholtz-Modell der elektrischen Doppelschicht vernachlässigt den Einfluß der Temperatur auf die Ionenanordnung.

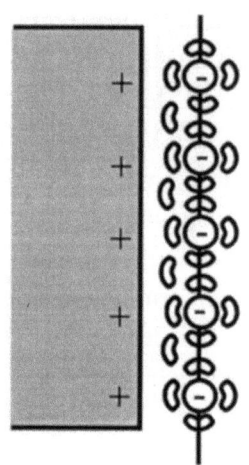

Abb. 21.8: Einfaches Modell einer elektrischen Doppelschicht

21.4.2 Das Coulomb-Gesetz, das elektrische Feld und sein Potential

Zieht man den Temperatureinfluß auf die Anordnung der Ionen in der Nähe einer Grenzfläche in Betracht, so zeigt sich, daß die strikte Ordnung, wie sie in der äußeren Helmholtz-Schicht vorliegt, sehr unwahrscheinlich ist und im Widerspruch zur Erfahrung steht. Aufgrund der Ladungsverteilung in der Teilchenoberfläche einerseits und der thermischen Bewegung der Ionen andererseits ergibt sich eine Verteilung der Ionen derart, daß ihre Konzentration in der Nähe der Grenzfläche sehr hoch ist, dann aber mit wachsendem Abstand zur Grenzfläche sehr rasch auf die Konzentration in der Lösung abfällt. Dementsprechend ändert sich das Potential.

Um die Abhängigkeit des elektrostatischen Potentials vom Abstand zur Grenzfläche beschreiben zu können, soll zunächst betrachtet werden, wie das elektrische Potential mit den Ladungen verknüpft ist.

Nach dem Coulomb-Gesetz wirkt zwischen zwei Ladungen q_1 und q_2, deren Abstand durch $\vec{r}$ gegeben ist, eine Kraft $\vec{F}$.

$$\vec{F} = \frac{1}{4\pi\varepsilon_0} \cdot \frac{q_1 q_2}{\varepsilon r^3} \cdot \vec{r} = \frac{1}{4\pi\varepsilon_0} \cdot \frac{q_1 q_2}{\varepsilon r^2} \cdot \vec{r}_0 \qquad (21.60)$$

ε ist die relative Dielektrizitätskonstante des Mediums, in dem sich die Ladungen befinden. Sie ist dimensionslos. $\vec{r}_0$ ist der Einheitsvektor zum Abstandsvektor $\vec{r}$. Der Proportionalitätsfaktor $1/(4\pi\varepsilon_0)$ resultiert aus der Verwendung der SI-Einheiten. Er hat den Wert $1/(4\pi\varepsilon_0) = 8.99 \times 10^9$ JmC^{-2}. ε_0 wird als Influenzkonstante bezeichnet. Sie hat den Wert 8.859×10^{-12} C^{2}J^{-1}m^{-1}. Wird eine punktförmige Prüfladung q_2 in ein elektrisches Feld gebracht, so erfährt sie die Einwirkung einer Kraft $\vec{F}$. Der Quotient aus der einwirkenden Kraft $\vec{F}$ und der punktförmigen Prüfladung q wird elektrische Feldstärke $\vec{E}$ genannt.

$$\vec{E} = \frac{\vec{F}}{q_2} \qquad (21.61)$$

Die Maßeinheit des elektrischen Feldes ist 1 NC^{-1} = 1 Vm^{-1}. Damit ist die Einheit 1 V definiert zu 1V = 1 NmC^{-1}.

Setzt man Gl. 21.60 in Gl. 21.61 ein, so folgt

$$\vec{E} = \frac{1}{4\pi\varepsilon_0} \cdot \frac{q_1}{\varepsilon r^3} \cdot \vec{r} = \frac{1}{4\pi\varepsilon_0} \cdot \frac{q_1}{\varepsilon r^2} \cdot \vec{r}_0 \qquad (21.62)$$

$\vec{r}$ ist dabei der Abstandsvektor des Aufpunktes von der felderzeugenden Punktladung q_1.

Eine physikalische Größe Z, die nicht nur in einem einzigen Punkt, sondern im ganzen Raum wirksam und damit meßbar ist, bezeichnet man als **Feld**. Es kann daher mathematisch durch

$$Z = Z(x, y, z, t) \qquad (Gl.\ 21.63)$$

beschrieben werden. Felder können wie das Temperaturfeld skalar sein, d. h. sie sind von einer Richtung unabhängig. Die meisten Felder sind aber richtungsabhängig und werden dann durch Vektoren beschrieben, z. B. das Gravitationsfeld oder das elektrische Feld $\vec{E}$.

Das elektrische Feld wird mathematisch als ein Vektorfeld dargestellt. Es beschreibt die Wirkungslinien der elektrischen Kräfte in Betrag und Raumrichtung. Zur Darstellung der Wirkungslinien benutzt man den Begriff „elektrische Feldlinie".

Elektrische Feldlinien weisen folgende Eigenschaften auf:
- Sie beschreiben die elektrischen Kraftwirkungen, wobei die Tangente an die Feldlinie die Richtung der Kraft angibt. Die Kraftwirkungen sind eindeutig, die Feldlinien schneiden sich nicht.
- Die Dichte der Feldlinien ist proportional zur Stärke der Kraftwirkungen an verschiedenen Stellen.
- Sie besitzen einen Anfang (positive Ladung) und ein Ende (negative Ladung). Das heißt insbesondere, daß es keine in sich geschlossenen Feldlinien gibt. Die Festlegung der positiven Ladung als Startpunkt ist willkürlich erfolgt.
- Positiv geladene Teilchen werden in Richtung der Feldlinien beschleunigt, negativ geladene Teilchen erfahren eine Beschleunigung entgegen der Richtung der Feldlinien.

Abbildung 21.9 zeigt den Verlauf der elektrischen Feldlinien für eine positive Ladung (a), für zwei gleichgroße entgegengesetzte Ladungen (b), und zwei gleichgroße Ladungen gleichen Vorzeichens (c).

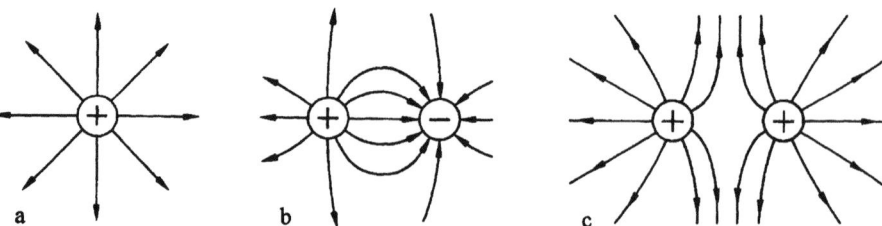

Abb. 21.9: Verlauf elektrischer Feldlinien

Bei n Ladungen q_1, q_2, ..., q_n berechnet sich die elektrische Feldstärke $\vec{E}(P)$ am Punkt P einer Prüfladung zu

$$\vec{E}(P) = \frac{1}{4\pi\varepsilon_0} \left(\frac{q_1}{r_1^3} \vec{r}_1 + \frac{q_2}{r_2^3} \vec{r}_2 + \cdots + \frac{q_n}{r_n^3} \vec{r}_n \right) \qquad (21.64)$$

r_n ist der Abstand der n-ten Ladung vom Ort der Prüfladung.

Die Feldlinien gehen strahlenförmig von einer Punktladung aus oder führen zu ihr hin. Die Feldstärke nimmt mit dem Quadrat der Entfernung von der Punktladung q ab. Man bezeichnet elektrische Felder, bei denen die Kraftwirkung an allen Punkten des Raumes gleich groß ist, als homogen.

Wird eine punktförmige Prüfladung q in einem elektrischen Feld vom Punkt A zum Punkt B verschoben, so ist dabei eine Arbeit zu verrichten, s. Abb. 21.10.

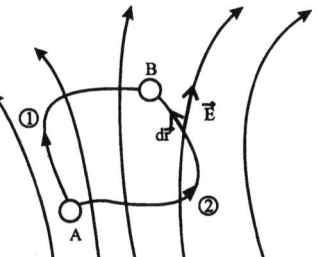

$$W_{AB} = \int_A^B \vec{F}(r) d\vec{r} \qquad (21.65)$$

Abb. 21.10: Verschieben von Ladungen in einem elektrischen Feld

Dabei gilt $\vec{F}(r) = q\vec{E}$. Mit dieser Umformulierung von Gl. 21.61 folgt

$$W_{AB} = q \int_A^B \vec{E} d\vec{r} \qquad (21.66)$$

Wegen des Energieerhaltungssatzes muß diese Arbeit unabhängig vom Weg von A nach B sein, z. B. vom Weg 1 oder 2 in Abb. 21.10. Es gilt daher

$$\int_A^B \vec{E} d\vec{r} + \int_B^A \vec{E} d\vec{r} = 0 \qquad (21.67)$$

Verschwindet die Verschiebungsarbeit auf einem geschlossenen Weg, so bedeutet dies, daß das Feld ein Potential aufweist. Jedes elektrostatische Feld hat ein Potential, da sich jede beliebige Ladungsverteilung aus Punktladungen darstellen läßt, s. Gl. 21.64.

Der Quotient aus der Arbeit W_{AB} und der Ladung q ist die **elektrische Spannung U_{AB}** zwischen den Punkten A und B.

$$U_{AB} = \frac{W_{AB}}{q} = \int_A^B \vec{E}\,d\vec{r} \qquad (21.68)$$

Wird im Feld der Punktladung q_1 eine Probeladung q vom Ort A zum Ort B verschoben, wobei r_A und r_B die Abstände der felderzeugenden Ladung zur Probeladung an den Orten A bzw. B sind, so folgt unter Verwendung von Gl. 21.62 für die **Spannung U** zwischen den beiden Punkten A und B

$$U_{AB} = \frac{W_{AB}}{q} = \frac{q_1}{4\pi\varepsilon_0} \int_A^B \frac{dr}{r^2} = -\frac{q_1}{4\pi\varepsilon_0}\left(\frac{1}{r_B} - \frac{1}{r_A}\right) \qquad (21.69)$$

Wird die Probeladung q vom Unendlichen ($r_A = \infty$) zum Punkt B verschoben, so ist die Spannung U zwischen unendlich und dem Punkt B gegeben durch

$$U_{\infty B} = U(r) = -\int_\infty^B \vec{E}\,d\vec{r} = -\frac{q_1}{4\pi\varepsilon_0 r_B} \qquad (21.70)$$

Die Spannung hängt also nur von der Lage des Punkts B im gegebenen elektrischen Feld ab. Man bezeichnet den Ausdruck

$$\varphi_B = -\int_\infty^B \vec{E}\,d\vec{r} = \frac{W_{\infty B}}{q} \qquad (21.71)$$

als das Potential φ_B des Punktes B. Die elektrische Spannung zwischen zwei Punkten A und B eines gegebenen elektrischen Feldes läßt sich durch Kombination von Gl. 21.68 und Gl. 21.69 als Differenz der elektrischen Potentiale $\varphi_A = \varphi(\vec{r}_A)$ und $\varphi_B = \varphi(\vec{r}_B)$ darstellen, s. Abb. 21.11.

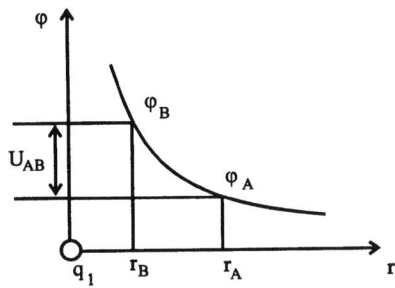

Abb. 21.11: Elektrostatisches Potential und Spannung zwischen zwei Punkten

$$U_{AB} = \varphi(\vec{r}_B) - \varphi(\vec{r}_A) = \Delta\varphi(r) \qquad (21.72)$$

Somit besteht zwischen der Arbeit W_{AB} bei der Verschiebung von Ladungen, der Spannung U_{AB}, der Potentialdifferenz $\Delta\varphi(r)$ und der elektrischen Feldstärke E der Zusammenhang

$$\frac{W_{AB}}{q} = U_{AB} = \Delta\varphi = -\int_A^B \vec{E}\,d\vec{r} \qquad (21.73)$$

Für sehr kleine Verschiebungen, d. h. für Verschiebungen, die in jedem Fall geradlinig sind, ist

$$d\varphi = -\vec{E}\,d\vec{r} = -|\vec{E}|\cdot|d\vec{r}|\cos(\vec{E},d\vec{r}) \qquad ((21.74)$$

Findet diese Verschiebung in Feldrichtung statt, so beträgt der zwischen dem Vektor der Verschiebung und dem Feldvektor eingeschlossene Winkel Null Grad. Es gilt dann

$$|\vec{E}| = -\frac{d\varphi}{dr} \qquad (21.75)$$

Offenbar ergibt sich das elektrische Feld $\vec{E}$ aus dem Potential $\varphi(r)$ durch die Bildung des Gradienten

$$\vec{E} = -\mathrm{grad}\,\varphi \qquad (21.76)$$

Für die räumlichen Komponenten des elektrischen Feldes gilt

$$\vec{E}(x,y,z) = \vec{E}_x + \vec{E}_y + \vec{E}_z = -\left(\frac{d\varphi}{dx}\vec{i} + \frac{d\varphi}{dy}\vec{j} + \frac{d\varphi}{dz}\vec{k}\right) \qquad (21.77)$$

Flächen, auf denen das elektrostatische Potential stets den gleichen Wert hat, φ = const., werden als Äquipotentialflächen bezeichnet. Konstantes Potential heißt aber, daß es keine Potentialunterschiede gibt, also Δφ = 0. Aus Gl. 21.75 folgt dann

$$0 = \vec{E}\,d\vec{r} = |\vec{E}| \cdot |d\vec{r}| \cdot \cos(\vec{E}, d\vec{r}) \qquad (21.78)$$

Das Skalarprodukt wird Null, wenn der Feldvektor und der Verschiebungsvektor senkrecht aufeinander stehen. Da eine Verschiebung auf Linien gleichen Potentials stets arbeitsfrei erfolgt, folgt daraus, daß die **Feldlinien immer senkrecht auf den Äquipotentiallinien** stehen.

Anmerkung zum Gradient

In Gl. 21.76 steht links vom Gleichheitszeichen ein Vektorfeld $\vec{E}$, rechts aber eine Rechenvorschrift, die auf ein skalares Feld φ(x, y, z) einwirkt. Das heißt, durch die Einwirkung der Rechenvorschrift wird dem skalaren Feld ein Vektorfeld zugeordnet. Voraussetzung für die Anwendbarkeit einer solchen Rechenvorschrift ist, daß die partiellen Ableitungen von φ nach den drei Variablen bestehen. Man kann dann für jeden Ort des skalaren Feldes einen Vektor definieren, den man **Gradienten** von φ nennt. Er ist gegeben durch

$$\vec{E} = -\operatorname{grad}\varphi = -\left(\frac{\partial\varphi}{\partial x}\vec{i} + \frac{\partial\varphi}{\partial y}\vec{j} + \frac{\partial\varphi}{\partial z}\vec{k}\right)$$

Der Vektor $\vec{E}$ = −grad φ steht senkrecht auf Flächen mit konstanten φ-Werten.
Ein Vektorfeld $\vec{E}$, das sich als Gradient eines skalaren Feldes φ(x, y, z) darstellen läßt, heißt **konservativ**. Die Größe φ heißt dann das Potential des Kraftfeldes $\vec{E}$. Bezeichnet $E_x = \frac{\partial\varphi}{\partial x}$, $E_y = \frac{\partial\varphi}{\partial y}$ und $E_z = \frac{\partial\varphi}{\partial z}$, so ist ein Kraftfeld konservativ, wenn

$$\frac{\partial E_x}{\partial y} = \frac{\partial E_y}{\partial x}, \quad \frac{\partial E_x}{\partial z} = \frac{\partial E_z}{\partial x} \quad \text{und} \quad \frac{\partial E_y}{\partial z} = \frac{\partial E_z}{\partial y}.$$

21.4.3 Materie im elektrischen Feld

Materie kann unter Berücksichtigung der Beweglichkeit der Ladungsträger in Leiter und Nichtleiter unterteilt werden. Bei Leitern sind die Ladungsträger frei beweglich, bei Nichtleitern sind sie nur wenig beweglich. Wird Materie in ein elektrisches Feld eingebracht, so wirkt auf alle Ladungen eine elektrische Kraft. Bei Leitern erfolgt eine Verschiebung der Elektronen relativ zu den Atomrümpfen. Dadurch werden positive und negative Ladungsträger getrennt. Dieser Vorgang wird als **Influenz** bezeichnet. Bei Nichtleitern werden die Ladungsträger nur wenig verschoben, es erfolgt eine **Polarisation**.

Um von punktförmigen Ladungen zu flächig verteilten Ladungen übergehen zu können, führt man den Begriff der Flächenladungsdichte σ ein. Sie gibt an, wieviel Teilladungen Δq sich in einer Flächeneinheit ΔA befindet.

$$\sigma = \frac{\Delta q}{\Delta A} \tag{21.79}$$

Die Maßeinheit ist 1 [C m^{-2}] = 1 [Asm^{-2}].

Beispiel: Ladungsdichte eines Emulgatorfilmes
Der Flächenbedarf eines Na-Laurylsulfatmoleküls in einer Kugelmizelle wird mit 63 Å^2 = 6.3 × 10^{-19} m^2 angegeben. Wie groß ist die Ladungsdichte σ, die von einem Emulgatormolekül bewirkt wird?
Nach Gl. 21.24 ist die Ladungsdichte definiert durch σ = q/A. Somit gilt:

$$\sigma = \frac{1 \text{ Ion}}{6.3 \times 10^{-19} \text{ m}^2} \cdot \frac{1.6 \times 10^{-19} \text{ C}}{\text{Ion}} = 0.25 \text{ Cm}^{-2}$$

Bringt man ein metallisches Doppelplättchen in ein homogenes elektrisches Feld ein, z. B. das eines Plattenkondensators, so erfolgt eine Verschiebung der Ladungsträger, s. Abb. 21.12, Influenz. Erfolgt die Trennung der Plättchen noch im elektrischen Feld, so sind die durch Influenz getrennten Ladungen außerhalb des Kondensators meßbar. Die influenzierte Ladungsdichte wird unter Verwendung der Gl. 21.79 bestimmt. Sie wird als Verschiebungsdichte $\vec{D}$ bezeichnet.

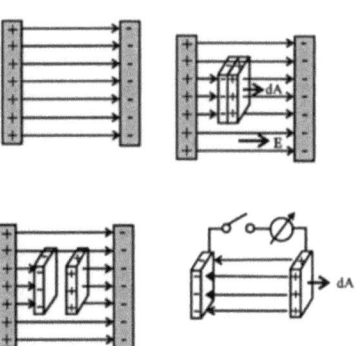

Abb. 21.12: Herleitung der elektrischen Verschiebungsdichte

Ist das Doppelplättchen gegen die Feldlinien geneigt, s. Abb. 21.13, so erfolgt bei gleicher Feldstärke eine geringere Influenz. Es zeigt sich, daß sich die influenzierte Ladung mit dem Kosinus des Winkels zwischen der Normalen $d\vec{A}$ des Flächenelementes und dem elektrischen Feld $\vec{E}$ verringert. Es gilt deshalb

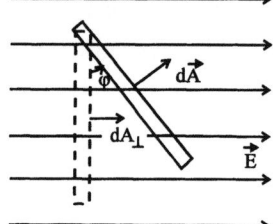

Abb. 21.13: elektrische Verschiebung bei einem geneigten Plättchen

$$\vec{D} = \frac{dq}{dA_\perp} \quad \text{und} \quad dq = \vec{D}\,d\vec{A} \qquad (21.80)$$

$dA_\perp$ ist dabei der Anteil des Flächenelementes, der senkrecht zu den Feldlinien steht und somit senkrecht von ihnen durchsetzt wird. Je kleiner der Winkel φ zwischen der Normalen $d\vec{A}$ des Flächenelements und dem Vektor $\vec{E}$ des elektrischen Feldes, desto mehr Feldlinien durchsetzen das Flächenelement dA.

In einem homogenen Feld ist die Verschiebungsdichte gegeben durch

$$D = \frac{q}{dA_\perp} \qquad (21.81)$$

Wie ein Vergleich mit Gl. 21.79 zeigt, entspricht der Betrag des Vektors der Verschiebungsdichte der Flächenladungsdichte σ.

$$\sigma = |\vec{D}| \qquad (21.82)$$

Elektrische Feldlinien, die ein Flächenelement senkrecht durchsetzten, bilden einen **elektrischen Fluß** Ψ. Nach Gauss ist der durch eine geschlossene, beliebig geformte Fläche gehende elektrische Fluß Ψ gleich der Summe der von dieser Fläche umschlossenen Ladungen.

$$\Psi = \oint \vec{D}\,d\vec{A} = \sum_{i=1}^{n} q_i \qquad (21.83)$$

Für den elektrischen Fluß gilt folgende Vorzeichenregel: Treten die Feldlinien aus der Oberfläche, so ist der Fluß positiv. Dringen sie dagegen in die Oberfläche ein, so ist entsprechend der elektrische Fluß negativ.

Da um so mehr Ladungen verschoben werden können, je mehr Feldlinien auf dem Flächenelement enden, d. h. je größer die elektrische Feldstärke $\vec{E}$ ist, muß die Verschiebungsdichte $\vec{D}$ von der Feldstärke $\vec{E}$ abhängen. Im materiefreien Raum gilt

$$\vec{D} = \varepsilon_0 \vec{E} \qquad (21.84)$$

Die Proportionalitätskonstante ε_0 wird als **elektrische Feldkonstante** bezeichnet. Sie gibt an, welche Ladungsdichte σ in $A\,s\,m^{-2}$ von der Feldstärke $E = 1$ $V\,m^{-1}$ gebunden wird. Sie hat den Wert

$$\varepsilon_0 = \frac{|\vec{D}|}{|\vec{E}|} = 8.854 \times 10^{-12} \ AsV^{-1}m^{-1} \qquad (21.85)$$

Da die elektrische Feldstärke $\vec{E}$ Ursache für die Ladungsverschiebung $\vec{D}$ ist, können die beiden Größen ineinander umgerechnet werden. Unter Berücksichtigung der Gleichungen 21.83 und 21.84 gilt

$$\Psi = \oint \vec{E}\,d\vec{A} = \frac{1}{\varepsilon_0} \sum_{i=1}^{n} q_i \qquad (21.86)$$

Diese Formulierung ermöglicht die Berechnung elektrischer Felder aufgrund gegebener Ladungsverteilungen.

Ist der Raum nicht materiefrei, sondern besteht aus einem Dielektrikum mit der relativen Dielektrizitätskonstanten ε_r, so geht Gl. 21.86 über in

$$\oint \vec{E}\,d\vec{A} = \frac{1}{\varepsilon_r \cdot \varepsilon_0} \sum_{i=1}^{n} q_i = \frac{1}{\varepsilon} \sum_{i=1}^{n} q_i \qquad (21.87)$$

ε ist also das Produkt aus der relativen Dielektrizitätskonstanten ε_r und der Influenzkonstanten ε_0.

Beispiel: Elektrisches Feld an der Oberfläche einer Kugel
Gegeben sei eine Kugel mit dem Radius r. Im Inneren der Kugel befindet sich eine Ladung q. Wie groß ist die Feldstärke an der Oberfläche der Kugel?

Nach Gl. 21.31 gilt: $\oint \vec{E}\,d\vec{A} = \frac{1}{\varepsilon_0} \sum_{i=1}^{n} q_i$. Das Integral über alle Teilflächen dA ist gerade die gesamte Kugeloberfläche $A = 4\pi r^2$. Damit ist $E \cdot 4\pi r^2 = \frac{1}{\varepsilon_0} \cdot q$ oder $E = \frac{q}{4\pi r^2 \varepsilon_0}$. Dieses

Feld ergibt sich auch, wenn die Ladung q homogen außen auf der Oberfläche der Kugel verteilt ist.

Beispiel: Elektrisches Feld an der Oberfläche einer Kugelmizelle
Nach der Tanfordschen Formel, Gl. 20.58, ermittelt man für Na-Laurylsulfat eine Kettenlängen von 1.67×10^{-9} m. Nimmt man diese Länge als Radius einer Kugelmizelle, so kann deren Oberfläche $A = 3.5 \times 10^{-17}$ m² bei einem Flächenbedarf von 6.3×10^{-19} m² 55.6 Tensidmoleküle aufnehmen.
Wie groß ist das elektrische Feld einer solchen Mizelle, wenn angenommen wird, sie sei aus 60 Tensidmolekülen aufgebaut. Der Einfachheit halber sei die relative Dielektrizitätskonstante des Wassers mit 80 angenommen.
Nach dem vorangehenden Beispiel ist das elektrische Feld an der Oberfläche einer Kugel gegeben durch $E = \dfrac{q}{4\pi r^2 \varepsilon_0 \varepsilon}$. Die Ladung eines Ions ist gegeben zu 1.6×10^{-19} C = (NmV^{-1}). Für den Faktor $1/(4\pi\varepsilon_0)$ ermittelt man den Wert 8.988×10^9 Nm²C^{-2}. Somit folgt für die Feldstärke

$$E = \frac{60 \cdot 1.6 \times 10^{-19}}{80 \times 2.79 \times 10^{-18}} \cdot 8.988 \times 10^9 = 3.87 \text{ Vm}^{-1}$$

Die Summe über alle Ladungen q_i in Gl. 21.86 kann allgemeiner auch durch die **Ladungsdichte** ρ^* ausgedrückt werden, indem man sie auf das Volumen bezieht, in dem sie enthalten sind.

$$\rho^* = \frac{\sum_{i=1}^{n} q_i}{V} = \frac{Q}{V} \tag{21.88}$$

bzw. in differentieller Form

$$dQ = \rho^* \cdot dV \tag{21.89}$$

Wird dieser Ausdruck in Gl. 21.86 eingesetzt, so erhält man

$$\Psi = \oint \vec{E} \, d\vec{A} = \frac{1}{\varepsilon_0} \sum_{i=1}^{n} q_i = \frac{1}{\varepsilon_0} \int_q dq = \frac{\rho^*}{\varepsilon_0} \int_V dV \tag{21.90}$$

Nach dem Satz von Gauss läßt sich das durch Gl. 21.30 gegebene Flächenintegral durch folgendes Volumenintegral ersetzen

$$\oint_A \vec{E} \cdot d\vec{A} = \int_V \text{div}\vec{E}\, dV \qquad (21.91)$$

Unter Verwendung dieser Substitution folgt aus Gl. 21.90

$$\int_V \text{div}\vec{E}\, dV = \frac{\rho^*}{\varepsilon_0} \int_V dV \qquad (21.92)$$

bzw.

$$\text{div}\vec{E} = \frac{\rho^*}{\varepsilon_0} \qquad (21.93)$$

Unter Berücksichtigung von Gl. 21.76 folgt

$$\text{div grad } \varphi = \Delta\varphi = -\frac{\rho^*}{\varepsilon_0} \qquad (21.94)$$

mit

$$\Delta\varphi = \frac{\partial^2\varphi}{\partial x^2} + \frac{\partial^2\varphi}{\partial y^2} + \frac{\partial^2\varphi}{\partial z^2} \qquad (21.95)$$

Anmerkung zur Divergenz

Eine Rechenvorschrift, die einem Vektorfeld $\vec{E}(x, y, z)$ ein Skalarfeld zuordnet, wird als **Divergenz** bezeichnet. Sie ist definiert durch

$$\text{div}\vec{E} = \frac{\partial E_x}{\partial x} + \frac{\partial E_y}{\partial y} + \frac{\partial E_z}{\partial z}$$

Stellt $\vec{E}$ den Fluß einer Größe dar, so gibt -div $\vec{E}$ die Konzentrationsänderung dieser Größe an. Orte des Vektorfeldes mit positivem Vorzeichen werden als Quellen, Orte mit negativem Vorzeichen dagegen als Senken bezeichnet.

Bei der Diskussion des Gradienten des elektrischen Feldes $\vec{E}$ wurde gezeigt, daß E_x, E_y und E_z wie folgt definiert waren

$$E_x = \frac{\partial \varphi}{\partial x} \qquad E_y = \frac{\partial \varphi}{\partial y} \qquad E_z = \frac{\partial \varphi}{\partial z}$$

Werden diese Ausdrücke in die Definition der Divergenz eingesetzt, so erhält man

$$\text{div}\vec{E} = \frac{\partial^2\varphi}{\partial x^2} + \frac{\partial^2\varphi}{\partial y} + \frac{\partial^2\varphi}{\partial z}$$

Wird nun noch berücksichtigt, daß $\vec{E} = -\text{grad}\,\varphi$ ist, so folgt

$$\text{div}\,\text{grad}\,\varphi = -\left(\frac{\partial^2 \varphi}{\partial x^2} + \frac{\partial^2 \varphi}{\partial y} + \frac{\partial^2 \varphi}{\partial z}\right)$$

21.4.4 Die diffuse Doppelschicht

21.4.4.1 Debye-Hückel-Näherung

In der Einleitung dieses Kapitels wurde am Beispiel der AgI-Partikel gezeigt, daß sich die Ionenkonzentration ausgehend von der Partikeloberfläche in das Lösungsmittel hinein ändert und daß mit dieser Änderung eine Potentialdifferenz verknüpft ist. Nachdem mit Gl. 21.94 ein Zusammenhang zwischen der Ladungsdichte ρ^* und der Steilheit der Potentialdifferenz hergestellt wurde, kann nun näher untersucht werden, wie schnell sich das Potential bei räumlicher Änderung der Ladungsdichte ändert.

Da die Emulsionströpfchen bzw. die dispersen Teilchen praktisch immer als kugelförmig angenommen werden können, wäre für eine korrekte quantitative Beschreibung eine Transformation von Gl. 21.38 in Polarkoordinaten erforderlich. Man würde dann feststellen, daß das Potential von den beiden Winkeln ϑ und φ (!) unabhängig und nur von der radialen Verteilung bestimmt ist. Es würde sich dann für Gl. 21.94 ergeben

$$\Delta\varphi = \frac{1}{r^2}\frac{\partial}{\partial r}\left(r^2 \frac{\partial \varphi}{\partial r}\right) = -\frac{\rho^*}{\varepsilon_0} \qquad (21.96)$$

Für die meisten praktischen Fälle ist es jedoch ausreichend, den Potentialverlauf in der Nachbarschaft einer Ebene zu betrachten. Es wird dabei angenommen, die Fläche trage positive Ladungen. Der senkrechte Abstand zu dieser Ebene sei mit x bezeichnet. Gl. 21.94 geht dann über in

$$\frac{d^2\varphi}{dx^2} = -\frac{\rho^*}{\varepsilon_0} \qquad (21.97)$$

Für die weiteren Überlegungen sei der Gleichgewichtszustand für ein disperses Teilchen in einer ionenhaltigen Lösung näher betrachtet. Anstelle der Influenzkonstanten ε_0 in Gl. 21.97 muß dann das Produkt ε aus der Influenzkonstante ε_0

Kapitel 21: Stabilisierung disperser Systeme

und der relativen Dielektrizitätskonstanten ε_r berücksichtigt werden. Weit von der Teilchenoberfläche entfernt besteht Elektroneutralität, d. h. die Zahl der positiven Ladungen pro Volumeneinheit ist genau so groß wie die Zahl der negativen Ladungen. Das von der Grenzfläche herrührende Potential ist auf Null abgefallen. In der Nähe der Doppelschicht jedoch, also in deren Potential φ, führt die Verschiebung eines Ionen zu einer zusätzlichen potentiellen Energie $z_i e \varphi$. Diese zusätzlichen Energien unterliegen der Boltzmann-Verteilung. Es gilt

$$n_i = n_{i0} \cdot \exp\left(\frac{-z_i e \varphi}{kT}\right) \tag{21.98}$$

n_i ist dabei die Anzahl der Ionen der Art i in einem Volumenelement in der Nähe der Grenzfläche, während n_{i0} die Anzahl der Ionen gleicher Art in großer Entfernung von der Grenzfläche, d. h. irgendwo im Lösungsmittel, darstellt. Die Valenzzahl z_i gibt Art und Größe der Ladung der Ionenart i an, sie ist also eine positive oder negative natürliche Zahl.

Da n_i die Anzahl der Ionen in einem Volumenelement angibt, ist die Ladungsdichte ρ^* gegeben durch

$$\rho^* = \sum_i z_i e n_i = \sum_i z_i e n_{i0} \exp\left(\frac{-z_i e \kappa}{kT}\right) \tag{21.99}$$

Wird dieser Ausdruck in Gl. 21.97 eingesetzt, so erhält man

$$\frac{d^2 \varphi}{dx^2} = -\frac{e}{\varepsilon} \sum_i z_i n_{i0} \exp\left(\frac{-z_i e \varphi}{kT}\right) \tag{21.100}$$

Es sei an dieser Stelle ausdrücklich darauf hingewiesen, daß der Ersatz der Ladungsdichte ρ^* in Gl. 21.97 durch den durch Gl. 21.99 definierten Ausdruck nicht streng gerechtfertigt ist. Die Ladungsdichte ρ^* in Gl. 21.97 entspricht der felderzeugenden Ladungsdichte, die von der Fläche A eingeschlossen ist. Die Ladungsdichte ρ der Gl. 21.99 entspricht formal einer Summe von Prüfladungen.

Die Gl. 21.100 hat keine allgemeine Lösung. Um sie integrieren zu können, müssen einige Näherungen gemacht werden. Eine erste Näherung besteht darin, nur solche Fälle zu betrachten, für die $z_i e \varphi < kT$ gilt. In diesen Fällen bleibt der Exponent in Gl. 21.96 stets kleiner als 1. Die Exponentialfunktion kann dann als Reihe dargestellt werden.

$$e^x = 1 + x + \frac{x^2}{2!} + \frac{x^3}{3!} + \cdots \tag{21.101}$$

Da $x < 1$ kann man die Reihenentwicklung bereits nach dem zweiten Glied abrechen. Einsetzen in Gl. 21.99 ergibt

$$\rho = \sum_i z_i e n_{i0}\left(1 - \frac{z_i e \varphi}{kT}\right) \tag{21.102}$$

Oben wurde bereits darauf hingewiesen, daß in der Lösung Elektroneutralität besteht. Das heißt

$$\sum_{+\text{und}-} z_i e n_{i0} = 0 \tag{21.103}$$

Mit dieser Forderung verschwindet der erste Term in Gl. 21.102. Für die Ladungsdichte ergibt sich der einfachere Ausdruck

$$\rho^* = \sum_i \frac{z_i^2 n_{i0} e^2 \varphi}{kT} \tag{21.104}$$

Damit ergibt sich für Gl. 21.100 die einfachere und lösbare Form

$$\frac{d^2\varphi}{dx^2} = \frac{e^2\varphi}{\varepsilon kT}\sum_i z_i^2 n_{i0} \tag{21.105}$$

Der potentialunabhängige Teil der rechten Seite der obigen Gleichung wird zu κ^2 zusammengefaßt. Es gilt also

$$\kappa^2 = \frac{e^2 \sum_i z_i^2 n_{i0}}{\varepsilon kT} \tag{21.106}$$

Für die Gl. 21.105 ergibt sich der einfache Ausdruck

$$\frac{d^2\varphi}{dx^2} = \kappa^2 \varphi \tag{21.108}$$

Wie man unmittelbar sieht, hat diese Differentialgleichung die Lösung

$$\varphi = \varphi_0 \exp(-\kappa x) \qquad (21.109)$$

Als Randbedingungen wurden die oben genannten Eigenschaften des Potentials der Grenzfläche eingesetzt: Das Potential an der Grenzfläche, d. h. für x = 0, ist φ_0. Für große Abstände von der Grenzfläche verschwindet das Potential, d. h. $\varphi = 0$ für $x = \infty$.

Die hier vorgenommenen Näherungen entsprechen jenen der „Debye-Hückel-Theorie". Allerdings wird dort der oben diskutierte kugelsymmetrische Fall, Gl. 21.96, behandelt.

Die Konstante κ^2 hat die Dimension [m^{-2}].

$$\kappa^2 = \frac{C^2 \cdot m^{-3}}{(C^2 J^{-1} m^{-1}) \cdot (JK^{-1}) \cdot K} = m^{-2} \qquad (21.110)$$

Das heißt $1/\kappa$ entspricht einer Länge. Diese Größe wird als Debye-Länge bezeichnet.

21.4.4.1.1 Eigenschaften der Debye-Länge

In der Definitionsgleichung von κ^2 gibt n_i die Zahl der Ionen pro Volumeneinheit an. Die Dimension der Volumeneinheit ist mit m^3 angegeben. Dies entspricht 1000 dm^3. n_i ist dann mit der molaren Konzentration m_i der Ionenart i wie folgt verknüpft

$$n_i = 1000 \, m_i \, N_L \qquad (21.111)$$

Wird dieser Ausdruck für die Konzentration in Gl. 21.106 eingesetzt und die Wurzel gezogen, so erhält man

$$\kappa = \left(\frac{1000 e^2 N_L}{\varepsilon k T} \sum_i z_i^2 m_i \right)^{1/2} \qquad (21.112)$$

Berücksichtigt man die Definition der Ionenstärke μ

$$\mu = 0.5 \sum_i m_i z_i^2 \qquad (21.113)$$

so wird erkenbar, daß die Summe in Gl. 21.112 der zweifachen Ionenstärke der Lösung entspricht.

Kapitel 21: Stabilisierung disperserSysteme

$$\kappa = \left(\frac{1000e^2N_L}{\varepsilon kT}\right)^{1/2} \sqrt{2\mu} \qquad (21.114)$$

Für konstante Temperaturen ist der Quotient aus Gl. 21.114 eine Konstante, die Debye-Länge, also $1/\kappa$. Sie ist dann nur noch von der Ionenstärke der Lösung abhängig.

Für 25 °C hat die relative Dielektrizitätskonstante von Wasser den Wert 78.54. Damit ermittelt man für den konstanten Faktor den Wert

$$\left(\frac{1000e^2N_L}{\varepsilon kT}\right)^{1/2} = \left(\frac{1000 \cdot (1.602 \times 10^{-19})^2 \cdot 6.02 \times 10^{23}}{(78.54 \cdot 8.85 \times 10^{-12}) \cdot 1.38 \times 10^{-23} \cdot 298}\right)^{1/2} = 2.32 \times 10^9$$

Damit folgt für Gl. 21.114

$$\kappa = 2.32 \times 10^9 \sqrt{2\mu} \text{ m}^{-1}$$

bzw. für die Debye-Länge κ^{-1}

$$\kappa^{-1} = 4.3 \times 10^{-10} \frac{1}{\sqrt{2\mu}} \text{ [m]}$$

Beispiel: **Ermittlung der Debye-Längen für einige Elektrolyt-Lösungen**

Molarität	Symmetr. Elektrolyt				Asymmetr. Elektrolyt		
	$z_+ : z_-$	μ	κ^{-1} [nm]		$z_+ : z_-$	μ	κ^{-1} [nm]
0.001	1 : 1	0.001	9.62		2 : 1, 1 : 2	0.0025	6.08
	2 : 2	0.004	4.81		3 : 1, 1 : 3	0.0050	4.3
	3 : 3	0.009	3.21		2 : 3, 3 : 2	0.0065	3.77
0.01	1 : 1	0.01	3.04		2 : 1, 1 : 2	0.025	1.92
	2 : 2	0.04	1.52		3 : 1, 1 : 3	0.050	1.36
	3 : 3	0.09	1.01		2 : 3, 3 : 2	0.065	1.19
0.1	1 : 1	0.1	0.96		2 : 1, 1 : 2	0.25	0.68
	2 : 2	0.4	0.48		3 : 1, 1 : 3	0.50	0.43
	3 : 3	0.9	0.32		2 : 3, 3 : 2	0.65	0.39

Kapitel 21: Stabilisierung disperserSysteme

Bei gleicher Wertigkeit nimmt die Debye-Länge mit steigender Ionenkonzentration der Lösung ab. Ebenso nimmt bei gleicher Ionenkonzentration die Debye-Länge bei steigender Ionenladung ab.

Wird Gl. 21.109 durch das Potential an der Grenzfläche der dispersen Partikel dividiert, so erhält man den Ausdruck

$$\frac{\varphi}{\varphi_0} = \exp(-\kappa x) \qquad (21.115)$$

Abb. 21.14 zeigt den Verlauf des relativen Potentialabfalles φ/φ_0 in Abhängigkeit vom Abstand x zur Grenzfläche der dispersen Partikel.

Tab.21.5: Relative Potentiale φ/φ_0 für verschiedene κ und Abstände x von der Grenzfläche

x [m]	2×10^{-9}	4×10^{-9}	6×10^{-9}	8×10^{-9}	10×10^{-9}	12×10^{-9}
$\kappa = 1.04 \times 10^{-8}$	0.81	0.66	0.53	0.43	0.35	0.28
$\kappa = 2.08 \times 10^{-8}$	0.66	0.43	0.29	0.19	0.13	0.08
$\kappa = 3.12 \times 10^{-8}$	0.53	0.29	0.15	0.08		

Wie man aus Abb. 21.14 unmittelbar erkennt, nimmt die Reichweite des abstossenden Potentials mit steigender Wertigkeit des Elektrolyten sehr rasch ab. Dies erklärt die Schulze-Hardy-Regel, die beschreibt, daß die zur Koagulation einer Emulsion bzw. Suspension benötigte Ionenkonzentration mit der Valenz der zugesetzten Ionen abnimmt. Der Verlauf der relativen Potentiale legt ferner die Schlußfolgerung nahe, daß bei der Entwicklung von Emulsionen Ionenzusätze zu vermeiden sind, und daß

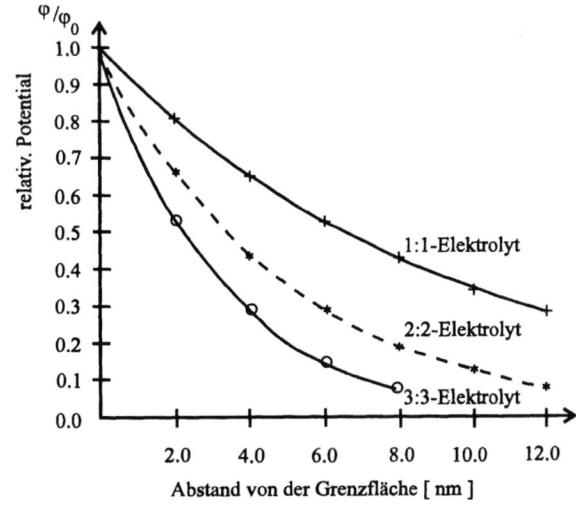

Abb. 21.14: Verlauf der Grenzflächenpotentiale bei bei Elektrolyten verschiedener Wertigkeit $z_+ : z_-$

die eingesetzten ionischen Emulgatoren möglichst leistungsfähig und wirksam (s. 20.3.5) sind.

21.4.4.2 Die Gouy-Chapman-Näherung

Ein entscheidender Nachteil der Debye-Hückel-Näherung besteht darin, daß die Verteilung der potentiellen Energien nach Boltzmann für ein konstantes Potential φ betrachtet wurde. Tatsächlich ändert sich aber das Potential der Grenzfläche mit zunehmender Entfernung. Diesem Sachverhalt trägt die Gouy-Chapman-Näherung Rechnung. Ausgangspunkt für diese Überlegungen ist wiederum Gl. 21.100. Sie ist hier als Gl. 21.116 wiedergegeben.

$$\frac{d^2\varphi}{dx^2} = -\frac{e}{\varepsilon}\sum_i z_i n_{i0} \exp\left(\frac{-z_i e\varphi}{kT}\right) \qquad (21.116)$$

Der Variabilität des Potentials φ im Boltzmann-Term der Gl. 21.116 trägt man unter Verwendung der nachfolgenden Identität Rechnung

$$\frac{\partial^2 \varphi}{\partial x^2} = \frac{1}{2}\frac{\partial}{\partial x}\left(\frac{\partial \varphi}{\partial x}\right)^2 \qquad (21.117)$$

Wird diese Identität in Gl. 21.116 eingesetzt, so erhält man

$$\frac{\partial}{\partial x}\left(\frac{\partial \varphi}{\partial x}\right)^2 = -\frac{2e}{\varepsilon}\sum_i z_i n_{i0} \exp\left(\frac{-z_i e\varphi}{kT}\right) \qquad (21.118)$$

Wird wiederum berücksichtigt, daß das von der Grenzfläche herrührende Potential für große Abstände den Wert Null hat und somit für $x \to \infty$ gilt $\partial\varphi/\partial x = 0$, so ergibt die erste Integration

$$\left(\frac{\partial \varphi}{\partial x}\right)^2 = \frac{2kT}{\varepsilon}\sum_i n_{i0}\left[\exp\left(\frac{-z_i e\varphi}{kT}\right) - 1\right] \qquad (21.118)$$

Die weiteren Überlegungen seien auf symmetrische Elektrolyte, d. h. $z_+ = z_-$, beschränkt. Die Summe über den in eckigen Klammern gefaßten Term der Gl. 21.118 geht dann über in

$$n_0 \left[\exp\left(\frac{-ze\varphi}{kT}\right) + \exp\left(\frac{ze\varphi}{kT}\right) - 2 \right]$$

Einsetzen in Gl. 21.118 ergibt

$$\left(\frac{\partial \varphi}{\partial x}\right)^2 = \frac{2kTn_0}{\varepsilon} \left[\exp\left(\frac{-ze\varphi}{kT}\right) + \exp\left(\frac{ze\varphi}{kT}\right) - 2 \right] \quad (21.119)$$

Für die eckige Klammer in Gl. 21.119 gilt die folgende Identität

$$\left[\exp\left(-\frac{ze\varphi}{kT}\right) + \exp\left(\frac{ze\varphi}{kT}\right) - 2 \right] = \left[\exp\left(-\frac{ze\varphi}{2kT}\right) - \exp\left(\frac{ze\varphi}{2kT}\right) \right]^2$$

Wird weiterhin $ze\varphi/(kT)$ zu y zusammengefaßt, so ergibt sich für Gl. 21.119 der vereinfachte Ausdruck

$$\frac{dy}{dx} = \left(\frac{2z^2 e^2 n_0}{\varepsilon kT}\right)^{1/2} \left(e^{-\frac{y}{2}} - e^{\frac{y}{2}} \right) = \kappa \left(e^{-\frac{y}{2}} - e^{\frac{y}{2}} \right) \quad (21.120)$$

Führt man schließlich die Substitution $u = e^{y/2}$ ein, so folgt $dy = 2\, e^{-y/2} du$. Damit ergibt sich für Gl. 21.120 nach erfolgter Variablentrennung

$$\frac{dy}{e^{-\frac{y}{2}} - e^{\frac{y}{2}}} = \frac{2du}{e^{\frac{y}{2}}\left(e^{-\frac{y}{2}} - e^{\frac{y}{2}}\right)} = \frac{2du}{1-e^y} = \frac{2du}{1-u^2} = \frac{du}{1+u} + \frac{du}{1-u} = \kappa\, dx$$

oder nur mit der letzten Transformation

$$\frac{du}{1+u} + \frac{du}{1-u} = \kappa\, dx \quad (21.121)$$

Diese Gleichung läßt sich leicht integrieren und ergibt

$$\ln\left[\frac{1+u}{1-u}\right] = \kappa x + K \quad (21.122)$$

Die Integrationskonstante K läßt sich unter Berücksichtigung der Randbedingungen bestimmen. Entsprechend der zuletzt vorgenommenen Substitution gilt $u = u_0$ für $x = 0$. Somit folgt

$$\ln\left[\left(\frac{1+u}{1-u}\right)\left(\frac{1-u_0}{1+u_0}\right)\right] = \kappa x \qquad (21.123)$$

bzw. mit der Rücksubstitution für u

$$\ln\left(\frac{[\exp(ze\varphi/2kT)+1][\exp(ze\varphi_0/2kT)-1]}{[\exp(ze\varphi/2kT)-1][\exp(ze\varphi_0/2kT)+1]}\right) = \kappa x \qquad (21.124)$$

Wird diese Gleichung entlogarithmiert, so erhält man

$$\boxed{\frac{\exp(ze\varphi/2kT)-1}{\exp(ze\varphi/2kT)+1} = \frac{\exp(ze\varphi_0/2kT)-1}{\exp(ze\varphi_0/2kT)+1}\exp(-\kappa x)} \qquad (21.125)$$

Gl. 21.125 beschreibt, wie sich im Rahmen der Gouy-Chapman-Näherung das Potential der Doppelschicht mit zunehmendem Abstand von der Grenzfläche verändert. Sie wird deshalb als **Gouy-Chapman-Gleichung** bezeichnet.

Der Einfachheit halber wird Gl. 21.125 mit folgenden Abkürzungen geschrieben

$$\Pi = \Pi_0 \exp(-\kappa x) \qquad (21.126)$$

Die Definition von Π bzw. von Π_0 ist durch direkten Vergleich mit Gl. 21.125 erkennbar.

Entwickelt man in Gl. 21.125 die e-Funktionen in Zähler und Nenner in Reihe, Gl. 21.117, und bricht jeweils nach dem ersten Glied ab, so geht die Gouy-Chapman-Näherung in die Debye-Hückel-Gleichung über.

Vergleicht man den Verlauf der relativen Potentiale in der Debye-Hückel-Näherung mit jenem in der Gouy-Chapman-Näherung, s. Abb. 21.15, so stellt man fest, daß die Debye-Hückel-Näherung das Potential im mittleren Abstandsbe-

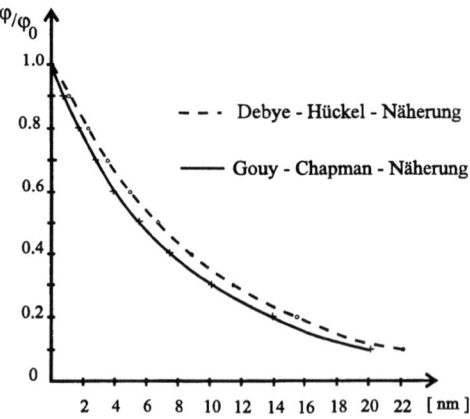

Abb. 21.15: Vergleich der abstoßenden Potentiale in der Debye-Hückel- sowie der Gouy-Chapman-Näherung

reich, der für die Stabilisierung besonders wichtig ist, überschätzt. Sowohl im Nah- wie auch im Fernbereich gehen die beiden Näherungen ineinander über.

21.4.5 Interpartikuläre Abstoßung durch überlappende Doppelschichten

Nähern sich zwei disperse Teilchen, die von einer hinreichend großen elektrischen Doppelschicht umgeben sind, bis zu einem bestimmten Abstand einander an, so erreichen die abstoßenden Potentiale Werte, die eine weitere Annäherung der Teilchen verhindern. Entsprechend der eindimensionalen Behandlung sowohl der Debye-Hückel- als auch der Gouy-Chapman-Näherung sollen zwei Partikel jetzt durch die Frontseiten zweier Platten dargestellt werden, deren Abstand d beträgt. Die Platten tauchen in eine Elektrolyt-Lösung ein. Die Abmessungen des Systems sind so, daß die Adsorption von Ionen an die beiden Grenzflächen die Gesamtionenkonzentration, die mit n_0 bezeichnet wird, praktisch nicht verändert.

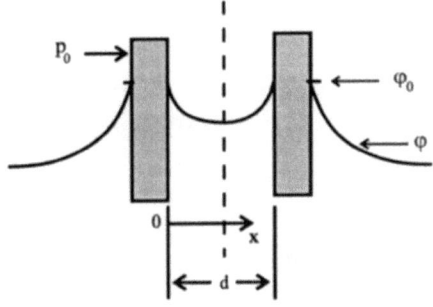

Das Potential an der Oberfläche der Platten (= Grenzflächenpotential) sei wie bisher mit φ_0 bezeichnet. Der Bereich zwischen den beiden Platten wird als innere, der außerhalb als äußere Region bezeichnet.

Ist der Abstand d zwischen den beiden Platten sehr groß, so fällt das Grenzflächenpotential auf beiden Seiten der Platten entsprechend der Gouy-Chapman-Gleichung, Gl. 21.125, ab.

Abb. 21.16: Geometrie zur Behandlung überlappender Doppelschichtpotentiale

Wird der Abstand d zwischen den beiden Platten kontinuierlich verringert, so überlagern sich in der inneren Region die ebenfalls durch Gl. 21.125 beschriebenen abstoßenden Potentiale gemäß Abb. 21.16. Es ist unmittelbar einsichtig, daß die Potentialverläufe in der äußeren Region vom Plattenabstand d unabhängig sind.

Die in der inneren Region wirksam werdenden elektrischen Abstoßungskräfte $\vec{F}_{el}$ versuchen, die beiden Platten in entgegengesetzter Richtung zu beschleunigen und so den Abstand d zu vergrößern. Dem wirkt aber die Trägheit der Elektrolytlösung in der äußeren Region entgegen. Sie bewirkt einen Druck auf die Platten, welcher der Abstoßungskraft entgegen wirkt. Im Gleichgewichtszustand sind die abstoßenden elektrischen Kräfte in der inneren Region gerade gleich der durch den Druck in der äußeren Region bewirkten Kraft.

Für die durch den äußeren Druck bewirkte Kraft in x-Richtung gilt

$$\vec{F}_x = \frac{\partial p}{\partial x} \qquad (21.127)$$

Die abstoßende elektrische Kraft in der inneren Region ist gegeben durch

$$\vec{F}_{el} = \rho \cdot \frac{d\varphi}{dx} \qquad (21.128)$$

Da die beiden Kräfte entgegengesetzt wirken, gilt im Gleichgewichtszustand

$$\frac{dp}{dx} = -\rho \cdot \frac{d\varphi}{dx} \qquad (21.129)$$

Dafür läßt sich auch schreiben

$$dp = -\rho \cdot d\varphi \qquad (21.130)$$

Die Ladungsdichte einer Lösung, die n_i Ionen pro Volumeneinheit enthält, ist durch Gl. 21.99 gegeben. Der Einfachheit halber ist sie hier als Gl. 21.131 wiederholt.

$$\rho^* = \sum_i z_i e n_i = \sum_i z_i e n_{i0} \exp\left(\frac{-z_i e \kappa}{kT}\right) \qquad (21.131)$$

Wird für einen z_+:z_--Elektrolyten das die Ladung charakterisierende Vorzeichen bei der Summenbildung explizit berücksicht, so folgt

$$\rho^* = -zen_0\left[\exp\left(-\frac{ze\varphi}{kT}\right) - \exp\left(\frac{ze\varphi}{kT}\right)\right] \qquad (21.132)$$

Damit folgt aus Gl. 21.130

$$dp = zen_0\left[\exp\left(\frac{ze\varphi}{kT}\right) - \exp\left(-\frac{ze\varphi}{kT}\right)\right] d\varphi \qquad (21.133)$$

Wegen $e^x - e^{-x} = 2 \sinh x$ kann Gl. 21.133 dargestellt werden als

$$dp = 2zen_0 \sinh\left(\frac{ze\varphi}{kT}\right)d\varphi \qquad (21.134)$$

Zur Feststellung der bei der Integration von Gl. 21.134 einzusetzenden Grenzen sei die zugrunde liegende Geometrie noch einmal näher betrachtet, s. Abb. 21.17. Für die Verrichtung von Arbeit, d. h. für die Abstoßung der Platten, steht die Potentialdifferenz $\Delta\varphi = \varphi_{d/2} - \varphi_{x=\infty}$ zur Verfügung. Somit ist die Integration in den Grenzen von $x = d/2$ bis $x = \infty$ auszuführen. Da der Druck in der äußeren Region überall gleich ist, folgt daß $p(x = \infty) = p_0$. Das Potential $\varphi(x = \infty)$ ist Null. Damit ergibt sich

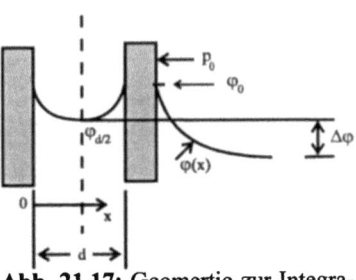

Abb. 21.17: Geomertie zur Integration von Gl. 21.134

$$\int_{x=d/2}^{x=\infty} dp = 2zen_0 \int_{x=d/2}^{x=\infty} \sinh\left(\frac{ze\varphi}{kT}\right)d\varphi \qquad (21.135)$$

Daraus erhält man nach Ausführen der Integration

$$p_0 - p_{d/2} = 2kTn_0\left[1 - \cosh\left(\frac{ze\varphi_{d/2}}{kT}\right)\right]$$

bzw.

$$p_{d/2} - p_0 = 2kTn_0\left[\cosh\left(\frac{ze\varphi_{d/2}}{kT}\right) - 1\right] = F_R \qquad (21.136)$$

Gl. 21.136 beschreibt also die Kraft pro Flächeneinheit, welche die Abstoßung zwischen den beiden Platten bewirkt. Diese Kraft ist abhängig vom Potential $\varphi_{d/2}$ in der Mitte zwischen den beiden Platten, das jedoch unbekannt ist. Wird der Abstand d/2 als relativ groß angenommen, so kann das Potential $\varphi_{d/2}$ durch die Überlagerung der Gouy-Chapman-Potentiale φ zweier Platten angenähert werden, die sich in eben diesem Abstand voneinander befinden.

$$\varphi_{d/2} = \varphi_1 + \varphi_2 \qquad (21.137)$$

Für größere Abstände sind die Potentiale bereits relativ klein, so daß der linksseitige Exponentialterm der Gouy-Chapman-Gleichung in eine Reihe entwickelt werden kann.

$$\frac{\exp(ze\varphi/2kT)-1}{\exp(ze\varphi/2kT)+1} = \frac{\exp(ze\varphi_0/2kT)-1}{\exp(ze\varphi_0/2kT)+1}\exp(-\kappa x) \qquad (21.138)$$

Kürzt man den Exponenten (zeφ/2kT) mit u ab, so gilt für große Abstände u < 1, so daß die Reihenentwicklung bereits nach dem zweiten Glied abgebrochen werden kann. Es folgt dann

$$\frac{\exp(u)-1}{\exp(u)+1} = \frac{u}{2+u} \qquad (21.139)$$

Für kleine Werte von u gilt näherungsweise 2 + u ≈ 2, somit folgt

$$\frac{u}{2+u} \cong \frac{u}{2} \qquad (21.140)$$

Unter Berücksichtigung dieser Reihenentwicklung folgt damit aus Gl. 21.138

$$\frac{ze\varphi}{4kT} = \Pi_0 \exp\left(-\kappa\, d/2\right) \qquad (21.141)$$

bzw.

$$\varphi = \frac{4kT}{ze}\Pi_0 \exp\left(-\frac{\kappa d}{2}\right) \qquad (21.142)$$

Durch Einsetzen in Gl. 21.137 folgt somit für das Potential $\varphi_{d/2}$ in der Mitte zwischen den beiden Platten

$$\varphi_{d/2} = \varphi_1 + \varphi_2 \cong 2\left(\frac{4kT\Pi_0}{ze}\right)\exp\left(-\frac{\kappa d}{2}\right) \qquad (21.143)$$

Da bereits bei der Ableitung der Gl. 21.140 angenommen wurde, daß der Ausdruck u = zeφ/kT klein sei, kann der in Gl. 21.136 enthaltene cosh(zeφ/kT) in eine Reihe entwickelt werden. Wegen u < 1 konvergiert die Reihe schnell, die Reihenentwicklung kann bereits nach dem 2. Glied abgebrochen werden. Unter Berücksichtigung von

$$\cosh x = 1 + \frac{x^2}{2!} + \frac{x^4}{4!} + \cdots$$

resultiert für Gl. 21.136

$$F_R = 2kTn_0 \left[\cosh\left(\frac{ze\varphi_d/2}{kT}\right) - 1\right] \cong 2kTn_0 \left[\frac{1}{2}\left(\frac{ze\varphi_d/2}{kT}\right)^2\right] \quad (21.144)$$

Unter Verwendung von Gl. 21.143 folgt damit

$$F_R \cong n_0 kT \left[8\Pi_0 \exp\left(-\frac{\kappa d}{2}\right)\right]^2 \quad (Gl.:21.145)$$

bzw.

$$F_R \cong 64 n_0 kT \Pi_0^2 \exp\left(-\frac{d}{\kappa^{-1}}\right) \quad (21.146)$$

Die Abstoßungskraft zwischen den beiden Platten, die stellvertretend für disperse Teilchen stehen, ist direkt abhängig von dem in Π_0 enthaltenen Potential an der Oberfläche der Platten sowie von der Elektrolytkonzentration n_0 in der kontinuierlichen Phase.

In Gl. 21.146 ist die Elektrolytkonzentration n_0 nicht nur als Vorfaktor direkt, sondern auch als Bestandteil der Debye-Länge κ^{-1} enthalten. Um den Einfluß der Elektrolytkonzentration in der kontinuierlichen Phase besser abschätzen zu können, sei die Gl. 21.74 wie folgt umgeformt

$$F_R = (\text{Konst. a}) \cdot n_0 \exp\left(-\text{Konst. b} \cdot n_0^{1/2}\right) \quad (21.147)$$

Als Argument der Exponentialfunktion führen steigende Elektrolytkonzentrationen zu einer raschen Abnahme der Abstoßungskraft zwischen den beiden Platten. Das heißt vor allem, daß disperse Systeme durch Elektrolytzusätze stark destabilisiert werden.

21.5 Gesamtpotential bei dispersen Systemen; DLVO-Theorie

Bei der Behandlung der anziehenden Wechselwirkung zwischen Teilchen, die in einer kohärenten Phase dispergiert sind, wurde stets das sich ergebende Potential betrachtet. Um die anziehenden und die abstoßenden Wechselwirkungen in einem Ausdruck zusammenfassen zu können, soll für die durch Gl. 21.146 definierte Abstoßungskraft das zugehörige Potential ermittelt werden.

Die mit der Abstoßung zwischen zwei dispersen Teilchen verknüpfte potentielle Energie entspricht der Arbeit, die gegen die Abstoßungskraft verrichtet wird. Sie ist durch das Produkt aus Abstoßungskraft und dem Weg $\partial(d)$ gegeben, der infolge der Abstoßung zurückgelegt wurde. Somit gilt

$$\partial \Phi_R = - F_R\, \partial(d) \qquad (21.148)$$

Das negative Vorzeichen trägt der Tatsache Rechnung, daß die potentielle Energie mit zunehmendem Abstand d kleiner wird. Setzt man Gl. 21.146 in Gl. 21.148 ein, so folgt

$$\partial \Phi_R = - 64 n_0 k T \Pi_0^2 \exp(-\kappa d)\, \partial(d) \qquad (21.149)$$

Strebt der Abstand d zwischen den beiden Platten gegen unendlich, so verschwindet das abstoßende Potential und damit auch die potentielle Energie, als Randbedingung folgt: $\Phi_R = 0$ für $d \to \infty$. Unter Berücksichtigung dieser Randbedingung ergibt die Integration von Gl. 21.149

$$\Phi_R = \frac{64 n_0 k T \Pi_0^2}{\kappa} \cdot \exp(-\kappa d) \qquad (21.150)$$

Um den Elektrolyteinfluß auf die potentielle Energie darstellen zu können, seien in Gl. 21.150 die konstanten Terme wiederum als Konstanten so zusammengefaßt, daß jeweils gerade die Elektrolytkonzentrationen n_0 übrig bleiben. In Analogie zu Gl. 21.147 erhält man

$$\Phi_R = (\text{Konst.a}) \cdot n_0^{1/2} \exp\left(-(\text{Konst.b}) n_0^{1/2}\right) \qquad (21.151)$$

Die potentielle Energie nimmt analog zur Abstoßungskraft mit steigender Elektrolytkonzentration sehr rasch ab.

Wie bei Atomen und Molekülen wird im Rahmen der DLVO-Theorie angenommen, daß sich die potentielle Energie Φ der Wechselwirkung zwischen zwei dispersen Teilchen durch die Überlagerung der aus der Anziehung sowie aus der Abstoßung resultierenden potentiellen Energien darstellen läßt. Es gilt dann

$$\Phi = \frac{64 n_0 kT \Pi_0^2}{\kappa} \exp(-\kappa d) - \frac{A}{12\pi} d^{-2} \qquad (21.152)$$

Die Größe A ist dabei die effektive Hamaker-Konstante A_{212}, die also den Einfluß der kohärenten Phase mitberücksichtigt. d ist der Abstand zwischen den beiden ebenen Platten.

Werden Oberflächenpotential und Debye-Länge konstant gehalten, so nimmt die potentielle Energie Φ der Wechselwirkung mit geringfügig steigendem Wert der Hamaker-Konstanten A außerordentlich rasch ab. Um stabile Formulierungen zu erzielen, muß bei der Hilfsstoffauswahl darauf geachtet werden, daß das resultierende A_{212} die kleinst möglichen Werte annimmt.

Der Gl. 21.152 ist ferner zu entnehmen, daß Verringerungen des in Π enthaltenen Oberflächenpotentials φ_0 ebenfalls zu einer Abnahme der potentiellen Energie der Wechselwirkung führt.

21.6 Sterische Stabilisierung

21.6.1 Sterische Stabilisierung durch adsorbierte Moleküle

Bislang wurde der Effekt von Emulgatoren ausschließlich unter dem Aspekt der Verringerung der Grenzflächenspannung diskutiert. Durch die Einlagerung von Emulgatoren in eine Grenzfläche verändern sich aber auch deren mechanische Eigenschaften. Sie wird weniger verformbar. Dieser Effekt setzt voraus, daß die Oberflächen vollständig belegt und die Emulgatoren in der Grenzfläche fest verankert sind.

Insbesondere bei W/O-Emulsionen ist ein weiterer stabilisierender Faktor zu berücksichtigen, da diese Emulgatorfilme eine andere Geometrie aufweisen. Die in der Regel kleinen polaren Gruppen befinden sich eng gepackt in der Grenzfläche zu den kleinen Tröpfchen der dispergierten wäßrigen Innenphase. Die apolaren Gruppen können hingegen relativ weit in die kohärente äußere Phase hineinragen. Nähern sich zwei derartige Emulsionströpfchen, so verhindern die apolaren Gruppen des Emulgators aufgrund ihres Eigenvolumens, daß sich die Grenzflächen der dispersen Tröpfchen soweit nähern können, daß eine Koagulation möglich würde. Man bezeichnet diesen Effekt als **sterische Stabilisierung durch adsorbierte Moleküle** [4].

Bei W/O-Emulsionen ist die sterische Stabilisierung um so effektiver, je länger und voluminöser die apolaren Ketten sind. Die Verankerung der Emulgatoren durch die polaren Gruppen in der Grenzfläche muß größer sein als die maximale Wechselwirkung zwischen zwei sich begegnenden apolaren Seitengruppen von Emulgatoren, die zu verschiedenen Tröpfchen gehören. Im anderen Fall findet eine permanente Umorientierung der Grenzflächenfilme und damit eine unzureichende Stabilisierung statt [4].

Die Stabilisierung durch Seitengruppen von Emulgatoren, die in der Grenzfläche fest verankert sind, spielt insbesondere bei polymeren Emulgatoren eine große Rolle.

Der Effekt der sterischen Stabilisierung wird um so größer, je weiter die Seitengruppen in die kohärente Phase hineinragen. Diese Reichweite ist durch den Faltungsgrad der Seitengruppe bestimmt. Stellt die kohärente Phase ein gutes Lösungsmittel für die Segmente der Seitengruppe dar, d. h. ist die Wechselwirkungsenergie zwischen den Segmenten und dem Lösungsmittel genauso groß oder größer als die Wechselwirkung zwischen den einzelnen Segmenten der Seitengruppe, so strecken sich die Ketten und ihre Reichweite nimmt zu [5]. Die Güte eines Lösungsmittels in bezug auf eine gegebene Seitengruppe wird durch den Theta-Punkt [6] beschrieben. Dieser wird als diejenige Temperatur (Theta-Temperatur) oder Zusammensetzung des Lösungsmittels (Theta-Lösung) definiert, bei welcher die Wechselwirkung zwischen den Lösungsmittelmolekülen und den Segmenten der Seitengruppe gerade gleich groß ist wie die Wechselwirkungen zwischen den einzelnen Segmenten.

Sterische Stabilisierung ist auch bei O/W-Emulsionen möglich. Allerdings führen dort polare Seitengruppen des Emulgators, die weit in die kohärente wäßrige Phase hineinragen, gleichzeitig zu einer Abschwächung der mechanischen Festigkeit der Grenzflächen.

21.6.2 Sterische Stabilisation durch nicht adsorbierte Moleküle

Wird Öl in Wasser, das gelöste Gelatine enthält, dispergiert, so beobachtet man
- bei niedrigem Gelatinegehalt eine rasche Koagulation und Phasentrennung,

- bei hohem Gelatinegehalt eine stabile Emulsion.

Bei einem niederen Gelatinegehalt sind die einzelnen Gelatinemoleküle entknäuelt, d. h. die mittlere Kettenlänge $\langle r^2 \rangle^{1/2}$ ist groß. Dementsprechend verhindern sie das Zusammentreffen von Emulsionströpfchen kaum. Steigt die Gelatinekonzentration aber an, so knäueln sich die Ketten stärker zusammen, die mittleren Kettenlängen $\langle r^2 \rangle^{1/2}$ werden kleiner und gleichzeitig verhindern sie durch ihren Raumbedarf in der kohärenten Außenphase, daß sich die Öltröpfchen bis auf einen Abstand nähern können, der Koagulation ermöglicht.

Das sterische Abstoßungspotential steigt nach Überschreiten eines für das jeweilige Polymer typischen Abstandes H extrem stark an. Je höher der Elastizitätsmodul des Grenzflächenfilmes ist, desto höher ist bei gegebenem Abstand H das Abstoßungspotential, s. Abb. 21.18.

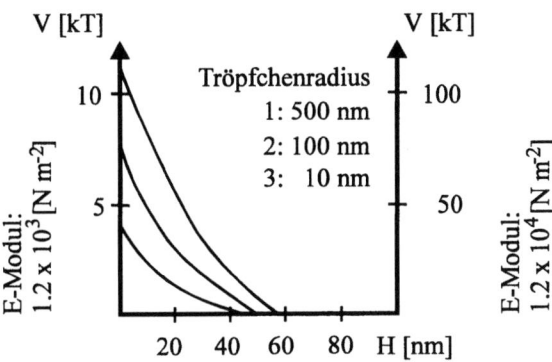

Abb. 21.18: Sterische Abstoßungspotentiale bei unterschiedlichen Tröpfchengrößen und Elastizitätsmodulen des Emulgatorfilmes

Pharmazeutisch wird die Stabilisierung durch nichtadsorbierte Moleküle z. B. bei den Hydrogelen realisiert. Dazu werden der wäßrigen Phase wasserquellbare Makromoleküle, z. B. Methyl- oder Carboxymethylcellulose oder aber Polyacrylsäuren (Carbopol), s. Abb. 21.19, zugesetzt.

Polyacrylsäuren sind außerordentlich starke Verdickungsmittel. Sie können daher gut zur Stabilisierung von Emulsionen eingesetzt werden. Zu ihrer Verarbeitung werden sie in Wasser gelöst und mit Lauge neutralisiert. Bereits in 0,5 %iger Konzentration ergibt neutralisierte Polyacrylsäure in Wasser klare pseudoplastische Gele. Bei noch höheren Konzentrationen steigt die Viskosität sehr stark an. In Polyacrylsäuregele können Wirkstoffe z. B. als alkoholische Lösung eingearbeitet werden. Polyacrylsäuren sind in der Lage, bis zu 30 % Ethanol aufzunehmen. Auf Grund ihres ionischen Charakters reagieren Polyacrylsäuren empfindlich auf Elektrolytzusätze.

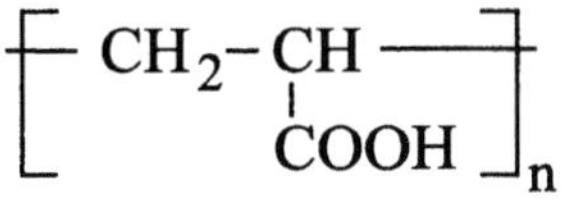

Abb. 21.19: Allgemeine Struktur von Polyacrylsäuren

Kapitel 22: Kinetik der Agglomeration bzw. Koagulation

22.1 Kinetik der raschen Agglomeration

Kleine Partikel disperser Systeme unterliegen der Brownschen Molekularbewegung. Treffen dabei zwei Partikel aufeinander, so kommt es beim Fehlen von Energiebarrieren zu einer sehr raschen Agglomeration bzw. Koagulation. Maßgebliche Voraussetzung für eine Agglomeration bzw. eine Koagulation ist das Zusammentreffen von zwei Partikeln. Dieser Prozeß wird daher durch eine Kinetik 2. Ordnung beschrieben. Bezeichnet N die Anzahl der Partikel pro Volumeneinheit, so gilt

$$-\frac{dN}{dt} = k N^2 \qquad (22.1)$$

Wird diese Gleichung unter Berücksichtigung der Anfangsbedingung $N(t=0) = N_0$ integriert, so erhält man

$$\frac{1}{N} - \frac{1}{N_0} = kt \qquad (22.2)$$

k entspricht der Geschwindigkeitskonstanten der Agglomeration bzw. der Flockung. Sie ist experimentell bestimmbar.

Um zu einer Beschreibung der Kinetik der Agglomeration auf partikulärer Ebene zu gelangen, sollen die einzelnen Schritte dieses Vorganges näher betrachtet werden. Der Einfachheit halber sei zunächst angenommen, daß alle Teilchen den gleichen Radius aufweisen und daß sie beim ersten Kontakt adhärieren. Für die weiteren Überlegungen sei willkürlich ein einzelnes Teilchen herausgegriffen. Die Geschwindigkeit, mit der weitere Partikel mit der so herausgegriffenen Partikel in Kontakt kommen und adhärieren, wodurch die Anzahl der Einzelpartikel abnimmt, ist nach Abb. 22.1 gleich der Geschwindigkeit, mit der sie in die gestrichelt gezeichnete Oberfläche einer

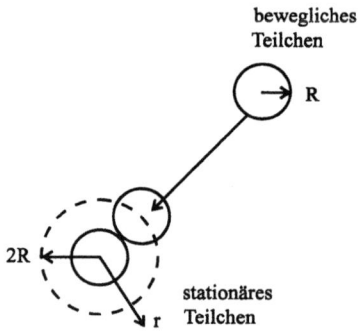

Abb. 22.1: Paarbildung als erster Schritt der Agglomeration

Kugel mit dem Radius 2 R hineindiffundieren. Aufgrund der Paarbildung nimmt lokal die Konzentration an freien Partikeln ab, so daß ein Konzentrationsgefälle in Richtung auf das Partikelpaar entsteht, das durch Diffusion wieder ausgeglichen wird.

Nach dem 1. Fickschen Gesetz ist die Anzahl J der Teilchen, die pro Zeiteinheit durch eine Flächeneinheit der gestrichelten Kugel hindurchdiffundieren, gegeben durch

$$J = -D \frac{dN}{dr} \qquad (22.3)$$

Dabei stellt D den Diffusionskoeffizienten der Partikel und N die Anzahl der frei beweglichen Partikel pro Volumeneinheit dar. Die Gesamtzahl der Partikel, die pro Zeiteinheit durch die Oberfläche A einer Kugel mit dem Radius r hindurchdiffundieren, ist dann gegeben durch

$$J \cdot A = -\left(4\pi r^2\right) D \frac{dN}{dr} \qquad (22.4)$$

Bei der Integration sind folgende Randbedingungen zu berücksichtigen: Die Anzahl der frei beweglichen Partikel pro Volumenelement ist für $r = \infty$ gegeben durch N_0. Da die Partikel bei der Adhäsion ihre freie Beweglichkeit verlieren, ist die Konzentration an frei beweglichen Teilchen für $r = 2R$ gleich Null. Nimmt man ein Fließgleichgewicht an, so ist $J \cdot A$ eine Konstante. Eine bestimmte Integration in diesen Grenzen führt zu

$$J \cdot A = -8\pi R\, D\, N_0 \qquad (22.5)$$

Entsprechend der Annahme, daß die herausgegriffene Partikel ruhend sei, beschreibt diese Gleichung die Zahl der Partikel, die sich pro Zeiteinheit auf das ruhende Teilchen hin bewegen. Der Diffusionskoeffizient D ist ein Maß für die Geschwindigkeit der Partikel in Diffusionsrichtung. Wird die Beschränkung, daß das herausgegriffene Teilchen ruhend sei, aufgehoben, so bedeutet dies, daß sich zwei Teilchen aufeinander zu bewegen müssen, um einen Kontakt zu ermöglichen. Ihre relative „Diffusionsgeschwindigkeit" ist somit durch 2 D gegeben, da laut Voraussetzung alle Teilchen die gleiche Größe aufweisen. Die Anzahl der Zusammenstöße pro Zeiteinheit mit dem sich bewegenden Teilchen ist somit gegeben durch

$$(J \cdot A)' = -16\pi R\, D\, N_0 \qquad (22.6)$$

Durch den Apostroph ´ soll gekennzeichnet werden, daß alle Teilchen beweglich sind. Es sei schließlich die weitere Beschränkung aufgegeben, nur Zusammenstöße mit dem herausgegriffenen Teilchen zu betrachten. Das bedeutet, jedes der anfangs vorhandenen N_0 Teilchen kann die Rolle des zuvor herausgegriffenen Teilchens übernehmen. Die Gesamtzahl der Teilchen, die pro Zeiteinheit mit einem weiteren Teilchen kollidieren können und dabei ihre freie Beweglichkeit verlieren, ist gegeben durch

$$(J \cdot A)'' = -(16\pi R D N_0) N_0 = -k_r N_0^2 \qquad (22.7)$$

Wie ein Vergleich mit Gl. 22.1 zeigt, entspricht k_r der Geschwindigkeitskonstanten einer Reaktion 2. Ordnung. Der Index r deutet an, daß diese Geschwindigkeitskonstante eine rasche Agglomeration beschreibt. Gl. 22.7 gilt ausschließlich für die Anfangsphase der Agglomeration, da nur dann die Voraussetzung erfüllt ist, daß alle Partikel gleichgroß und kugelförmig sind.

Nach Einstein gilt für den Diffusionskoeffizienten kleiner kugelförmiger Teilchen mit gleichem Radius R

$$D = \frac{kT}{f} = \frac{kT}{6\pi\eta R} \qquad (22.8)$$

Das Produkt kT stellt die thermische Energie der Teilchen dar, f ist ein Reibungsfaktor. Wird dieser Ausdruck für den Diffusionskoeffizienten in Gl. 22.7 eingesetzt, so folgt für die Geschwindigkeitskonstante der raschen Agglomeration

$$k_r = \frac{8kT}{3\eta} \qquad (22.9)$$

Wie man sieht, geht in diesen Ausdruck für die Geschwindigkeitskonstante k_r die Teilchengröße nicht mehr ein. Im Hinblick auf die Stabilisierung disperser Arzneiformen ergeben sich hieraus zwei Schlußfolgerungen:
- Beim Fehlen von Potentialbarrieren, die eine Agglomeration verhindern könnten, hat die Änderung der Partikel- bzw. der Tröpfchengröße keinen Einfluß auf die Stabilität.
- Die Agglomeration läßt sich durch Erhöhung der Viskosität η der kohärenten Phase zwar verzögern, jedoch nicht verhindern.

22.2 Kinetik der langsamen Agglomeration infolge von Potentialbarrieren

Wie bei Diskussion der Potentiale der intermolekularen Wechselwirkung gezeigt wurde, führt die Überlagerung von anziehenden und abstoßenden Potentialen zu einer Potentialbarriere, s. Abb. 21.1. Je nachdem wie hoch diese Potentialbarriere im Vergleich zur thermischen Energie ist, kann sie eine Agglomeration entweder verhindern oder zumindest stark verlangsamen.

Die Ableitung der Kinetik einer verlangsamten Agglomeration erfolgt analog zur Ableitung der Kinetik der raschen Agglomeration. Jetzt wird jedoch zur Gl. 22.3, welche die Zahl J der Teilchen beschrieb, die pro Zeiteinheit durch die Fläche A auf das herausgegriffene, stationäre Teilchen hindiffundieren, noch ein Widerstandsterm B hinzugefügt. Dieser Widerstandsterm verringert diesen Teilchenstrom zum stationären Teilchen hin, da aufgrund der Reflektion an der Potentialbarriere auch eine Diffusion vom stationären Teilchen weg erfolgt.

$$J \cdot A = -(4\pi r^2) D \frac{dN}{dr} + B \qquad (22.10)$$

Die explizite Form des Widerstandsfaktors B, d. h. des Teilchenflusses weg vom herausgegriffenen, stationären Teilchen, kann durch folgende Überlegungen genauer festgelegt werden:

- Wenn der Widerstandsfaktor den Teilchenstrom zum stationären Teilchen hin verringern soll, so muß sein Potential so beschaffen sein, daß dessen Ableitung $d\Phi/dr$ einer Kraft entspricht, die eine Annäherung der Partikel verhindert.
- Wird diese Kraft, die eine Annäherung der Partikel verhindert, durch einen Reibungsfaktor f dividiert, so erhält man die Geschwindigkeit, mit der sich die an der Potentialbarriere reflektierten Teilchen vom stationären Teilchen weg bewegen.

$$\frac{1}{f} \cdot \frac{d\Phi}{dr}$$

- Wird die Geschwindigkeit, mit der sich die an der Potentialbarriere reflektierten Partikel vom stationären Teilchen weg bewegen, mit der Konzentration (= Anzahl) der Teilchen an der Stelle r multipliziert, so erhält man den Fluß der an der Potentialbarriere reflektierten Teilchen.

$$\frac{N}{f} \cdot \frac{d\Phi}{dr}$$

- Wird dieser Fluß mit der Kugeloberfläche an der Stelle r multipliziert, so erhält man schließlich für den Widerstandsterm B

$$B = \frac{4\pi r^2 N}{f} \cdot \frac{d\Phi}{dr}$$

- Der Widerstandsterm B muß ein dem Vorzeichen des ersten Terms entgegengesetztes Vorzeichen aufweisen. Entsprechend der durch Abb. 22.1 getroffenen Festlegung wird der Abstand r vom stationären Teilchen aus gemessen. Daraus folgt, daß dN/dr positiv ist. Φ ist in dem interessierenden Bereich ein abstoßendes Potential und hat damit ein positives Vorzeichen. Damit folgt aus der Definition eines Potentials, daß die Kraft, die durch die Ableitung des Potentials nach dem Ort gegeben ist, ein negatives Vorzeichen trägt. Somit ist die Forderung nach entgegengesetzten Vorzeichen der beiden Terme erfüllt.

Die explizite Form des Widerstandsterms B kann in Gl. 22.10 eingesetzt werden. Man erhält

$$J \cdot A = -4\pi r^2 \left(D \frac{dN}{dr} + \frac{N}{f} \frac{d\Phi}{dr} \right) \quad (22.11)$$

Wird der Reibungsfaktor f durch den in Gl. 22.8 gegebenen Ausdruck ersetzt, so folgt schließlich

$$J \cdot A = -4\pi r^2 D \left(\frac{dN}{dr} + \frac{N}{kT} \frac{d\Phi}{dr} \right) \quad (22.12)$$

Gibt man wiederum die Beschränkung auf, daß das betrachtete Teilchen stationär sei, so ist der Diffusionskoeffizient wieder mit dem Faktor 2 zu multiplizieren.

$$(J \cdot A)' = -8\pi r^2 D \left(\frac{dN}{dr} + \frac{N}{kT} \frac{d\Phi}{dr} \right) \quad (22.13)$$

oder

Kapitel 22: Kinetik der Agglomeration bzw. der Koagulation 613

$$\frac{dN}{dr} + \frac{N}{kT}\frac{d\Phi}{dr} = -\frac{(J \cdot A)'}{8\pi r^2 D} \qquad (22.14)$$

Diese Differentialgleichung muß gelöst werden, um die Zahl N der im Diffusionsstrom in einem Potentialfeld an der Stelle r freibeweglichen Teilchen ermitteln zu können. Dazu kann die Methode des integrierenden Faktors angewandt werden. Hier soll jedoch die Lösung direkt angegeben werden. Man erhält bei unbestimmter Integration der linken Seite

$$N \exp\left(\frac{\Phi}{kT}\right) = \int \exp\left(\frac{\Phi}{kT}\right)\frac{(J \cdot A)'}{8\pi D} \cdot \frac{dr}{r^2} + \text{const.} \qquad (22.15)$$

Die Integrationskonstante soll in zwei Schritten eliminiert werden. Bei r = ∞ ist die Zahl N der freibeweglichen Teilchen gleich der Anfangszahl N_0. Gleichzeitig ist dort das Potential Φ gleich Null. Somit folgt aus Gl. 22.15

$$N_0 = -\left[\int \exp\left(\frac{\Phi}{kT}\right)\frac{(J \cdot A)'}{8\pi D} \cdot \frac{dr}{r^2}\right]^{r=\infty} + \text{const.} \qquad (22.16)$$

An der Stelle r = 2R befinden sich nur Teilchen, die mit dem herausgegriffenen Teilchen in Kontakt stehen, die also ihre freie Beweglichkeit verloren haben. Somit gilt N = 0. Es gilt somit

$$0 = -\left[\int \exp\left(\frac{\Phi}{kT}\right)\frac{(J \cdot A)'}{8\pi D} \cdot \frac{dr}{r^2}\right]_{r=2R} + \text{const.} \qquad (22.17)$$

Durch Subtraktion der Gl. 22.17 von Gl. 22.16 erhält man schließlich

$$N_0 = -\frac{(J \cdot A)'}{8\pi D} \int_{2R}^{\infty} \exp\left(\frac{\Phi}{kT}\right) \cdot \frac{dr}{r^2} \qquad (22.18)$$

Wird in dieser Gleichung das Potential auf Null gesetzt, so geht sie in Gl. 22.5 über, die den Teilchenstrom bei fehlender Energiebarriere beschreibt.

Läßt man nun wie im Fall der Agglomeration bei fehlender Potentialbarriere wieder zu, daß Agglomeration an jedem der N_0 anfangs vorhandenen frei beweglichen Teilchen stattfinden kann, so gibt das Produkt $(J \cdot A)'N_0$ die Anfangsgeschwindigkeit der Agglomeration wieder.

$$(J \cdot A)' \cdot N_0 = -\frac{8\pi D N_0^2}{\int_{2R}^{\infty} \exp(\Phi/(kT)) r^{-2} dr} = -k_\ell N_0^2 \qquad (22.19)$$

k_ℓ entspricht der Geschwindigkeitskonstanten für die langsame Agglomeration. Ein Vergleich der beiden Gln. 22.7 und 22.19 zeigt, daß zwischen den Geschwindigkeitskonstanten der raschen k_r-und der langsamen k_ℓ-Agglomeration folgende Beziehung besteht

$$k_\ell = \frac{k_r}{2R} \cdot \frac{1}{\int_{2R}^{\infty} \exp(\Phi/(kT)) r^{-2} dr} = \frac{k_r}{W} \qquad (22.20)$$

Wie die Beziehung zeigt, bewirkt die Potentialbarriere eine Verringerung der Geschwindigkeitskonstanten um den Faktor W. Dieser Faktor wird als Stabilitätsverhältnis bezeichnet.

$$W = 2R \int_{2R}^{\infty} \exp\left(\frac{\Phi}{kT}\right) \frac{dr}{r^2} \qquad (22.21)$$

Beispiel: Rasche Agglomeration
Es liegt ein O/W-System mit 10^9 Emulsionströpfchen pro cm^3 vor. Die wäßrige Aussenphase enthält zusätzlich Glycerin, so daß ihre Viskosität η bei 20 °C den Wert 5 g cm^{-1} s^{-1} aufweist. Nach welchem Zeitraum hat die Anzahl der Tröpfchen durch Agglomeration und anschließende Koaleszenz um 10 % abgenommen? Die Boltzmann-Konstante hat den Wert: 1.38×10^{-16} g cm^{-2} s^{-2} K^{-1}

Lösung:
Die auf eine Partikel bezogene Geschwindigkeitskonstante der raschen Agglomeration ist gegeben durch

$$k_r = \frac{8kT}{3\eta}$$

Durch Einsetzen der Zahlenwerte ermittelt man für k_r

$$k_r = \frac{8(1.38 \times 10^{-16}) \cdot 293}{3 \cdot 5} = 2.16 \times 10^{-14} \text{ cm}^3 \text{s}^{-1} \text{Partikel}^{-1}$$

Die Zeit, in der die Anzahl der Tröpfchen um 10 % abgenommen hat, läßt sich unter Verwendung der nachfolgenden Gleichung ermitteln.

$$\frac{1}{N} - \frac{1}{N_0} = kt_{90}$$

Kapitel 23: Kinetik der Agglomeration

Die Anzahl der Tröpfchen bei t_{90} beträgt dann $N = 0.9\, N_0$. Umformen der obigen Gleichung führt zu

$$\frac{1-0.9}{0.9\, N_0} \cdot \frac{1}{k} = t_{90}$$

Durch Einsetzen der Zahlenwerte erhält man: $t_{90} = 5152$ s $= 1.43$ h. Bei Vorliegen einer raschen Agglomeration nimmt die Ausgangszahl an Tröpfchen innerhalb von 1.43 h um 10 % ab.

Beispiel: Langsame Agglomeration
Es seien die gleichen Bedingungen wie im obigen Beispiel gegeben. Allerdings liege beim Abstand 2R ein Potential $\Phi = 9$ kT vor. Wie lange dauert es nun, bis 10 % der Tröpfchen durch Agglomeration verschwunden sind?
Das Stabilitätsverhältnis W ist gegeben durch

$$W = 2R \int_{2R}^{\infty} \exp\left(\frac{\Phi}{kT}\right) \frac{dr}{r^2}$$

Wird dieser Wert ausschließlich an einer Stelle betrachtet, so kann $\exp(\Phi/(kT))$ vor das Integral gezogen werden, man integriert nur über den Abstand und erhält unter Berücksichtigung von $\Phi(r=\infty)=0$

$$W = -2R \cdot \exp\left(\frac{\Phi}{kT}\right) \cdot \left[\frac{1}{r}\right]_{2R}^{\infty} = \exp\left(\frac{\Phi}{kT}\right)$$

Hat das Potential den Wert $\Phi = 9$ kT, so folgt für W:

$$W = 8103.$$

Damit gilt für die Geschwindigkeitskonstanten der langsamen Agglomeration:

$$k_\ell = \frac{k_r}{W}$$

Durch Einsetzen der Zahlenwerte erhält man: $k_\ell = 2.67 \times 10^{-18}$ cm^3 Partikel^{-1} s^{-1}. Einsetzen in den Ausdruck für t_{90} ergibt: $t_{90} = 4.168 \times 10^7$ s $= 1.158 \times 10^4$ h $= 482$ Tage $= 1.32$ Jahre.

Kapitel 23: Emulgierung

Die Herstellung einer Emulsion kann in folgende Abschnitte untergliedert werden:

- **Zusammenbringen der einzelnen Komponenten:** Im einfachsten Fall werden die Komponenten der Öl- sowie der Wasserphase und der Emulgator zusammengemischt. Es besteht auch die Möglichkeit, die Außenphase mit dem Emulgator vorzulegen und die zu dispergierende Phase als separaten Stoffstrom in das System einzubringen.
- **Erzeugen der dispersen Innenphase:** Dispergieren erfordert die Zufuhr mechanischer Energie. Die Kraftübertragung erfolgt über die kohärente Phase, wodurch Spannungszustände an der Phasengrenzfläche entstehen. Diese führen schnell zur Ausbildung großer Tropfen (Rohemulsion), die ihrerseits unter Zufuhr weiterer mechanischer Energie stärkeren Spannungen unterworfen werden. Nach Überschreiten kritischer Deformationen brechen sie auf und werden dadurch weiter zerkleinert. Die neu entstandenen Grenzflächen verarmen an Emulgatormolekülen, da in der ursprünglichen Grenzfläche vorhandene Emulgatormoleküle auf eine größere Grenzfläche aufgeteilt werden.
- **Stabilisieren des erzielten dispersen Zustandes:** Die beim mechanischen Dispergieren entstandenen Grenzflächen, die durch Umlagerung der vorhandenen Emulgatormoleküle keine ausreichende Grenzflächenbelegung aufweisen, adsorbieren weitere Emulgatormoleküle aus der Außenphase und werden so gegen Koaleszenz stabilisiert. Es muß dabei beachtet werden, daß die Geschwindigkeiten der Grenzflächenbelegung bei unterschiedlichen Emulgatoren stark differieren können [1].

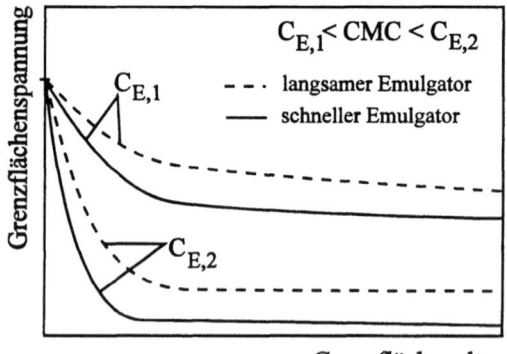

Abb. 23.1: Zeitlicher Verlauf der Grenzflächenspannungen in Emulsionen für einen „schnellen" und einen „langsamen" Emulgator

Die Zeit, die vergehen muß, bis die Grenzflächenspannung bei einer gegebenen Emulgatorkonzentration einen konstanten Wert annimmt, kann als die Zeit interpretiert werden, die von einem Emulgator benötigt wird, um eine Grenzfläche vollständig zu belegen.

23.1 Emulgier- und Homogenisiermaschinen

Beim Emulgieren wird die Grenzfläche zwischen der dispersen Innen- und der kohärenten Außenphase sehr stark vergrößert. Dabei wird Arbeit gegen die Grenzflächenspannung verrichtet.

$$\Delta W = \sigma_{12} \Delta A \qquad (23.1)$$

Diese Energie muß durch die Emulgier- bzw. Homogenisiermaschine in das System eingetragen werden. Der Wirkungsgrad η_W einer Dispergiermaschine ist, wie allgemein üblich, definiert durch das Verhältnis aus tatsächlich umgesetzter Energie zu der durch die Maschine in das System eingebrachte Energie. Letztere berechnet sich als das Produkt aus der Strömungsleistung der Maschine p_s und der Zeit Δt, innerhalb der die Strömungsleistung erbracht wird.

$$\eta_W = \frac{\sigma_{12} \Delta A}{p_s \Delta t} \qquad (23.2)$$

Die für die Oberflächenvergrößerung erforderliche Energie ist stets wesentlich kleiner als die von der Emulgiermaschine eingetragene Energie. Daraus ergibt sich, daß die Wirkungsgrade von Emulgiermaschinen sehr klein sind. Sie liegen in der Regel weit unter 1 % oder können im günstigen Fall gerade 1 % erreichen. Die so in das System eingebrachte und nicht zur Dispergierung benötigte Energie wird als Wärme freigesetzt und kann wie z. B. bei Hochdruckhomogenisatoren oder auch bei Kolloidmühlen zu erheblichem Temperaturanstieg führen.

Obwohl es eine Vielzahl technisch unterschiedlicher Emulgiermaschinen gibt, lassen sich diese je nach der Art, wie der Energieeintrag erfolgt, in drei Gruppen untergliedern:
• Energieeintrag durch die Förderströmung:
Bei diesen Maschinen, zu denen z. B. statische Mischer und insbesondere die zur Herstellung von Liposomen häufig benutzten Hochdruckhomogenisatoren gehören, dissipiert die Energie infolge des Druckabfalls Δp zwischen dem Ein- und dem Auslauf der Dispergierzone. Die Strömungsleistung für diesen Gerä-

tetyp, sie sei mit P_{DS} gekennzeichnet, ergibt sich als Produkt aus dem Druckabfall Δp und dem Volumenstrom $\dot{V}$ des Mediums

$$P_{DS} = \Delta p \cdot \dot{V} \qquad (23.3)$$

- Energieeintrag über eine rotierende Welle:

Geräte, bei denen der Energieeintrag über eine rotierende Welle erfolgt, werden als Rotor-Stator-Systeme bezeichnet. Ihre Leistung P_{SS} läßt sich aus dem von der Welle übertragenen Drehmoment M_d und der Winkelgeschwindigkeit ω der Welle berechnen.

$$P_{SS} = M_d \, \omega \qquad (23.4)$$

Rührwerke sind die einfachste Form von Rotor-Stator-Maschinen, wenn der Rührer als Rotor, das Rührgefäß als Stator betrachtet wird. Die disperse Phase wird primär durch Scherbeanspruchung in turbulenter Strömung zerkleinert. Zur Vermeidung von Tromben sowie zur Erhöhung der Turbulenz werden in der Regel Schikanen in die Rührbehältnisse eingebaut. Ferner zählen zu dieser Gruppe die Kolloidmühlen, in denen die Zerkleinerung der dispersen Phase überwiegend durch Scherbeanspruchung in einem konischen Ringspalt zwischen Rotor und Stator erfolgt.

Bei den meisten Kolloidmühlen befinden sich am oberen Teil des Rotors Flügel, die das Medium vor dem Eintritt in den Ringspalt tangential beschleunigen. Es findet so eine Vorzerkleinerung statt, während die Feinemulgierung im Ringspalt erfolgt.

Üblicherweise kann durch axiales Verschieben des Stators gegen den Rotor die Spaltbreite variiert werden. Es können sowohl die mittlere Verweilzeit bei konstantem Volumenstrom als auch die Leistungsdichte der Schleppströmung variiert werden.

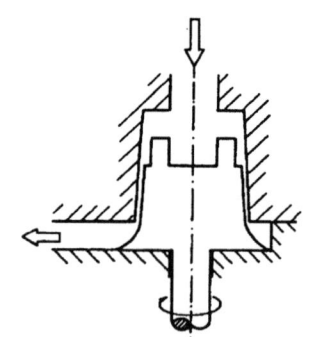

Abb. 23.2: Schema einer Kolloidmühle

Infolge der Flügel, die auf dem Rotor angebracht sind, wirkt dieser wie eine Zentrifugalpumpe, d. h. eine Kolloidmühle verfügt über eine eigene Förderleistung. Der geförderte Volumenstrom ist durch die eingestellte Spaltbreite und die Viskosität des Mediums bestimmt.

Zahnradkranzdispergiermaschinen bestehen aus einem mit hoher Drehzahl umlaufenden mit Schlitzen versehenen Rotor und einem gleichartig gebauten Stator. Der allgemein bekannte Ultra-Turrax ist ein Vertreter dieser Gerätegruppe.

Oft besitzen der Rotor als auch der Stator mehrere konzentrisch angeordnete Zahnkränze mit unterschiedlichem Radius. Eine Emulsion wird so beim Durchgang durch eine solche Rotor-Stator-Einheit mehrfach einer Scherbeanspruchung unterworfen.

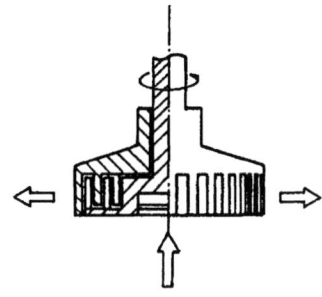

Abb. 23.3: Rotor-Stator-Anordnung bei einer Zahnkranzdispergiermaschine

Da das Medium in Zahnkranzdispergiermaschinen zudem einer Zentrifugalbeschleunigung unterworfen wird, weisen diese Maschinen ebenfalls eine eigene Förderleistung auf. In der Regel wird das Medium durch Öffnungen im Statorschaft angesaugt und zur Mitte der Zahnkränze hin gefördert, von wo aus es die Dispergierzone in radialer Richtung verläßt.

23.2 Tropfenzerkleinerung

Es kann gezeigt werden, daß die mechanische Zerkleinerung von Tropfen bei der Emulsionsbildung durch viskose Effekte oder Trägheitskräfte bedingt ist. Beim Zerkleinern von Flüssigkeitströpfchen konkurrieren formerhaltende und formzerstörende Kräfte miteinander. Ein Tropfen bricht auf, wenn die formzerstörenden Kräfte einen kritischen Wert überschreiten, d. h. wenn der Tropfen über eine kritische Grenze hinweg deformiert wird.

Die deformierenden Kräfte werden durch die der Tropfenoberfläche aufgeprägten Normal- und tangentialen Schubspannungen charakterisiert, die in einem Strömungsfeld am Tropfen angreifen. Ihre Größe ist primär bestimmt durch die Leistungsdichte des Strömungsfeldes.

Die tropfenerhaltenden Kräfte resultieren zum einen aus der Grenzflächenspannung zwischen den beiden flüssigen Phasen, da bei der Tropfenzerkleinerung Arbeit gegen die Grenzflächenspannung verrichtet werden muß. Zum anderen wird bei der Tropfenzerteilung im Inneren des Tropfens Arbeit gegen die Viskosität verrichtet, so daß auch die Viskosität η_d der dispersen Phase einen tropfenerhaltenden Einfluß hat. Die tropfenerhaltende Kraft der Oberflächenspannung wird durch den Kapillardruck Δp_K beschrieben, wobei für eine Grenzfläche mit den Hauptkrümmungsradien r_1 und r_2 nach der Young-Laplace-Gleichung gilt

$$\Delta P_K = \sigma \left(\frac{1}{r_1} + \frac{1}{r_2} \right) \tag{23.5}$$

Wie bereits früher gezeigt, s. 12.2.3.1, vereinfacht sich dieser Ausdruck für kugelförmige Teilchen zu

$$\Delta P_K = \frac{4\sigma}{d} \tag{23.6}$$

wobei d dann der Durchmesser des Tröpfchens ist. Der Deformationszustand eines Flüssigkeitstropfens kann durch das Verhältnis der angreifenden Spannung σ zum Kapillardruck des nichtdeformierten Tropfens beschrieben werden. Dieses Verhältnis wird als modifizierte Weber-Zahl bezeichnet.

$$We = \frac{\sigma}{\Delta P_K} = \frac{\sigma \cdot d}{4\sigma_{12}} \tag{23.7}$$

Voraussetzung für das Aufbrechens eines Tropfens ist, wie oben erwähnt, das Überschreiten einer kritischen Deformation. Dementsprechend kann eine kritische Weber-Zahl $We_{kr.}$ definiert werden, die aufzeigt, ob ein Tropfen mit dem Durchmesser d in einem gegebenen Strömungsfeld aufbricht.

$$We_{kr.} \frac{\sigma \cdot d_{max.}}{4\sigma_{12}} \tag{23.8}$$

$We \leq We_{kr.}$ Tropfendeformation ohne Zerkleinerung

$We > We_{kr.}$ Tropfenzerkleinerung

Bei einer gegebenen Grenzflächenspannung σ_{12} und gegebener Spannung σ durch das Strömungsfeld definiert die Weber-Zahl den maximalen Durchmesser $d_{max.}$ von Tropfen, die in dem gegebenen Strömungsfeld ohne Zerkleinerung existieren können

$$d_{max.} = \frac{4\sigma_{12} We_{kr.}}{\sigma} \tag{23.9}$$

Dieser Durchmesser stellt für die Zerkleinerung einen Grenzwert dar, der allerdings nur erreichbar ist, wenn die vorhandene Emulgatormenge nicht limitierend wird. Man bezeichnet diesen Grenzwert als „**hydrodynamische Grenzdispersität**".

23.2.1 Tropfendeformation und -zerkleinerung in laminarer Strömung [2]

Die zur Behandlung der Tropfendeformation und Zerkleinerung in laminaren Scherfeldern relevanten Größen sind in Abb. 23.4 dargestellt. Die Weber-Zahl für die laminare Strömung in einer Newtonschen Flüssigkeit mit der Viskosität η_k ist dann gegeben durch

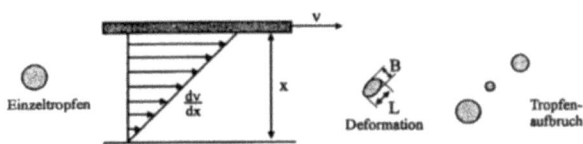

Abb. 23.4: Deformation und Aufbrechen eines Tropfen in einem laminaren Scherfeld

$$We = \frac{dv}{db} \cdot \frac{\eta_k}{\sigma_{12}} \cdot \frac{x}{2} \qquad (23.10)$$

Definiert man die Deformation D eines ursprünglich kugelförmigen Tröpfchens durch den nachfolgenden aus den Hauptachsen L und B gebildeten Ausdruck

$$D = \frac{L-B}{L+B} \qquad (23.11)$$

so kann für kleine Weber-Zahlen bzw. für kleine Deformationen folgende empirische Beziehung ermittelt werden.

$$D = We \cdot (19\frac{\eta_d}{\eta_k} + 16) \cdot (16\frac{\eta_d}{\eta_k} + 16)^{-1} \qquad (23.12)$$

Wie man sieht, ist die Deformation eines Tröpfchens der dispersen Phase stark abhängig vom Verhältnis der Viskositäten der dispersen Phase η_d und der kontinuierlichen Phase η_k. Der durch obige Gleichung gegebene Zusammenhang zwischen der kritischen Weber-Zahl We_{kr} und dem Verhältnis der Viskositäten von disperser zu kontinuierlicher Phase stellt sich wie folgt dar:

Immer dann, wenn sich die Viskositäten von Innen- und Außenphase stark unterscheiden, ist es sehr schwierig, eine Zerkleinerung von Tröpfchen durch Schergefälle zu erzielen. Die kleinsten kritischen Weber-Zahlen weisen Werte von 0.5–0.6 auf. Nach Grace [3] stehen dann die Viskositäten in dem Verhältnis $0{,}1 < \frac{\eta_d}{\eta_k} < 1$. Die

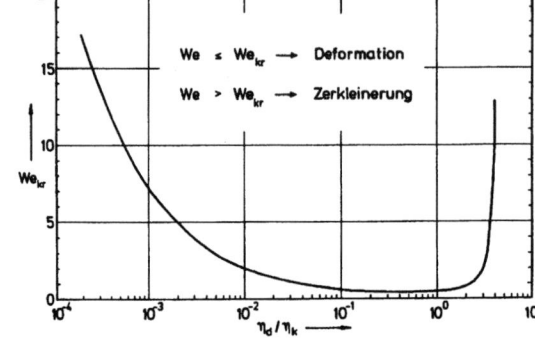

Abb23.5: Verlauf der kritischen Weber-Zahl in Abhängigkeit vom Verhältnis der Viskositäten der dispersen und der kontinuierlichen Phase

Viskositäten der dispersen und der kohärenten Phase können durch viskositätserhöhende Zusätze zur Wasserphase und/oder durch Viskositätsverringerung der Ölphase durch Erwärmen einander angepaßt werden.

Die durch Gl. 23.9 definierte hydrodynamische Grenzdispersität kann bei einem Herstellprozeß nur dann erzielt werden, wenn
- der Zerkleinerungsprozeß bis zum Erreichen dieses Zustandes abläuft und
- wenn die Stabilisierung durch die Grenzflächenbelegung durch die Emulgatormoleküle soweit fortgeschritten ist, daß keine Koaleszenzvorgänge stattfinden können.

Ist die Emulgatormenge für die Belegung der gesamten neu geschaffenen Grenzflächen ausreichend, so sind die oberen Bedingungen erfüllt, wenn die Verweilzeit der Emulsion in der Dispergierzone im Vergleich zu den für den Tropfenaufbruch sowie für die Grenzflächenbesetzung durch die Emulgatoren benötigten Zeiten groß ist.

Ist der Emulgator nicht in ausreichend großer Menge vorhanden, um die Grenzflächen mit einem geschlossenen Emulgatorfilm zu belegen, so bezeichnet man die erreichbare **Grenzdispersität als Emulgatormengen-limitiert**.

Literaturverzeichnis

Literatur zu Kapitel 1:

1. J. Meier, H. Rettig, H. Hess; Biopharmazie; G. Thieme–Verlag, Stuttgart (1981)
2. D. R. Krishna, U. Klotz; Clinical Pharmacokinetics, Springer–Verlag, Berlin, Heidelberg (1990)
3. E. Mutschler; Arzneimittelwirkungen, p. 713, 7. Auflage, Wissenschaftliche Verlagsgesellschaft mbH, Stuttgart (1996)
4. T. R. Bates, M. Gibaldi; Gastrointestinal absorption of drugs; in Current concepts in the Pharmaceutical Sciences: Biopharmaceutics, Ed. J. Swarbrick; Lea and Febiger, Philadelphia (1970)

Literatur zu Kapitel 3:

1. R. Voigt; Pharmazeutische Technologie
2. D. C. Montgomery; Design and analysis of experiments, 3rd edit.; J. Wiley, N. Y. (1991)
3. K. Bosch; Elementare Einführung in die Wahrscheinlichkeitsrechnung, rororo Vieweg Bd. 25 Rowolth Taschenbuch Verlag, Reinbeck (1976)
4. R. Storm; Wahrscheinlichkeitsrechnung / Statistik, Fachbuchverlag Leipzig - Köln (1995)
5. N. Drapper, H. Smith; Applied regression analysis, 2nd Ed.; Wiley, New York (1981)

Literatur zu Kapitel 4:

1. Ulich–Jost; Kurzes Lehrbuch der Physikalischen Chemie, 16. Aufl., Steinkopf–Verlag, Darmstadt (1966)

Literatur zu Kapitel 5:

1. Hanswerner Philip; Einführung in die Verfahrenstechnik; Salle + Sauerländer (1980)
2. E. Huntley; Dimensional Analysis; Dover Publications, N. Y. (1967)
3. G. Pawlowski; Grundlagen der Ähnlichkeitstheorie und ihre Anwendungen in der physikalisch–technischen Forschung; Springer Verlag (1971)
4. Y. Sinay und R. Tawashi; Pharm. Acta Helv. 47, 265(1972)

Literatur zu Kapitel 6:

1. Rumpf; Mechanische Verfahrenstechnik; Monographie aus Winnacker-Küchler: Chemische Technologie, Bd. 7, 3. Aufl., Hanser-Verlag, Müchen (1975)
2. J. Hickey; Pharmaceutical Inhalation Aerosol Technology, Marcel Dekker, N. Y. (1992)

Literatur zu Kapitel 7:

1. H. Rumpf; Grundlagen und Methoden des Granulierens; Chem. Ing.-Techn. 3, p.149 (1958)
2. H. Brauer; Grundlagen der Mehrphasenströmungen; Verlag Sauerländer, Aarau (1971)
3. Brunauer S., Deming L. S., Deming W. S., Teller E.; J. Amer. Chem. Soc. 62, 1723 (1940)
4. Haul R., Dümbgen G.; Chemie-Ing. Techn. 35, 586 (1963)
5. K. Rietema; The dynamics of fine powders, p. 99; Elsevier Science Publishers Ltd. Essex (1991)

Literatur zu Kapitel 8:

1. P. Grassmann; Physikalische Grundlagen der Verfahrenstechnik; Verlag Salle + Sauerländer, 3. Aufl. Frankfurt, Aarau (1982)

2. D. Schulze; Zur Fließfähigkeit von Schüttgütern-Definition und Meßverfahren, Chem.-Ing.-Tech. 67,60-68 (1995)

3. E. Hering, R. Martin, M. Stohrer; Physik für Ingenieure, p.91, VDI Verlag (1992)

4. H. P. Kurz; Messung von Schüttguteigenschaften am Schergerät nach Jenike, Verfahrenstechnik 10, 68-72 (1976)

5. J. Israelachvili; Intermolecular & Surface Forces; 2nd ed.; Academic Press; London(1995)

6. C-H. Liu, S. R. Nagel et al.; Force fluctuations in bead packs, Science 269, 513-515 (1995)

7. O. Molerus; Schüttgutmechanik; Springer-Verlag, Heidelberg (1985)

Literatur zu Kapitel 9:

1. M. Pahl; Zerkleinerungstechnik; Verlag TÜV Rheinland, Köln (1991)

2. M. Stieß; Mechanische Verfahrenstechnik, Bd. 2, Springer-Verlag, Heidelberg (1994)

3. J. Priemer; Fortschrittsber. VDI-Z. R.3 Nr. 8, Düsseldorf (1965)

4. E. Muschelknautz, G. Giersiepen, N. Rink; Chemie-Ing. Technik 42, 6-15 (1970)

5. H. Rumpf; Chemie-Ing. Technik 32, 129-135 (1960)

6. H. Neuber; Kerbspannungslehre, 3. Aufl., Springer Verlag, Heidelberg (1985)

7. K. Höffl; Zerkleinerungs- und Klassiermaschinen, Springer Verlag, Heidelberg (1986)

Literatur zu Kapitel 10:

1. A. Müller: Methoden und derzeitiger Kenntnisstand für Auslegungen beim Mischen von Feststoffen; ChemieIngenieurTechnik, 53, 831-844 (1981)

Literatur zu Kapitel 11:

1. R. Weinekötter, H. Gericke; Mischen von Feststoffen; Prinzipien, Verfahren; Mischer; Springer-Verlag, Berlin, Heidelberg (1995)
2. M. Stieß; Mechanische Verfahrenstechnik Bd. 1, 2. Aufl.; Springer-Verlag, Berlin, Heidelberg (1995)
3. H. Rumpf, W. Müller; Das Mischen von Pulvern in Mischern mit axialer Mischbewegung; Chem. Ing. Technik 39, 365-373 (1967)
4. Die Werte wurden mit der Funktion CHIINV aus Exel berechnet.

Literatur zu Kapitel 12:

1. H. Leuenberger; Habilitationsschrift; Universität Basel (1980)
2. H. Schubert; Dissertation; Techn. Universität Karlsruhe (1972)
3. H. Leuenberger, H. P. Bieri, H. Sucker; The theory of granulating liquid requirement in the conventional granulation process; Pharm. Techn. 3, 60-68 (1979)

Literatur zu Kapitel 13:

1. H. G. Kessler; Lebensmittel- und Bioverfahrenstechnik, 4.te Aufl.; Verlag A. Kessler; München (1996)
2. O. Krischer, W. Kast; Die wissenschaftlichen Grundlagen der Trocknungstechnik; Springer-Verlag, Berlin-Heidelberg (1978)

Literatur zu Kapitel 14:

1. H. Leuenberger; Zur Theorie der Pulverkompression; Habilitationsschrift, Universität Basel (1980)

2. J. M. Newton, G. Rowley, J. T. Fell, O. G. Peacock, K. Ridgway; J. Pharm. Pharmac. 23 Suppl., 1955 (1971)

3. W. Heckel; An analysis of powder compaction phenomena; Trans. Metal. Soc. A. I. M. E.; 221, 671-675 (1961)

4. W. Heckel; Density-pressure relationships in powder compaction; Trans. Metal. Soc. A. I. M. E.; 221, 1001-1008 (1961)

5. P. Humbert-Droz; Ph. D. Thesis, University of Geneva (1982)

6. P. Humbert-Droz, D. Mordier, E. Doelcker; Méthode rapide de détermination du comportement à la compression pour des études de préformulation; Pharm. Acta Helv., 57, 136-143 (1982)

7. E. N. Hiestand, J. M. Bauer, E. P. Strzelinski; J. Pharm. Sci, 60, 758 (1971)

8. W. Jetzer, H. Leuenberger, H. Sucker; The compressibility and compactibility of pharmaceutical powders; Pharm Technol. 7, 33-39 (1983)

Literatur zu Kapitel 18:

3. H. G. Kessler; Lebensmittel- und Bioverfahrenstechnik, p. 23; Verlag A. Kessler, München (1996)

Literatur zu Kapitel 20:

1. J. J. Jasper; The surface tension of pure liquid compounds; J. Chem. Phys. Ref. Data 1, 841-1009 (1972)

2. K. L. Wolf; Physik und Chemie der Grenzflächen, Bd. 1, Springer-Verlag, Heidelberg (1957)

3. W. J. Moore, D. O. Hummel; Physikalische Chemie, de Gruyter-Verlag, Berlin (1976)

V. Fried, H. F. Hameka, U. Blukis; Physical chemistry, Macmillan Publishing Co., Inc., New York (1977)

E. A. Moelwyn-Hughes; Physikalische Chemie, Georg Thieme-Verlag (1970)

4. W. D. Bancroft; J. Phys. Chem., 17, 514 (1913); J. Phys. Chem., 19, 249 (1915)

5. H. M. Cassel; Nature, 137, 405 (1936); J. Phys. Chem.; 42, 475 (1938)

6. Atlas Powder Company; Surface active agents, Wilmington, Del. (1948)

7. W. C. Griffin; J. Soc. Cosmet. Chem.; 1, 311 (1949); J. Soc. Cosmet. Chem.; 5, 249 (1954)

8. J. T. Davies; Proc. 2nd Intern. Congr. Surface Activity, 1, 426 (1957)

9. K. Shinoda, H. Arai; J. Phys. Chem., 68, 3485 (1964); J. Colloid Sci., 20, 93 (1965)

   K. Shinoda, H. Saito; J. Colloid Interface Sci., 30, 258 (1969)

   K. Shinoda, H. Saito, H. Arai; J. Colloid Interface Sci., 35, 624 (1971)

10. M. J. Rosen; J. Amer. Oil Chemists Soc., 51, 461 (1974); J. Colloid Interface Sci., 56, 320 (1976)

    M. J. Rosen; Surfactants and Interfacial Phenomena, J. Wiley, New York (1978)

11. I. Langmuir; J. Amer. Chem. Soc., 38, 2221 (1916); J. Amer. Chem. Soc., 39, 1883 (1917)

12. J. T. Davies, D. A. Haydon; Proc. 2nd Intern. Congr. Surface Activity, 1, 417 (1957)

13. F. Zhao, M. Rosen: Relationship of structure to properties of surfactants, J. Phys. Chem. 88, 6041–6043 (1984)

14. C. Tanford; The hydrophobic effect: The formation of micelles and biological membranes; 2nd ed., Wiley, New York (1980)

Literatur zu Kapitel 21:

1. A. L. McClellan; Tables of experimental dipole moments, Freeman, San Francisco (1963)
2. H. C. Hamaker; The London-Van-der-Waals attraction between spherical particles, Physica 4, 1058-1072 (1937)
3. P. C. Himenz; J. Chem. Educ. 49, 164 (1972)
4. D. H. Napper; Polymeric stabilization of colloidal dispersions; Academic Press, London (1983)
5. R. Evans, D. H. Napper; Steric stabilization. I. Comparison of theories with experiment, Kolloid. Z. Z.Polym. 251, 409-414 (1973)

    R. Evans, D. H. Napper; Steric stabilization. II. A generalization of Fishers solvency theory., Kolloid. Z. Z. Polym. 251, 329-336 (1973)
6. G. Lagaly, O. Schulz, R. Zimehl; Dispersionen und Emulsionen, Steinkopf-Verlag, Darmstadt (1997)

Literatur zu Kapitel 22:

1. P. C. Himenz; Principles of colloid and surface chemistry, 2nd Ed.; Marcel Dekker, New York, Basel (1986)

Literatur zu Kapitel 23:

1. W. Holley; Untersuchungen zum kontinuierlichen Emulgierprozeß in laminarer Schleppströmung unter Berücksichtigung der Emulgator-adsorptionskinetik, Diss. Universität Karlsruhe (1984)
2. G. I. Taylor; The formation of emulsions in definable fields of flow; Proc. Royal Soc. 29, 501-523 (1934)
3. H. P. Grace; Dispersion phenomena in high viscosity immiscible fluid systems and applications of static mixers; Chem. Eng. Comm. 14, 225-277 (1982).

Sachverzeichnis

Accogel-Verfahren 240
Adhäsionsarbeit 523
Adiabate 25
adiabatisch 138
adiabatischer Trocknungsschritt 427
Adsorptionsenergie 294, 297
abgeleitete Einheiten 199
Agglomeration 516, 608
Agglomeration, rasche 608
Agglomeratporosität 390
Ähnlichkeit 220
– chemische 221
– dynamische 221
– kinematische 221
– thermische 220
Aktivierungsenergie 504
allgemeine Gaskonstante 127, 136
Alternativhypothese 69
Amphiphilie 550
Applikation
– bukkal 19
– nasal 22
– parenteral 23
– sublingual 19
– vaginal 22
Äquipotentiallinien 584
Äquivalentdurchmesser 249
– geometrische 249
– physikalische 251
Arzneimittel
– Qualität 26
– Qualitätsmerkmale 27
Atemwege 22
AUC 10
äußere Phase 516
Auswanderungstriebkraft 169
Autoklav 510
Avogadro-Zahl (= Loschmidt-Zahl) 124

Bancroft-Regel 534
– thermodynamische Begründung 535
Basiseinheiten 199
Bateman-Funktion 12
Beanspruchungsart I 336
Beanspruchungsart II 336
Belegungsdichte der Grenzfläche (= Oberflächenexzeß) 529
– Bestimmung 531
Benetzung 398
Bilayer 552
Bildungsenthalpie 151
Bindemittel, erhärtende 393
Bindemittelbrücken 392
Binnendruck 127
Bioverfügbarkeit 6
– maximale 7
– relative 12, 14
– vollständige 10
Blockbildung 35
Boltzmann-Konstante 131
Boltzmann-Verteilung der Energie 596
Böschungswinkel 311
Brausegranulate 233
Brausetabletten 236
Brinell-Härtetest 452
Bruchanteil 342
Brucharbeit 329
Bruchenergiebedingung
– differentielle 334
– integrale 334
Bruchfestigkeit 454
Bruchflächenenergie, spezifische 334
Bruchmechanik 328
Bruchspannung 330
Bruchverhalten
– Gleitbruch 332
– Sprödbruch 332
– Trennbruch 332
– Zähbruch 332
Bruchwahrscheinlichkeit 341

Sachverzeichnis

Brückenbereich 404
Bukkaltabletten 236

Carboxymethylcellulose 607
Carman-Kozeny-Gleichung 300, 436
chemisches Potential 168
– eines gelösten Stoffes 179, 527
Chemisorption 291
Chi-quadrat-Verteilung 380
Clausius-Clapeyronsche Gleichung 197, 424
CMC, kritische Mizellbildungskonzentration 527
Coulomb-Gesetz 579
Coulter-Counter, Meßprinzip 278
Creme, hydrophil 518
Creme, hydrophob 518

Dampf 418
Dampfdruck
– eines reinen, kondensierten Stoffes 174
– von reinem Wasser 439
Debye-Hückel-Näherung 590
Debye-Länge 593, 603
– für Elektrolytlösungen 594
Deformationsfestigkeit 451
Desorption 294
Dezimalreduktionswerte 507
Dezimalreduktionszeit 506
Dielektrizitätskonstante von Wasser 594
Differential
– totales 140, 141
– vollständiges 143
Dimensionsanalyse 199, 207, 208, 435, 487, 493
– Durchführung 208
– Durchführung, verallgemeinert 209
Dimensionslose
– Darstellung von Gleichungen 200
– Gruppen 204
disperse Innenphase 616
disperse Phase 516
Disperse Systeme

– Potentialverläufe 558
– Stabilität 558, 603
disperse Teilchen 572, 574
Dispositionskonstante 14
Divergenz 589
DLVO-Theorie 604
Doppelschicht
– diffuse 590
– elektrische 576, 578
Dosierintervall 17
– relatives 17
Dostscher Flächensatz 15
Dreiecksdiagramm 555
Dreieckskoordinaten 554
Druck, molekulare Deutung 128
Druckabfall
– in einem Rohr 204, 213
– über einen Flüssigkeitsfilm 396
Druckbeanspruchung 336
Druckrolle 447
Duncan-Test 84
Dünndarm 20
Duprésche Regel 523
Durchgang 265
Durchmesser
– einer gleichvolumigen Kugel 249
– einer Kugel gleicher Oberfläche 249
Durchmesser eines Kreises
– gleicher Projektionsfläche 250
– mit gleichem Projektionsumfang 250
Durchmesser, statistische 247
Durchmischungskennzahl 494, 496

effektiver Reibungswinkel 316
Effektivität der Sterilisation 510
Eigenschaften
– extensive 119
– intensive 119
Eindosisbehältnisse 229
Einflußfaktoren
– nichtkontrollierbare 33
– kontrollierbare 33

Einflußgrößen 33
Einheitensysteme 199
– kohärente 199
Ein-Kompartimentmodell
– i.v.-Applikation 9
– perorale Applikation 11
Einzelkornbeanspruchung 338
Elastizitätsmodul 607
elektrische Doppelschicht 576, 578
elektrische Feldkonstante 587
elektrische Feldlinie 580
elektrische Feldstärke 579
elektrische Spannung, Potentialdifferenz 582, 590
elektrischer Fluß 586
elektrisches Potential 577-578, 583
Elektrolyteinfluß 603, 604
elektromotorische Kraft 156
Elektroneutralität 592
Elementarzelle 325
Eliminationshalbwertszeit 8
Eliminationskonstante 7
Emulgatorbedarf, Abschätzung 532
Emulgatoreigenschaften 533
Emulgatoren
– Leistungsfähigkeit ("efficiency") 542, 548-549
– Wirksamkeit ("effectiveness") 542
Emulgatorfilm, Ladungsdichte 585
Emulgatormolekül
– Kettenlänge 550
– Kettenvolumen 550
Emulgierung 616
Energie- und Stoffbilanz bei der Wirbelschichttrocknung 437
Energieeintrag beim Emulgieren 618
Energiefreisetzungsrate 334
Enthalpie 135
Entropie 182
– als Zustandsfunktion 185
– der mizellaren Anordnung 544
– experimentelle Bestimmung 187

Entropieänderung, bei einer Phasenumwandlung 187
Entropieberechnung 189
Entropienullpunkt 194
Ereignis
– sicheres 37
– unabhängiges 41
– unmögliches 37
Erhaltungsdosis 17
Erwartungswert
– einer diskreten Zufallsvariablen 42, 44
– einer Funktion 56
– einer stetigen Zufallsvariablen 56
Euler-Zahl 206, 435, 436

Facettenrand 235
Faraday-Konstante 156, 577
Fehlaustrag 353, 357
Fehlerarten 108
Fehlerfortpflanzung 111
– Fehler einer Einzelmessung 111
– Fortpflanzung des mittleren Fehlers 112
Fehlerfortpflanzungsgesetz 115
Fehlerrechnung 108
Fehlkorn 353
Feinanteil 324
Feingut 352
Feingutfehlaustrag 358
Feingutnormalaustrag 358
Feinheitsmaß 261
Feret-Durchmesser 247
Feststoffbrücken 391
Feststoffemulgator 575
Feuchtgranulation 389
1.Ficksches Gesetz 609
Filmtbletten 235
Filterdurchlässigkeit 471
Filtergleichung 476
– Lösung der 477
Filterkonstanten 476
– empirische Bestimmung 479
Filterkuchenwiderstand 475

Filterwiderstand 475
Filtrat 473
Filtration 468
– bei konstantem Volumen 473
– im Schwerefeld 471
– kuchenbildende 469
Oberflächenfiltration 469
– Vorgehensweise 470
Filtrationsarten 468
– Filtration 468
– Mikrofiltration 469
– Nanofiltration 469
– Ultrafiltration 469
Filtrationsgeschwindigkeit 478
Filtrationszeit 472
First-pass-Effekt 18
Flächenkonzentration, molar 530
Flächenporosität 259
Fließgrenze 330
Fließort, effektiver 316
Fluidität 462
Flüssigkeitsbindung 393
Flüssigkeitsbrücken 405
Flüssigkeitsfilm 396
Flüssigkeitsoberfläche, gekrümmt 397
Formfaktor φ 254
Formfaktoren 253, 270
formzerstörende Kräfte 619
Fouriersches Gesetz (Wärmeleitung) 513
Fraktionsbilanz 279
Froude-Zahl 206, 387
Füllkugeln 324
Funktionen mehrerer Variabler
– Differentiation 140
– Integration 143

Gasadsorption
– Adsorbat 290
– Adsorbens 290
– Adsoptionsisotherme 291
– Adsorptiv 290
– BDDT-Klassifikation 291

– BET-Einpunktmethode 298
– BET-Methode 293
– Monoschichtkapazität 297
– Physisorption 291
Gasadsorptionsverfahren 290
Gaspermeationon
– Blaine-Methode 299
Gefriertrocknen
– Trocknungszeit 442
– Wärme- und Stoffübergänge 440
Gefriertrockner 438
–2-Kammer-Anlage 440
Gel, hydrophiles 518
Gel, hydrophobes 518
Gerüstkugeln 324
Gesamtabscheidegrad 364
Gesamtpotential bei dispersen Systemen 604
Geschwindigkeitskonstanten 499
– ihre Bestimmung 503-504
Gewichtseinheitlichkeit bei brechbaren Tabletten 234
Gibbs-Duhemsche Gleichung 528
Gibbs-Energie (freie Enthalpie) 162
– der Mizellbildung 545
Gibbs-Fundamentalgleichungen 195
Gibbs-Standardreaktionsenergie 172
Gibbs-Thomson-Theorem 526
Gleichgewichtsbedingung, thermod. 161
Gouy-Chapman-Gleichung 598
Gouy-Chapman-Näherung 596
Gouy-Chapman-Potential 601
Gradient 584
Granulate 232
Granulatfestigkeit 391
Granulation 389
– abbauend 389
– aufbauend 389
– aufbauend, Geräte 408
Granulieren, Leistungsaufnahme 407
Granulierteller 409
– Betriebsdrehzahl 411

Granuliertrommel 411
Grenzdispersität
– emulgatormengen-limitierte 622
– hydrodynamische 621
Grenzflächenbelegung 622
Grenzflächenenergie 516
Grenzflächenfilm 607
Grenzflächenspannung 522, 617
– Mischphasen 526
Grenzschichtdicke 463
Grobanteil 324
Grobgut 352
Grobgutfehlaustrag 357
Grobgutnormalaustrag 358
Grundoperationen 228
Gutbettbeanspruchung 339

Haftabstand 321
Haftflüssigkeitsbereich 404
Haftkraft 321
Hagen-Poiseuillesche Gleichung 466
Hamaker-Konstante 570
Hamaker-Konstante, effektive 573
Handdrehprobenstecher 375
Hartgelatinekapseln 237
– Herstellung 237
Häufigkeit
– absolute 37
– relative 38
Hauptabmessungen, regulärer Körper 246
Hauptsatz der Thermodynamik
– der nullte 120
– der erste 132, 138
– der zweite 154, 157
– der zweite und Entropie 188
– der dritte und Entropie 191
Haut 21
Heckel-Diagramm 450
Heckel-Gleichung 450
Helmholtz-Energie (freie Energie) 160
Helmholtz-Schicht 578
HLB-System 535

HLB-Wert
– erforderlicher (Formulierungen) 539
– erforderlicher (Hilfsstoffe) 538
HLB-Werte 537-538
– Gruppenbeiträge 539-540
Hess'scher Satz 152
homogenes, elektrisches Feld 581
Hookescher Festkörper 306
Horizontallastverhältnis =
   Ruhedruckbeiwert 308, 310
Hypothese 31
– Überprüfung 32
– Testen 65
Hypothesenbildung 32

ideale Gase 124
ideales Gasgesetz 124
Influenz 585
Initialdosis 17
innere Energie 132
– und Wärme 133
– Zustandsgröße 138
innere und äußere Energie 132
Integrabilitätsbedingung 143
interpartikuläre Abstoßung 599
interpartikuläre Wechselwirkung 566ff
invertierte Strukturen 553
Ionenstärke 554, 593
Irrtumswahrscheinlichkeit 67
Isotherme 425

Janssen-Gleichung 307
Jenike-Scherzelle 313
– anscheren 314
– abscheren 315
– Fließort 315

Kapillarbereich 405
Kapillardruck 399, 400
kapillare Steighöhe 473
Kapselbefüllung, Arten der 239
Kapselgrößen 238
Kautabletten 236

Kerbgrund 333
Kerbradius 333
Kerbspannungstheorie 332
Kerkring-Falten 20
Kinetik 498, 608
Klassieren 352
Klassiergeräte 361
Koagulation 595
Koaleszenz 516
kohärente Phase 606
Kohäsion 316
Kohäsionsarbeit 522
Kolloidmühle 618
Kompartiment 8
– tiefes 13
– zentrales 9
Kompartimentmodelle 9
Komprimierbarkeit, reine Stoffe 451
Kondensation 183
Kondensationskoeffizient 294
Konditionierung 327
Konfidenzintervall 68
Konservierungsmittel 76
kontinuierliche Phase 572
Koordinationszahl 322
Kornklasse 262
korrespondierende Punkte 220
Korrelationskoeffizient 97
Kosurfactants 554
Kovarianz 54
Krafft-Punkt 542
Kristallbrücken 393
Kugelmizelle 550
Kugelmizelle, elektrisches Feld 588
Kugelmühlen 343
– Betriebskennzahl 347
– kritische Drehzahl 345
Kühlgrenze 426
Kumulation 17

LADME 5
Ladungsdichte 588, 590, 600

Laminare Strömung 463, 621
– zwischen parallelen Flächen 463
– durch Rohre 465
Länge 245
Langmuir-Adsorptionsisotherme 296
längste Sehne in Meßrichtung 247
Leistungsbedarf von Rührern 486
Lineare Regression
– Normalengleichungen 92
– Genauigkeit der Regression 95
– Korrelationskoeffizient 97
– Vertrauensbereich für den Ordinatenabschnitt 100
– Vertrauensbereich für die Steigung 97
– Vetrauensbereich für die Regressionsgerade 102
Löslichkeit 327
Löslichkeitskonstante 576
Lösungsgeschwindigkeit 327
Lösungsmitteldampfdruck 173
Luftfeuchte
– absolute 418
– relative 419
Lunge 22
Lutschtabletten 236

Magen 20
MAK 16
Mahlkammer 350
Manteltabletten 236
Martin-Durchmesser 247
Massenwirkungsgesetz 171
– für heterogene Systeme 181
Maßstabsvergrößerung / Scale-up 219
Materialverhalten
– elastisch 328
– elastisch-plastisch 329
– linear-elastisch 329
– plastisch 328
– spröde 329
– viskoelastisch 329
– viskos 328

Mediantrenngrenze 356
Mehrdosisbehältnisse 229
Mehrkornbeanspruchung 339
Mehrschichttabletten 235
MEK 16
Mengenart 261
Meßwerte und ihre Fehler 109
Methylcellulose 607
middle phase 556
Mikroplastizitätszone 333
Mischbehälter 387
Mischen 366
– durch Diffusion 367
– durch Konvektion 367
– Verbände unterschiedlicher Volumina 378
– gleichvolumige Verbände 376
Mischer 387
– Dimensionsanalyse 222ff.
– statischer 486
– mit bewegten Mischbehältern 388
– mit Einbauten 388
– mit bewegten Mischwerkzeugen 388
Mischgüte 380
– erforderliche Stichprobengröße 384
– Mindestprobenzahl 382
– Vertrauensbereich 381
Mischungselement 376
Mischungskomponenten 366
Mischzeitcharakteristik 226, 385
Mizellbildung 544ff
Mizellbildung, Energiebilanz 544ff
Mizellen 549
Modell mit festen Effekten 77
Mohrsche Spannungskreise 316
Molare Standardentropie, ihre Bestimmung 194
Mollier-Diagramm 424
Molwärme
– bei konstantem Druck 136, 147
– bei konstantem Volumen 134, 147
Morse-Gleichung 179

Mühlen für
– Beanspruchungsart I 343
– Beanspruchungsart II 347
Mundhöhle 19

Nachtcreme 519
Nase 22
neat phase 556
Nernst-Gleichung 577
Newton-Zahl 489- 491, 496
Newtonsche Flüssigkeit 306
Niveau 35
Normalaustrag 357
Normalverteilung 57
Normalverteilung, standardisiert 58
– Eigenschaften 58
Normalzustand 151
Nullhypothese 69
– Prüfung 82
Nullpunktskonzentration 577
Nutzarbeit der Verdünnung 179

O/W-Emulsion 516
Oberfläche
– äußere 289
– innere 289
oberflächenaktiv 526
Oberflächenbestimmung bei Schüttgütern 289
Oberflächenenergie 395, 459, 526
Oberflächenexzeß 529
– maximaler 543
Oberflächenspannung
– von Flüssigkeiten 349, 459, 520
– Temperaturabhängigkeit 520-521
Oberstempel 445-447
Osmose 176
Osmotischer Druck, Berechnung 177

Packung
– kubisch flächenzentriert 258
– kubisch primitiv 258
Packungskriterien 551-553

Sachverzeichnis

Packungsstruktur 258
Partikeldurchmesser 245
Partikelfestigkeit 340
Partikelmerkmale 245
Pflugscharmischer 388
Phasendiagramme
– Wasser/Tensid/Ölmischungen 556-557
Phasengleichgewicht gasförmig/flüssig
  196
Phaseninversionstemperatur 534, 541
Phaseninversionstemperaturmethode 540
Phasenumwandlung 148
Phasenzustandsdiagramm, Wasser 414
π -Theorem 212
Plansiebe 361
Plasmaspiegel 6
Polarisation 585
Polyacrylsäure 607
Porendurchmesser, hydraulischer 401, 436
Porosität 258, 435
Potentialbarrieren 610, 611
Potentialbeitrag
– nach Debye 561ff
– nach Keesom 561ff
– nach London 561ff
Potentialdifferenz 577
Prallbeanspruchung 336
Pralltellermühlen 349
Preßkraft/Weg-Diagramme 447-449
Preßmasse
– Kompressibilität 449
– Kompressibilitätsparameter 452, 454
– Komprimierbarkeit 449
– Plastizität 444
Prinzip maximaler Unordnung 182
Prinzip minimaler Energie 182
Probenziehen
– systematische Streuung 367
– zufällige Streuung 367
– Wahrscheinlichkeiten 368
Prozesse, spontane 158

Prüfung von festen Arzneiformen 243
Prüfvariable 69
Psychrometer 422
Pulver 229
– zur Herstellung von Parenteralia 231
– zur Inhalation 230
– zur lokalen Anwendung (= Puder) 231
Pulverbett
– Befeuchtung 403
– Eintrittskapillardruck 403
– Entfeuchtung 403
– Flüssigkeitsgehalt 402
– Kapillardruck 403
– Restsättigungsgrad 403
– Sättigungsgrad 402

Qualitätsmerkmale
– allgemeine 27
– spezifische 27
Qualitätsmerkmale, allgemeine
– feste Arzneiformen 242
Qualitätsplanung 26

R

Randomisierung 34
Randverteilungen 49
1. Raoultsches Gesetz 175
Reaktion 0. Ordnung 499-503
Reaktion 1. Ordnung 499-502
Reaktion 2. Ordnung 501-502
Reaktionsgeschwindigkeit 498
Reaktionslaufzahl 498
Reaktionsordnung 500
Reaktionswärme
– bei konstantem Druck 150
– bei konstantem Volumen 149
reale Gase 126
– Binnendruck 127
– Kovolumen 127
reale Trennung 355
Regression, lineare 90

Reibungseinfluß auf Strömung 467
Reibungswinkel, effektiver 316
Reihenschaltung von Klassierern 362
Rektum 21
Relaxation 331
Replikation 34
Reparametrisierungsbedingung 77
Residuen 95
Resorption, lymphatische 21
Response-Surface
– Ermittlung geeigneter Modellfunktionen 106
– Approximation 89
– Konstruktion von Modellfunktionen 107
– Lineare Regression 90
Response-Surface-Methode 36,88
reversibler Ersatzprozeß 158, 164
"reversible" Wärme 184
Reynolds-Zahl 206, 223, 226, 251, 435, 467, 489-491,497
Rißausbreitung 334
Rißwiderstand 334
Rohemulsion 616
Rohrmühlen 343
Rotor-Stator-Maschinen 618
RRSB-Funktion
– Gleichmäßigkeitskoeffizient 276
– Lageparameter 276
RRSB-Nezpapiere, Randmaßstab 277
Rückstand 265
Rührbehälter 483
– Bodenformen 483
Rührdauer, Bestimmung 492,ff
Rühren 482
– Einflußgrößen 487
– Mischzeicharakteristik 495
– Einsatzbereiche 484-485
– Leistungscharakteristik 490
– übertragene Nettoleistung 487
Rührer
– Auswahlkriterien 496

– Drehzahl, Bestimmung 492
Rührertypen 483
– Ankerrührer 485
– Blattrührer 485
– Fingerrührer 485
– Gitterrührer 485
– Impellerrührer 484
– Kreuzbalkenrührer 485
– MIG-Rührer 485
– Propellerrührer 483, 484
– Scheibenrührer 483, 484
– Strömungsfelder 483
– Turbinenrührer 484
– Wendelrührer 485
Rührwerk, Schema 482

Salben
– hydrophil 518
– hydrophobe 518
– wasseraufnehmend 518
Sättigungsdampfdruck 417
Satz von Avogadro 124
Satz von Schwarz 143
Satzsiebung 267
Sauter-Durchmesser 255, 401, 436, 473
Schätzfunktion 62
– erwartungstreu 62
– erwartungstreu, Gesamtmittel 79
– erwartungstreu, Varianz 83
Schaukeltest 76
Scherbeanspruchung 618, 619
Scherer-Verfahren 240
Schlüpfkugeln 324
Schmelzhaftung 392
Schulze-Hardy-Regel 595
Schüttdichte 260
Schüttgut
– Brückenbildung 310
– Druckfestigkeit 312
– ebener Spannungszustand 319
– Festigkeit 312, 320
– Fließfähigkeit 311, 320

– Fließgrenze 306
– kohäsiv 322
– kritisch verfestigt 314
– stationäres Fließen 314
– Verfestigungsspannung 311
Schüttungsporosität 390
Schwingmühlen 343
Siebanalyse
– Auswertung 263
– Durchführung 262
– Kennzeichnung der Maschenformen 246
Siebbelastung 267
Siebdauer 269
Siebfläche, wirksame 266
Siebhilfen 266
Siebnummer 361
Siebtürme 361
Signifikanz 66
Signifikanzzahl 69
Sinterung 392
Sorption von Feuchte 422
Spannungen 301
– Hauptspannungen 305
– Hauptspannungsrichtungen 305
– Normalspannung 301
– Schubspannung 301
– ihre Zerlegung in Komponenten 303
– Spannungstensor 305
Spannungsüberhöhung 333
spezifische Enthalpie der Luft 423
spezifische Größen 119
Spezifische Oberflächen 253
– massenbezogen 253
– volumenbezogen 253, 269
Sphärizität nach Wadell 254
Sphärizitäts-Diagramm 256
Spreitung 398
– nichtmischbare Flüssigkeiten 524
Spreitungsdruck 525
Stabilität einer Emulsion 76
Stabilisierungsmaßnahmen

– kinetische 516
– thermodynamische 516
Stabilitätsverhältnis 614
Standardabweichung
– bei diskreten Zufallsvariablen 45
– bei stetigen Zufallsvariablen 57
Standarddruck 151
Standardtemperatur 151
Standardzustand 151
Steighöhe, kapillare 534
Sterilisation
– in trockener Hitze 510
– in gespanntem Wasserdampf 510
Sterilisationsbedingung, effektgleiche 508
Sterilisationsdauer 512
Sterilisationsphasen 511
Sterilisationstemperatur 512
Sterilisationsverfahren 505
sterische Stabilisierung 605
– durch adsorbierte Moleküle 605
– durch nichtadsorbierte Moleküle 606
Stichprobe
– Größe 375
– Umfang 61
Stichproben, verbundene 73
Stichproben, voneinander unabhängige 74
Stichprobenfehler 64
Stichprobenfunktion 62
Stiftmühlen 349
stöchiometrisches Produkt 172
stöchiometrische Summe 150
Stokes-Durchmesser 251
Stoßenergie 348
Strahldüsen 350
Strahlensterilisation 513
Strahlmühlen 350
Stromlinie 467
Strömungsleistung 617
Strukturbeiträge zur Wirksamkeit eines Emulgators 546
Strukturinkremente für einige Emulgatorklassen 548

Sublimation 415
Sublingualtabletten 236
Suspensionen 519
System
– abgschlossenes 137
– adiabatisches 137
– geschlossenes 137
– offenes 137

t-Test 35
Tabletten 233
Tablettenform, Aspekte zur Auswahl 234
Tablettenpressen 445
– Exzenterpresse 445
– Rundläuferpresse 456
Tablettieren 444
– Bindemittel 444
– Fließregulierungsmittel 445
– Formentrennmittel 444
– Hauptverdichtungsphase 448
– Sprengmittel 444
– Vorverdichtungsphase 448
Tagescreme 519
Taupunkt 420
Taupunktkurve 421
Teilchengrößenverteilung
– arithmetischer Mittelwert 273
– Angabe von Siebnummern 273
– Beschreibung 272
– Dispersitätsgrad 274
– empirische Varianz 274
– Medianwert 273
– Potenzfunktion (GCS-Verteilung) 275
– relative Spannweite 274
– RRSB-Funktion 276
– statistische Maßzahlen 273
– Umrechnung auf ein anderes Feinheitsmerkmal 282
– Umrechnung auf eine andere Mengenart 283, 287
– Variationskoeffizient 274
Teilchenzahl auf einem Siebboden 272

Temperatur
– absolute 121
– Definition 120
– molekulare Deutung 131
Tenside 526
Test, zweiseitig 70
therapeutische Breite 17
Theta-Lösung 606
Theta-Punkt 606
Theta-Temperatur 606
Tiefenfiltration 469
transdermal-systemisch 21
Traube-Regel 534
Trennfunktion 356
– Erstellung 359
Trenngrad 356
Trenngrenze 352
Trennschärfe 358
Trennschärfegrad 358
Trennverfahren 352
tribochemische Aktivierung 327
Triebkraft
– einer Reaktion 154, 157
– einer isothermen und isobaren Reaktion 163
– bei Phasenübergängen 164
– beliebiger Phasenübergänge 166
– der Verdampfung einer Flüssigkeit 164
Triebkraft
– energetischer Beitrag zur 186
– entropischer Beitrag zur 186
Trockengranulation 389
Trocknen 414
– Kontakttrocknung 415
– Strahlungstrocknung 416, 432
– Wirbelschichttrocknung 417, 432
– Hochfrequenztrocknung 416, 433
– Konvektionstrocknung 416
– mechanisch 414
– Sprühtrocknung 431
– thermisch 414
– Zerstäubungstrocknung 431

Trocknungsvorgang, Energetik 422
Trommelmühlen 343
Tropfer 75
Tropfendeformation 621
tropfenerhaltende Kräfte 619
Tropfenzerkleinerung 619, 621
Trübe 473

Übergang: laminare in turbulente Strömung 466
überlappende Doppelschichten 599
Übertragungsgesetze 221
Umdrehungszahl eines Rührers 224
Umwandlungswärme 149
Unterschiede zw. Gruppenmitteln, Test 84
Unterstempel 445-447

Vaginaltabletten 236
Van-der-Waals
– Anziehung 572
– Kräfte vs. Schwerkräfte 321
– Wechselwirkungen 561-564, 574
van't Hoffsches Gesetz 178
Varianz
– bei diskreten Zufallsvariablen 45
– Eigenschaften 47
– Schätzwert 64
– stetige Zufallsvariable 57
– des Mittelwertes einer Stichprobe 63
Varianzanalyse 36, 76
– einfache Klassifikation 76
– Modell mit festen Effekten 77
– mehrere Einflußgrößen 104
– Parameterschätzung 78
– Prüfung der Nullhypothese 82
– Signifikanzprüfung zwischen Gruppenmitteln 84
– Schätzfunktion für Gesamtmittel 79
– Varianz innerhalb der Gruppen 81
– Varianz zwischen den Gruppen 82
Verdampfung 183

Verlauf der Trocknung 430
– 1. Trocknungsabschnitt 430
– 2. Trocknungsabschnitt 431
– 3. Trocknungsabschnitt 431
Versuchsplanung 30
Verteilung
– bei diskreten Zufallsvariablen 40
– gemeinsame, Zufallsvektor 50
– bei stetigen Zufallsvariablen 55
Verteilungsdichte 262
Verteilungsdichte von Chi-Quadrat 381
Verteilungsfunktion
– Zufallsvektor 52
– bei diskreten Zufallsvariablen 41
Verteilungssumme 262
Verteilungsvolumen 8
Vertrauensgrenzen 65
Viskosität 460, 463, 607, 610
– der dispersen Phase 621
– der kohärenten Phase 621
– dynamische 460
– kinematische 462
Vorzeichenregel, sympathische 122

W/O-Emulsion 516
Wanderungsgeschwindigkeit 576, 577
Wandreibungswinkel 308
Wärme 122
Wärme- und Stoffübergänge
– bei der Gefriertrocknung 440
– Konvektionstrocknung 428
Wärme, latente 148
Wärmeäquivalent, mechanisches 134
Wärmekapazität 123
Wärmeübergangszahl 512
Wasseraufnahmekapazität 426
Wassergehalt von Luft, Bestimmung 421
Weber-Zahl 620, 622
– kritische 620
Wechselwirkungen
– abstoßende 576ff
– anziehende 559

Wechselwirkungspotentiale
- bei Neutralmolekülen 561
- Ion-Dipol 560
Weichgelatinekapseln 240
- Nachhärtung 241
Widerstandsfaktor 611ff
Windsichter 365
Wirbelschichtgranulierverfahren 412
Wirbelschichtverfahren
- Lockerungsporosität 412
- Minimalfluidisierung 412
- Schwebegeschwindigkeit 434, 437
- Wirbelpunktsgeschwindigkeit 412
- Lockerungsgeschwindigkeit 434, 437
Wirkdauer 16
Wirkstoffanteil
- ausbringbarer 230
- inhalierbarer 230
Wirkstoffauswahl 25
Wirkstoffindung 24
Wurfsiebe 361

Young-Dupré-Gleichung 398
Young-Laplace-Gleichung 398

zähes Fließen (Flüssigkeit) 474
Zähigkeit 460
z-Wert 507-509
Zahnkranzdispergiermaschine 619
Zerkleinern 327
- Feingutzonen 337
- Formzwang 336
- Kompressionskegel 337
- Restkegel 338
- Sekundärbrüche 337
Zielgröße 33
Zufallsvariable 38
- diskret 39
- diskret, Paare 49
- diskret, Produkt 54
- diskret, Summe 52,53
- standardisiert 48, 58

- stetig 55
Zugfestigkeit 316
Zugspannung im Kapillardruckbereich 406
Zustandsfunktion 139
- Eigenschaften 141
Zustandsgleichung, kalorische 139
Zustandsgröße / Zustandsvariable 139
Zwei-Kompartiment-Modell 12
Zwickelbereich 404
Zylindermizelle 552

Druck: Mercedesdruck, Berlin
Verarbeitung: Buchbinderei Lüderitz & Bauer, Berlin

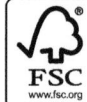

MIX
Papier aus verantwortungsvollen Quellen
Paper from responsible sources
FSC® C105338

If you have any concerns about our products,
you can contact us on
ProductSafety@springernature.com

In case Publisher is established outside the EU,
the EU authorized representative is:
**Springer Nature Customer Service Center GmbH
Europaplatz 3, 69115 Heidelberg, Germany**

Printed by Libri Plureos GmbH
in Hamburg, Germany